専門医のための
眼科診療クオリファイ

◇シリーズ総編集◇
大鹿哲郎
筑波大学
大橋裕一
愛媛大学

眼形成手術

◇編集◇
嘉鳥信忠
聖隷浜松病院,大浜第一病院
渡辺彰英
京都府立医科大学

中山書店

シリーズ刊行にあたって

　21世紀は quality of life（生活の質）の時代といわれるが，生活の質を維持するためには，感覚器を健康に保つことが非常に重要である．なかでも，人間は外界の情報の80％を視覚から得ているとされるし，ゲーテは「視覚は最も高尚な感覚である」（ゲーテ格言集）との言葉を残している．視覚を通じての情報収集の重要性は，現代文明社会・情報社会においてますます大きくなっている．

　眼科学は最も早くに専門分化した医学領域の一つであるが，近年，そのなかでも専門領域がさらに細分化し，新しいサブスペシャリティを加えてより多様化している．一方で，この数年間でもメディカル・エンジニアリング（医用工学）や眼光学・眼生理学・眼生化学研究の発展に伴って，新しい診断・測定器機や手術装置が次々に開発されたり，種々のレーザー治療，再生医療，分子標的療法など最新の技術を生かした治療法が導入されたりしている．まさにさまざまな叡智が結集してこそ，いまの眼科診療が成り立つといえる．

　こういった背景を踏まえて，眼科診療を担うこれからの医師のために，新シリーズ『専門医のための眼科診療クオリファイ』を企画した．増え続ける眼科学の知識を効率よく整理し，実際の日常診療に役立ててもらうことを目的としている．眼科専門医が知っておくべき知識をベースとして解説し，さらに関連した日本眼科学会専門医認定試験の過去問題を"カコモン読解"で解説している．専門医を目指す諸君には学習ツールとして，専門医や指導医には知識の確認とブラッシュアップのために，活用いただきたい．

　　　　　　　　　　　　　　　　　　　　　　　大鹿　哲郎
　　　　　　　　　　　　　　　　　　　　　　　大橋　裕一

序

　眼形成疾患は多彩である．手術を必要とする疾患は，眼瞼下垂・内反症・外反症・兎眼症・眼瞼腫瘍などの眼瞼疾患，眼窩骨折・眼窩腫瘍などの眼窩疾患，涙道閉塞や涙小管断裂などの涙道疾患と多岐にわたる．そのため，眼形成手術を行うにあたってまず学ぶべきことは，眼瞼・眼窩・涙道の解剖である．正常解剖を理解していることはもちろん，疾患による解剖学的変化も理解していなければならない．また，眼形成手術が内眼手術と異なる点は，ターゲットとなる組織を術中に周囲から剝離，露出する必要があること，さらに多彩な疾患に対して術式も数多く存在することである．多くの眼形成手術ができるようになるのは大変であるが，それがまた眼形成手術の魅力となっている．

　しかし，眼形成手術の習得には高いハードルがあるのが，わが国の実情のようである．白内障手術のように，すぐそばに優秀な指導者がいるという環境ではないため，ともすると眼形成手術は避けてしまう傾向が一般眼科医の先生がたのなかにあることも否めない．今後，わが国の高齢化はさらに進み，眼瞼下垂や内反症，腫瘍などの眼形成疾患の患者数はますます増加することが予測される．すなわち，眼形成手術のニーズは今後さらに増えることは間違いなく，一部のエキスパートだけの仕事ではなくなるはずである．

　本巻は，眼形成手術をこれから始めようとする先生がたのみならず，さらに手術のレパートリーを増やしたい先生がた，手術は行わないが，どのような手術をするのかを知ったうえで患者に十分な説明をしたいという先生がたなど，さまざまなニーズを対象として，眼形成手術の基本から応用までを一冊で学べることを目標とした．眼形成手術を行う前に知っておきたいこととして，眼瞼・眼窩の解剖，眼瞼・眼窩疾患の総論，診断に必要な検査，画像診断，器具や手術のセッティングなどを詳細に示している．手術手技については，切開・縫合・止血などの眼形成手術の基本手技から，一般的な眼形成疾患である眼瞼下垂や内反症などに対する多くの術式，ややハイレベルな手技を必要とする眼瞼悪性腫瘍の再建，眼窩腫瘍摘出，眼窩骨折整復術などの手術手技に至るまで，現在，活躍中の先生がたに執筆をお願いした．これほど多くの眼形成疾患，眼形成手術について網羅している眼形成手術書は，現時点ではほかにないと確信している．

　本巻が，これからのわが国の眼形成手術の広がりとレベルアップに貢献できれば幸いである．

2016年2月

聖隷浜松病院／顧問，大浜第一病院眼形成眼窩外科
嘉鳥　信忠

京都府立医科大学大学院医学研究科視覚機能再生外科学（眼科学教室）／助教
渡辺　彰英

専門医のための眼科診療クオリファイ
29 ■ 眼形成手術
目次

1 眼形成手術の基本

眼瞼の解剖　カコモン読解　18 一般 12　20 一般 10　20 臨床 2	林　憲吾	2
眼瞼の機能検査	上笹貫太郎	12
眼瞼の画像診断	兼森良和	17
眼窩の解剖　カコモン読解　23 一般 11　23 臨床 1　24 一般 3　24 一般 8　24 一般 9　24 臨床 1	末岡健太郎，嘉鳥信忠	23
眼窩の画像診断　カコモン読解　20 一般 16　20 臨床 26　24 一般 15	山田貴之	34
SQ　瞬目検査について教えてください	森脇直子	38
眼球突出，眼球運動の検査	上笹貫太郎	41
眼形成手術に必要な器具，セッティング　カコモン読解　19 一般 89　19 臨床 49	小久保健一，嘉鳥信忠	47
CQ　コントラバス式顕微鏡について教えてください	末岡健太郎，嘉鳥信忠	53
切開，止血，縫合の基本　カコモン読解　18 一般 94	今川幸宏	56
眼瞼・眼窩の術後管理	今川幸宏	65

2 眼瞼の機能異常

眼瞼下垂とその近縁疾患の診断　カコモン読解　19 一般 25　21 臨床 35　23 一般 27	根本裕次	70
先天眼瞼下垂の手術　カコモン読解　23 一般 94	林　憲吾	86
眼瞼挙筋短縮術（levator resection）　カコモン読解　21 臨床 47	渡辺彰英	97
眼瞼挙筋短縮術（aponeurotic advancement）	渡辺彰英	102
Müller tuck（ミュラータック）法：西條原法	西條正城，西條智博	107
CQ　眼瞼下垂術後の修正法について教えてください	嘉鳥信忠	119

カコモン読解　過去の日本眼科学会専門医認定試験から，項目に関連した問題を抽出し解説する"カコモン読解"がついています．（凡例：21 臨床 30→第 21 回臨床実地問題 30 問，19 一般 73→第 19 回一般問題 73 問）
　試験問題は，日本眼科学会の許諾を得て引用転載しています．本書に掲載された模範解答は，実際の認定試験において正解とされたものとは異なる場合があります．ご了承ください．

SQ　"サイエンティフィック・クエスチョン"は，臨床に直結する基礎知見を，ポイントを押さえて解説する項目です．

CQ　"クリニカル・クエスチョン"は，診断や治療を進めていくうえでの疑問や悩みについて，解決や決断に至るまでの考えかた，アドバイスを解説する項目です．

眼瞼皮膚弛緩症	木下慎介	123
[CQ] 腫れぼったい瞼に対する手術のコツを教えてください	一瀬晃洋	132
内反症の診断 カコモン読解 23臨床18	立松良之	138
眼瞼内反症手術	太田 優	147
睫毛内反症手術	鹿嶋友敬	152
睫毛乱生症手術	三戸秀哲	156
内眥形成術 カコモン読解 23臨床32	鹿嶋友敬	160
眼瞼外反症手術 カコモン読解 18臨床8	古田 実	164
兎眼矯正術	鹿嶋友敬	169
眉毛挙上術	出田真二	173
[CQ] 眼瞼の先天異常について教えてください カコモン読解 20一般25	八子恵子	178
眼瞼けいれんの診断とボトックス®治療 カコモン読解 20一般26 21一般89 24一般23	森脇直子	183
眼輪筋切除術	荒木美治	187

3 腫瘍性疾患

眼瞼腫瘍の診断（総論） カコモン読解 21臨床2 24臨床7	吉川 洋	192
[CQ] 霰粒腫と脂腺癌の鑑別について教えてください カコモン読解 21一般6 24臨床10	江口功一	200
眼瞼良性腫瘍の手術	辻 英貴	205
眼瞼悪性腫瘍の手術 カコモン読解 20臨床11 22臨床12 23臨床14	上田幸典	212
[CQ] 眼瞼再建に必要な皮弁，植皮について教えてください	丸山直樹	222
眼窩腫瘍の診断（総論） カコモン読解 18一般22 18臨床3 24臨床30	高村 浩	228
[CQ] 眼窩悪性リンパ腫の診断と治療について教えてください カコモン読解 20一般53 22臨床29	兒玉達夫	236
眼窩腫瘍生検術 カコモン読解 18臨床4	高比良雅之	242
浅在性眼窩腫瘍摘出術 カコモン読解 24臨床9	敷島敬悟	248
深部眼窩腫瘍摘出術 カコモン読解 20臨床5 20臨床50	山本哲平, 野田実香	253
[CQ] 眼窩腫瘍に対する放射線治療について教えてください カコモン読解 24一般84	柏木広哉	260
眼窩内容除去と義眼床再建	嘉鳥信忠	266
[CQ] 顔面審美のためのエピテーゼについて教えてください	常國剛史	271
義眼台挿入術	酒井成貴, 酒井成身	275
[CQ] 網膜芽細胞腫の最新の治療について教えてください カコモン読解 18臨床23 19一般41 24一般36	鈴木茂伸	280
義眼床形成術	冨士森良輔	286
[CQ] 義眼には，どのようなものがあるのでしょうか？	厚澤正幸	296

4 外傷性疾患

眼瞼裂傷の手術　カコモン読解 22臨床40 ……………………………… 立松良之　300
眼窩骨折の診断　カコモン読解 21一般83　23一般25　24臨床44 ……………… 田邉美香　307
CQ 眼窩骨折の手術は，いつごろ施行するのがよいのでしょうか？
　　　カコモン読解 19臨床38 …………………………………………………… 田邉美香　316
眼窩内壁骨折整復術　カコモン読解 19臨床28 ……………………………… 板倉秀記　320
眼窩下壁骨折整復術　カコモン読解 18一般77 ……………………………… 板倉秀記　326
陳旧性眼窩骨折整復術 ……………………………………………………… 上田幸典　331
視神経管開放術，視神経減圧術　カコモン読解 18一般51　20臨床6　23一般72 …… 恩田秀寿　336
眼窩内異物除去　カコモン読解 24臨床47 ……………………… 笠井健一郎，嘉鳥信忠　343

5 炎症性疾患

眼瞼炎症性疾患　カコモン読解 20臨床7 …………………………………… 久保田敏信　352
CQ 霰粒腫と麦粒腫の違いについて教えてください　カコモン読解 19一般26 …… 小幡博人　360
眼窩炎症性疾患の診断（総論） …………………………………………… 大島浩一　364
眼窩炎症性疾患の治療 ……………………………………………………… 張　大行　375
甲状腺眼症の診断と保存的治療
　　　カコモン読解 20一般22　21臨床28　22一般24　24一般20 ……………… 植木智志，尾山徳秀　380
上眼瞼後退に対する手術（上眼瞼後葉延長術） …………………………… 田邉吉彦　389
甲状腺眼症に伴う下眼瞼後退に対する手術 ………………………………… 神前あい　394
眼窩減圧術 …………………………………………………………………… 神前あい　399

文献*　411
索引　425

* "文献"は，各項目でとりあげられる引用文献，参考文献の一覧です．

編集者と執筆者の紹介

シリーズ総編集	大鹿	哲郎	筑波大学医学医療系眼科
	大橋	裕一	愛媛大学
編集	嘉鳥	信忠	聖隷浜松病院／大浜第一病院眼形成眼窩外科
	渡辺	彰英	京都府立医科大学大学院医学研究科視覚機能再生外科学（眼科学教室）
執筆者 （執筆順）	林	憲吾	横浜桜木町眼科
	上笹貫太郎		鹿児島大学大学院医歯学総合研究科先進治療科学専攻感覚器病学講座眼科学研究分野
	兼森	良和	カネモリ眼科形成外科クリニック
	末岡健太郎		広島大学大学院医歯薬保健学研究院視覚病態学教室（眼科学）
	嘉鳥	信忠	聖隷浜松病院／大浜第一病院眼形成眼窩外科
	山田	貴之	やまだ眼科／広島大学大学院医歯薬保健学研究院視覚病態学教室（眼科学）
	森脇	直子	京都府立医科大学大学院医学研究科視覚機能再生外科学（眼科学教室）
	小久保健一		藤沢市民病院形成外科
	今川	幸宏	大阪回生病院眼科
	根本	裕次	帝京大学医学部眼科学講座
	渡辺	彰英	京都府立医科大学大学院医学研究科視覚機能再生外科学（眼科学教室）
	西條	正城	西條クリニック／井上眼科病院
	西條	智博	香川井下病院眼科
	木下	慎介	坂下病院眼科
	一瀬	晃洋	神戸大学大学院医学研究科形成外科学
	立松	良之	たてまつ眼科クリニック
	太田	優	聖隷浜松病院眼形成眼窩外科
	鹿嶋	友敬	群馬大学医学部視覚病態学講座
	三戸	秀哲	井出眼科病院
	古田	実	福島県立医科大学眼科学講座
	出田	真二	慶應義塾大学医学部眼科学教室
	八子	恵子	北福島医療センター眼科
	荒木	美治	愛生会山科病院眼科
	吉川	洋	九州大学大学院医学研究院眼科学分野
	江口	功一	江口眼科医院
	辻	英貴	がん研究会有明病院眼科
	上田	幸典	藤枝市立総合病院眼科
	丸山	直樹	昭和大学藤が丘病院形成外科
	髙村	浩	公立置賜総合病院眼科
	兒玉	達夫	島根大学医学部眼科学講座
	高比良雅之		金沢大学大学院医薬保健学域医学類視覚科学
	敷島	敬悟	東京慈恵会医科大学眼科学講座
	山本	哲平	砂川市立病院眼科
	野田	実香	慶應義塾大学医学部眼科学教室
	柏木	広哉	静岡県立静岡がんセンター眼科
	常國	剛史	株式会社アヘッド ラボラトリーズ
	酒井	成貴	慶應義塾大学医学部形成外科学教室
	酒井	成身	国際医療福祉大学三田病院形成外科

鈴木　茂伸	国立がん研究センター中央病院眼腫瘍科
冨士森良輔	冨士森形成外科医院
厚澤　正幸	株式会社アツザワプロテーゼ
田邉　美香	九州大学大学院医学研究院眼科学分野
板倉　秀記	広島大学大学院医歯薬保健学研究院視覚病態学教室（眼科学）
恩田　秀寿	昭和大学医学部眼科学講座
笠井健一郎	聖隷浜松病院眼形成眼窩外科
久保田敏信	名古屋医療センター眼科
小幡　博人	自治医科大学眼科学講座
大島　浩一	岡山医療センター眼科
張　　大行	新潟大学大学院医歯学総合研究科視覚病態学分野
植木　智志	新潟大学大学院医歯学総合研究科視覚病態学分野
尾山　徳秀	新潟大学大学院医歯学総合研究科視覚病態学分野
田邉　吉彦	タナベ眼科
神前　あい	オリンピア眼科病院

1. 眼形成手術の基本

眼瞼の解剖

　眼科医が眼瞼の手術を苦手とする原因のひとつは，その解剖の複雑さにあると思われる．眼瞼の各組織が識別できるように，それぞれ皮膚側から順に術中の写真で解説する．

上眼瞼の解剖

　眼瞼を皮膚側から瞼結膜側へ進むと，順に皮膚，眼輪筋，線維脂肪組織（眼輪筋下脂肪組織），眼窩隔膜，眼窩脂肪，挙筋腱膜（levator aponeurosis），Müller筋，瞼結膜となる（**図1**）．これを経皮アプローチでの眼瞼下垂手術の術中写真で順に解説する．

皮膚と眼輪筋：皮膚を切開すると，まず横向きの走行の眼輪筋がみえる（**図2**）．眼輪筋は内側眼瞼靭帯から外側眼瞼靭帯へと瞼裂をとり囲むように眼瞼内を走行し，顔面神経支配で閉瞼に作用する．顔面神経麻痺で眼輪筋が収縮不能となると，閉瞼不全による兎眼や下眼瞼外反を生じる．

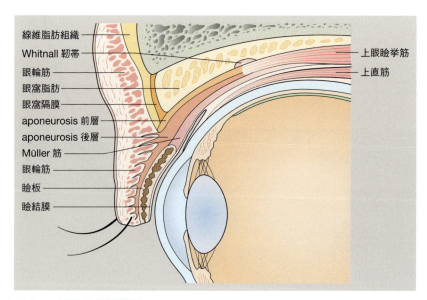

図1　上眼瞼の矢状断図
（渡辺彰英：眼瞼内反症．野田実香編．眼科診療クオリファイ 10 眼付属器疾患とその病理．東京：中山書店；2012．p.88．）

1. 眼形成手術の基本　3

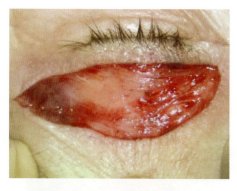

図2　皮下の眼輪筋
皮膚を切除すると横向きの走行の眼輪筋がみえる．

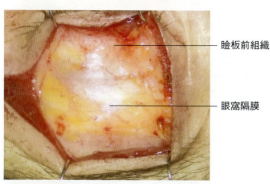

瞼板前組織

眼窩隔膜

図3　眼輪筋下の組織
睫毛側に瞼板前の組織（瞼板前脂肪と挙筋腱膜の後層），眉毛側に眼窩隔膜がみえる．

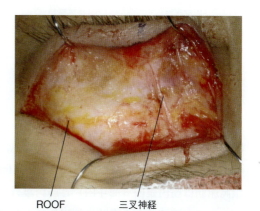

ROOF　　三叉神経

図4　眼輪筋下脂肪組織（retro-orbicularis oculi fat；ROOF）
眼輪筋と眼窩隔膜の間の線維脂肪組織である．眼窩隔膜上に，三叉神経第1枝が頭側から睫毛側へ分岐しながら走行している．

瞼板前組織と眼窩隔膜：眼輪筋の下を剝離すると，睫毛側には瞼板前脂肪や挙筋腱膜の一部を含む瞼板前組織（pretarsal tissue/epitarsal tissue），眉毛側には眼窩隔膜（orbital septum）がみえる（図3）．眼窩隔膜は，眼窩縁の骨膜より起こり，瞼板より上方の挙筋腱膜に合流する．これにより，眼瞼は前葉と後葉（眼窩組織）に分けられ，眼瞼の出血，感染，炎症などが眼窩内へ波及するのを防ぐ役割を果たしている．

　眼窩隔膜上に，知覚神経である三叉神経第1枝（主に眼窩上神経）が頭側から睫毛側へ分岐しながら走行している（図4）．この神経は眼輪筋上，眼輪筋内，眼輪筋下ともに走行しているが，眼輪筋下の眼窩隔膜上で特に認識しやすい．また，眼輪筋と眼窩隔膜の間の層には，頭側（上方）に可動性の低い小粒の脂肪（線維脂肪組織，眼輪筋下脂肪組織〈retro-orbicularis oculi fat；ROOF〉）がある．ROOFは眉毛側の特に外側に多く，このROOFが多いと厚い眼瞼の

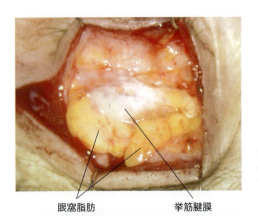

図5　腱膜前脂肪
眼窩脂肪　　　挙筋腱膜
中央から外側の眼窩脂肪である．眼窩隔膜を切開するとみえる．

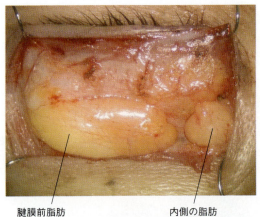

腱膜前脂肪　　　　　　内側の脂肪
(preaponeurotic fat pad)　(medial fat pad)

図6　二つのコンパートメントの眼窩脂肪
内側はやや明るい黄白色，中央から外側は黄色にみえる．

原因となる（図4）．

眼窩脂肪：眼窩隔膜を切開し，眼瞼後葉（眼窩組織）に入ると，可動性のある黄色い大きな眼窩脂肪（orbital fat）が確認できる（図5）．眼窩脂肪は筋円錐内（漏斗内）と筋円錐外（漏斗外）に分類されるが，ここで確認できる脂肪は筋円錐外の眼窩脂肪で，さらに上眼瞼の眼窩脂肪は二つのコンパートメント（fat pad）に分けられる．中央から外側にかけて大きな脂肪（腱膜前脂肪；preaponeurotic fat pad）は黄色で，一方，内側の脂肪（medial fat pad）は，やや明るい黄白色で，加齢による眼窩隔膜の脆弱化により上眼瞼内側の眼窩脂肪ヘルニアによる隆起を起こす部分でもある（図6）．

挙筋腱膜：中央の眼窩脂肪（腱膜前脂肪）をよけると，その下には光沢のある白い挙筋腱膜がみえる（図7）．ただし，眼瞼下垂例では脂肪浸潤（fatty infiltration）あるいは脂肪変性（fatty degeneration）で黄色く変色している場合もある（図8）．挙筋腱膜の上に横向きに走行する白く細い紐状の下横走靱帯（lower positioned transverse ligament；LPTL）が確認できる（図9）．LPTLの内側は滑車前面から起始し，挙筋腱膜上を外下方向へ走行し，外側は眼窩縁の骨膜に停止している[1]．LPTLは，眼窩隔膜とともに眼窩脂肪の脱出を制御している[2]．LPTLの太さや硬さには個人差があり，その硬さによって挙筋腱膜の動きに対して抵抗となり，開瞼を制限している場合は眼瞼手術時にLPTLを切除することもある．

また，LPTL付近の挙筋腱膜に白い帯状の組織にみえる部分は，"white line"と呼ばれる（図10）．挙筋腱膜は2層構造で，前層は

文献はp.411参照．

1. 眼形成手術の基本   5

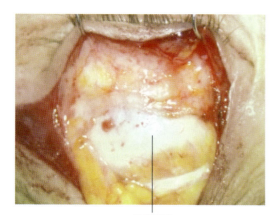

図7　挙筋腱膜の前面
中央の眼窩脂肪（腱膜前脂肪）をよけると，その下には白い挙筋腱膜がみえる．

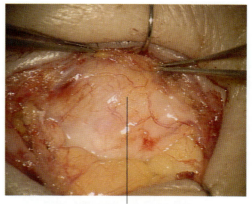

図8　脂肪変性した挙筋腱膜
眼瞼下垂例では，脂肪変性で黄色く変色している場合もある．

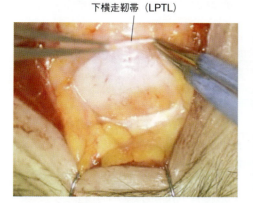

図9　下横走靭帯（LPTL）
挙筋腱膜の上に横向きに走行する白く細い紐状の下横走靭帯（LPTL）がみえる．写真は，鑷子で LTPL を保持している様子である．
LPTL：lower positioned transverse ligament

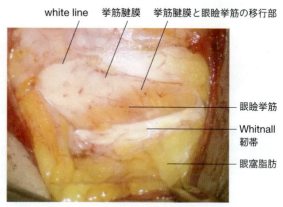

図10　white line と Whitnall 靭帯
white line：下横走靭帯の若干睫毛側の挙筋腱膜に白い線のようにみえる部分は，"white line" と呼ばれる．挙筋腱膜の前層は，ここで折り返して眼窩隔膜に移行する．
Whitnall 靭帯（上横走靭帯）：挙筋腱膜を頭側へたどっていくと，挙筋腱膜と眼瞼挙筋の移行部付近に横向きに走行している Whitnall 靭帯が確認できる．

瞼板よりやや頭側（上方）の white line 付近で折り返して眼窩隔膜（orbital septum）に移行する[3]．本来，white line は瞼板上縁付近にあるが，眼瞼下垂の程度が進むにつれ，white line が頭側（上方）へ後退する（図11）．眼瞼下垂の術中に，この white line を基準にして短縮量を調整する．

挙筋腱膜の前面を頭側へたどっていくと，挙筋腱膜と眼瞼挙筋（levator muscle）の移行部があり，さらに若干近位部（頭側）に Whitnall 靭帯（上横走靭帯）が横向きに走行している（図10）．つまり，この靭帯の直下の組織は眼瞼挙筋である．眼瞼挙筋は動眼神

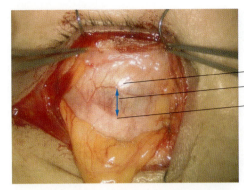

図11 眼瞼下垂による white line の移動

white line は瞼板上縁付近にあるが，眼瞼下垂の程度が進むにつれ，white line が頭側（上方）へ後退する．眼瞼下垂の術中に，この white line を基準にして短縮量を調整する．

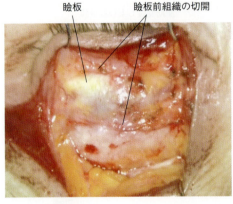

図12 瞼板

瞼板前組織を切開し，瞼板前に付着している挙筋腱膜の後層を剥離する．

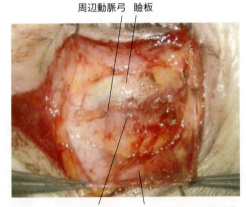

図13 Müller 筋

瞼板前組織（挙筋腱膜の後層）を切開し，瞼板前に付着している挙筋腱膜の後層を瞼板から剥離し，瞼板上縁を越えて腱膜の剥離を進めると，腱膜下に横向きに走行する周辺動脈弓（外側瞼板動脈弓）とオレンジ色～ピンク色の薄い Müller 筋がみえる．

経支配の随意運動を行う横紋筋で，この Whitnall 靱帯の遠位部（尾側）で上下に分かれ，上枝が挙筋腱膜に，下枝が Müller 筋に移行する[1]．Whitnall 靱帯は，内側は上斜筋の滑車腱鞘に，外側は涙腺の被膜や眼窩外壁に付着する．挙筋の動きに対して支点（滑車）の役割を果たし，上眼瞼挙筋の作用方向を前後から上下に変化させ，挙上の効率を上げている[4]．なお，先天眼瞼下垂などの重度の眼瞼下垂に対する吊り上げ術として，弾性のある Whitnall 靱帯を瞼板に縫着する手術方法もある（Whitnall sling）．

挙筋腱膜の後層は瞼板前面へ付着し，瞼板を牽引することで眼瞼を挙上する．さらに一部は眼輪筋を貫通し皮下へ穿通枝を伸ばし，重瞼線を形成する．瞼板前組織を切開し，瞼板前に付着している挙筋腱膜の後層を瞼板から剥離する（図12）．

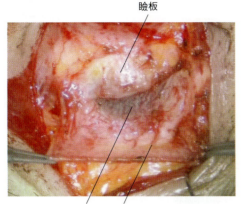

図14 Müller筋下の瞼結膜
Müller筋を瞼板上縁から切離し，Müller筋下の瞼結膜との間を剝離し，Müller筋を挙上すると血管に富んだ瞼結膜が残る．

Müller筋と瞼結膜：瞼板上縁を越えて挙筋腱膜下の剝離を進めると，横向きに走行する周辺動脈弓（外側瞼板動脈弓/上眼瞼動脈弓）とピンク色の薄いMüller筋がみえる（図13）．Müller筋は交感神経支配の薄い平滑筋で瞼板上縁に付着しており，瞼板を牽引することで挙筋腱膜と共同して眼瞼を挙上する．周辺動脈弓は挙筋腱膜とMüller筋の間に走行している．Müller筋を瞼板上縁から切離し，Müller筋下を剝離すると血管に富んだ瞼結膜が残る（図14）．瞼結膜は薄いので，眼球の角膜が透けてみえる．

下眼瞼の解剖

　下眼瞼を皮膚側から瞼結膜側へ進むと，順に皮膚，眼輪筋，線維脂肪組織，眼窩隔膜，眼窩脂肪，下眼瞼牽引筋群（lower eyelid retractors；LERs），瞼結膜となる（図15）．これを経皮アプローチでの下眼瞼手術の術中写真で順に解説する．

皮膚，眼輪筋，眼窩隔膜：睫毛から約3mm下方で皮膚を切開すると，上眼瞼同様に眼輪筋がみえる．眼輪筋下を尾側（下方）へ剝離すると，眼窩隔膜が確認できる（図16）．眼窩隔膜上に知覚神経である三叉神経第2枝（主に眼窩下神経）が尾側から睫毛側へ分岐しながら走行している．また，眼輪筋と眼窩隔膜との間の層で眼窩下縁付近に，上眼瞼のROOFに相当する線維脂肪組織が下眼瞼にもあり，SOOF（sub-orbicularis oculi fat）と呼ばれる．

眼窩脂肪：眼窩隔膜を切開すると，上眼瞼と同様に眼窩脂肪がみえる（図17）．下眼瞼の眼窩脂肪は内側（medial fat pad），中央（central fat pad），外側（lateral fat pad）の三つのコンパートメントに分かれる．上眼瞼の眼窩脂肪と同様に内側のコンパートメントは，やや明

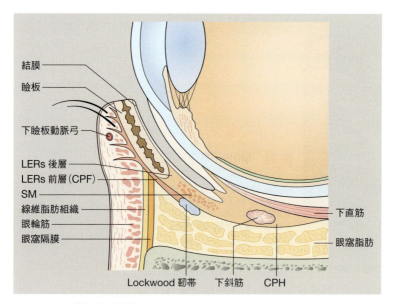

図 15　下眼瞼の矢状断図
CPF：capsulopalpebral fascia
CPH：capsulopalpebral head
LERs：lower eyelid retractors
SM：smooth muscle（平滑筋）
（渡辺彰英：眼瞼内反症．野田実香編．眼科診療クオリファイ 10 眼付属器疾患とその病理．東京：中山書店；2012．p.86．）

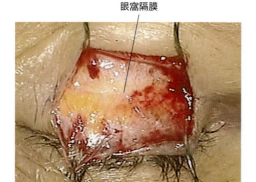

図 16　下眼瞼の眼輪筋下
眼輪筋下を尾側（下方）へ剝離すると，眼窩隔膜が確認できる．

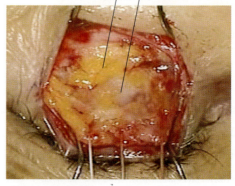

図 17　眼窩脂肪
眼窩隔膜を切開すると，眼窩脂肪がみえる．眼窩脂肪をよけると，その下，つまり上眼瞼の挙筋腱膜に相当する部位に下眼瞼牽引筋群(lower eyelid retractors；LERs）が確認できる．

るい黄白色の脂肪である．

下眼瞼牽引筋群：眼窩脂肪をよけると，その下，つまり上眼瞼の挙筋腱膜に相当する部位に LERs が確認できる（**図 17**）．LERs 上を後方（眼窩側）へたどっていくと，横走する Lockwood 靱帯が確認できる（**図 18, 19**）．LERs は，上眼瞼の挙筋腱膜，Müller 筋に相当す

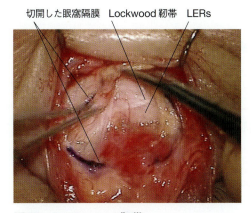

図18 Lockwood 靭帯
LERs 上を後方（眼窩側）へたどっていくと，Lockwood 靭帯が確認できる．

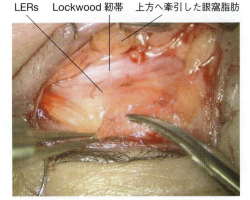

図19 LERs と Lockwood 靭帯（図18 とは別の症例）
LERs を後方へたどり，眼窩脂肪をよけると Lockwood 靭帯が確認できる．

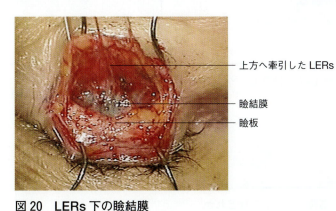

図20 LERs 下の瞼結膜
瞼板上組織を切開して，瞼板に付着している LERs を剥離すると，下眼瞼の瞼板が露出される．さらに LERs と結膜の間を剥離すると，瞼結膜が確認できる．

る下眼瞼の牽引筋群で，下直筋から起きて眼瞼に向かい，下斜筋を包み，さらに Lockwood 靭帯を経由し，結膜円蓋部，瞼板下縁，および皮下へ至る．LERs は2層構造であり，前層は Lockwood 靭帯から連続する層で，瞼板下縁から若干下方で眼窩隔膜と合流し，さらに皮下へ進展する．後層は瞼板に付着する[5]．さらに，下直筋から Lockwood 靭帯までが capsulopalpebral head（CPH）と呼ばれ，Lockwood 靭帯より先の部分が capsulopalpebral fascia（CPF）と呼ばれる．

瞼板と瞼結膜：瞼板上組織を切開し，瞼板に付着している LERs を剥離すると，下眼瞼の瞼板が露出される．さらに LERs と結膜の間を剥離すると瞼結膜が確認できる（図20）．

> **カコモン読解** 第18回 一般問題12

上眼瞼にある以下の組織のうち，瞼板上縁の高さで皮膚に最も近いのはどれか．
a Müller筋　b 結膜　c 眼輪筋　d 眼窩隔膜　e 上眼瞼挙筋

[解説] ①皮膚，②眼輪筋，③眼窩隔膜，④眼窩脂肪，⑤挙筋腱膜，⑥Müller筋，⑦瞼結膜，の順である．

[模範解答] c

> **カコモン読解** 第20回 一般問題10

上眼瞼のMüller筋で正しいのはどれか．2つ選べ．
a 平滑筋である．　b 眼瞼挙上作用がある．
c 顔面神経支配である．　d 副交感神経支配である．
e 瞼板の下縁に付着する．

[解説] 交感神経支配の平滑筋で瞼板上縁に付着し，挙筋腱膜と共同して眼瞼を挙上する．

[模範解答] a, b

> **カコモン読解** 第20回 臨床実地問題2

眼瞼の断面の模式図を図に示す．図と名称で正しいのはどれか．

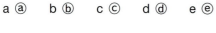

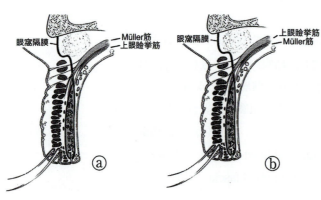

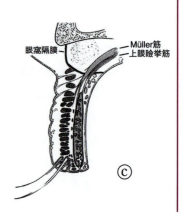

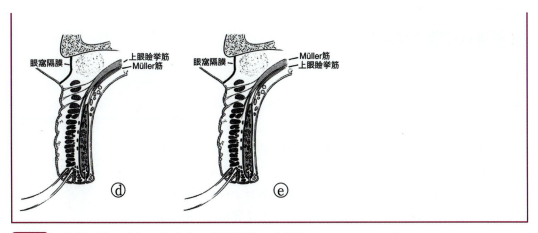

解説 眼窩隔膜は瞼板より上方の挙筋腱膜に合流する．

模範解答 b

（林　憲吾）

眼瞼の機能検査

　眼瞼下垂や下眼瞼内反症，睫毛内反症は日常の診療において頻繁に遭遇する疾患であり，外科的治療の適応となるものも多い．眼瞼の状態は患者によってさまざまであり，手術内容はオーダーメイドで立案する必要がある．そのためには診察で正しく評価し，適切な術式を選択することが重要である．

眼瞼疾患診察の手順と注意点

　問診，視診および機能評価を行う．眼瞼は観察しやすいため，どうしても視診に頼りがちだが，術後のトラブルを防ぐうえでも，まずは問診を入念に行う．発症時期や日内変動の有無，外傷，顔面神経麻痺などの既往歴についての情報を収集する．次に視診を行う．眼科の診察は暗所で行うことが多いが，眼瞼疾患の場合は明所で診察する．眼瞼だけでなく，眼瞼周囲や顔面全体の様子も観察するためである．前頭部のしわや鼻唇溝の消失，眉毛下垂，口角の健側への偏位などを認めた場合は顔面神経麻痺による眼瞼下垂を疑う．この眼瞼下垂には眉毛挙上固定術のみで症状が改善するものや，麻痺後に起こる顔面病的連合運動に対してリハビリテーションやボトックス®療法など内科的治療が適応となるものもある．また，眼瞼けいれんや顔面けいれんなども顔面全体の観察で判明することがある．眼瞼下垂や下眼瞼内反症は，上下瞼板を牽引する腱膜や筋膜の退行性変化が原因であることが多いが，眼瞼の皮膚弛緩や睫毛乱生，眼瞼瘢痕など付随する要因がないかも確認しておく．

　眼瞼の機能評価は，本人に眼瞼を動かしてもらったり，医師が動かしたりして行う．詳細については本巻"2. 眼瞼の機能異常"の各項目を参照されたい．最後に，患者の希望や要求を十分に把握しておく．どのように見にくいのか，あるいは主な目的が整容的な改善ではないか，などを詳細に聞き出し，手術の適応や術式の選択を検討する．特に眼瞼の手術は整容的な変化が大きいため，術後に予想される転帰を前もって説明しておくことが重要である．まれに美容目的であることを伏せて受診する人もいる．このような患者は，診

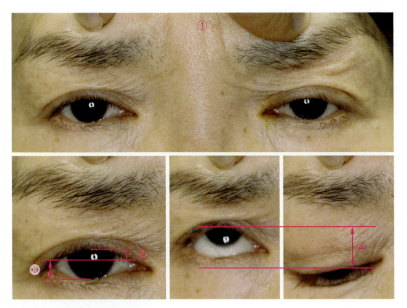

図1 上眼瞼の機能検査
① 検査は眉毛を固定して行う.
② MRD-1：上眼瞼縁と角膜反射との距離.
③ MRD-2：角膜反射と下眼瞼縁との距離.
④ 挙筋機能の測定.

察しようとすると故意に眼瞼を下垂させたり眼を細めたりするため，正確な診断ができない場合がある．普段の状態を把握するためには，診察室に入るところから眼瞼の動きに注目しておくことが望ましいが，診察中に何か質問をしてみたり，壁の時計を指し示してみたりなどして目線を上方へ誘導すると，意外と十分な開瞼が可能であることがわかる場合がある．

眼瞼下垂の診察[1]

文献は p.411 参照．

上眼瞼の評価は，坐位の患者に検者の指で眉毛を固定して，代償性の眉毛挙上を排除した状態で行う（図1の①）．眼瞼下垂は，第1眼位での眼瞼の高さと上眼瞼挙筋の機能で評価する．

margin reflex distance（MRD）：まずは第1眼位での眼瞼の高さを測定する．MRD とは角膜反射と眼瞼縁の距離であり，角膜反射と上眼瞼縁との距離を MRD-1（図1の②），角膜反射と下眼瞼縁との距離を MRD-2（図1の③）と呼ぶ．通常の MRD-1 は 3.5〜5.5 mm である．3.5 mm から瞳孔上縁までを軽度，瞳孔上縁から −0.5 mm までを中等度，それ以下を重度と判定する．視機能に影響するのは中等度以上，つまり瞳孔にかかる程度以上のものとされる．

挙筋機能検査：眉毛を検者の指でリラックスした状態に固定し，上方視および下方視をさせて瞼縁の動く距離を測定する（図1の④）．10 mm以上が正常とされ，反対に2 mm以下は上直筋の収縮との連動によるものであるため挙筋機能なしと判定する．Bell現象の有無や皮膚弛緩の程度も観察しておく．手術は挙筋機能のよい症例は眼瞼挙筋短縮術，挙筋機能の不十分な症例（約4 mm以下）は前頭筋吊り上げ術を検討する．

下眼瞼内反症の診察[2]

内反症は下眼瞼内反症と睫毛内反症に大きく分類されるが，いずれも睫毛の接触による角膜や結膜の上皮障害の有無が手術適応の基準となる．

下眼瞼内反症とは，瞼板の回旋によって眼瞼自体が内反し，眼表面に眼瞼の皮膚や睫毛が接触している状態で，退行性と瘢痕性に分類される．下眼瞼内反症の多くは高齢者の退行性下眼瞼内反症である．その病因としては，①垂直方向を牽引するlower eyelid retractors（LERs）の弛緩，②水平方向を牽引するいわゆる内眥・外眥腱の弛緩の二つが主に考えられている．瞼板自体が眼球側へ回旋することによって眼表面が刺激され，点状表層角膜症や角膜びらんが出現し，痛みや流涙，羞明，充血，眼脂などの症状を引き起こす．

瞬目試験：下眼瞼を下方へ引いて内反を矯正しても瞬目ですぐに内反してしまう所見を示し，退行性の下眼瞼内反症で認める．瞼結膜の観察の際にみられる，下眼瞼を翻転させても瞼板が翻転せずそのまま下方に偏位する所見（図2c）や眼窩脂肪によってLERsが押し出され隆起している所見が特徴的である．

pinch test, snap back test：眼瞼の水平方向の弛緩を評価する検査には，pinch testやsnap back testがある．陽性の場合，水平方向の弛緩があると判定する．

pinch test[3]：下眼瞼の中央を前方へ牽引し眼球表面と瞼縁の距離を計測する検査で，8 mm以上あれば陽性と診断する（図2b）．

snap back test：開瞼状態で下眼瞼を前方や下方に牽引し，元の位置に戻る速さを観察するものである（図2c）．すみやかに戻らなければ陽性である．

lateral distraction test, medial distraction test：より局所的に内眥腱，外眥腱の弛緩を評価するにはそれぞれlateral distraction testおよびmedial distraction testを行う．

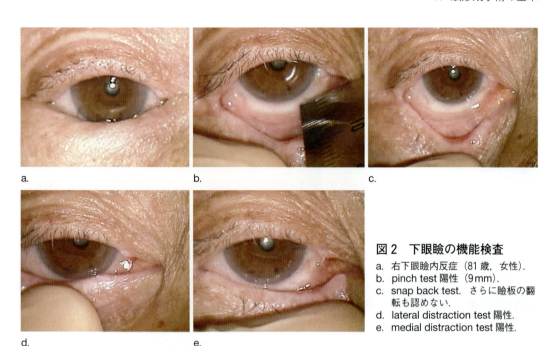

図2　下眼瞼の機能検査
a. 右下眼瞼内反症（81歳，女性）．
b. pinch test 陽性（9mm）．
c. snap back test．さらに瞼板の翻転も認めない．
d. lateral distraction test 陽性．
e. medial distraction test 陽性．

lateral distraction test：正面視で下眼瞼を耳側に牽引し，涙点が涙丘外側端と角膜輪部内側端の中央線を越えて耳側に偏位したら陽性であり（**図2d**），内眥腱の弛緩があると判定する．

medial distraction test：下眼瞼を鼻側に牽引し，下涙点が涙丘の中心線を越えて鼻側へ偏位したら陽性であり（**図2e**），外眥腱の弛緩があると判定する．

睫毛内反症の診察

小児にみられる睫毛内反症は，瞼板の位置は正常だが，眼瞼の皮膚によって睫毛のみが内反し，眼表面に接触している状態である．小児の睫毛内反症は小児内反症の98％を占める[4]．前葉の皮膚や眼輪筋が瞼板上に盛り上がってしまい（ロールアップ），睫毛が外反しない状態である．瞼板の回旋はないため，眼瞼自体は回旋していない．

roll up test：小児の睫毛内反症でのポイントは，内眼角贅皮の観察である[5,6]．内眼角のエッジがなだらかで，贅皮が下眼瞼と連動している症例では，Hotz変法などの睫毛内反症手術のみでは再発する可能性がある．連動性の有無は，眉毛内側縁皮膚を上方に引いてみるroll up testで確認できる（**図3**）[7]．眉毛内側縁皮膚の牽引とともに内眼角贅皮につっぱりが生じて睫毛内反が増悪すれば陽性と判断し，内眥形成の併用を検討したほうがよい．原因としては，内眥の

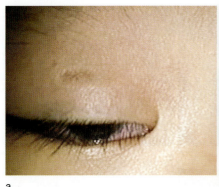 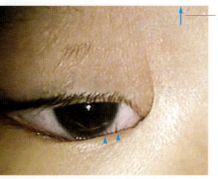

a.　　　　　　　　　　　　　　b.

図3　roll up test 陽性
a. 右下睫毛内反症（4歳，男児）．
b. 眉毛内側縁皮膚の牽引（矢印）とともに内眼角贅皮につっぱりが生じて，睫毛内反症が増悪している（矢頭）．

皮膚が短いことや，眼輪筋の走行および位置異常が考えられる．

さらに，下方の球結膜が明らかに露出するほど下眼瞼縁が下がっている場合は，眼瞼後葉の引き込みが原因と考えられるため，瞼板下縁からLERsを切り離して引き込みを解除する．

まとめ

眼瞼下垂および下眼瞼内反症，睫毛内反症を中心に，眼瞼の機能検査について解説した．どの疾患も年齢，病因，形態はさまざまであり，患者一人一人に対して術式の細部にわたって計画していく必要がある．そのためには，まずは解剖を十分に理解し，診察の正確さを高めることが重要である．

（上笹貫太郎）

眼瞼の画像診断

MRIによる観察の意義

　上眼瞼は瞼板上縁の高さでは，表から皮膚，眼輪筋，線維脂肪組織，眼窩隔膜，眼窩脂肪，上眼瞼挙筋腱膜，Müller筋および結膜の8層構造になっている．眼瞼の層構造を理解することは実際に眼瞼の手術を行う際に非常に重要なことであるが，眼瞼は眼内のように，その内部構造を直接みることができない．最近は画像診断装置の発達によりMRI（magnetic resonance imaging；磁気共鳴画像）を利用して眼瞼の内部構造の詳細を画像化することができる．MRIでみると正常の眼瞼でもその内部構造は変異に富んでおり，一様ではない．また，眼瞼下垂のある眼瞼では，下垂の原因になっている眼瞼挙筋そのものの機能評価が可能になる．ここでは，MRIでみられる正常眼瞼の解剖学的変異と眼瞼挙筋機能評価法について述べる．

眼瞼MRIの撮りかた

　基本的な事柄であるが，MRI撮影の際には体内に金属異物がないことを必ず確認しておく[*1]．眼瞼のような狭い範囲のMRIを撮影す

文献はp.411参照．

[*1] 金属異物がMRI撮影において禁忌であることは当然であるが，キラキラしたアイメイクにも微量の金属が含まれており，MRI信号が乱れる原因になる．鮮明な画像を得るためには，しっかりアイメイクを落とす必要がある．

[*2] 本項の撮影ではPhilipsのIntera NOVA R9（1.5 tesla）というMRI装置を用い，47 mm長の表面コイルを眼瞼前面において瞳孔中心を通る矢状断撮影を行った．MRI撮影データの詳細はT1強調画像，フィールドエコー法，TR 20 msec，TE 4.6 msec，スライス幅5 mm，スライスギャップ0 mm，加算回数2回，収録データ数256×256，1回撮影所要時間5秒である．

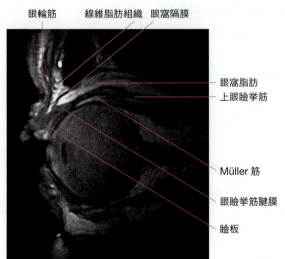

図1　MRIでみる正常上眼瞼の解剖[*2]
上眼瞼挙筋は眼球赤道部付近で挙筋腱膜とMüller筋に分かれる．挙筋腱膜は眼窩隔膜と合流している．

る場合は，表面コイルを用いたほうが鮮明な画像を得ることができる．撮影時の眼瞼の位置は開瞼，閉瞼，上方視および下方視の4位置とした．閉瞼時以外は眼前に視標を置いて注視を行ってもらうことで，ぶれの少ない画像が得られる．さらに下方視から上方視まで視標を少しずつ動かしながら8～10枚程度の画像が撮影できたら，これを合成してシネモードにすることができる．これは眼瞼の内部の動きを動画としてみることができるもので，眼瞼挙筋機能の評価と患者説明には非常に役立つ．しかし，撮影にはかなりの労力を要するので常日頃から放射線科との緊密な関係を築いておくことも大切である．

開瞼時の画像では，眼窩脂肪，上眼瞼挙筋，挙筋腱膜およびMüller筋の形態，発達の程度を評価した[*3]．下方視と上方視の画像を比較し，上眼瞼挙筋の収縮に伴う挙筋腱膜先端と眼窩隔膜合流部の動きを上眼瞼挙筋機能の指標とした．

正常眼瞼のMRI所見とその解剖学的変異

通常，解剖学の教科書には1種類の解剖図しか載っていないが，眼瞼MRIをみると眼瞼の内部構造は正常眼瞼であってもさまざまな変異が存在することがわかる．変異が多いのは眼窩脂肪と線維脂肪組織の発達程度である．MRIでみると，上眼瞼挙筋は眼球赤道部の位置で挙筋腱膜とMüller筋に分かれる．Müller筋は，術中所見では非常に薄い筋肉にみえるが，MRIではしっかりとした組織として瞼板につながっている．挙筋腱膜はその線維の一部が上眼瞼皮下に枝を出しているが，ほとんどが眼窩隔膜と合流している．眼窩隔膜は，前方の線維脂肪組織と後方の眼窩脂肪を隔てるように存在している（図1）．下方視と上方視の画像を比較すると，眼瞼挙筋の動きが非常によくわかる．眼瞼挙筋はMüller筋を介して瞼板を引き上げており，挙筋腱膜と眼窩隔膜を介して眼窩脂肪や眼瞼皮膚を後上方に引き上げている．眼窩脂肪が眼瞼の上下運動とともに眼窩の中を出たり入ったりしているという事実は，外からの観察ではわからないことである（図2）．

東洋人によくみられる腫れぼったい一重瞼の眼瞼の画像をみてみると，眼窩脂肪が発達しており，眼窩隔膜よりもかなり前方に突出している．眼窩隔膜前方の線維脂肪組織もよく発達しており，眼球全体も前方に突出気味である（図3）．加齢とともに上眼瞼の上方が落ち窪んだ症例も，臨床ではよくみられる．MRIでみると眼窩脂肪

[*3] MRIは層構造の描出には優れているが，入り乱れた曲線構造の描出は苦手である．高齢者の場合，弛緩した上眼瞼皮膚のしわがMRI信号の乱れの原因になる．弛緩した上眼瞼皮膚を外側上方にテープで伸ばして固定することで，眼瞼の内部構造をはっきりと描出できる．

1. 眼形成手術の基本　19

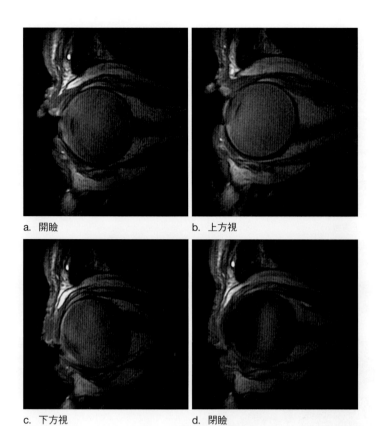

a. 開瞼　　　　　　　　　b. 上方視

c. 下方視　　　　　　　　d. 閉瞼

図2　MRIによる上眼瞼挙筋機能評価
正常眼瞼では下方視から上方視までの間，眼瞼挙筋はよく収縮している．眼瞼挙筋の収縮とともに眼窩脂肪も眼窩内に引き込まれている．

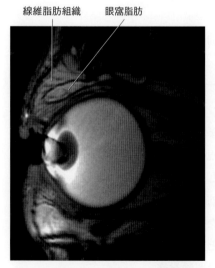

図3　眼窩脂肪の発達した眼瞼のMRI
眼窩脂肪が前方に突出している．線維脂肪組織もよく発達している．

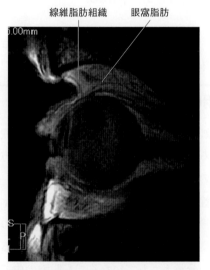

図4　眼窩脂肪萎縮がみられる眼瞼のMRI
眼窩脂肪が後方に陥凹している．線維脂肪組織も萎縮しており，眼球そのものも眼窩内に陥凹している．

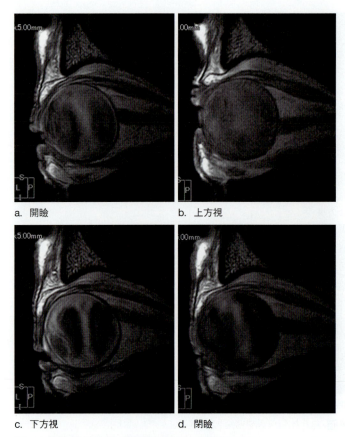

a. 開瞼　　b. 上方視　　c. 下方視　　d. 閉瞼

図5　挙筋機能良好な腱膜性眼瞼下垂のMRI
上方視時，眼瞼はあまり挙上されていないが，眼瞼の中では眼瞼挙筋がよく収縮しており，挙筋機能は良好であることがわかる．

は眼窩隔膜よりも後方に陥凹している．線維脂肪組織も同様に萎縮しており，眼球全体が後方に陥凹している（図4）．

眼瞼MRIを用いた眼瞼挙筋機能の評価

　眼瞼のMRI画像により，外からはみえない本当の眼瞼挙筋の動きをみることができる．臨床において眼瞼挙筋機能は下方視から上方視までの間，眼瞼の動きをみることで評価されている．しかし，高度に進行した腱膜性眼瞼下垂の場合，挙筋腱膜やMüller筋の弛緩や菲薄化が強く，眼瞼挙筋の力が瞼板に伝わらない．そのため見かけ上の挙筋機能は不良と判断される．しかし，MRIでみると腱膜性眼瞼下垂では眼瞼が十分挙上されていなくても眼瞼の中では眼瞼挙筋が十分収縮しており，挙筋機能は良好であることがわかる（図5）．

　先天眼瞼下垂では，下顎と眉毛の挙上により，見かけ上はある程度，挙筋機能があるようにみえるが，MRIでみると眼瞼挙筋の収縮

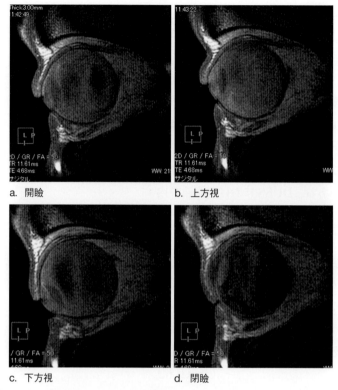

図6 挙筋機能不良の先天眼瞼下垂のMRI
下方視から上方視の間，眼瞼挙筋の収縮があまりみられず，挙筋機能は不良である．

はあまりみられず，本当の挙筋機能は見かけより不良である（**図6**）．眼瞼挙筋の形態も腱膜性眼瞼下垂症例と比べて非常に菲薄であり，低形成であることがわかる．

　眼瞼下垂の手術として一般的に行われている挙筋短縮術やMüller筋タッキングのような術式は，眼瞼挙筋の力を瞼板に正しく伝えることを目標とする．しかし，眼瞼挙筋機能が不良な場合，通常の挙筋短縮術やMüller筋タッキングでは，術後，十分な眼瞼の挙上は得られない．さらに術中，十分な開瞼を得るために過剰な手術を行うと，術後，閉瞼障害を生じることになる．そのため挙筋機能が非常に不良な症例では，挙筋短縮術やMüller筋タッキングではなく前頭筋吊り上げ術が効果的である．一般的には，挙筋機能が4mm以下である場合は，前頭筋吊り上げ術の適応とされている．

　眼瞼MRIがなくても，本当の眼瞼挙筋機能は術中に眼窩隔膜を切開して患者に上下方視してもらうことで評価することができる．臨床においては，術中に挙筋機能を確認して挙筋短縮術から前頭筋吊り上げ術に術式を変更する術者もいる．しかし，術前に正確な眼

瞼挙筋機能を知ることは術式の決定において有用である．

その他の臨床応用

最近，緑内障治療に用いられるプロスタグランジン関連薬（PG関連薬）による上眼瞼の形態変化が報告されつつある．これは上眼瞼溝の深化（deepening of the upper eyelid sulcus；DUES）と呼ばれているが，PG関連薬による脂肪分解作用が関連していると推測されている．多くの患者が長年にわたって使用する薬剤であり，今後ますます症例が増えてくる可能性がある．DUESにおける眼瞼の内部構造の変化もMRIで評価することができる．

まとめ

眼瞼MRIは，眼瞼の正常解剖の変異と眼瞼挙筋機能について多くの情報を提供してくれる．すべての症例において必要とする検査ではないが，再手術例や高度の先天眼瞼下垂症例のような難症例の術式決定においては有用な検査である．

（兼森良和）

眼窩の解剖

眼科医の多くは眼内の解剖についての知識は十分にもち合わせているが，眼球周囲をとりまく眼窩内の解剖に関する知識は乏しいことが多い．実際に眼窩骨折や眼窩内腫瘍の手術に携わる場合はもちろんのこと，それらの手術を行わない眼科医においても，眼窩内疾患やそれに伴う症状などを把握するうえで，眼窩内の解剖について知っておく必要がある．

眼窩骨

眼窩は頬骨および前頭骨，口蓋骨，上顎骨，蝶形骨，涙骨，篩骨の七つより構成される（**図1**）[*1]．臨床上は上壁，外壁，内壁，下壁の四つに分類され，上壁と外壁は厚い骨で，バンパーのように眼球を保護しており，内壁と下壁は非常に薄い骨で，容易に骨折することにより眼窩内圧が上昇して眼球が損傷することを防ぐ緩衝機能を果たしているといわれている．入り口は四角形をしており，奥にいくほど狭くなりピラミッド状となる．容積は約 30 mL である．

上壁：大部分は前頭骨からなる．眼窩先端部は蝶形骨小翼からなり，視神経管を有する．外側前方の前頭頬骨縫合のすぐ上には，涙腺窩があり涙腺が存在する．上眼窩縁の中央やや内側には眼窩上切痕（75％は切痕，25％は孔の形で存在）があり，前頭神経の終枝であ

[*1] "今日（頬骨），前（前頭骨）エ（口蓋骨）場（上顎骨）長（蝶形骨）が涙（涙骨）し（篩骨）た"と語呂合わせで覚えるとよい．

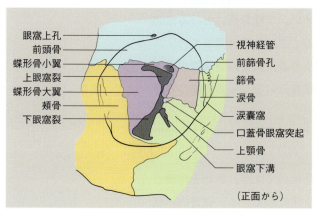
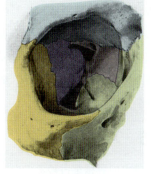

図1 眼窩骨

る眼窩上神経と眼窩上動脈が通る．内側前方には滑車があり，その上方を滑車上神経が通る．

外壁：頬骨，蝶形骨大翼からなり，内壁と外壁とはほぼ45°の角度をなす．上壁との境界に上眼窩裂（全長22 mm）があり，動眼神経，外転神経，鼻毛様体神経，滑車神経，涙腺神経，前頭神経など重要な神経が通る．下壁との境界は下眼窩裂（全長20 mm）である．外壁外側は側頭窩の一部となる．

内壁：上方より前頭骨，篩骨，涙骨，上顎骨で構成され，先端部は蝶形骨小翼からなる．内壁は篩骨洞に隣接しており，篩骨は薄く篩骨紙様板といわれ，眼窩骨折の好発部位である．前頭骨と篩骨の境界部分に縫合線があり，ここから上は頭蓋底にあたる．この縫合線の高さで，内壁眼窩前縁より約20 mm後方に前篩骨動脈が，さらに約12 mm後方に後篩骨動脈があり，眼窩内からの血流を鼻腔に供給している．内壁骨折の整復手術の際には，十分な術野展開のためにこれらの動脈の切断を要求されるが，しっかりと焼灼した後に切断しなければ術中および術後出血の原因となる．最後方には視神経管が位置するため，深部の内壁骨折の整復の際には視神経への圧迫および損傷に留意する．涙骨と上顎骨前突起により涙囊窩が構成され，内壁の下方はなだらかに下壁へと移行する．

下壁：短い三角形をした形状で，大部分が上顎骨眼窩面により，外側が頬骨，先端部が口蓋骨からなる．上顎骨と篩骨の縫合線の部分は orbital strut といわれる構造で強固である[1]．外壁との境界をなす下眼窩裂には，眼窩下神経，頬骨神経，下眼静脈が走行する．下眼窩裂の先端近くから続く眼窩下神経溝を三叉神経第2枝（眼窩下神経）が走行し，上顎骨内の眼窩下神経管を通り，眼窩下孔から頬部に分布する．眼窩下壁の骨は薄いだけでなく，眼窩下神経管という中空構造があるため，骨折が生じやすい．下壁骨折における患側の頬部・上口唇のしびれは，骨折によって眼窩下神経溝を走行する眼窩下神経が障害されることによって生じる．涙囊窩外側で眼窩下縁内側には下斜筋の起始部があり，下壁骨折の整復手術の際の骨膜剝離のメルクマールとなる．

眼窩脂肪

眼窩内で最大の容積を占めるのが脂肪組織であり，眼球を保護し眼球運動を補助するクッションの役割を果たしている．眼窩内の脂肪組織は多数の小単位（コンパートメント）に分かれており，それ

文献はp.411参照.

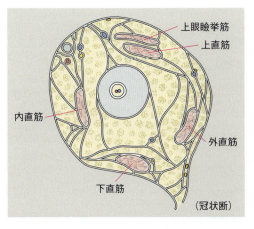

図2 眼窩脂肪のコンパートメントの模式図
(Dutton JJ：7 Orbital Fat and Connective Tissue System. Atlas of Clinical and Surgical Orbital Anatomy, 2nd Edition. Philadelphia：Elsevier Saunders；2011. p.121. Figure 7-6.)

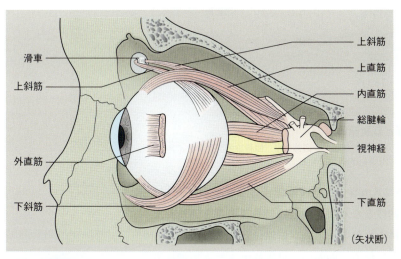

図3 外眼筋
(Dutton JJ：7 Orbital Fat and Connective Tissue System. Atlas of Clinical and Surgical Orbital Anatomy, 2nd Edition. Philadelphia：Elsevier Saunders；2011. p.44. Figure 3-12.)

それのコンパートメントと外眼筋, 神経, 血管は結合組織 (connective tissue septa) に支えられ密に連続している (図2)[2-4]. このため眼窩骨折において, 筋自体が骨折部に嵌頓していなくても眼窩脂肪が骨折部に嵌頓していれば, 眼球運動障害の原因となりうる.

外眼筋

　眼球には4本の直筋 (上直筋, 外直筋, 下直筋, 内直筋) と2本の斜筋 (上斜筋, 下斜筋) が付着し, 眼球運動にかかわっている (図3). 四直筋により筋円錐が形成されており, その内部に視神経や動眼神経, 眼動脈などの重要な神経脈管が収められている. 四直筋と上斜筋, 上眼瞼挙筋は, 眼窩先端部の視神経管入口をとりまく総腱輪から始まり, 内直筋は角膜輪部から5mm, 下直筋は6mm,

表1 眼窩先端部における神経脈管の配置

上眼窩裂	総腱輪外	滑車神経，前頭神経，涙腺神経，上眼静脈
	総腱輪内	動眼神経（上枝，下枝），外転神経，鼻毛様体神経，交感神経枝
視神経管		視神経，眼動脈

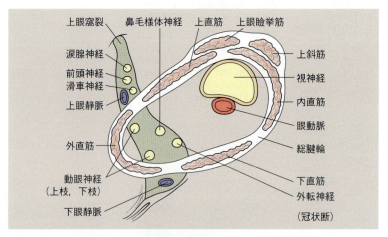

図4 右眼の眼窩先端部と総腱輪の解剖
（矢部比呂夫：1．眼窩手術に必要な局所解剖．小口芳久編．眼科診療プラクティス 24 眼窩疾患と画像診断．東京：文光堂；1996．p.14．）

外直筋は7mm，上直筋は8mmの位置で眼球に付着する．上斜筋は内直筋の上を前進し，腱性となり眼窩内上縁にある滑車を通り，上直筋の下を通り赤道部後方に付着する．下斜筋は眼窩下縁内側より始まり，下直筋の外側を外後方へ向かい，外直筋の下で赤道部後方に付着する．外直筋は外転神経支配，上斜筋は滑車神経支配で，残りの四つは動眼神経支配である．

上眼窩裂と総腱輪（表1）

総腱輪は眼窩先端における輪状の腱組織で，上眼窩裂を分割しており，上眼窩裂の下半分と視神経孔を通る神経脈管が筋円錐内に入る（図4）．上眼窩裂総腱輪内には，動眼神経上下枝，外転神経，鼻毛様体神経，交感神経枝が通る．同様に総腱輪内に存在する視神経管には視神経および眼動脈が通る．上眼窩裂総腱輪外には，滑車神経，三叉神経の前頭枝（前頭神経）と涙腺枝（涙腺神経），上眼静脈が通る．

動脈系（図5）

眼球をとりまくすべての血管は，内頸動脈の枝である眼動脈から分かれて出てくる．眼動脈は視神経の外下方を走り，視神経ととも

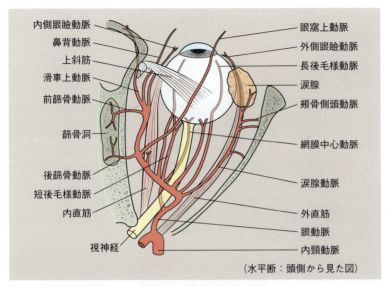

図5 眼窩の動脈
（高比良雅之：眼窩．大鹿哲郎編．専門医のための眼科診療クオリファイ 30 眼の発生と解剖・機能．東京：中山書店；2016．p.22-32．）

に視神経管を通って眼窩内へ入る．眼窩内に入った眼動脈は，まず網膜中心動脈と毛様動脈を出し，前者は眼球の後方約1cmのところで視神経の中に入り込む．後者は，視神経周囲で強膜を貫き脈絡膜に分布する短後毛様動脈（十数本）および，眼球後部で強膜を貫き脈絡膜内を前進して毛様体・虹彩に分布する長後毛様動脈（2本），四直筋に沿って2本ずつ（外直筋では1本）走り，前方の筋付着部で強膜を貫く前毛様動脈（7本）に分かれる．

　眼動脈は，涙腺へと向かう涙腺動脈を分枝した後，視神経の上を乗り越え滑車に向かい，さらに内側に走る．涙腺動脈へと分かれた直後，上直筋，外直筋，下斜筋の栄養血管を出し，眼窩外壁を下行する頬骨顔面動脈を分枝する．一方，眼動脈本幹は上眼瞼挙筋，上斜筋，内直筋，下直筋の栄養血管を出す．内壁を貫く後・前篩骨動脈および眼窩上動脈を分枝し，その後，外頸動脈の枝の顔面動脈の終枝である眼角動脈へとつながる．内側眼瞼動脈は眼動脈末梢より，外側眼瞼動脈は涙腺動脈末梢より分岐する．

静脈系（図6）

　眼窩の静脈は静脈弁をもたない．眼窩内の静脈灌流は，主として上・下眼静脈によりなされ，海綿静脈洞（詳細は後述）へ流入する．まず上眼静脈は，前頭静脈の枝と眼角静脈の枝とが滑車近傍で合流して始まる．眼窩上壁に沿って内側から後外側へと走り，上直筋と

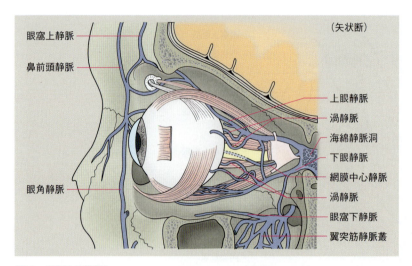

図6 眼窩の静脈
(Dutton JJ：7 Orbital Fat and Connective Tissue System. Atlas of Clinical and Surgical Orbital Anatomy, 2nd Edition. Philadelphia：Elsevier Saunders；2011. p.106. Figure 6-8.)

外直筋との間から筋円錐を出て上眼窩裂を通る．そして眼球上方から2本の渦静脈が合流し，上眼静脈とともに視神経を横断し，網膜中心静脈と合流した後に海綿静脈洞へ流入する．下眼静脈は，眼窩底前方の静脈叢から起こり，下眼瞼や眼筋などからの静脈や眼球下方からの2本の渦静脈が合流する．上眼窩裂に入る前で上眼静脈と合流する枝と下眼窩裂を通る枝とに分かれ，後者は翼突筋静脈叢へ流入する．

海綿静脈洞

海綿静脈洞は，蝶形骨体部外側部に位置する，硬膜からなる静脈洞で，眼球およびその付属器からの大部分の静脈血が灌流している．静脈叢から発生し，連続した一つの大きな腔ではなく，個別の静脈腔が散在したものである．その間を間質である結合組織と脂肪が埋める．左右の海綿静脈洞は交通している．洞内を内頸動脈，外転神経が走行しており，動眼神経，滑車神経，三叉神経の第1枝（眼神経）と第2枝（上顎神経）が外側壁を形成している（図7）．

洞内を走行する内頸動脈や，洞壁に分布する外頸動脈硬膜枝と海綿静脈洞との間に短絡血流路が形成された状態を頸動脈海綿静脈洞瘻といい，拍動性眼球突出，結膜充血浮腫，眼部血管雑音などの症状を呈する．

神経系（図8）

動眼神経：上眼窩裂に入る前に細い上枝と太い下枝とに分かれ，総

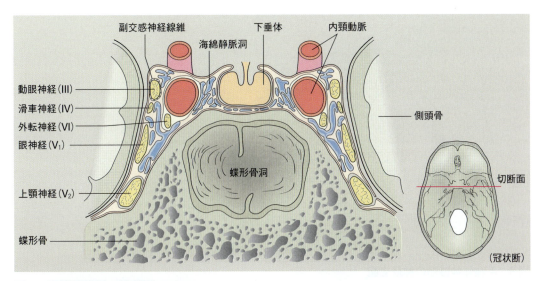

図7 海綿静脈洞の模式図 (冠状断)
海綿静脈洞内に動脈圧が掛かることにより,外転神経・動眼神経麻痺,滑車神経麻痺が生じる.
(古田 実:内頸動脈海綿静脈洞瘻.野田実香編.専門医のための眼科診療クオリファイ 10 眼付属器疾患とその病理.東京:中山書店;2012. p.244. 図1.)

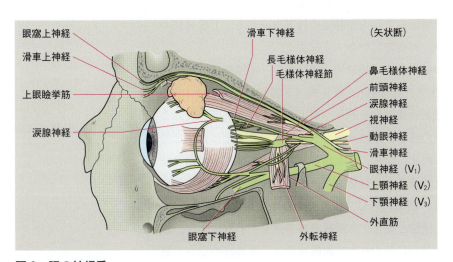

図8 眼の神経系

腱輪の中を通る.上枝は上直筋の直下を通り上直筋に分布・支配した後,上直筋を貫いて上眼瞼挙筋に分布・支配する.下枝はさらに3枝に分かれ,内直筋,下直筋および下斜筋を支配する.瞳孔への線維は下枝より発する.

滑車神経:脳幹の背面より出る唯一の脳神経で,最も細い脳神経である.海綿静脈洞の外側壁内では動眼神経の下方かつ三叉神経第1枝の上方を通る.上眼窩裂内より眼窩内に入るが,総腱輪の中は通らず,前頭神経の内下方に位置する.その後,上眼瞼挙筋の起始

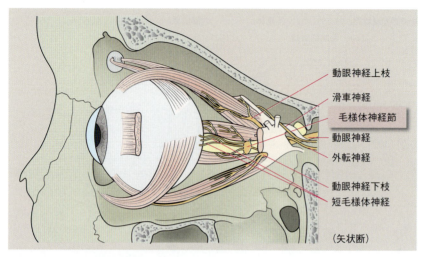

図9　毛様体神経節の神経支配
(Dutton JJ：7 Orbital Fat and Connective Tissue System. Atlas of Clinical and Surgical Orbital Anatomy, 2nd Edition. Philadelphia：Elsevier Saunders；2011. p.71. Figure4-10.)

部の上方を内方へ進み，上斜筋に分布・支配する．

外転神経：海綿静脈洞内では内頸動脈の外下方を走る．上眼窩裂の総腱輪の中を通り，外直筋に分布・支配する．

三叉神経：最大の脳神経で，神経核は橋にある．末梢枝は，第1枝（眼神経），第2枝（上顎神経），第3枝（下顎神経）に分かれる．第1枝は海綿静脈洞外側壁内を通り，鼻毛様体神経，前頭神経および涙腺神経の三つの枝に分かれた後，上眼窩裂（鼻毛様体神経は総腱輪内）を通って眼窩に至る．鼻毛様体神経は，毛様体神経節（詳細は後述）との交通枝，長毛様体神経，滑車下神経，前および後篩骨神経に分かれる．前頭神経は，眼神経のなかで最大の枝であり，手術の際の重要な指標となる．上眼瞼挙筋の直上を前方に走り，眼窩上神経と滑車上神経に分かれる．涙腺神経は，眼神経のなかで最も細い神経である．外直筋の上縁を涙腺動脈に沿って走り，上顎神経の枝である頬骨神経の頬骨側頭枝と交通する．

　第2枝（上顎神経）は正円孔に入り，下眼窩裂を通り眼窩の底に至り，頬骨神経を分枝し，眼窩下神経となる．眼窩下神経は，眼窩下神経溝を走り，眼窩下神経管へと入り，上顎骨前面に達する．

毛様体神経節

　毛様体神経節は，視神経の外下方，すなわち視神経と外直筋との間で，眼窩先端部の約10mm前方に位置する，約2mm大の副交感神経節である（図9）．動眼神経下枝由来の運動神経根（短根），鼻

毛様体神経由来の知覚神経根（長根），頸動脈神経叢由来の交感神経枝（中根）の三つの求心性神経線維を受ける．この神経節から短毛様体神経が出て，眼球後部で強膜を貫いてぶどう膜へ分布し，毛様体筋と瞳孔括約筋を支配する．眼窩腫瘍摘出などで毛様体神経節を損傷すると，術後の散瞳を生じる．

> **カコモン読解　第23回 一般問題11**
>
> 外眼筋の解剖で正しいのはどれか．2つ選べ．
> a 上斜筋以外は総腱輪が起始部である．
> b 下斜筋は下直筋の上を眼球壁に沿って走行する．
> c 4直筋の中でまつわり距離が最も長いのは外直筋である．
> d 前毛様動脈は内直筋に2本，他の3直筋にはそれぞれ1本である．
> e Lockwood靱帯は下斜筋と下直筋の筋鞘が癒合した結合組織である．

解説　a, b．四直筋（上直筋，外直筋，下直筋，内直筋）と上斜筋，上眼瞼挙筋は，眼窩先端部の視神経管入口をとりまく総腱輪から始まる．下斜筋は眼窩下縁内側から始まり，下直筋の外側（下）を外後方へ向かい，外直筋の下で赤道部後方に付着する．
c．まつわり距離とは，外眼筋の解剖学的付着部から生理学的付着部までの距離であり，斜視手術の後転術における手術量の限界を示すとされてきた．しかし実際の手術では，まつわり距離を少し超えることも多いが問題はない．四直筋は眼窩先端部へと向かうため，外直筋のまつわり距離が7〜8mmと最長である．
d．毛様体動脈は，視神経周囲で強膜を貫き脈絡膜に分布する短後毛様動脈（十数本）および，眼球後部で強膜を貫き脈絡膜内を前進して毛様体・虹彩に分布する長後毛様動脈（2本），四直筋に沿って2本ずつ（外直筋では1本）走り前方の筋付着部で強膜を貫く前毛様動脈（7本）に分かれる．
e．Lockwood靱帯は下眼瞼の代表的な靱帯であり，下直筋と下斜筋の筋鞘が癒合した結合組織である．後涙嚢稜を起始とし，Whitnall結節に付着する．眼球を下方から支える作用がある．

模範解答　c, e

カコモン読解 第 23 回 臨床実地問題 1

左眼窩の構成を図に示す．正しいのはどれか．

a ⓐ　b ⓑ　c ⓒ　d ⓓ　e ⓔ

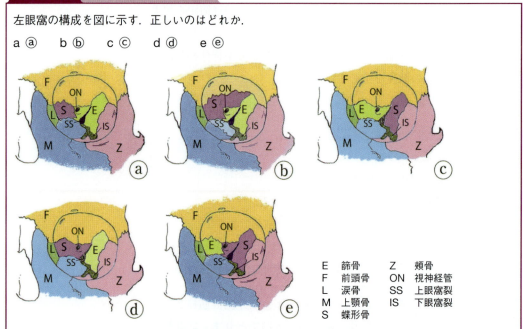

E 篩骨　　Z 頬骨
F 前頭骨　ON 視神経管
L 涙骨　　SS 上眼窩裂
M 上顎骨　IS 下眼窩裂
S 蝶形骨

解説　眼窩は頬骨および前頭骨，口蓋骨，上顎骨，蝶形骨，涙骨，篩骨の七つより構成される．眼窩先端部は蝶形骨小翼からなり，視神経管を有する．内壁は篩骨洞に隣接しており，篩骨は薄く篩骨紙様板といわれ，眼窩骨折の好発部位である．

模範解答　e

カコモン読解 第 24 回 一般問題 3

視神経管が存在するのはどれか．

a 頬骨　b 篩骨　c 上顎骨　d 前頭骨　e 蝶形骨

解説　眼窩先端部は蝶形骨小翼からなり，視神経管を有する．

模範解答　e

カコモン読解 第 24 回 一般問題 8

外眼筋で正しいのはどれか．

a 平滑筋である．　b 自己受容体を持たない．
c 腱の長さは上斜筋が最も長い．
d まつわり距離は下斜筋が最も短い．
e 付着部の腱の幅は 15mm 前後である．

解説　a．外眼筋は，横紋筋である（**表 2**）．

表 2　筋肉のおおまかな分類

横紋筋	骨格筋	随意筋（体性神経）
	心筋	不随意筋（自律神経）
平滑筋	内臓筋	

b. 外眼筋には自己受容器として筋紡錘，腱器官またはpalisade ending（柵状終末），自由終末などが存在し，その自己受容系からの入力は大脳，上丘，小脳，中脳，視床，外側膝状体などに投射する．
c. 上斜筋は内直筋の上を前進し，腱性となり眼窩内上縁にある滑車を通り，上直筋の下を通り赤道部後方に付着するため，外眼筋のなかで最も腱が長い．
d. 外直筋のまつわり距離が7〜8mmと最長である．
e. 付着部幅は約10mmである．

模範解答 c

カコモン読解 第24回 一般問題9

正しいのはどれか．2つ選べ．
a 眼動脈は視神経管を通る．　b 外転神経は下眼窩裂を通る．　c 視神経は総腱輪の外側を通る．
d 滑車神経は総腱輪の内側を通る．　e 動眼神経下枝は上眼窩裂を通る．

解説 a. 眼動脈は視神経の外下方を走り，視神経とともに視神経管を通って眼窩内へ入る．
b, c, d, e. 表1を参照されたい．下眼窩裂には，眼窩下神経，頬骨神経，下眼静脈が走行する．

模範解答 a, e

カコモン読解 第24回 臨床実地問題1

右眼球と外眼筋の位置関係の模式図を図に示す．正しいのはどれか．
a ⓐ　b ⓑ　c ⓒ　d ⓓ　e ⓔ

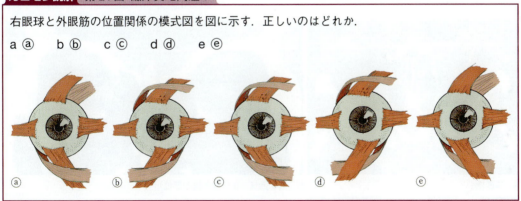

解説 上斜筋は内直筋の上を前進し，腱性となり眼窩内上縁にある滑車を通り，上直筋の下を通り赤道部後方に付着する．下斜筋は眼窩下縁内側から始まり，下直筋の外側を外後方へ向かい，外直筋の下で赤道部後方に付着する．

模範解答 a

（末岡健太郎，嘉鳥信忠）

眼窩の画像診断

文献は p.412 参照．

眼科診療において，眼球突出や複視，眼内の所見と一致しない視力低下など眼窩の画像診断が必要な状況はまれでない．しかし眼科医にとって画像診断はとっつきにくく，億劫になりがちである．画像の特徴を理解して，適切なオーダーをしなければ，せっかくの検査が無駄になりかねない．本項ではX線撮影，CT，MRIについて検査の特徴を概説する．

眼窩画像診断の種類

X線撮影：現在，CTの普及により活躍の場は減ったが，眼窩内異物の精査に有用な検査である．眼窩部の検査には顔面正面・側位撮影，Waters法が基本であるが，Caldwell法は眼窩とともに副鼻腔の観察もできる．また，視神経管撮影にはRhese法を用いる．顔面骨は複雑な構造をしているため，X線撮影の場合1方向のみでは病変を見逃しやすく，また立体的な位置関係がわからないので，必ず2方向以上撮影することが必要である．

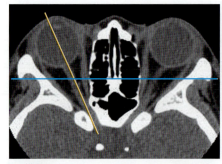

a．横断像

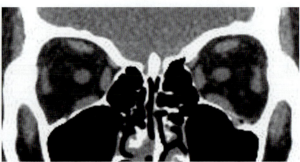

b．冠状断像（aの青色線の部位）

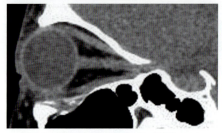

c．傍矢状断像（aのオレンジ線の部位）

図1 眼窩部CT
眼窩横断基準面に沿って，横断像を作成する（a）．左右の視神経を全長みることができる．画像再構成機構による冠状断像（b），傍矢状断像（c）では，再構成時0.5～0.6mmとなるよう狭いスライスの幅とする．

1. 眼形成手術の基本　35

表1　MRI T1 強調画像，T2 強調画像の特徴的な信号

	高信号	低信号	無信号
T1 強調画像	脂肪 粘稠な液体 血液（新鮮な出血）	線維化 水 血液（古い出血）	金属 空気 骨 石灰化
T2 強調画像	水 脂肪 浮腫 多くの腫瘍	線維化 血液（古い出血）	金属 空気 骨 石灰化

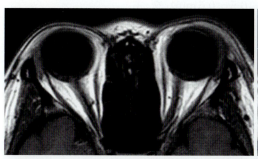 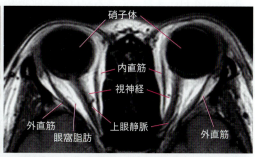

a.

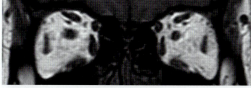 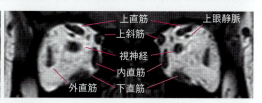

b.

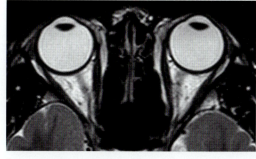 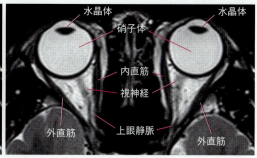

c.

図2　健常眼の MRI 所見
a. T1 強調画像（水平断）．
b. T1 強調画像（冠状断）．硝子体は低信号，眼窩脂肪組織は高信号，視神経，外眼筋は脂肪組織内で相対的な低信号を示す．上眼静脈は低信号となる．
c. T2 強調画像（水平断）．硝子体は非常に水分が多いので T2 で高信号となる．前房も同様である．水晶体は低信号となる．脂肪組織は等〜高信号である．視神経，外眼筋は脂肪組織内に，相対的な低信号を示す構造として認められる．上眼静脈など主要な血管は血流があるため，T1，T2 のいずれにおいても無信号となる（flow void）．

（平岡孝浩：MRI．野田実香編．専門医のための眼科診療クオリファイ 10 眼付属器疾患とその病理．東京：中山書店；2012．p.207．図1.）

CT：眼窩骨折の精査や，眼窩腫瘍による骨の変化・石灰化の有無を描出するために有用な検査である．最近はヘリカルCTの普及で再構成により冠状断や矢状断，3D画像なども一度の撮影で作成することができ，撮像時間は短縮された．

　眼窩部のCTでは両側の眼球の中央と視神経，および視神経管を通る面（眼窩横断基準面）を基準とする横断像を作成し，再構成機構を用いて傍矢状断像と冠状断像を作成する．その際，傍矢状断では視神経に沿い，また冠状断では視神経に垂直に作成することが大切である（図1）．また，できるだけ薄い断層厚（0.5～0.6mm）を用いることも重要である．

MRI：眼窩腫瘍や甲状腺眼症などの軟部組織の描出に有用な検査である．X線やCTと違い，X線被曝はないが，検査時間が長い（30分前後）ため安静が保てない患者には施行できない．禁忌は，心臓ペースメーカー，人工内耳などの埋めこみ手術の既往のある患者である．

　撮像画像には条件により多数あるが，T1強調画像とT2強調画像が基本である．これに脂肪抑制や造影検査を追加する．眼窩内は脂肪組織が多いため，造影検査時には脂肪抑制を行うことが基本である．T1強調画像とT2強調画像の特徴的な信号の組み合わせを覚えておくと，病変の性状を理解しやすい（表1，図2）．

画像検査の選択

　外傷患者の場合，第一選択は単純CTである．骨折や異物の有無が精査でき，出血性病変の描出にも優れている．この場合，通常，造影検査は不要である．ただし，眼内の小さな鉄片の描出には単純X線撮影のほうが優れているため併用することもある．

　眼球突出や複視の患者ではMRIが有用である．眼窩内腫瘍が疑われれば造影検査も必要である．外眼筋麻痺など中枢性が疑われれば，眼窩だけではなく脳幹部のMRIも必要である．

　細かい条件は指示しなくても，わからなければオーダー時に臨床的にどういう病変が疑われるかをコメントすると放射線科がアドバイスをくれる．

> **カコモン読解** 第20回 一般問題16
>
> MRIのT_2強調画像で最も高信号を認めるのはどれか．
> a 血管　　b 筋肉　　c 脂肪　　d 水晶体　　e 硝子体

解説 MRI の T1 強調画像は信号が高いほうから，脂肪，軟部組織，水，空気・骨の順となる．T2 強調画像では水，脂肪，軟部組織，空気・骨の順となる．血管内の血液は流速が大きいほど信号は低下する（flow void）ため，血管は低信号となる．

模範解答 e

カコモン読解 第 20 回 臨床実地問題 26

46 歳の女性．右眼の神経乳頭腫瘍を指摘されて来院した．視力は両眼ともに 1.2（矯正不能）．眼窩 MRI 写真の軸位断と冠状断とを図 A，B に示す．考えられる疾患はどれか．
a 視神経乳頭ドルーゼン　　b 視神経炎　　c 視神経周囲炎　　d 視神経鞘髄膜腫
e 視神経膠腫

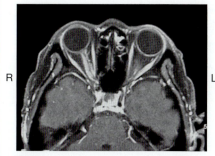

図 A　　図 B

解説 MRI 軸位断で視神経に沿ってみられるレール様の 2 本の線状陰影（電車軌道状所見；tram-track sign, railroad track sign）が視神経鞘髄膜腫の特徴的な所見である．冠状断では腫瘍の内部に視神経を認め，ドーナツ状を呈する．造影すると，視神経軸索の周囲に沿った腫瘍のみの強い増強効果による高信号がみられ，内部の視神経は染まらず，やや低信号に描出されるので，よりコントラストがはっきりとする．

模範解答 d

カコモン読解 第 24 回 一般問題 15

MRI の T_2 強調画像で最も高信号を示すのはどれか．
a 血管　　b 筋肉　　c 脂肪　　d 硝子体　　e 水晶体

解説 前述の"カコモン読解 第 20 回 一般問題 16"の解説を参照されたい．

模範解答 d

（山田貴之）

サイエンティフィック・クエスチョン
瞬目検査について教えてください

Answer 近年，瞬目のなかでも特に自発性瞬目が視覚情報処理や認知過程，心理状態と深くかかわりをもつことが明らかとなってきており，注目が集まっています．そのなかで瞬目を簡便かつ，より自然な状態で測定するための新たな装置の開発が試みられています．

瞬目とは

ヒトの瞬目は，反射性瞬目，随意性瞬目，自発性瞬目に分類される（**表1**）[1]．自発性瞬目は角膜の湿潤化により明るい視野と良好な実用視力を得ることを目的としているが，認知過程や心理状態とのかかわりをもつことも報告されている．

文献は p.412 参照．

瞬目検査法

これまでも瞬目検査については多くの報告がある[2,3]．ビデオカメラによる瞬目測定は非侵襲的であり自然な状態で検査が行えるが，1秒あたり30フレームの画像取得に計測速度が制約されるため，100ミリ秒程度で生じる瞬目を正確に測定することは困難であった[4]．一方，筋電図やサーチコイル法は詳細な瞬目の観察が可能であるが，装置セッティングが複雑であったり，被検者にセンサや電極を装着する必要があり，できるだけ自然な状態で測定を行いたい自発性瞬目の測定には不向きである．これらの問題を解決するために，筆者らは非侵襲的で詳細かつ簡便に瞬目測定を行うことができる装置を開発した[5]．

表1 瞬目の分類

反射性瞬目	異物が目に入らないように防御したり，急な物音や光などによって驚いたときに反射性に生じる瞬目
随意性瞬目	被検者が意識的に閉じたり，検者の合図に合わせて行う瞬目
自発性瞬目	瞬目を引き起こす外的要因が特定できないにもかかわらず生じる瞬目であり，周期性瞬目とも呼ばれる．

1. 眼形成手術の基本   39

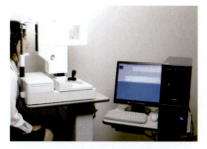

図1　瞬目高速解析装置外観

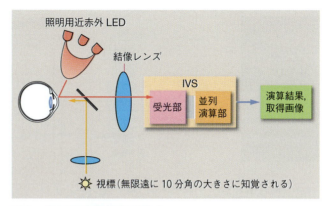

図2　瞬目高速解析装置構成
IVS：インテリジェントビジョンセンサ

瞬目高速解析装置とは

　1 kHz の計測性能をもつインテリジェントビジョンセンサ（IVS，浜松ホトニクス）を搭載した装置で，視標部，照明部，IVS，XYZ軸可動台，パソコン，計測ソフト，瞬目解析ソフト（Blink Tracer）から構成されている（図1, 2）．Blink Tracer は，取得画像の輝度から上眼瞼位置を自動検出し，その上眼瞼位置情報から瞬目動作時間，眼瞼移動距離，瞬目最大速度といった特徴量を抽出できるソフトウェアであり，再生スピードを選んで録画動画を確認することもできる（図3）．

瞬目高速解析装置でわかったこと

　屈折異常以外に眼疾患をもたない 20〜50 歳代の男性オフィスワーカーを対象に行った測定結果では，全 121 回の瞬目のなかで閉瞼完全型瞬目が 39 回，閉瞼不全型瞬目が 70 回と，上眼瞼が完全に下眼瞼まで達しない閉瞼不全型瞬目が多く認められることがわかった[5]．

　また，健常高齢者と若年者で比較を行ったところ，高齢者は若年者より浅く，瞬目時間の短い瞬目を行うことがわかった．性別に分けての検討では，女性は高齢者も若年者も男性より瞬目回数が多く，また瞬目が深く，瞬目最大速度も速かった[6]．

　パーキンソン病では，瞬目回数が減少することは以前から知られているが，瞬目回数の変化以外に，瞬目移動距離や瞬目最大速度が健常者より小さくなることやパーキンソン病に特徴的な瞬目波形がみられることが明らかとなった．

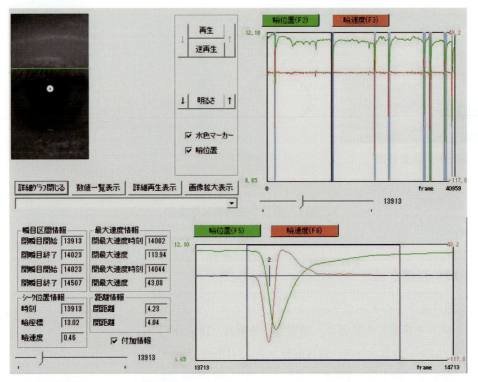

図3 瞬目解析ソフト（Blink Tracer）

今後の展望

　瞬目については，そのメカニズムなどまだ解明されていないことも多く，今後もさらなる研究が望まれる分野である．中枢神経と瞬目の関連が明らかになれば，"瞬目をみれば神経疾患が診断できる"という日がくるかもしれない．

（森脇直子）

眼球突出，眼球運動の検査

眼球突出（1）所見と原因

眼球突出は，眼球突出計で20 mm以上あるもの，または左右差が2 mm以上あるものをいう．日本人では17 mm以上あれば眼球突出があるとしている[1]．眼球突出の原因には，炎症や腫瘍，血管形成異常，血腫など眼窩内の容積が増加するような疾患が挙げられる．

文献はp.412参照．

眼球突出（2）検査

眼球突出の程度は，視診および画像検査，Hertel眼球突出計などで計測する．

視診では，患者の頭側，尾側または斜め前方から観察すると突出の程度がわかりやすい（図1）．X線CTやMRIでは，水平断での眼球の位置を観察する．正常では両頬骨前縁を結ぶ直線がほぼ眼球の中央を通るため，この線より前方に偏位していた場合，眼球突出と

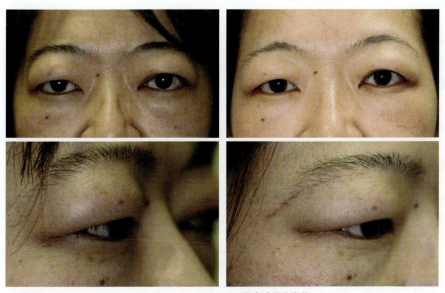

a．術前　　　　　　　　　　　　b．眼窩減圧術術後

図1　眼球突出の視診（両眼の甲状腺眼症，42歳，女性）
斜め前方からの観察で，眼球突出の程度がわかりやすい．

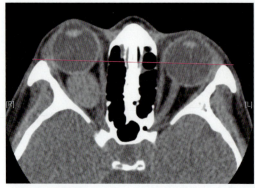
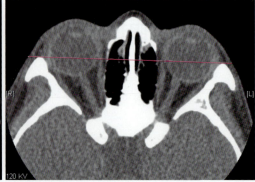

a. 術前（眼球突出あり）　　　　　　　　　　　　b. 眼窩腫瘍摘出術術後

図2　眼球突出のCT画像所見（右眼窩海綿状血管腫，39歳，女性）
a. 術前は眼窩腫瘍によって眼球が突出し，頬骨前縁を結ぶ線（赤色線）より眼球の中央が前方に偏位している．
b. 術後は眼球突出が改善し，頬骨前縁の線がほぼ眼球中央を通っている．

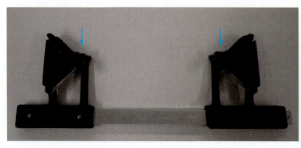
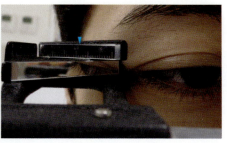

a.　　　　　　　　　　　　　　　　　　　　　　b.

図3　Hertel眼球突出計
a. 凹面接眼部（矢印）を両外眼角の眼窩骨縁に当てて固定する．
b. プリズムミラーに映った角膜頂点までの距離（矢頭）を測定する．

診断する（図2）．Hertel眼球突出計は，凹面接眼部（図3，矢印）を患者の外眼角の眼窩骨縁に当てた状態で固定し，プリズムミラーに映った角膜頂点までの距離を測定する（図3）．正常は12〜20mm（日本人の平均は13mm）とされているが，個人差が大きいため，左右での比較や経時的変化，各検査を総合的に評価する必要がある．

眼球運動障害（1）所見と原因

　眼球運動障害は，外眼筋の麻痺や障害，牽引によって運動が制限されている状態である．原因には，外眼筋麻痺や眼窩骨折，眼窩腫瘍，甲状腺眼症などがある．

　眼球運動は，視診での定量は困難であるため，Hess赤緑試験や両眼単一視野検査を用いて評価する．また，実際の眼球運動の様子を画像で観察する方法として，cine mode MRIがある．

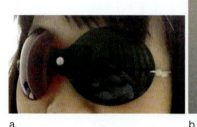
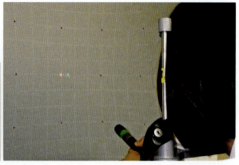

a. b.

図4 Hess赤緑試験
患者は赤緑眼鏡（a）を装着し，検者の指示に従ってスクリーンの格子にある視標を指示器で指す（b）．

眼球運動障害（2）検査

Hess赤緑試験[2]：両眼を分離した状態で9方向を見たときの眼位（15°または30°までを測定）を定量化する検査である．Hessスクリーン上の内側の●印は15°，外側の●印は30°の偏位を表し，その間の碁盤の目は5°に相当する．この検査は，両眼を分離する赤緑眼鏡，緑色の指示灯，および赤色の格子状スクリーン（または格子上の赤色の視標）を用いる．患者は赤緑眼鏡を装着し，検者の指示に従ってスクリーンの格子にある視標を指示器で指す（**図4**）．赤フィルタを通して赤色の格子状スクリーン（または格子上の赤色の視標）が見え，緑フィルタを通して緑色の指示灯が見える．赤フィルタ側が固視眼となり，対する他眼の眼位を指示灯で測定する．右眼に緑フィルタ，左眼に赤フィルタの場合，記録用紙の右側に記録される．続いて眼鏡のフィルタを入れ替えて，左側に同様に記録される．検査終了後，記載した点を線で結んだものが検査結果となる．

　眼球運動障害があれば，患眼側の眼位は特に原因筋の作用方向において小さくなり，一方，健眼側ではその障害筋の"ともむき筋"（yoke muscles）の作用方向において大きい眼位図となる．主に麻痺性斜視に用いられるが，眼窩骨折や腫瘍などの眼窩疾患にも有用である．

　本検査法のメリットは，9方向眼位が短時間に測定できること，眼筋麻痺の状態をビジュアル的に把握できること，検査用紙が全世界共通であるためデータ比較に便利であることである．一方，デメリットには，回旋偏位が定量できないこと，自覚的検査であるため患者

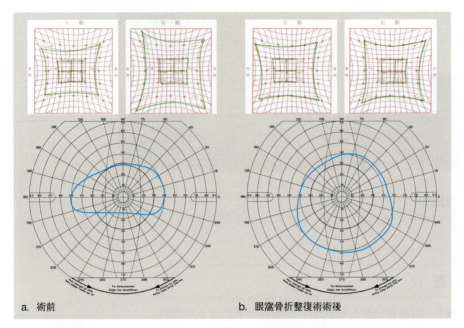

a. 術前　　　　　　　　　　　　b. 眼窩骨折整復術術後

図5　眼窩骨折のHess赤緑試験と両眼単一視野検査の比較（左眼，眼窩内下壁骨折，24歳，女性）

上段のHess赤緑試験では，15°の範囲では左右差はほとんどないが，30°の範囲で上下方向の眼球運動制限が検出されている．術後には改善しているが，下段の両眼単一視野検査では両眼単一視の範囲が大きく改善していることがわかりやすい．

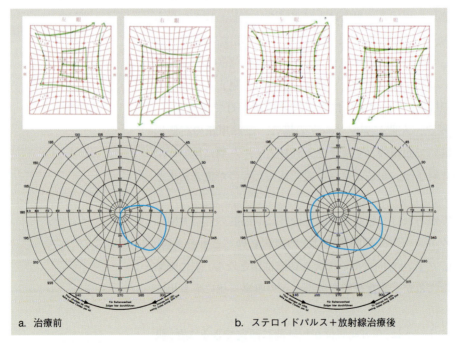

a. 治療前　　　　　　　　　　　　b. ステロイドパルス＋放射線治療後

図6　甲状腺眼症のHess赤緑試験と両眼単一視野検査の比較（両眼，甲状腺眼症，63歳，女性）

上段のHess赤緑試験では治療前後の変化がとらえにくいが，下段の両眼単一視野検査では改善がわかりやすい．斜視手術を追加するかの判断でも重要な材料になる．

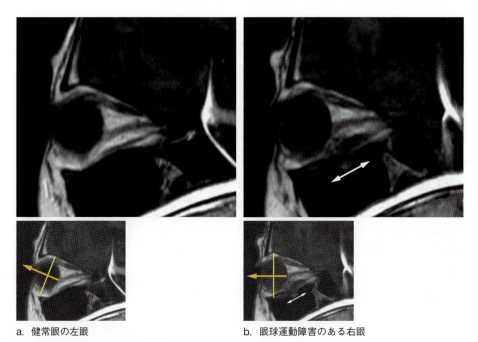

a. 健常眼の左眼　　　　　　　　　　b. 眼球運動障害のある右眼

図7　cine mode MRIでの外眼筋癒着の評価（最上方視したときの両眼の比較）
（65歳，女性．眼窩下壁骨折術後の癒着）
十分に上方視できている左眼に比べ，右眼は上方視できていない．視神経の下方への移動の程度を比較するとよりわかりやすい．右眼は，不十分な眼窩骨折整復術のため眼窩下壁に下直筋との癒着を認める（矢印の範囲）．

の応答次第で結果にばらつきが出る可能性があることなどがある．写真による眼位の比較よりもはるかに微細な偏位が検出できるため有用な検査ではあるが，前述の問題点や斜位を含むことなど，その評価は慎重に行う必要がある．

両眼単一視野検査[3]：むき運動によって眼球運動障害における両眼単一視（複視のない状態）の範囲を測定する方法である．検査にはGoldmann視野計を用いて，V-1やIII-4などの視標ひとつで行う．患者には頭部を固定した状態で視標を追視してもらい，複視が出現したところを記録する．複視がわかりやすいようにBagolini線条ガラスを用いる施設もある．最後に記録した点を結ぶと，線で囲まれた部分が両眼単一視可能な範囲となる．正常範囲は通常，上方向約40°，左右方向約50°，下方向約60°とされており，特に日常生活においては第1眼位および下方視での視野が重要である[4]．眼球運動は，Hess赤緑試験だけではなく，両眼単一視野検査と組み合わせて評価すると，より病態を把握しやすい．例として，眼窩骨折整復術の術前後の変化と（図5），甲状腺眼症のステロイドパルス＋放射線治療前後の変化を示す（図6）．

眼球運動の評価は，医療側，患者側ともに言葉に表現しにくいものであるが，Hess赤緑試験や両眼単一視野検査を定期的に行えば，両者とも現在の状態や改善，悪化の経時的な変化を把握できる．特に眼窩骨折や眼窩腫瘍など，術後の眼球運動のリハビリテーションが必要な疾患では，術後経過の変化を把握しやすく，また，その結果は患者にとっても理解しやすいものであるため励みにもなる．

cine mode MRI[5]：これは眼球を動かしながら撮像するMRIで，外眼筋の伸縮の程度や癒着の有無を診断できる．MRIの天井に上下または左右方向に10前後の番号を一列に並べた視標を貼り付け，それぞれの番号を見てもらいながら順番に撮像していく．そして，それらの画像を撮像した順番にパソコン上で流してみると，アニメーションの要領で眼球運動が観察できる．外眼筋や眼窩内脂肪といった眼窩内組織の動きから，伸縮の障害部位や，癒着の範囲が特定しやすい（図7）．

〔上笹貫太郎〕

眼形成手術に必要な器具，セッティング

術前の準備

　感染防止のための術前の術野消毒操作は，外科医にとって必要な知識である．また，眼瞼や眼窩の手術では，皮膚切開，層の剝離，止血，皮膚縫合，骨切りなどの手技があるため，通常眼科で使用する器械に追加して，眼瞼手術，眼窩骨折，眼窩腫瘍，涙道疾患などに対する手術器械のセットを準備しておくとよい．

皮膚の消毒：通常，眼瞼皮膚の手術ではデザインの邪魔をしない無色透明の消毒液を使用する．主に，0.02％クロルヘキシジングルコン酸塩（マスキン®）や0.02％ベンザルコニウム塩化物（ヂアミトール®）を用いることが多い．ポビドンヨード（イソジン®）による皮膚消毒を行う場合は10％ポビドンヨード原液による皮膚消毒が適しているといわれている．しかし，角膜障害を起こす濃度であるので眼内に入らないように注意が必要である．

眼表面・結膜の消毒：一般に，結膜に使用してよいといわれている消毒液は，0.02％クロルヘキシジングルコン酸塩（ヒビテン®，マスキン®），0.02％ベンザルコニウム塩化物，ポリビニルアルコール

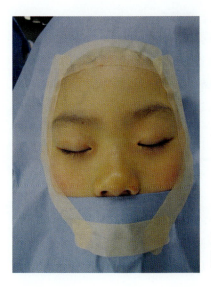

図1　眼瞼手術時のドレープ
露出する範囲はすべて消毒しておき，ヘアライン，鼻腔を露出しておく．

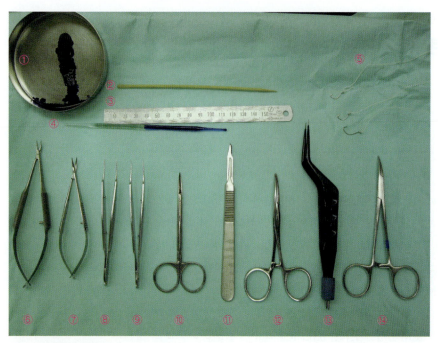

図2 眼瞼手術器械セット
① ピオクタニン
② 竹串
③ 定規
④ ガラス棒
⑤ 中村氏式釣針鈎
⑥ バラッケ角膜縫合持針器
⑦ スプリングハンドル剪刀
⑧ カストロビエホ氏角膜/縫合鑷子（3-0鑷子）
⑨ カストロビエホ氏角膜/縫合鑷子（5-0鑷子）
⑩ イナミ剪刀 鋭曲
⑪ No.15c メス
⑫ 無鈎反型止血鉗子
⑬ バイポーラ凝固鑷子
⑭ モスキート鉗子

ヨウ素（PA・ヨード®）の4倍希釈などである．

ドレープ（図1）：外眼手術では，内眼手術と異なり対側との比較が重要であるため，必ず両眼が露出するようなドレープを使用する．基本的に頭髪の生え際から上口唇まですべてを消毒しておく．

眼瞼下垂手術では前頭筋による眉毛挙上の影響も考慮し，前額を露出させる．睫毛内反症などの下眼瞼手術では，頰部の牽引が下眼瞼睫毛に影響しないように，上口唇より頭側を露出しておく．さらに全身麻酔が必要であれば，下顎正中固定による挿管を麻酔科に依頼しておくことも頰部の牽引を予防するためには大切である．

眼瞼手術に使用する器械

スムーズな手術を行うために，筆者らが使用しているセットを示す（図2）．

中村氏式釣針鈎：術野の展開に非常に有用である．大，中，小の大きさがあり，術野の深さに合わせて使用できる．また，結膜弛緩症やデルモイド手術などの眼表面手術では針先を涙点に挿入して牽引

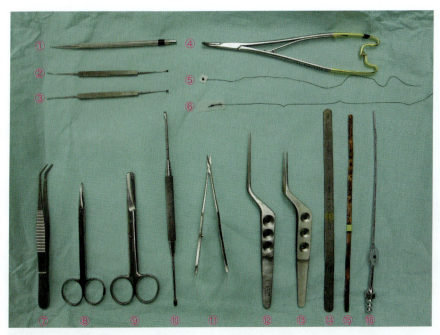

図3　眼窩手術器械セット（眼瞼手術セットに加えて使用）
① 単鋭鈎　小
② 両頭角膜鋭匙 L
③ 両頭角膜鋭匙 S
④ 丹下持針器
⑤ 糸付き小綿　小
⑥ 糸付き小綿　大
⑦ ドベーキー鑷子 アングル
⑧ シグマ反剪刀 12 cm
⑨ 外科剪刀
⑩ テベッツ（骨膜剥離子）
⑪ マイクロ切開剪刀
⑫ マイクロ鑷子（長）
⑬ マイクロ鑷子（短）
⑭ 脳ベラ（大）
⑮ 脳ベラ（小）
⑯ フレイザー吸引管

することも可能である．

鑷子：内眼手術で使用するような鑷子は眼形成で扱うには少し小さい．筆者らはカストロビエホ氏角膜/縫合鑷子を使用している．

持針器：針の太さに合った持針器の選択が必要である．ロック付きを使用するかは術者の好みによるが，筆者はロックを外す手間と過分な組織の牽引の可能性を考えてロック付きは使用しない．

剪刀：眼科剪刀とスプリングハンドル剪刀を用いている．眼窩隔膜など薄い層の剥離では，眼科剪刀よりもスプリングハンドル剪刀のほうが使い回しがよい．

メス：No.15，または No.15c などを使用する．一度に多くの層を切開しないように，常にどの層を切開しているかを意識しながらメスを走らせる．決して押しつける感覚で使用しない．No.15c は内眼角形成などの繊細なデザイン部分の切開に有用である．涙点切開の際には No.11 を使用する．

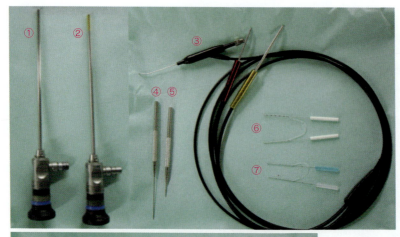
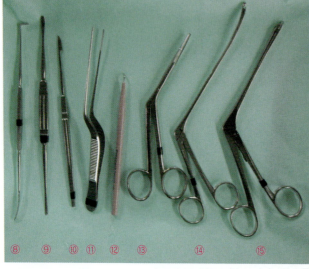
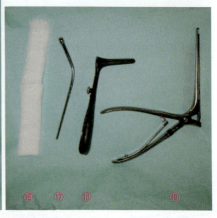

① 経鼻硬性内視鏡0度
② 経鼻硬性内視鏡30度
③ 涙道内視鏡
④ ブジーL
⑤ ブジーS
⑥ PFカテーテル
⑦ ヌンチャク型シリコーンチューブ
⑧ 粘膜剥離子両頭型
⑨ 金杉上顎洞粘膜剥離子
⑩ 粘膜剪刀
⑪ 膝状鑷子
⑫ クレセントメス
⑬ 下甲介剪刀
⑭ 西端鋭匙鉗子弱彎
⑮ グリュンワルド截除鉗子
⑯ コメガーゼ
⑰ 吸引管
⑱ 中鼻鏡
⑲ スタンツェ

図4　涙道手術器械セット（眼瞼手術セットに加えて使用）

眼窩手術（骨折など）に使用する器械

　眼瞼手術器械に加えて，図3に示す器械をセットに加えている．
単鋭鈎（フック）：皮膚の牽引に必要である．直接皮膚を鑷子でつまむと皮膚の挫滅を生じやすい．
糸付き小綿：止血時や骨折部分より落ち込んだ軟部組織を引き上げるときに使用する．
テベッツ（骨膜剥離子）：眼窩骨膜を骨より剥離するときに使用する．骨からの穿通枝の存在を意識して剥離する．前後篩骨動脈など

の太い血管や，細い穿通枝を認めたらバイポーラで凝固してから処理する．

マイクロ鑷子：眼窩内の操作では視野が深くなるために，膝状鑷子を使用しないと術者自身の手が視野を妨げる．

吸引管：利き手と逆の手で保持し，糸付き小綿と併用することで止血を容易にし，術野の展開を確実なものとする．また，深部では吸引管で組織を圧排することにより術野を確保することもできる．

眼窩腫瘍に使用する器械

浅い術野の場合は，眼瞼手術器械を用いる．深い術野の場合は，眼窩骨折と同様の器械をセットとして使用する．

腫瘍摘出の際に，腫瘍を把持するために冷凍凝固装置（Cryo-Probe®）などを準備しておく．骨切りの必要な場合には電動ノコギリ（bone saw）や骨ノミ，ハンマーなどが必要となる．

涙道手術に使用する器械

眼瞼手術器械に加えて，図4に示す器械を適宜セットに加えている．主に，シース誘導チューブ挿入法（sheath guided intubation；SGI）などのチューブ挿入術，涙囊鼻腔吻合術（鼻内法，鼻外法）などに使用する．

鼻内法では鼻腔操作が必須であるために，耳鼻科用器具が追加される．ダイヤモンドバーなどによる削骨も便利であるが，鼻粘膜，骨，涙囊など一つ一つの層を的確に処理していく能力が前提である．

鼻外法ではSONOPETによる削骨が出血も少なく便利であるが，皮膚の熱傷に注意する必要がある．

カコモン読解 第19回 一般問題89

眼瞼皮膚消毒に用いるポビドンヨード液の適切な濃度はどれか．
a 0.1％　　b 1.0％　　c 3.0％　　d 5.0％　　e 10.0％

解説　通常，眼瞼皮膚の消毒ではデザインの邪魔をしない無色透明の消毒液を使用する．主に，クロルヘキシジングルコン酸塩（マスキン®）やベンザルコニウム塩化物（ヂアミトール®）を用いることが多い．設問は眼瞼"皮膚"であるため，ポビドンヨード（イソジン®）による皮膚消毒を行う場合は10％ポビドンヨード原液が解答である．しかし，角膜障害を起こす濃度であり眼表面，結膜囊に

入らないように注意が必要である．

模範解答　e

カコモン読解　第19回　臨床実地問題49

手術器具を図に示す．正しいのはどれか．
a　眼科曲剪刀　　b　曲がり鉗子　　c　視神経剪刀
d　クーパー剪刀　　e　強彎角膜剪刀

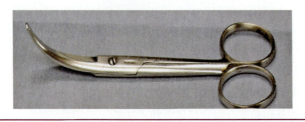

解説　a．眼科曲剪刀：12 cm 程度の大きさで強彎角膜剪刀とクーパー剪刀の間の大きさにあたる．組織の切除や剝離に用いる．

b．曲がり鉗子：組織または血管を把持，圧迫，支持するために用いる．先端に鉤のあるコッヘル鉗子と，鉤のないペアン鉗子とがある．また，先端がまっすぐなものと曲がったものがあり，目的によって大小，長短のサイズを選択する．特に小さい鉗子はモスキート鉗子と呼ばれる．

c．視神経剪刀：眼球摘出などの際に視神経を切断できるように強い切断力をもった剪刀である．先端は弱彎曲タイプと眼球のカーブに沿った強彎曲の二種類がある．

d．クーパー剪刀：刃先が丸くカーブしていて，幅が広いのが特徴である．幅広い手術で利用されており，切る操作だけでなく，組織の剝離操作にも使われる．眼形成で使用することは少ない．

e．強彎角膜剪刀：眼科手術時に組織を切断するために用いられ，細かい操作に長けている．

模範解答　c

（小久保健一，嘉鳥信忠）

1. 眼形成手術の基本   53

クリニカル・クエスチョン
コントラバス式顕微鏡について教えてください

Answer 最大の特徴は，顕微鏡の角度を自由に変えられることです．可動式の患者ベッドや高さを変えられる術者用の椅子を使うと，より効果的です．

視軸と眼窩軸

　眼形成手術のなかで，眼瞼や結膜などの浅く狭い範囲の手術であれば，眼科用手術顕微鏡で手術は可能である．しかし，眼窩内など深くて広い範囲の手術では，コントラバス式顕微鏡（電磁ロック制御）を使用したほうが，安全で確実な手術を行うことができる．

　眼窩内壁と外壁の中央線である眼窩軸（視神経走行に一致）と，まっすぐに前方を見たときの眼球の軸である視軸とは一致せず，眼窩軸のほうが外側へと傾いており（**図1**），眼窩は内方に向かう円錐形をしている．このため，通常の眼科手術のときのような患者および顕微鏡がまっすぐな状態では，その軸は眼窩軸とは一致せず，眼窩外壁へと向かう（**図2**）．眼窩手術の際には，常に視神経走行である眼窩軸を意識することにより，術中の眼窩内イメージをつかみやすくなる．

コントラバス式顕微鏡の特徴と実際の使いかた

　コントラバス式顕微鏡の最大の特徴は，顕微鏡の角度を自由に変

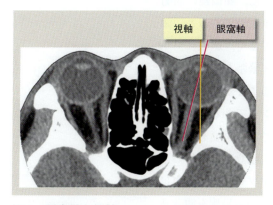

図1　眼窩軸と視軸
軸が一致せず，眼窩軸が外側へ傾いている．

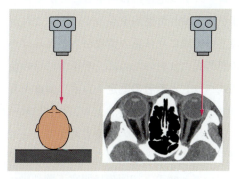

図2　患者と顕微鏡がまっすぐな状態

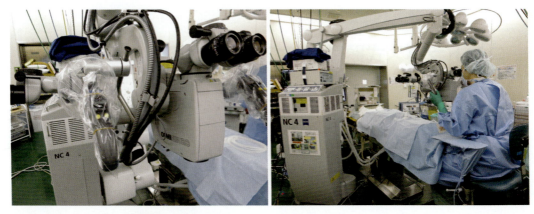

図3 コントラバス式顕微鏡（OPMI® Neuro/NC 4, Carl Zeiss）

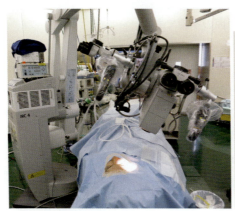
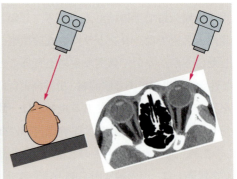

図4 可動式ベッド
上下，左右にローリングできる．

えられることである．聖隷浜松病院眼形成眼窩外科では，Carl Zeiss の OPMI® Neuro/NC 4 を使用している（図3）．この機種は，眼形成手術の際に安全なハロゲン光源を搭載し，軽いタッチで顕微鏡部をスムーズかつ迅速に移動することができる．また，顕微鏡の照明角度が観察軸と角度差をもっている．これが完全同軸であると，顕微鏡下の実像に立体感の情報が失われるばかりでなく，組織部位からの照明光の反射のために，手術中に目の疲労・緊張を覚える．

可動式ベッドと患者の固定：自由に角度を変えることができるコントラバス式顕微鏡に加え，上下，左右にローリングできる可動式のベッドを用い，ベッドの角度も変えることで，さらに角度をつけて術野を確保することができる（図4）．たとえば，眼窩下壁骨折の手術において，睫毛下切開後に眼窩下壁骨縁へとアプローチする際には，患者の頭部を高く（ヘッドアップ）し，手前から足側を覗き込むような角度で行うとアプローチしやすい（図7b）．

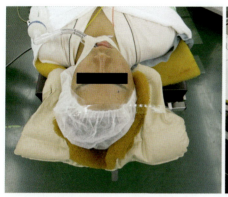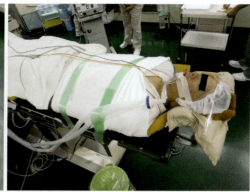

図5 患者の固定

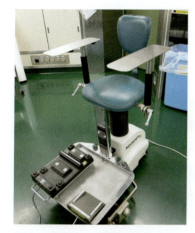

図6 術者用の電動の椅子
足元の操作で高さを変えることができる．

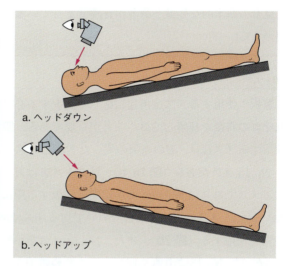

図7 可動式ベッドでの患者の体位

　このように術中にベッドの角度も頻回に変えるため，術中に患者が転落しないよう，しっかりとベッドに体を固定する必要がある．筆者らは，頭部固定用バキュームクッションで頭部を固定後に，前額部の高さで頭部をテープ固定し，体部はテープで2か所ベッドへ固定している（**図5**）．

術者用の椅子：さまざまな角度から顕微鏡で術野を覗き込む際には，術者の eye point が変わるため，足元の操作で高さを変えることのできる電動の椅子を用いたほうが手術を行いやすい（**図6**）．たとえば，ヘッドダウンし頭側へと顕微鏡で覗き込む際には，術者は患者の上へと覆いかぶさるような格好となるため，椅子を高くしたほうが覗き込みやすい（**図7a**）．この逆の場合は，術者は椅子を下げ，手前側から術野を覗き込む形となる（**図7b**）．

（末岡健太郎，嘉鳥信忠）

切開，止血，縫合の基本

　切開，止血，縫合は手術の基本であるが，眼形成手術ではその精度が手術の仕上がりに直結するため，基本でありながら最も重要な手技といえる．実際の手技は術者によって考えかたが多少異なるため，ここで述べる内容がすべて正しいとはいえないが，本項では切開，止血，縫合の基本的な知識と筆者が普段留意している手技のポイントを解説する．

切開

手術器具の選択：使用するメスは用途に応じて選択する必要があるため，それぞれの特徴を理解しておくことが重要である．眼形成手術で主に使用するメスには，刃の先端の尖った No.11 メスと刃に彎曲のついた No.15 メスがある（**図 1a, b**）．No.11 メスは刃の直線部で押して切るメスであり，1～2 mm の小切開を作製する際に有効である（**図 2a**）．No.15 メスは刃の彎曲部で引いて切るメスであり，通常の皮膚切開で使用する（**図 2b**）．また，No.15 メスを小型化した No.15c（**図 1c**）は，No.15 よりも小回りが利くため繊細なデザイン通りに切開することが可能であり，眼形成手術の皮膚切開に最も適していると考えている．

実際の手技：皮膚切開時は左手（以下，術者を右利きとして解説）で皮膚に緊張を掛けながら切開しなくてはいけないが，左手の使いかたがうまくなれば切開の技術は格段に向上する．効果的に皮膚に緊張を掛けるためには，予定切開線の縦横 4 方向に皮膚を引っ張ればよく，**図 3** のような左手の使いかたを基本姿勢としている．眼瞼の切開では鼻が邪魔になって鼻側方向へは引っ張りづらいが，眼瞼は内眥靱帯によって内側の眼窩骨に固定されているため[1]，耳側へしっかり引くことで鼻側へは引っ張らなくても十分な緊張を掛けることができる（**図 4a, b**）．予定切開線に十分な緊張が掛かっていれば，メスはデザインをなぞる程度の力加減で切開できる．ただし，No.15 メスは彎曲部を使わないときれいに切開できないので，メスを寝かせて腹を使って切る意識をもっておくことが重要である．皮

文献は p.412 参照．

1. 眼形成手術の基本　57

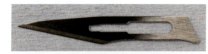

a. No.11

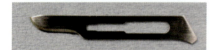

b. No.15

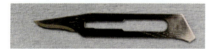

c. No.15c

図1　眼形成手術で使用する主なメスの種類

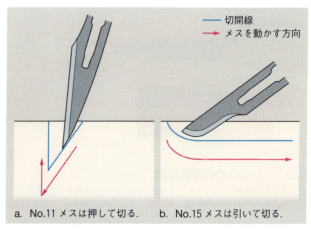

a. No.11メスは押して切る.　b. No.15メスは引いて切る.

図2　メスの使いかた

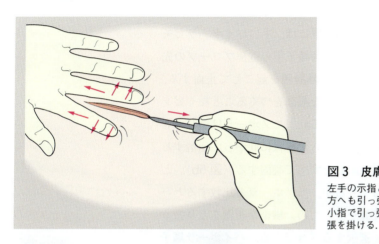

図3　皮膚切開時の緊張の掛けかた
左手の示指と中指で上下方向へ引っ張りつつ左方へも引っ張る．右方向へはメスをもつ右手の小指で引っ張り，予定切開線の縦横4方向へ緊張を掛ける．

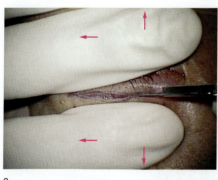
a.

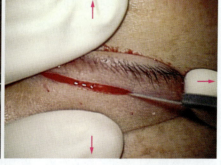
b.

図4　眼瞼皮膚切開時の緊張の掛けかた
a. 左上眼瞼．鼻側へ引っ張る必要はなく，左手の示指と中指でしっかりと耳側へ引っ張る．
b. 右上眼瞼．鼻側へ引っ張る必要はなく，右手の小指でしっかりと耳側へ引っ張る．

膚切開に慣れるまではNo.15メスの先端を使って切開しがちであるが，刃の構造上鋭く切開することはできない．

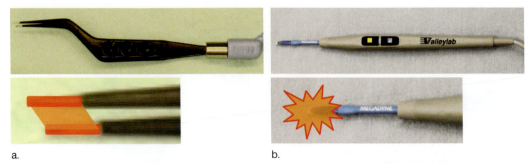

a. b.

図5 止血のための凝固装置
a. バイポーラ鑷子（バヨネット型）．バイポーラは鑷子の先端間だけを凝固する．
b. モノポーラのメス先電極．モノポーラは電極が接している周囲組織をすべて凝固する．

止血

手術器具の選択：止血のための凝固装置には，主にバイポーラとモノポーラの2種類がある．バイポーラは鑷子型の電極プローブの先端間に通電することで，電気抵抗から熱凝固を起こして止血する．先端間以外には通電しないため，余分な凝固をつくることなくピンポイントに止血することができる（**図5a**）．モノポーラはいわゆる電気メスのことであり，電極の先端から対極板に向かって通電することで，電極が接している周囲組織をすべて凝固する（**図5b**）．どちらの装置を使用しても止血できるが，モノポーラと比較するとバイポーラのほうが組織への侵襲が低いため，繊細な組織をとり扱う眼形成手術ではバイポーラを選択するべきである．バイポーラ鑷子の形状にはいくつかの種類があり，その選択は術者の好みにもよるが，バヨネット型鑷子（**図5a**）は眼瞼から眼窩深部まで幅広く対応できるため，筆者は好んで使用している．

実際の手技：止血操作の工程は，出血点を確認する作業とそれを止血する作業に分かれるが，出血点の確認をスムーズにできるようになれば，より早くより確実に止血することができる．出血点をスムーズに確認するためのポイントはいくつかあるが，術野の出血が少ないほど出血点は当然確認しやすくなるため，極力出血させないように意識しながら手術を進めることが最も重要と考えている．たとえば皮膚切開時は出血が多く，出血点の確認が特に難しい場面であるが，この際，左手で創縁を圧迫することで術野の出血を減少させることができる．出血すると慌ててガーゼで術野を拭きたくなるが，前述の**図3**の状態から左手を離さずにやや背側に押し込むようにして圧迫を強める（**図6**）．こうすることで切開した断面を駆血で

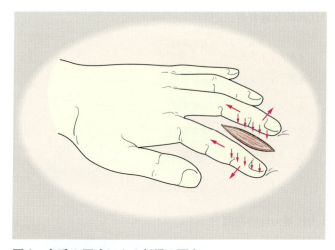

図6 左手の圧迫による創縁の駆血
予定切開線に緊張を掛けつつ，さらに創縁を圧迫することで，出血量が減少し出血点を確認しやすくなる．

きるため，出血量が減少し出血点をスムーズに確認することができる．出血点を確認できれば，ガーゼの端を使って出血を吸収しつつ，バイポーラ鑷子の先端を少し開くようにして凝固する．バイポーラは鑷子の先端間に通電して凝固するため，鑷子で組織をつかむように使用してしまうと効果的に止血することができない．

縫合

手術器具の選択：縫合糸の種類をすべて覚えておく必要はないが，誤った縫合糸の選択は術後合併症を引き起こす原因になるため，最低限の知識は備えておかなければならない．眼形成手術で使用する頻度の高い代表的な縫合糸を**表1**に示す．縫合糸は①吸収糸と非吸収糸，②モノフィラメントとマルチフィラメント，③自然素材糸と合成糸の三つの要素によっておおよそ分類することができる．選択の基準は術者の好みもあるが，3要素それぞれの利点と欠点を理解し状況に応じて選択する必要がある．

1. 吸収糸と非吸収糸：吸収糸はバイクリル®（ポリグラクチン910），PDS®Ⅱ（ポリジオキサン），VSORB®（ポリグリコール酸）などが代表的であり，種類によって吸収期間と抗張力保持期間が異なるが，いずれも加水分解で吸収される（**表2**）．吸収される過程で組織反応を起こすため，非吸収糸と比較して組織反応が大きいことが欠点である．結膜縫合ではよく使用されるが，皮膚を吸収糸で縫合すると組織反応によって縫合部に炎症を起こす可能性があるため，原則的

表1 眼形成手術で使用する頻度の高い代表的な縫合糸

製品名	素材	吸収/非吸収	モノフィラメント/マルチフィラメント	自然素材/合成
エチロン®	ナイロン	非吸収糸	モノフィラメント	合成糸
クラーレン®	ポリプロピレン	非吸収糸	モノフィラメント	合成糸
バイクリル®	ポリグラチン910	吸収糸	マルチフィラメント	合成糸
PDS®II	ポリジオキサン	吸収糸	モノフィラメント	合成糸
VSORB®	ポリグリコール酸	吸収糸	モノフィラメント	合成糸

表2 代表的な吸収糸の吸収期間と生体内抗張力保持期間

製品名	素材	吸収期間	生体内抗張力保持期間
バイクリル®	ポリグラチン910	約56〜70日	4週間後：約25%
PDS®II	ポリジオキサン	約182〜238日	4週間後：約40%
VSORB®	ポリグリコール酸	約105日	3週間後：約35%

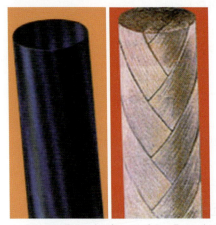

a. モノフィラメント　b. マルチフィラメント
図7　縫合糸の構造

に表皮縫合では使用しない．
2．モノフィラメントとマルチフィラメント：1本の線維だけでつくられた糸をモノフィラメント，多数の線維が束になって1本の糸になっているものをマルチフィラメントと呼ぶ（**図7**）．マルチフィラメントは結び目が緩みにくいという利点があるが，線維の隙間に細菌が入り込んでしまうと排除できないため，モノフィラメントと比較して感染に弱いことが欠点である．また，組織の通過性が悪いといった欠点もある．通常，皮膚縫合では通糸時の通過性がよく，感

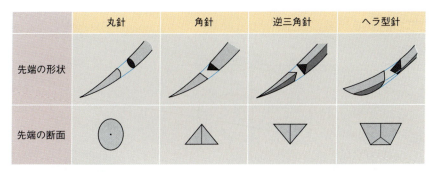

図8 針先端の形状

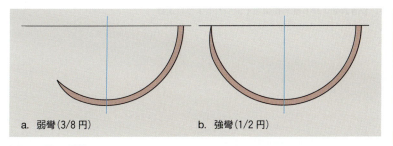

図9 針の彎曲

染に対して有利なモノフィラメントを使用する.

3. 自然素材糸と合成糸：現在使用されている自然素材糸は，蚕の糸からつくられる絹糸のみである．絹糸以外の糸はすべて合成糸であり，石油から化学的に合成されている．自然素材糸は人体にとって異種蛋白であるため，合成糸と比較して組織反応が強く炎症を惹起しやすい．そのため眼形成手術では絹糸は牽引糸として使用する程度であり，皮膚縫合や体内への留置糸としては使用しない.

縫合針の形状：以上の要素を考慮して縫合糸の材質を選択するが，縫合針の形状についても知っておく必要がある．縫合針の形状は，針先端の形状と針の彎曲および大きさによって規定される．針先端の形状は丸針，角針，逆三角針，ヘラ型針などが代表的であり，通常，皮膚縫合では逆三角針，軟部組織の縫合では丸針を使用する（**図8**）．針の彎曲は針が円周の何分の一を占めるかによって表現されており，眼形成手術では弱彎と呼ばれる3/8円のものと，強彎と呼ばれる1/2円のものを主に使用する（**図9**）．針の大きさは針の全長（円弧の長さ）のことであり，眼瞼の皮膚縫合では9mm程度が使用しやすい.

実際の手技：眼形成手術を行うために習得しなければならない縫合手技はいくつかあるが，なかでも表皮縫合と真皮縫合はその精度が

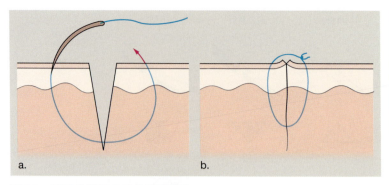

図10　創縁を外反させる表皮縫合
a. 針を垂直からやや鈍角に刺入し，皮膚表面よりも皮下組織を十分つかむように運針する．
b. 縫合後の状態．

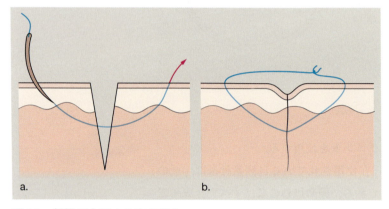

図11　創縁が内反する表皮縫合
a. 針を鋭角に刺入し直線的に運針する．
b. 縫合後の状態．

手術痕の仕上がりを大きく左右するため，基本に忠実に，繰り返しトレーニングしておくことが重要である．

1. 表皮縫合：表皮縫合の糸の掛けかたが悪いと創縁が内反するため，仕上がりは凹んだ手術痕になってしまう．特に眉毛周囲や眼窩内側にアプローチするための内眼角部の縫合では，手術痕を凹ませないように創縁を軽く外反させるように縫合しなければならない．創縁を外反させるためには，皮膚面に対して針を垂直からやや鈍角に刺入出すること，皮膚表面よりも皮下組織を十分つかむように運針することが重要である（図10）．結膜や強膜を縫合するように針を直線的に運針すると，外反させる運針とは真逆の動きになるため創縁は内反してしまう（図11）．眼周囲は血流が多く，虚血となる不安がないため，小さなバイトで多くの縫合を入れたほうが手術痕はきれいになるが，糸の締めかたがきつすぎると縫合部に虚血壊死

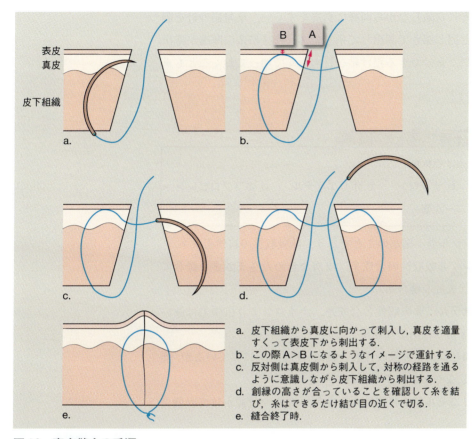

a. 皮下組織から真皮に向かって刺入し，真皮を適量すくって表皮下から刺出する．
b. この際A＞Bになるようなイメージで運針する．
c. 反対側は真皮側から刺入して，対称の経路を通るように意識しながら皮下組織から刺出する．
d. 創縁の高さが合っていることを確認して糸を結び，糸はできるだけ結び目の近くで切る．
e. 縫合終了時．

図12 真皮縫合の手順

を生じ suture mark を残す可能性があるので注意が必要である．術後の腫れた状態でわずかに隙間ができる程度に糸を締めるのが理想的であり，手術終了時に隙間がない縫合は強すぎる．

2. 真皮縫合：術後に創縁を広げる方向へ皮膚の緊張が掛かっていると，手術創は徐々に引き伸ばされ幅の広い手術痕になってしまう．眼瞼は皮膚に余裕があるため創縁への緊張は掛かりにくいが，眉毛周囲や内眼角部の創縁には強い緊張が掛かるため，真皮縫合を行って創縁への緊張を減張しておく必要がある．真皮縫合は縫合糸を体内に残すため，術後，皮下に糸が触れないよう結び目が深部にくるように通糸する．真皮縫合の手順を図12に示す．まず針を皮下組織から真皮に向かって刺入し，針を回すように運針しながら真皮を適量すくって表皮下から刺出する．この際，刺出部位を浅くするほど創縁の高さは合わせやすくなるが，浅すぎると術後に糸が露出する原因になるため，表皮から少し距離をとって刺出するように心掛ける．次いで刺出部位と同じ深さで反対側の創に刺入し，対称の経

路を通るように意識しながら同様に真皮をすくい，反対側の針を刺入した部位と同じ深さで刺出して糸を結ぶ．術後に糸の断端が露出しないように，糸はできるだけ結び目の近くで切っておくことも重要である．

> **カコモン読解** 第18回 一般問題94
>
> 吸収性縫合糸はどれか．
> a シルク　　b ナイロン　　c ポリエステル　　d ポリプロピレン
> e ポリグリコール酸

解説　a．シルク：絹糸のことであり，非吸収性の自然素材糸．
b．ナイロン：非吸収性の合成糸．皮膚を含めたさまざまな縫合に使用される代表的な縫合糸．
c．ポリエステル：非吸収性の合成糸．ナイロンより抗張力は強いが，眼形成手術ではあまり使用しない．
d．ポリプロピレン：非吸収性の合成糸．ナイロンに似ているが，伸展性がありしなやかで結びやすい．
e．ポリグリコール酸：吸収性の合成糸．約3か月間かけて吸収される．

模範解答　e

（今川幸宏）

眼瞼・眼窩の術後管理

眼形成手術の術後は感染の予防，出血の予防，手術瘢痕のケアなどに留意し，手術合併症を最小限に抑えるよう努めなければならない．なかでも術後血腫は不可逆的な後遺障害を引き起こす可能性があるため，出血の予防には細心の注意を払う必要がある．本項では，眼形成手術の術後管理として重要であるドレッシング，クーリング，消毒，抜糸，テープ固定について，必要な知識と手技の実際を述べる．

ドレッシング

手術終了時のドレッシングの目的は，創の保護と同時に血腫の予防であることも忘れてはならない．術後血腫を予防するためには，ドレッシングで眼部を適度に圧迫しておくことが，なにより重要である．実際には，手術終了時に創面に十分な軟膏を塗布した後にガーゼを重ね，弾性テープ（**図1**）を使用して圧迫固定する．この際，前頭骨と頬骨に固定するようなイメージでテープを貼ると，顔面運動によるガーゼのずれが少なく，効果的に圧迫することができる（**図2**）．弾性テープはあらかじめ適当な長さにカットし，剝がれにくいようにテープの角を落としたものを準備しておくとよい．

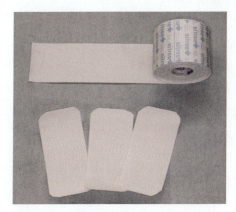

図1 圧迫に用いる弾性テープ
5cm幅のものを11cmにカットして使用．

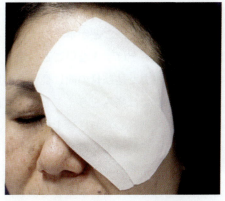

図2 弾性テープによる圧迫固定
前頭骨と頬骨に固定するようなイメージでテープを貼ると効果的に圧迫できる．

クーリング

　術後のクーリングは患部の組織温度を低下させることで，血管収縮や血流の減少を引き起こし，術後出血を軽減させる．また，組織の酸素消費量やエネルギー必要量を減少させることで炎症や浮腫を軽減し，さらに神経系へ作用して術後疼痛を軽減させる効果があると考えられている[1]．実際には，術後は保冷剤や氷嚢などを用いて，できる限り早期から患部のクーリングを開始し，術後2日間継続するように指導しておく．術後3日目以降のクーリングは，患部の血流を低下させ創傷治癒を遅延させる可能性があるため，控えたほうがよいと考えている．

文献は p.412 参照．

消毒

　血流が豊富な眼瞼や眼窩は感染に対して強く，術後感染を起こすことはほとんどないため，術後の消毒は最小限で構わない．最近では，術後消毒は消毒薬の細胞傷害性によって創傷治癒を阻害するため行うべきでないという考えもあり[2]，少なくとも感染に強い眼部の手術創を連日消毒することは控えたほうがよいと考えている．筆者は，術翌日にガーゼを外すときだけクロルヘキシジン製剤で消毒し，それ以降は手術創に汚れが溜まらない程度に水道水で洗浄するように指導している．

抜糸

　抜糸の適切な時期は，手術部位や創縁に掛かる緊張の程度，真皮縫合の有無などによって厳密には異なるが，眼周囲の手術創であれば術後5日程度と考えておけばよい．実際の手技では，できるだけ痛みを感じさせないように行うことがポイントになるが，そのためには切糸時に結び目を持ち上げすぎないことが最も重要である．操作に慣れないうちは，皮膚と結び目の間に縫合糸が見えるまで持ち上げがちであるが，それでは痛みを与えてしまう（図3a）．結び目は動かない程度に鑷子で把持しておけば十分であり，スプリングハンドル剪刀の先をわずかに開いて皮膚と結び目の間に挿入し，刃先で糸の感触を感じたら切糸する（図3b）．視覚ではなく，指先の感覚で切糸する意識をもっておくことが重要である．

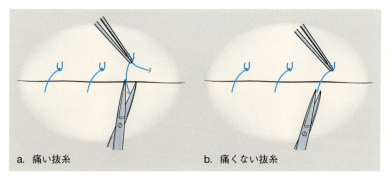

図3 痛い抜糸と痛くない抜糸
a. 縫合糸が見えるまで結び目を持ち上げ，剪刀を深く挿入している．
b. 結び目は動かない程度に把持し，刃先をわずかに広げて挿入している．

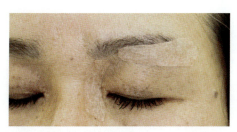 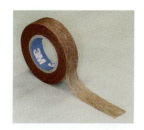

図4 眉毛下と内眼角部のテープ固定例
手術創に合わせてテープをカットして貼付する．

図5 マイクロポア™ スキントーンサージカルテープ
1.25 cm 幅のものが使用しやすい．

テープ固定

　術後に創を離解させる方向へ緊張が掛かっていると，手術創はわずかに引き伸ばされ幅の広い手術痕になってしまうため，緊張に抗するテープ固定を行っておく必要がある．緊張の掛からない眼瞼の手術創では必要ないが，眉毛周囲や内眼角部の手術創では術後早期からテープ固定を開始し，最低でも緊張が減弱してくる術後3か月までは継続する（**図4**）．テープは3Mのマイクロポア™ スキントーンサージカルテープ（**図5**）が皮膚の色調に合っており，目立ちにくく使いやすい．

（今川幸宏）

2. 眼瞼の機能異常

眼瞼下垂とその近縁疾患の診断

眼瞼挙上障害のメカニズム

顔面は鼻梁（正中線）を基準に，眉毛の高さ，瞳孔位置，鼻唇溝の深さ，口角の位置などが左右対称となっており，瞼裂周囲には種々の計測指標がある（図1）．上眼瞼の挙上には，眼瞼挙筋（動眼

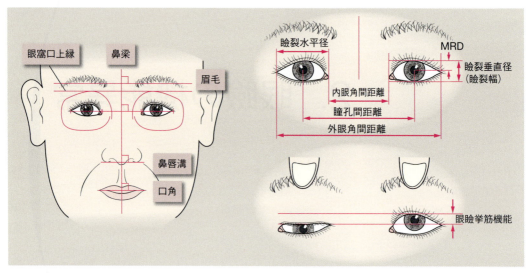

図1 顔面と眼瞼の指標
眼瞼下垂診療に関係する指標を示す．顔面では，鼻梁（正中線）を基準に，眉毛の高さ，瞳孔位置，鼻唇溝の深さ，口角の位置などが左右対称となっている．眉毛の高さは，通常，眼窩口上縁より5mm程度高い．眼瞼の計測方法は本巻"眼瞼の機能検査"の項（p.12）を参照されたい．
MRD：margin reflex distance（上眼瞼縁中央−瞳孔角膜反射間距離）

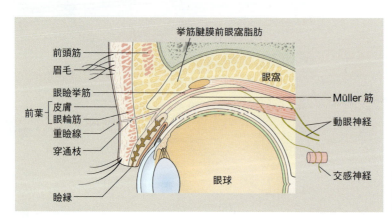

図2 上眼瞼・眼窩の構造
眼瞼下垂診療に関係する構造の模式図．

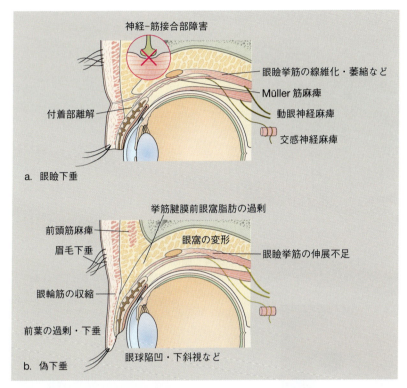

図3 眼瞼下垂と偽下垂の病態
a. 眼瞼下垂は，主な挙上筋やその支配神経の障害により，瞼縁が下がる．
b. 偽下垂は，眼窩，補助筋や拮抗筋，眼瞼前葉，眼球などの異常が原因となる．

神経支配）と Müller 筋（交感神経支配）とが主に携わり，前頭筋（顔面神経支配）が補助する（**図2**）．開瞼や上方視時に収縮，眼瞼前葉（皮膚・眼輪筋）も含めて挙上する．これらの筋は眼輪筋（顔面神経支配）と拮抗する．挙上に異常をきたすと，開瞼や明視困難，前頭筋による代償挙上による頭痛などを生じ，整容上の問題も生じる．小児では，視力発育障害の一因になることもある．これらの症状を生じるものに，眼瞼下垂と偽下垂がある（**図3**）．実際には，これらの病態が混在することも珍しくない．

眼瞼下垂

眼瞼下垂は，主な挙上筋やその支配神経の障害により，瞼縁が下がり，開瞼企図時の瞼裂垂直径（瞼裂幅）が小さくなる状態である．その病態，分類は複雑である（**図3a，図4**)[1]．先天性，後天性，加齢性などの年齢による分類や，外傷・コンタクトレンズなどの既往による分類などもある．病態による分類では，動眼神経麻痺（異常神経支配を含む），Horner 症候群（交感神経麻痺），重症筋無力症，

文献は p.412 参照．

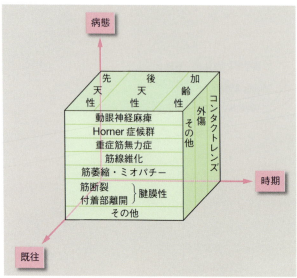

図4 眼瞼下垂の分類
時期，既往，病態などの分類が混在している．

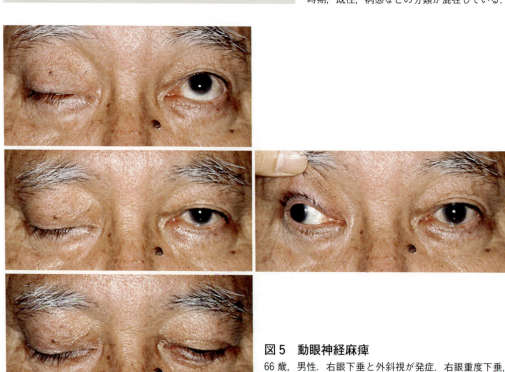

図5 動眼神経麻痺
66歳，男性．右眼下垂と外斜視が発症．右眼重度下垂，眼瞼挙筋機能は右0mm，左10mm．右眼麻痺性外斜視もある．

筋の線維化，筋萎縮・ミオパチー，筋断裂や付着部離開を示す腱膜性下垂，その他がある．以下，病態順に詳述する．

動眼神経麻痺，麻痺後異常神経支配：先天性，後天性，ともにみられる．麻痺神経と同側の眼瞼下垂，麻痺性斜視を生じ，時に散瞳を伴うこともある[*1]．下垂の性状は，重瞼線消失，眼瞼挙筋機能低下

[*1] 眼瞼下垂のなかで，最初に所見の有無を確認すべき事項である．特に，頭痛，散瞳を伴っている動眼神経麻痺はくも膜下出血を生じている場合が多い．降圧を図りながら，直ちに脳外科に転送すること．

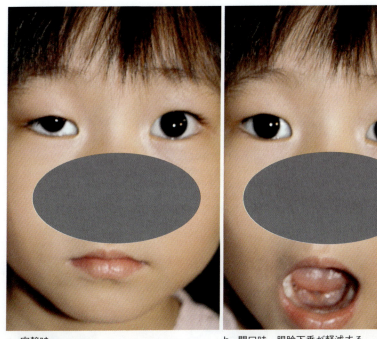

a. 安静時　　　　　　　　　　　　b. 開口時，眼瞼下垂が軽減する．

図6　Marcus Gunn 現象
3歳，女児．外斜視・交代性上斜位を合併している．

を示すが，眼瞼後退は生じない．麻痺性斜視は，通常，外斜視であるが（図5），麻痺が動眼神経上枝に限局していれば下斜視となる．

　麻痺回復後，異常神経支配となり，眼球水平運動に伴い瞼裂垂直径が変化することがある[2]．

　動眼神経麻痺に加え，滑車神経，外転神経などの神経麻痺を生じる急性疾患には，Fisher 症候群や上眼窩裂症候群などがある．

Marcus Gunn 現象：三叉神経による眼瞼挙筋異常支配である[2]．通常，先天性，片眼性で，安静時には眼瞼下垂を示すが，開口・哺乳などの口部運動に伴い異常開瞼運動を生じ，下垂が軽減，時に健側よりも大きく挙上する（図6）．通常，眼球運動は正常である．

Horner 症候群（交感神経麻痺）：通常，後天性，片眼性である．幅広い二重瞼，下垂は軽度で，眼瞼挙筋機能や眼球運動に問題はない．縮瞳を伴う（図7）[*2]．

重症筋無力症：神経-筋接合部のアセチルコリン受容体（acetylcholine receptor；ACh-R）の抗体により，神経-筋接合部の伝達障害を生じる自己免疫疾患である．片眼性と両眼性があり，下垂の性状は，日内変動と易疲労性，重瞼線消失，眼瞼挙筋機能低下を示すが，眼瞼後退は生じない．外眼筋障害による眼球運動障害も生じることが

[*2] 中枢性では交代性温痛覚低下と顔面発汗低下，節前性では顔面発汗低下などの症状を伴う．脳幹梗塞，肺先端部腫瘍の部分症状かもしれない．

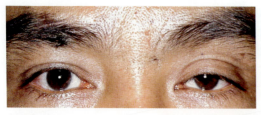
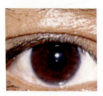
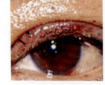

図7 Horner症候群
39歳, 男性. 手掌多汗症治療目的で左胸部交感神経切断術を受け, その直後から左眼瞼下垂が発症した.
a. 軽度の左眼瞼下垂と幅広い二重瞼.
b. 左眼瞼挙筋短縮術後. 左眼は縮瞳している.

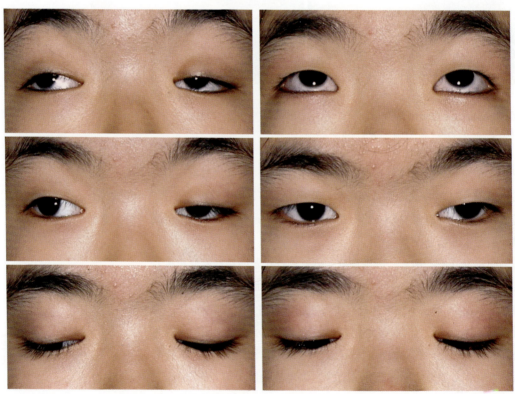

図8 重症筋無力症
14歳, 女児. 3年前から発生.
a. エドロホニウム静注前. 左眼瞼下垂, 外斜視, 両眼上転障害がある.
b. エドロホニウム静注後. 下垂, 眼位, 眼球運動障害は軽減する.

ある (図8).

筋の線維化：先天下垂 (単純下垂, 眼瞼縮小症候群, 外眼筋線維化症候群) のほか, コンタクトレンズ装用眼に発生することもある.

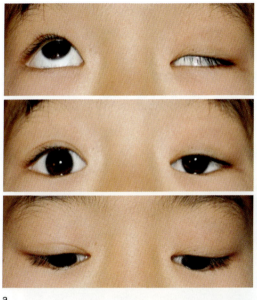

a.

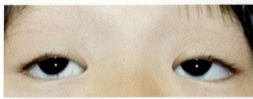
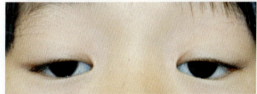
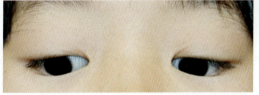
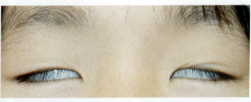

b.

図9 単純先天下垂
a. 7歳, 男児. 左眼瞼下垂. 患側は, 重瞼線が浅い. 上方視時に強く下垂するようにみえるが, 下方視時には消失するようにみえる.
b. 5歳, 女児. 両眼瞼下垂. 一重瞼である. 瞼裂幅は上方視時から下方視時までほとんど変わらない. 閉瞼時の兎眼もみられる.

1. 単純先天下垂：眼瞼挙筋が単独に罹患する. 片眼性, 両眼性ともにみられる（**図9**）. この下垂の特徴は, 重瞼線の消失, 上方視時の挙上障害と下方視時の眼瞼後退（狭い可動範囲）および兎眼を生じやすいことにある. これは, 筋線維化により収縮・伸展ともに障害されるためである. 乱視や斜視を合併することが多い. 通常, 眼球運動は正常である.
2. 眼瞼縮小症候群：先天性, 両側性下垂のほか, 小眼瞼, 逆内眼角贅皮（下眼瞼から上鼻側に伸びる皮膚・眼輪筋の皺襞）による内眼

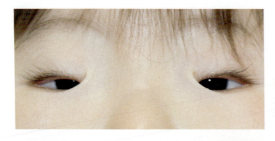

図10 眼瞼縮小症候群
2歳, 女児. 両眼の眼瞼下垂, 小眼瞼, 逆内眼角贅皮と偽内斜視など, 特徴的な顔貌を呈する.

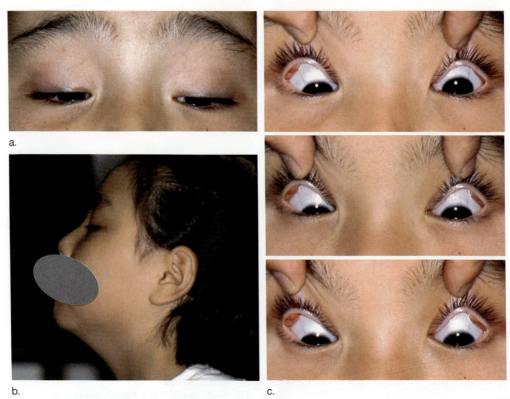

図11 general fibrosis syndrome
3歳, 女児. a. 重度の両眼瞼性下垂. b. 極端な顎挙げ頭位をとる. c. 両眼は下方偏位で固定している.

角間距離の延長と偽内斜視, 下涙点の耳側偏位, 眉尻の広がりなど, 特徴的な顔貌を呈する (図10). 下垂の特徴は単純下垂と同様である. 乱視や斜視を合併することが多い. 通常, 眼球運動は正常である. 孤発例と家族性 (常染色体優性遺伝) を示す例とがある.

3. 先天外眼筋線維化症候群：線維化が眼瞼挙筋だけでなく外眼筋まで及んだ状態で, 眼瞼下垂と眼球運動障害を生じる. 片眼性, 両眼性ともにある. 両眼性で3筋以上の外眼筋が罹患しているものをgeneral fibrosis syndrome と呼ぶ (図11). 下垂の特徴は単純下垂と同様である. 通常, 眼位は下方偏位で固定, 上転不能となる. 上転企図時に異常輻湊様眼球運動を生じる場合もある. 特に左右眼で

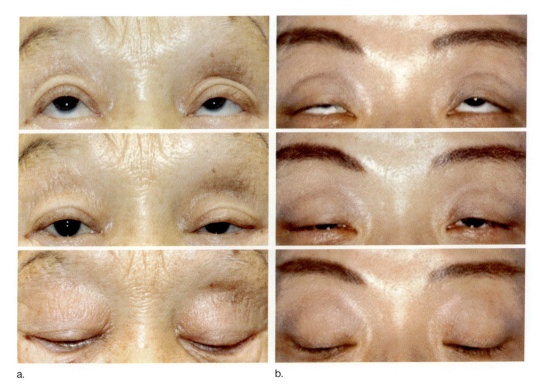

図 12　加齢性下垂
a. 83 歳，女性．右眼は中等度，左眼は重度．
b. 71 歳，女性．両眼とも重度．重度になるほど重瞼線がなくなる．しかし，眼瞼挙筋機能は保たれ，眼球運動障害はない．

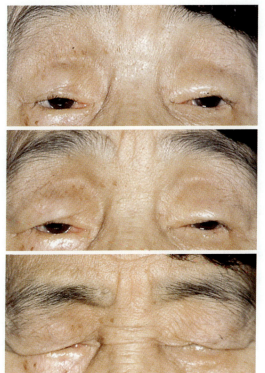

図 13　ミオパチー
67 歳，女性．17 年前から徐々に悪化．両眼とも重度下垂で，重瞼線は消失している．上方視企図時，眉毛は挙上されるものの，眼球は上転できない．

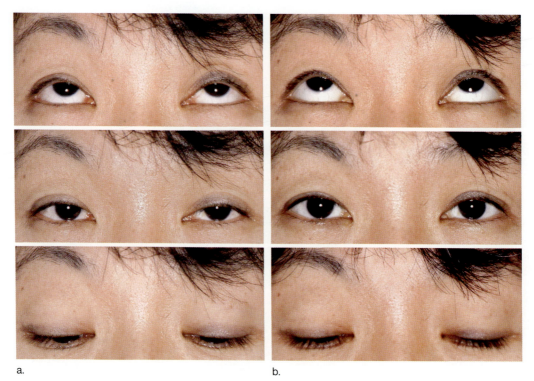

a.

b.

図 14 コンタクトレンズ性下垂
47歳,女性.ハードコンタクトレンズを25年装用していた.
a. 塩酸フェニレフリン点眼前.幅広い重瞼線で,眼瞼挙筋機能は良好である.眼球運動障害はない.
b. 点眼5分後.眼瞼下垂は改善し,重瞼線も狭くなる.

眼位ずれを生じている場合,弱視に至る場合が多い.孤発例と家族性(常染色体優性遺伝)を示す例とがある.

加齢性下垂:筋萎縮が徐々に生じる状態で,両眼性,進行性である(図12).重瞼線,眼瞼挙筋機能および塩酸フェニレフリン点眼反応は,比較的軽度の場合は残存するが,重度になると消失する.偽下垂(眼瞼皮膚弛緩や眼瞼皮下脂肪ヘルニア)の合併も多い.眼球運動障害は生じない.

ミオパチー:筋萎縮が徐々に生じる状態で,両眼性,外眼筋麻痺も伴う(図13).下垂の性状は,重瞼線消失,眼瞼挙筋機能低下を示すが,眼瞼後退は生じない.

筋断裂や付着部離開を示す腱膜性下垂:コンタクトレンズ長期装用,マスカラ常用者,内眼術後下垂などにみられる.幅広い重瞼線の眼瞼下垂で,眼瞼挙筋機能および塩酸フェニレフリン点眼反応は良好である(図14).

その他:外傷による眼瞼挙筋障害で,障害部位により臨床像は異なる.

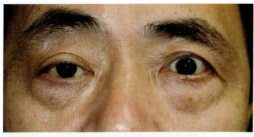
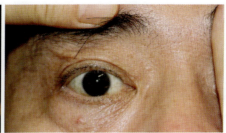

a.　　　　　　　　　　　　b.

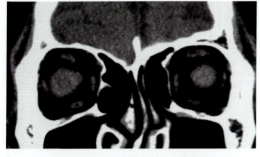

c.

図 15　眼窩変形・右下斜視による偽下垂
56 歳，男性．幼少時から右眼瞼が開きづらく，最近，複視も自覚している．
a. 右眼の瞼裂が小さく，眉毛も挙上されている．一見，眼瞼下垂のようだが，右眼球の下方偏位と 7 度の下斜視がある．
b. 左眼を手で覆い，右眼正面視をさせると，眼瞼下垂はない．
c. 単純 CT では，右眼窩は左に比べ低い．

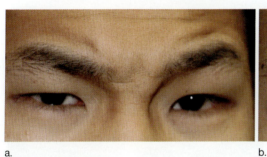
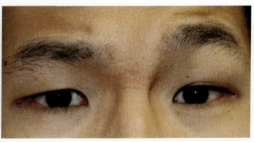

a.　　　　　　　　　　　　b.

図 16　前眼部疾患による偽下垂
16 歳，男性．開瞼困難．重度の春季カタル，角膜びらんあり．
a. 両眼の瞼裂垂直径が小さくみえるが，眼輪筋が収縮，眉毛も下垂している．
b. 点眼麻酔後，症状は改善した．

偽下垂

　偽下垂は，眼瞼下垂と同様の症状を生じるが，病態は異なる（図 3b）．眼窩の歪み（図 15），前眼部疾患（図 16）やけいれん性疾患（図 17）による眼輪筋の収縮，顔面神経麻痺（図 18）などによる眉毛下垂[2]や，眼瞼皮膚弛緩（図 19）や lash ptosis（図 20）などの眼瞼前葉（皮膚・眼輪筋）の過剰や下垂，無眼球や眼球陥凹などによる眼瞼挙筋の伸展不足，斜視によるものなどがある．

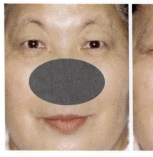
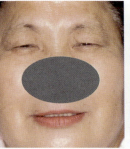
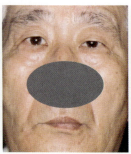
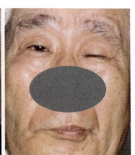

a.

b.

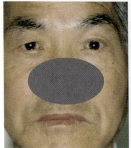
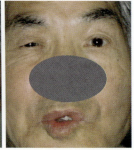

c.

図17 けいれん性疾患による偽下垂

いずれも眼輪筋の不随意収縮による．a, b, cともに左図は非発作時，右図は発作時．

a. Meige症候群（両側眼瞼けいれん）．発作時には，眉毛下垂を生じる．口部に左右差はない．
b. 左顔面けいれん．左顔面の表情筋に同期したけいれんが生じ，左眼が開瞼困難となるとともに左口角がひきつる．
c. 右顔面神経麻痺後異常連合運動（Marin-Amat症候群）．"う"の口の形で不随意閉瞼する．

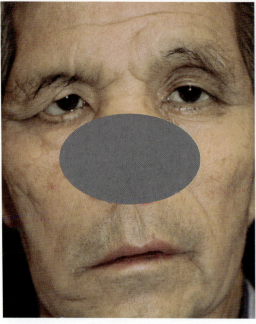

a.

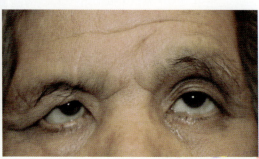

b.

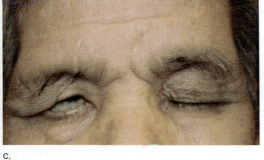

c.

図18 右顔面神経麻痺による偽下垂

56歳，男性．右眼Bell麻痺，右眼痛を生じた．
a. 右眉毛下垂．右の鼻唇溝は浅く，右口角も下垂している．
b. 上方視をさせると，右眉毛下垂はより明瞭になる．右前額部の皺がないため，前頭筋麻痺があることがわかる．
c. 閉瞼時．右兎眼である．

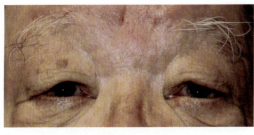
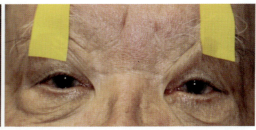

a. b.

図 19　眼瞼皮膚弛緩による偽下垂
76 歳，男性．両上眼瞼が重く，上側方が見えづらくなった．
a. 両上眼瞼耳側の皮膚が弛緩し，瞼縁と睫毛が覆われている．
b. テープで皮膚を挙上すると，眼瞼下垂ではないことがわかる．

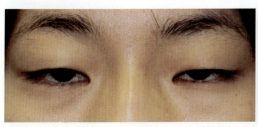
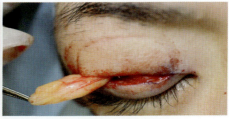

a. b.

図 20　lash ptosis による偽下垂
16 歳，女性．両上眼瞼が重い．
a. 両上眼瞼皮膚により瞼縁と睫毛が覆われて，眼瞼内反も生じている．
b. 右眼の術中所見．挙筋腱膜前眼窩脂肪が過剰である．

診断の手順

　瞼裂が小さくみえても眼瞼下垂ではないこともある．コンタクトレンズ装用歴があってもコンタクトレンズ性下垂と即断してはならない．まず，偽下垂の検出を行い，これらが否定されたら眼瞼下垂として，診断を進めるのがよい．確定診断のために特殊な検査を行うこともある．塩酸フェニレフリン点眼試験（Horner 症候群，コンタクトレンズ性下垂などの腱膜性下垂，加齢性下垂の初期などで陽性），重症筋無力症ではアイス（パック）による冷却試験[*3]，コリンエステラーゼ薬，血清アセチルコリン受容体に対する抗体（抗 ACh-R 抗体）測定，誘発筋電図（waning 現象）などが特異的に陽性になる．動眼神経麻痺や偽下垂では，CT，MRI などの画像診断が必要なことがある．
　図 21 に診断のためのフローチャートを示した．しかし，特に眼球運動障害を伴う疾患では，眼球運動障害の程度に個体差がある．類似疾患の可能性を念頭に置いて診断することを勧める．

[*3] 後述の"カコモン読解 第 21 回　臨床実地問題 35"の解説を参照されたい．

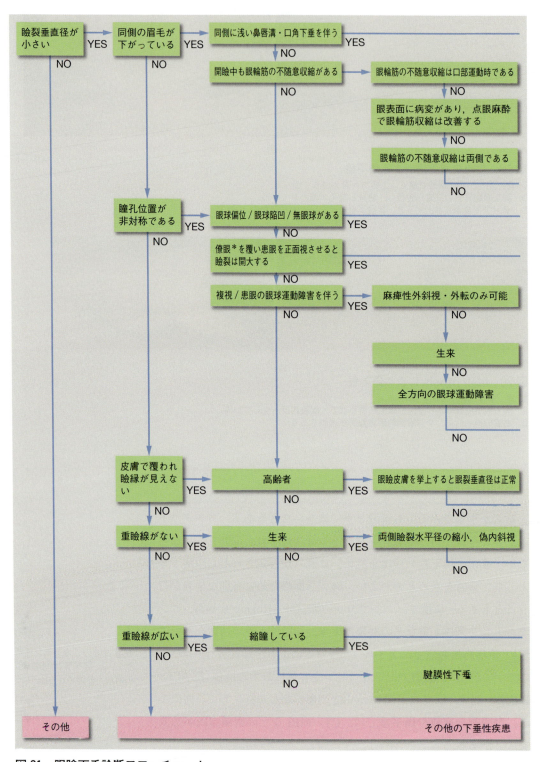

図21　眼瞼下垂診断フローチャート
＊瞼裂に左右差があるとき，大きいほうの眼を"僚眼"とする．

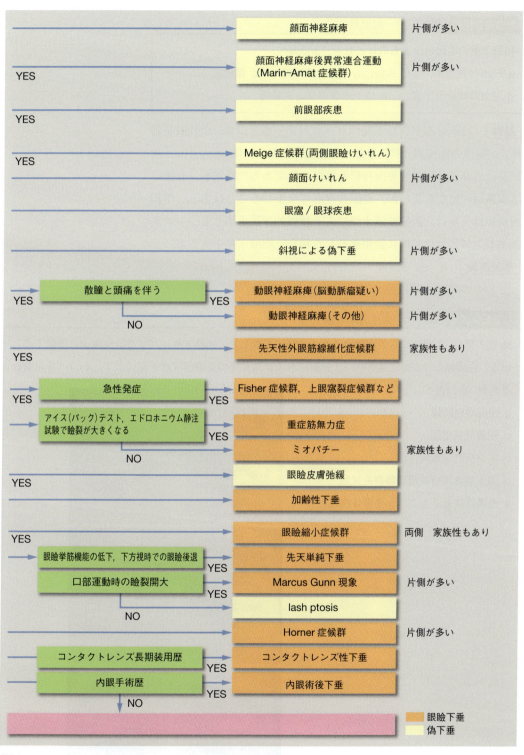

（図21のつづき）

カコモン読解 第19回 一般問題 25

眼瞼下垂の原因となるものはどれか．3つ選べ．
a Fisher症候群　　b Ramsay-Hunt症候群　　c 糖尿病
d 甲状腺機能低下症　　e コンタクトレンズ装用

解説　Fisher症候群は多発ニューロパチーの一つで，全外眼筋麻痺，小脳性運動失調，四肢深部反射消失を生じる．Ramsay-Hunt症候群は外耳道と末梢性顔面神経麻痺の合併である．糖尿病は直接の下垂原因にはならないが，動眼神経麻痺を生じることはある．甲状腺機能低下症は，眼瞼粘液水腫による機械的下垂を生じる．コンタクトレンズ装用は長期に装用継続した場合，眼瞼下垂を生じる．

模範解答　a，d，e，(c)

カコモン読解 第21回 臨床実地問題 35

35歳の男性．2週前からの両眼瞼下垂を主訴に来院した．眼瞼下垂はパソコン作業中に増悪するという．左眼瞼の冷却前と冷却中（2分間）および冷却後の外眼部写真を図に示す．行うべき検査はどれか．2つ選べ．

a 頭部傾斜試験
b 平滑筋筋電図
c ボツリヌス毒素注射
d エドロホニウム塩化物静注試験
e 血清抗アセチルコリン受容体抗体

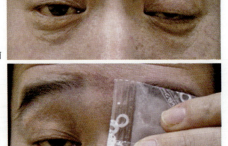
冷却前

冷却中

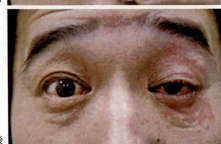
冷却後

2. 眼瞼の機能異常　85

解説　病歴では疲労時の悪化が述べられ，重症筋無力症が疑われる．図は，アイス（パック）試験を行い挙上しているため，重症筋無力症が考えられる（ただし，図にみられる，左眼の冷却で右眼も挙上する状態は納得できないが）．これだけで，診断はほぼ確定できるが，重症筋無力症の診断に必要な検査と考えれば，正解はdとeである．ほかに，誘発筋電図で，骨格筋（横紋筋）を持続収縮させ，疲労による漸減（waning）を認めることもある．平滑筋ではない．

　頭部傾斜試験は，上斜筋麻痺などの診断に用いる．ボツリヌス毒素は，筋弛緩を強くさせるので，重症筋無力症の診断や治療には使用してはならない．

模範解答　d, e

カコモン読解 第23回 一般問題27

開瞼で正しいのはどれか．
a Marcus Gunn 症候群における異常運動は咀嚼で起こる．
b 上眼瞼縁・角膜反射間距離は通常 5.0〜5.5 mm である．
c 下眼瞼縁が角膜輪部下縁を覆う幅は通常 2.0 mm である．
d 動眼神経の異常神経支配は動眼神経麻痺後には生じない．
e 上眼瞼挙筋機能は下方視から正面視までの眼瞼縁可動距離で評価する．

解説　開瞼時には，瞼裂垂直径（瞼裂幅）は，9〜10 mm，上眼瞼縁・角膜反射間距離（MRD）は 3〜4 mm，角膜輪部上縁は，上眼瞼により角膜垂直径の1割ほど覆われるが，角膜輪部下縁は下眼瞼で覆われることはほとんどない．上眼瞼挙筋機能は下方視から上方視までの眼瞼縁可動距離で評価する．動眼神経の異常神経支配は動眼神経麻痺後にも生じる．Marcus Gunn 現象[*4]の異常瞼裂開大は，口部運動（咀嚼，哺乳，開口）などで生じる．

模範解答　a

（根本裕次）

[*4] 問題の選択肢では，"Marcus Gunn 症候群"と表記されているが，より頻用される"Marcus Gunn 現象"と同義と考え，本項では"Marcus Gunn 現象"とした．

先天眼瞼下垂の手術

手術適応と手術時期

　幼児の場合，挙筋機能や瞳孔中央から上眼瞼縁までの距離（margin reflex distance-1；MRD-1）など，下垂の程度を精密に測定することは困難である．そのため，簡便な方法として，ペンライトを用いて正面から両眼に光が当たるようにして，角膜中央の瞳孔領に光の反射（角膜反射；corneal light reflex）がみられるかどうかが一つの指標となる（図1）．上眼瞼が視軸を遮断する，つまり corneal light reflex がみられない重度な眼瞼下垂は，形態覚遮断弱視を生じる可能性があるので，1歳未満の乳児期でも手術を検討する．しかし，実際には先天眼瞼下垂の弱視の原因として，形態覚遮断弱視はまれで，むしろ不同視弱視や斜視弱視の頻度のほうが高い．特に片側性の眼瞼下垂には弱視が起こりやすく，乱視を主体とする不同視

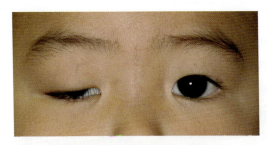

図1　重度の右先天眼瞼下垂例の顔写真
右眼の corneal light reflex がみられない．

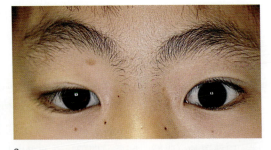

a.

b.

図2　右先天眼瞼下垂例の顔写真
右側の眉毛を挙上している（a）．一見，眼瞼下垂は軽度にみえるが，眉毛を固定すると眼瞼下垂は著明になることがわかる（b）．

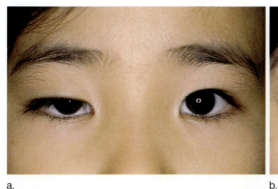
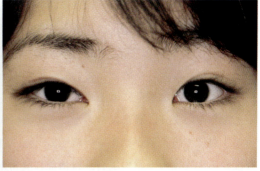

a.   b.

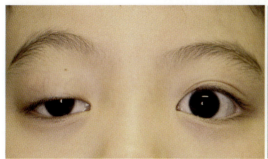
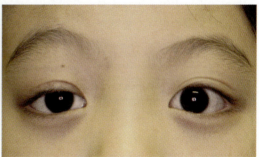

c.   d.

図3　術前の眉毛挙上の程度と挙筋機能の評価
a. 6歳，女児，右先天眼瞼下垂の術前の顔写真．右側の眉毛挙上が不能で，挙筋機能が5〜7mm程度あるため，挙筋短縮術を施行した．
b. aの挙筋短縮術後6年の顔写真．右の眉毛挙上はないが，開瞼は良好である．
c. 7歳，男児，右先天眼瞼下垂の顔写真．右側の眉毛挙上がみられ，挙筋機能は不良であるため，ゴアテックス®シートでの前頭筋吊り上げ術を施行した．
d. cの吊り上げ術後1年の顔写真．右の眉毛挙上により開瞼は良好である．

弱視あるいは斜視弱視が約25％にみられるという報告もある[1]．先天眼瞼下垂の定期的な診察では，corneal light reflex だけではなく，屈折度および視力，眼位，両眼視機能を確認する必要がある．

　挙筋機能が測定可能な症例では，眉毛挙上を抑制した状態で下方視および上方視をさせ挙筋機能を評価する（図2）．一般的には挙筋機能が4mm以下を挙筋機能不良と判定する．挙筋機能不良例は，眼瞼挙筋による開瞼が期待できないため，眉毛部の動きを開閉瞼に連動させる前頭筋吊り上げ術が適応となる．また，挙筋機能が5〜7mm程度とやや不良な症例には，挙筋短縮術を試みて，開瞼が不良な場合，吊り上げ術に変更する場合がある（図3a, b）．なお，上眼瞼挙筋の上面に位置しプーリー（pulley）として作用するWhitnall靱帯（上横走靱帯）と眼瞼挙筋を含めて瞼板に固定するWhitnall's sling という方法もある．しかし，Whitnall靱帯を瞼板に固定することで一定の開瞼状態は得られるが，静的再建に近い術式となるため，

文献はp.413参照．

過矯正や兎眼を生じやすく,注意が必要である.

いずれの手術でも過矯正になると,術後に閉瞼不全や下方視での眼瞼後退（lid lag）が目立つ.そのため,術前にBell現象（閉瞼時の眼球上転）の有無を確認しておく必要がある.Bell現象が弱い症例は,術後の閉瞼不全による角膜上皮障害を生じやすいため,過矯正とならないように矯正量を若干ひかえめにする必要がある.

第1眼位で瞳孔領が見えている（corneal light reflexがみられる）軽度から中等度の下垂の場合,視機能に異常がなければ,4歳前後から就学前に手術を施行することが多い.ただし,手術の適応および時期は下垂の程度や視機能,患者と家族の希望などを参考に,症例ごとに決定される.

術前の患者・家族説明

前頭筋吊り上げ術は,眉毛部の上下の動きを利用して,開瞼を補助する手術であるため,眉毛部を上手に動かす必要がある.眉毛挙上が上手にできない症例は,吊り上げ術を施行しても効果に乏しいため,適応とならない（図3a）.そのため,術前に眉毛挙上のトレーニングが必要である.また,術後も眉毛挙上の可動域により開瞼幅を自己調整する必要がある（図3c, d）.小児の場合,眉毛挙上のトレーニングには家族の協力が不可欠である.両側手術の場合,開閉瞼は両側とも眉毛部の動きに連動するため,整容的にも左右差が少なくバランスが良好な症例が多い（図4a〜c）.一方,片側手術の場合は,片側の眉毛挙上が必要であり,術後に開瞼幅の左右差,患側の閉瞼の遅れや速い瞬目時の閉瞼不全が生じることについて十分に説明しておく必要がある（図4d〜f）.

手術（1）吊り上げ材料

先天眼瞼下垂に,最も一般的な前頭筋吊り上げ術について説明する.

吊り上げ材料には生体材料と人工材料がある.生体材料としては,自家組織（大腿筋膜や側頭筋膜など）や保存筋膜がある.大腿筋膜は一般的に再発率が低く,感染などの合併症が少ない材料とされている.しかし,眼科医にとって大腿部から筋膜を採取することは容易ではなく,採取部位の瘢痕形成などの合併症を起こす可能性もある.さらに大腿筋膜の長さは移植後6週で平均15％収縮することが報告されており[2],長期的には術後の拘縮により過矯正となり,兎眼

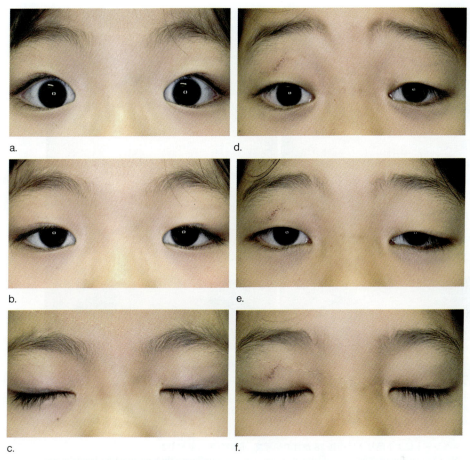

図4 両側手術と片側手術の術後写真 (a, d 〈上段図〉：眉毛挙上による最大開瞼時，b, e 〈中段図〉：軽い開瞼時，c, f 〈下段図〉：閉瞼時)

a〜c. 両先天眼瞼下垂に対する前頭筋吊り上げ術後の顔写真．両側の開閉瞼のバランスは良好である．
d〜f. 左先天眼瞼下垂に対する前頭筋吊り上げ術後の顔写真．左の眉毛を挙上すると，左右の開瞼バランスが良好となる．

や睫毛内反症を生じることがある[3,4]．一方，保存筋膜は採取の必要がないという利点はあるが，眼瞼下垂の再発率は50％程度と高い．

人工材料としては，ナイロンやポリプロピレン，ゴアテックス®などの縫合糸やシリコーンロッド（シリコーンバンド），ゴアテックス®シートなどがある．ナイロン糸やシリコーンロッドは比較的再発率が高いが，合併症や瘢痕形成が少ないことが知られている．ゴアテックス®の再発率の低さは大腿筋膜に相当するといわれている[5]．

そのため，一般的に，乳幼児期には一時的な吊り上げ材料として術後の瘢痕形成の少ないナイロン糸などが使用され，4歳前後から永続的な効果を期待できる大腿筋膜やゴアテックス®シートなどが使用されることが多い（図5）．

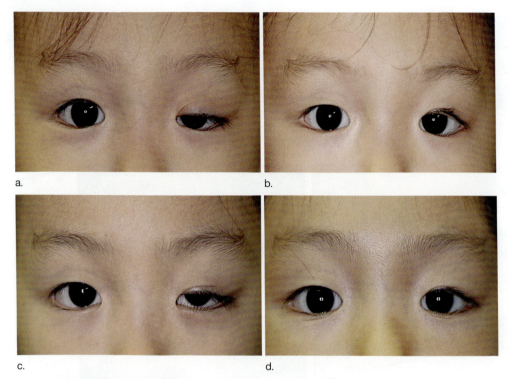

図 5 左先天眼瞼下垂の長期経過
a. 2歳時の術前の顔写真．ナイロン糸による吊り上げ術を施行した．
b. ナイロン糸吊り上げ術後 6 か月の顔写真．開瞼状態は良好である．
c. ナイロン糸吊り上げ術後 18 か月の顔写真．下垂の再発がみられ，ゴアテックス®シートによる吊り上げ術を施行した．
d. ゴアテックス®シートによる吊り上げ術後 18 か月の顔写真．開瞼状態は良好である．
(Hayashi K, et al：Comparison of nylon monofilament suture and polytetrafluoroethylene sheet for frontalis suspension surgery in eyes with congenital ptosis. Am J Ophthalmol 2013；155：654-663.)

手術（2）実際の術式

　前頭筋吊り上げ術には，大きく分けて以下の二通りの手術方法がある．

ループ状に結紮する方法：眼瞼と眉毛上部に数か所の点状の切開点を作製し，糸状もしくは紐状の材料を眼瞼から眉毛上部に長方形あるいは五角形のループ状に通すことで眉毛の動きを眼瞼に伝える方法である（**図 6**）．ここでは，モノフィラメントのナイロン糸を用いたシングルループでの前頭筋吊り上げ術（**図 7**）について述べる．ナイロン糸（4-0 もしくは 5-0，針なし）を用意する．まず，瞼縁側の予定重瞼線上（睫毛から約 3～4 mm）で，中央を瞳孔として左右に角膜輪部の内側と外側に相当する位置で 2 点をマークする（2 点間は約 10 mm）．眼瞼のマークからそれぞれ上方へたどり，眉毛上部に 2 点マークする（**図 7a**）．マークした 4 点に No.11 メスで眼輪

2. 眼瞼の機能異常   91

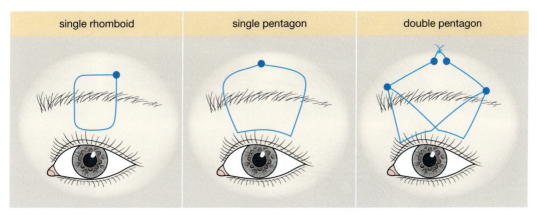

図6 ループ状に結紮する方法のさまざまなデザイン

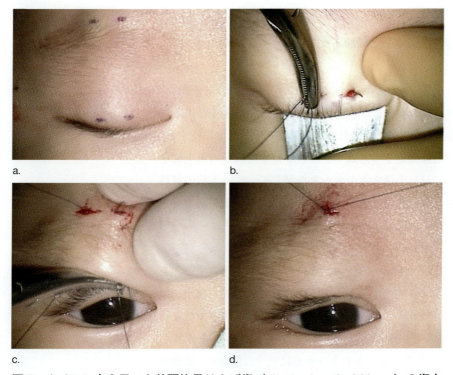

図7 ナイロン糸を用いた前頭筋吊り上げ術（single rhomboid loop）の術中写真
a. 4点をマークする.
b. 角板で眼球を保護し，小さめの丸針で瞼縁の1点から瞼板をすくい，もう1点へ通す.
c. 大きめの角針で眼瞼部から眉毛上部へ出す.
d. 糸を引きながら開瞼状態を角膜の約3/4が出る程度に調整し，糸を結紮する.
（出典は図5と同じ.）

筋下までの小切開を行う．角板で眼球を保護し，小さめの丸針を用い，瞼縁の1点から瞼板をすくうように，もう1点へ通す（図7b）．眼瞼を翻転して瞼結膜へ糸が貫通していないか確認する．大きな角針を用い，眼瞼部から眼輪筋下もしくは眼窩隔膜下を経て眉毛上部

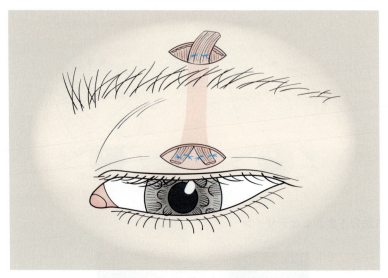

図8 シート状の材料で瞼板と前頭筋を直接連結する方法

へそれぞれ出す（図 7c）．眉毛上部の 1 点から小さめの針を用い，もう 1 点へ通す．糸を引きながら開瞼状態を角膜の約 3/4 が出る程度に調整し，糸を結紮する（図 7d）．結紮部を皮下へ深く埋没する．
瞼板・前頭筋へ直接固定する方法：眼瞼の予定重瞼線と眉毛上部を切開し，眼瞼内に材料を通すトンネルを作製して，シート状の材料を瞼板と前頭筋に非吸収糸で固定することで，瞼板と前頭筋を直接連結する方法である（図 8）．ここでは，ゴアテックス®シートを用いた吊り上げ術（図 9）[6]について述べる．ゴアテックス®シート（厚さ 0.3 mm）を幅 5 mm×長さ 50 mm に切りとって用意する．まず，予定重瞼線および瞳孔中央直上の中央垂直線，眉毛上部小切開線の 3 本をデザインする（図 9a）．重瞼線切開し，瞼板前組織を露出する．眼窩隔膜下の深さで眉毛下へ向かうトンネルを作製し（図 9b），ゴアテックス®シートをトンネルに通す（図 9c）．眼瞼側のシートの先端を Y 字に分けて，瞼板上方に 6-0 ナイロン糸で固定する（図 9d）．眉毛上部のシートを牽引し，上眼瞼のカーブを確認する．自然な瞼縁のカーブになるように瞼板上の固定位置を調整する．瞼板前組織を修復し，ゴアテックス®シートを覆う．術後の睫毛内反症を予防するために，睫毛を立たせるように 7-0 ナイロン糸で皮下と瞼板前組織に通糸して固定した後，眼瞼の皮膚を縫合する．眉毛上部のゴアテックス®シートを牽引し，開瞼の幅を調整したうえで，眉毛部のシートを 5-0 ナイロン糸で前頭筋と眉毛部の皮下に固定する（図 9e）．術後の矯正量の修正のために，眉毛部のシート

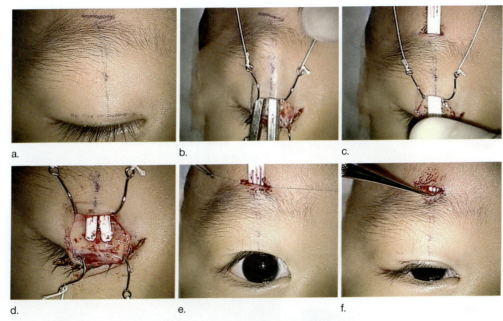

図9 ゴアテックス®シートを用いた吊り上げ術の術中写真
a. 予定重瞼線および瞳孔中央直上にあたる中央垂直線，眉毛上部小切開線の3本をデザインする．
b. 重瞼線切開し，眼窩隔膜下で眉毛下へのトンネルを作製する．
c. ゴアテックス®シートをトンネルに通す．
d. 眼瞼側のシートの先端をY字に分けて，瞼板上方に6-0ナイロン糸で固定する．
e. 眉毛上部のゴアテックス®シートを牽引し，開瞼の幅を調整したうえで，眉毛部のシートを5-0ナイロン糸で前頭筋と眉毛部の皮下に固定する．
f. 眉毛部のシートをトンネル内に埋入する．
（出典は図5と同じ．）

は5mm程度余分に残して切離し，トンネル内に埋入する（**図9f**）．最後に眉毛部の皮下の埋没縫合と皮膚縫合を行う．

術後管理

　いずれの吊り上げ術でも，術後に一時的にある程度の兎眼を生じる．しばらくの間は就寝時に眼軟膏を使用して角膜上皮障害を予防する．夜間の兎眼は次第に軽減することが多い．術後の診察では，開閉瞼の状態（軽い開瞼，眉毛挙上時の最大開瞼，上方視，下方視，閉瞼），角膜上皮障害，結膜充血の有無を確認する．さらに術後も屈折度，視力，眼位，両眼視機能を定期的に確認し，必要に応じて屈折矯正，弱視治療を併施する（**図10**）．

術後の合併症とその対策

感染，肉芽形成：吊り上げ材料を埋没した部分に感染や肉芽形成がみられる場合がある．その頻度は手術方法や材料によって異なる．紐状材料（シリコーンロッドなど）をループ状に結紮し眉毛上部に

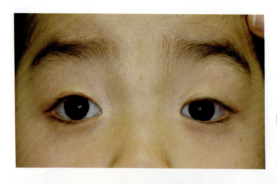

図10 右先天眼瞼下垂の吊り上げ術後の顔写真

外斜視がみられる．

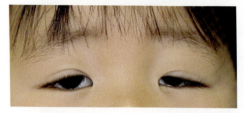

a.

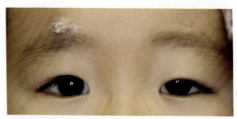

b.

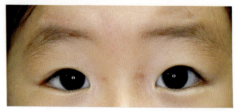

c.

図11 両先天眼瞼下垂の術後の感染例の顔写真（ゴアテックス®シートによる前頭筋吊り上げ術）

a. 術前．重度の両先天眼瞼下垂である．
b. 術後．右眉毛上部に感染，肉芽形成が認められる．
c. 右ゴアテックス®シート抜去後．開瞼幅は維持している．

（出典は図5と同じ．）

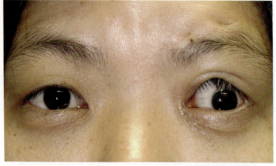

a.

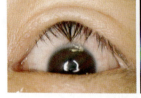

b.   c.

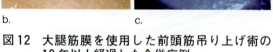

図12 大腿筋膜を使用した前頭筋吊り上げ術の10年以上経過した合併症例

a. 左側の大腿筋膜の拘縮により過矯正となり，兎眼になっている．
b. 左眼拡大写真．睫毛内反が認められる．
c. フルオレセイン染色．睫毛内反による角膜上皮障害がみられる．

（林　憲吾ら：大腿筋膜による前頭筋吊り上げ術の合併症を来した3例の特徴と治療．日本眼科学会雑誌　2013；117：132-138．）

埋没する方法で，比較的大きな結紮部が皮下の浅層に埋没されると露出や感染を起こしやすい．一方，結紮部が小さい糸状の材料（ナイロン糸など）や，前頭筋に直接縫合し，深くトンネル内に埋没するシート状の材料（大腿筋膜やゴアテックス®）では感染や露出は少ない．ゴアテックス®シートを用いた場合，感染や肉芽形成の頻

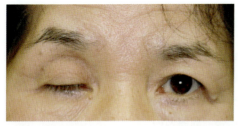
a.

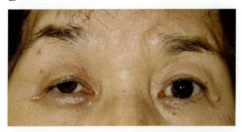
b.

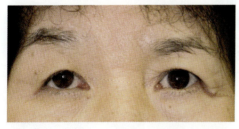
c.

図 13　ゴアテックス® シートによる吊り上げ術の低矯正の症例の顔写真
a. 右動眼神経麻痺による重度の眼瞼下垂で開瞼不能である．
b. 術後 1 か月．眉毛挙上しても MRD が 0 mm 程度と低矯正である．
c. 矯正量を再調整後，眉毛挙上して MRD が 3 mm 程度と改善している．
MRD：margin reflex distance

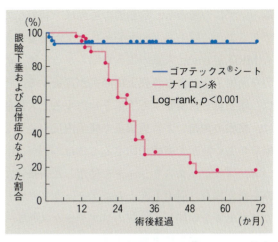

図 14　ナイロン糸とゴアテックス® シートの術後経過の比較（Kaplan-Meier 生存曲線）
下垂の再発と合併症の発生をイベントとして定義している．生存率はナイロン糸では 3 年後には約 30％ に低下しているが，ゴアテックス® シートは全経過を通じて約 90％ を維持している．（出典は図 5 と同じ．）

度はまれで約 5％ 程度である[6]．感染が起こった場合，まず抗生物質の軟膏および内服を開始する．改善がなければ，切開排膿を行う．その後も感染や肉芽形成が再発するようであれば，吊り上げ材料を摘出する．ゴアテックス® シートは周辺組織との癒着が少ないため，抜去は容易である．抜去後もゴアテックス® シート周囲に形成された線維性のカプセルが残存するため，吊り上げ効果が継続する症例もある（図 11）．

過矯正，低矯正：全身麻酔下での術中の開瞼幅は，術後の開閉瞼を予想して定量し，固定することになる．術中に固定する開瞼幅は，材料や年齢や麻酔方法によって異なる．術後，予想の開瞼幅と異なる場合がある．著明な過矯正や低矯正は，手術 1 か月後には判明す

る．いずれの場合も，前頭筋の可動域を利用して，上手に開閉瞼ができるように眉毛挙上のトレーニングが必要である．眉毛挙上してもMRDが0mm未満のような明らかな低矯正の場合，あるいは著明な閉瞼不全による角膜上皮障害が遷延するような過矯正の場合には，矯正量を再調整する手術を検討する．大腿筋膜を使用した術後に，筋膜の拘縮による過矯正や睫毛内反が発生した場合，周囲との癒着の強い筋膜を剝離切除することは，非常に困難である（図12）[3]．一方，ゴアテックス®シートを使用した術後に，過矯正や低矯正がみられた場合，眉毛上部からゴアテックス®シート周囲に形成されたカプセルを切開し，内部のゴアテックス®シートを牽引し再固定することで，容易に再調整することが可能である（図13）．

長期経過後の効果減弱・眼瞼下垂の再発：再発の頻度は手術方法や材料によって異なる．ナイロン糸での再発率は60％前後で，再発時期として2年前後が多い（図14）[6]．一方，大腿筋膜やゴアテックス®シートを瞼板と前頭筋に直接固定する方法では，下垂の再発は非常に少ない．

カコモン読解 第23回 一般問題94

上眼瞼挙筋機能のない先天眼瞼下垂の治療で適切なのはどれか．
a 上直筋短縮術　　b Müller筋短縮術　　c 前頭筋吊り上げ術
d 上眼瞼挙筋腱膜縫縮術　　e 上眼瞼挙筋腱膜短縮術

解説　挙筋機能がないため，Müller筋や挙筋腱膜の縫縮や短縮は無効である．前頭筋吊り上げ術がよい適応である．

模範解答　c

（林　憲吾）

眼瞼挙筋短縮術（levator resection）

手術適応

　眼瞼下垂手術の術式は，まず挙筋機能があるかどうかで異なる．加齢性やコンタクトレンズ性眼瞼下垂などの後天性の眼瞼下垂で，挙筋機能が良好であれば眼瞼挙筋短縮術を選択する．眼瞼挙筋短縮術には多くの術式があるが，上眼瞼挙筋のWhitnall靱帯より末梢である上眼瞼挙筋腱膜（aponeurosis）単独の短縮術（aponeurotic advancement）か，aponeurosisとMüller筋の両者の短縮術（levator resection）が選択されることが多い．後天性眼瞼下垂でも挙筋機能が弱い症例や，先天眼瞼下垂で挙筋機能がない症例では，眼瞼挙筋短縮術を施行しても十分な挙上が得られないため，ナイロン糸やゴアテックス®を用いた前頭筋吊り上げ手術を施行する．

　levator resectionがaponeurotic advancementと異なる点は，結膜とMüller筋間を剝離する部分だけである．結膜とMüller筋間の剝離のステップがやや手技的に難しいが，levator resectionは挙筋機能が比較的弱い症例から良好な症例まで，挙筋機能があればあらゆる症例に適応があるため，眼瞼下垂手術を行う術者としてぜひ身につけておきたい術式である．

levator resectionの実際

　図1にlevator resectionの流れを示す．
皮膚切開：重瞼線に沿ってデザインし，結膜下注射，皮膚側からの眼輪筋下麻酔の後，No.15cの円刃刀を用いて皮膚切開をする．指で皮膚にテンションを掛けて切開することがポイントである（図2）．
バイポーラによる止血：左手の指で創を上下に開きテンションを掛け，常に創を開いたままにする．出血点をガーゼで拭いて確認し，バイポーラの先を少し開いたまま出血点に置くようなイメージで止血する（図3）．
瞼板の露出：有鈎鑷子で瞼縁側の眼輪筋を把持し，天井方向へ引き上げ，左手の薬指で創の頭側を引くようにテンションを掛ける．眼輪筋

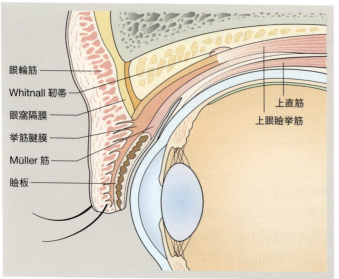

図1　levator resection の流れ

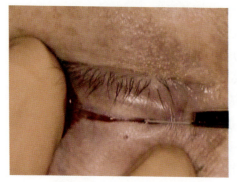

図2　皮膚切開
指でテンションを掛けて切開する．

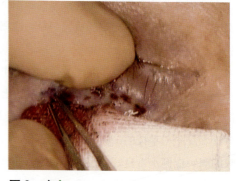

図3　止血
創を開いた状態で止血する．バイポーラの先は少し開いて使用する．

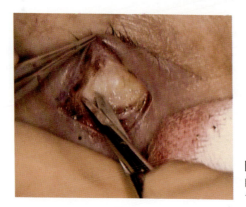

図4　瞼板の露出
眼輪筋を把持する鑷子は上にして，薬指で皮膚を頭側へ引き，テンションを掛けて瞼板を露出する．

下の瞼板へ向かってスプリング剪刀で組織を切開する．瞼板を露出していく際は，前もって焼灼してから切開すると出血しにくい(図4)．

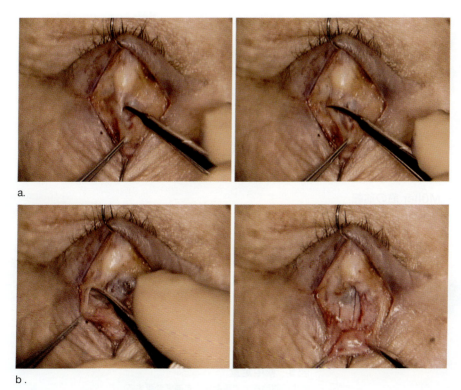

図5 Müller筋と結膜間の剝離
a. スプリング剪刀の先で鈍的に結膜とMüller筋間を剝離してから，Müller筋を横方向に切開する．
b. Müller筋を瞼板の上方で切開した後，結膜とMüller筋間を剝離する．

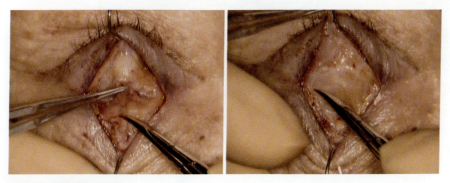

図6 眼窩隔膜の切開
光沢のある挙筋腱膜の表面が露出するまで切開する．

Müller筋と結膜間の剝離：Müller筋は瞼板上縁に付着しているので，スプリング剪刀の先で鈍的に結膜とMüller筋間を剝離してから，Müller筋を横方向に切開する（図5a）．その後，Müller筋を結膜から剝離する．血管があれば，バイポーラで焼灼してから切開する（図5b）．
眼窩隔膜の切開：光沢のある挙筋腱膜の表面が出てくるまで眼窩隔膜を横方向へ切開する．一度切開したラインは，上下にずらさずに

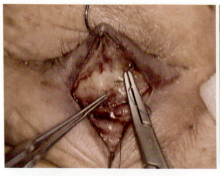
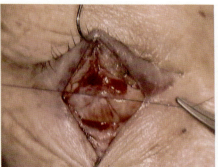

図7 挙筋腱膜＋Müller筋の前転
瞳孔直上の瞼板上1/3へ通糸．

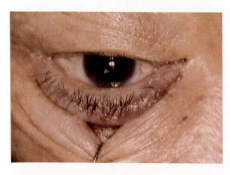

図8 術中定量
術中の開瞼程度で通糸部位を適宜変更する．

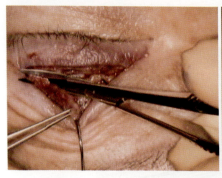
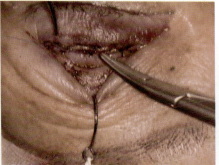

図9 重瞼形成
余剰の挙筋腱膜＋Müller筋を切除し，先端部と眼輪筋を固定する．

切開を深く進めていくのがよい（**図6**）．

挙筋腱膜とMüller筋の前転：挙筋腱膜とMüller筋を一塊に6-0ナイロン糸で瞼板へ固定する．瞼板への通糸は瞳孔直上の瞼板上1/3の部位である（**図7**）．

術中定量：角膜輪部より1〜2mm下が基本であるが，片側の状態や患者の希望に応じて挙上量を調整する（**図8**）．挙上が足りなければ前転量を増やし，過剰であれば減らす．瞼縁の形，カーブがよければ鼻側，耳側にも通糸し，3点固定とする．

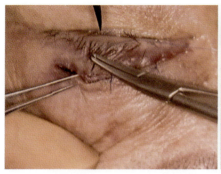
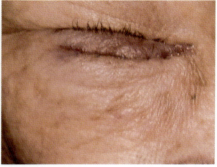

図10 皮膚縫合
瞼縁よりを少し浅く，上を少し深く拾って縫合する．

重瞼形成：定量が決定したら余剰の挙筋腱膜およびMüller筋を切除し，重瞼形成目的にその先端部と眼輪筋を7-0ナイロン糸で3点通糸固定する（図9）．

皮膚縫合：皮膚縫合して手術を終了する（図10）．

カコモン読解　第21回 臨床実地問題47

眼瞼下垂手術の術中写真を図に示す．矢印の組織はどれか．

a 腱膜
b 瞼板
c 結膜
d 皮下脂肪
e 上眼瞼挙筋腱膜

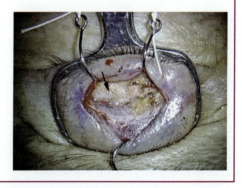

解説　挟瞼器を用いて眼瞼下垂手術を施行している術中写真である．surgeon's viewとなっており，写真の上方が腹側，下方が頭側である．重瞼線での切開創を釣針鈎で上下に開いており，創の中央付近にある白〜クリーム色の組織が矢印で示されている．眼瞼下垂手術のステップからみると，まだ挙筋腱膜や結膜が露出する段階ではなく，睫毛からの距離から考えても瞼板が露出された段階であることに疑いの余地はないであろう．図4とほぼ同じ段階の写真である．

模範解答　b

（渡辺彰英）

眼瞼挙筋短縮術（aponeurotic advancement）

文献は p.413 参照.

手術適応

　眼瞼挙筋短縮術には上眼瞼挙筋の Whitnall 靭帯より末梢である上眼瞼挙筋腱膜（aponeurosis）単独の短縮術（aponeurotic advancement）や挙筋腱膜と Müller 筋の両者の短縮術（levator resection）などがあるが，ここでは挙筋腱膜単独の短縮術（aponeurotic advancement）について解説する．

　aponeurotic advancement は，挙筋機能がある眼瞼下垂に適応されるが，挙筋機能が若干悪い症例では挙筋腱膜の前転量が多くなり，下方視時の lid lag（眼瞼の置き去り現象）や閉瞼不全の原因となるため，術前の挙筋機能が 10 mm 以上の良好な症例に行うのが好ましい．挙筋機能がやや弱い場合や挙筋腱膜と Müller 筋の間の脂肪変性が強く，挙筋腱膜のみの前転では挙上が不十分な場合は，Müller 筋と結膜間を剥離して，挙筋腱膜と Müller 筋の同時短縮術（levator resection）にコンバートする必要がある．

使用器具

　眼瞼下垂手術に使用している器具を図 1 に示す．京都府立医科大学附属病院眼科ではデザインはピオクタニンエタノールを用いて竹串で行っている．太い皮膚マーカーペンでは切開ラインが意図する線からずれてしまう可能性があるため，できるだけ細いものを用いるほうがよい．眼瞼下垂手術では No.15c メスが最も使いやすい．鑷子および剪刀類は，眼瞼下垂手術の際にはスプリング剪刀，有鉤鑷子，カストロビエホ氏持針器を用いている．釣針鉤は創を展開する際に使用するが，シルク糸を釣針鉤につけてモスキート鉗子などシーツに固定し，創を愛護的に展開する．挟瞼器は不要であるが，使用する場合は，ネジ式のものが使用しやすく，徐々に緩めながら出血点を確認する．バイポーラは必ず鑷子型バイポーラを用いる．眼瞼下垂の手術の際には，あまり大きめのものでなくてもよい．

2. 眼瞼の機能異常　103

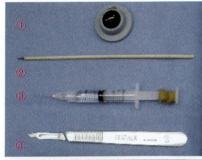
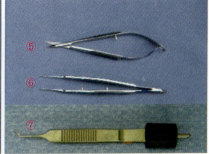
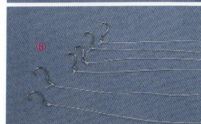
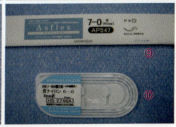

図1　使用器具
①ピオクタニンエタノール
②竹串
③2％キシロカイン®
④No.15c メス
⑤スプリング剪刀
⑥有鈎鑷子
⑦バイポーラ
⑧中村氏式釣針鈎
⑨7-0 アスフレックス
⑩6-0 ナイロン糸

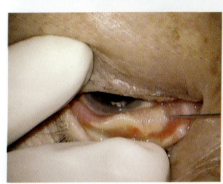
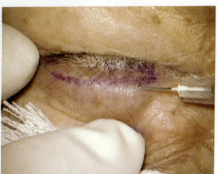

図2　デザインと局所麻酔
重瞼線でのデザインの後，結膜下と眼輪筋下へ局所麻酔薬を注入．

aponeurotic advancement の実際

　aponeurotic advancement の流れを**表1**に示す．
デザインと局所麻酔：重瞼線に沿ってデザインし，結膜下，皮膚側からの眼輪筋下へ麻酔（**図2**）を行う．結膜側に注入するキシロカイン®はエピネフリン無添加のものが望ましい．エピネフリン入りの場合，Müller 筋を収縮させることがあり，術中定量が術後低矯正となることがあるからである．
皮膚切開と止血：円刃刀を用いて皮膚切開をする．左右の指で皮膚にテンションを掛けて切開する．止血は，左手の指を使って創を上下に開きながら，横にガーゼを置いて出血点から少しずつずらしながら止血する．バイポーラの先は少し開いたままで，その間にある

表1　aponeurotic advancement の流れ

1	デザイン，局所麻酔
2	皮膚切開，止血
3	瞼板の露出
4	挙筋腱膜と Müller 筋間の剥離
5	眼窩隔膜切開
6	挙筋腱膜の前転，瞼板への固定
7	術中定量
8	余剰の挙筋腱膜切除，重瞼形成
9	皮膚縫合

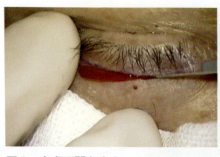 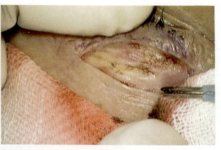

図3 皮膚切開と止血
皮膚切開は，左右の指でテンションを掛けて行う．バイポーラの先は，少し開いて止血．

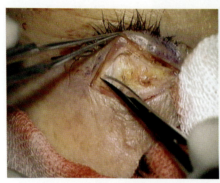 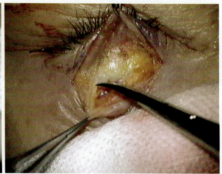

図4 瞼板の露出
有鈎鑷子で眼輪筋を把持して上に引き上げ，左手の薬指で頭側の皮膚を引いて創にテンションを掛けながら，スプリング剪刀で瞼板を露出．

組織を焼灼すると止血の効率が上がる（図3）．

瞼板の露出：有鈎鑷子で瞼縁側の眼輪筋を把持し天井方向へ引き上げ，左手の薬指で創の頭側を引くようにテンションを掛ける．スプリング剪刀を用いて瞼板を露出する（図4）．眼瞼鼻側が下がった開瞼状態にならないように，まず露出した部分から瞼板表面を左右に追いかけ，バイポーラを用いて焼灼して切開するという動作を繰り返す．

挙筋腱膜とMüller筋間の剝離：挙筋腱膜の露出は，釣針鈎を用いて創を上下に展開し，瞼板やや頭側の挙筋腱膜を手前に引きながら切開する（図5）．Müller筋と挙筋腱膜の間は疎な組織であり剝離しやすいが，しばしば挙筋腱膜の裏面とMüller筋との間に脂肪沈着が多く，挙筋腱膜表面のdefectをきたしているような場合は，挙筋腱膜のみを露出しようとすると薄くて前転できないこともある．そのときには，Müller筋と結膜間を剝離し，挙筋腱膜とMüller筋を一塊にして前転するlevator resectionにコンバートする．

眼窩隔膜の切開：挙筋腱膜裏面を露出した後，挙筋腱膜の先端を下方へ引き，挙筋腱膜の表面が出てくるまで眼窩隔膜を横方向へ切開する（図6）．

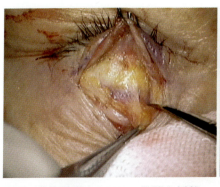
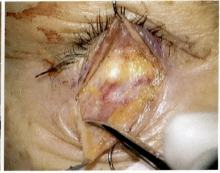

図5 挙筋腱膜とMüller筋間を剥離
挙筋腱膜を手前に引きながら切開し，挙筋腱膜の裏面を露出するように挙筋腱膜とMüller筋間を剥離する．

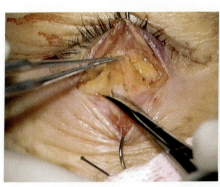
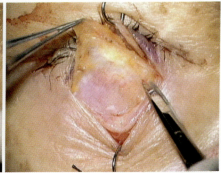

図6 眼窩隔膜の切開
挙筋腱膜の表面が露出するまで眼窩隔膜を横方向に切開．

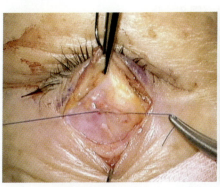
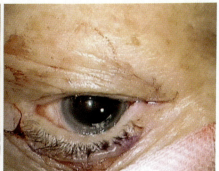

図7 挙筋腱膜の前転，瞼板への固定
瞳孔直上の瞼板上1/3へ通糸固定．術中開瞼による定量で中央の糸が決まれば，鼻側と耳側に追加し3点固定．

挙筋腱膜の前転，瞼板への固定：挙筋腱膜を6-0ナイロン糸で瞼板上1/3の部位に仮留めする（図7）．術中定量で瞼縁の形，カーブがよくなるまで何度も掛け直す．よければ鼻側，耳側にも通糸し3点固定とする．3点固定の後，挙上量，瞼縁のカーブを確認する．過不足や変形があれば瞼板の固定位置を適宜変更する．

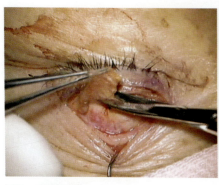
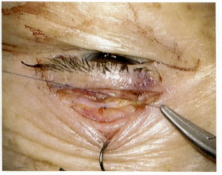

図8 重瞼形成
余剰の挙筋腱膜を切除し，眼輪筋と縫合．眼輪筋と挙筋腱膜の先端部を通糸固定し，重瞼形成．

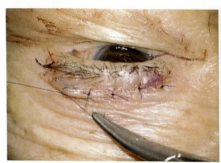
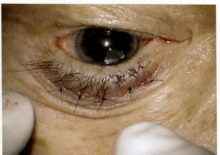

図9 皮膚縫合
瞼縁側を少し浅く，頭側を少し深く拾って通糸する．

重瞼形成：定量が決定したら余剰の挙筋腱膜を切除する（図8）．睫毛内反予防と重瞼形成のため，挙筋腱膜の先端と眼輪筋を7-0アスフレックスで3点通糸固定する．

皮膚縫合：皮膚を7-0アスフレックスなどで縫合し手術を終了する（図9）．重瞼切開での皮膚縫合のポイントは，瞼縁側を少し浅く，頭側を少し深く拾って通糸することである．

再手術例での対応

　aponeurotic advancement は，Müller筋と結膜間の剥離を行わず，挙筋腱膜とMüller筋の間を剥離する術式である．挙筋機能が良好な初回手術であれば比較的手術を行いやすいが，Müller筋と挙筋腱膜間の脂肪変性が強く，aponeurotic advancement のみではしっかりとした前転が行えないことも十分ある．再手術症例の場合は，特にaponeurotic advancement の適応とはなりにくく，瘢痕を含めてMüller筋と結膜間を剥離する levator resection が望ましい．

　　　　　　　　　　　　　　　　　　（渡辺彰英）

Müller tuck（ミュラータック）法：西條原法

眼瞼下垂は奥の深い分野である

　上眼瞼は複雑な層状組織構造をなし，多彩な開瞼機能をもつ繊細な器官である．また，形態上の固体差（細い目，大きい目，一重か二重，開瞼時の眉毛挙上の有無など）と年齢差（経年的変化）があり個人差の目立つ部位である．このため，眼瞼下垂を扱うにあたっては基礎（解剖，生理）と臨床（症状，診断，手術法）の両面からの検討が求められる．最近ではMüller筋の神経生理学[1]に基づく眼瞼下垂の周辺症状（交感神経症状）[2]が注目され，手術の際にMüller筋の扱いかた[3]が問題となるなど，課題は多く奥の深い分野である．このような視点から，筆者が行ってきたMüller tuck法（ミュラータック法）[*1]の概念と臨床について述べる．

文献はp.413参照．

Müller tuck法のコンセプト

　眼瞼下垂の手術原理は，下垂した瞼板を挙上し開瞼不全を正常化することにある．このため眼瞼挙筋のmotorとしての収縮力を瞼板に直接伝える挙筋腱膜（前葉）とMüller筋（後葉）の2葉のtransmitterを標的とした挙筋短縮術が一般に行われ，両者の選択と組み合わせによりさまざまな術式（挙筋腱膜短縮，眼窩隔膜翻転短縮[2]，挙筋腱膜

[*1] 本法の命名についてはMüller筋タッキング法，Müller筋短縮術など混乱があるが，挙筋腱膜をタッキングする術式が"aponeurotic tuck"として報告[4]されているのに対比して，筆者は本法を"Müller tuck法"とする．

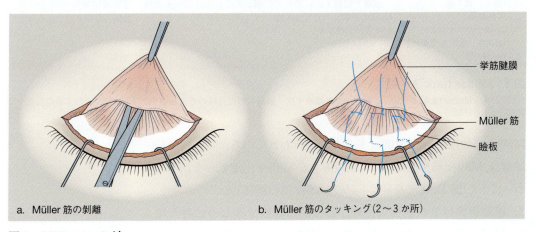

a. Müller筋の剥離　　b. Müller筋のタッキング（2〜3か所）

挙筋腱膜
Müller筋
瞼板

図1　Müller tuck法

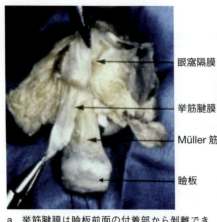

a. 挙筋腱膜は瞼板前面の付着部から剝離できるが，Müller 筋は瞼板上縁に停止し剝離できない．

b. 挙筋腱膜と Müller 筋の間には post-aponeurotic space があり，挙筋腱膜と Müller 筋を剝離する際の surgical plane*2 となる．

図2 眼瞼の死体解剖

*2 **surgical plane**
手術の際に解剖上，容易に剝離できる層（"peeling away" tissue layer）．

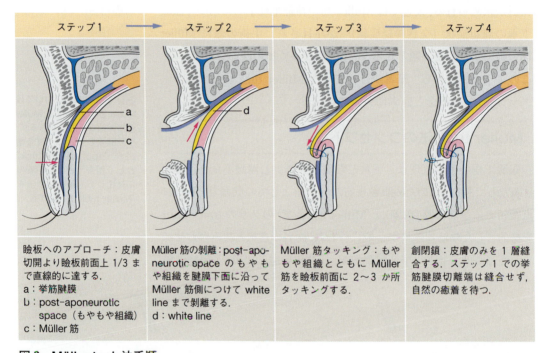

ステップ1	ステップ2	ステップ3	ステップ4
瞼板へのアプローチ：皮膚切開より瞼板前面上 1/3 まで直線的に達する． a：挙筋腱膜 b：post-aponeurotic space（もやもや組織） c：Müller 筋	Müller 筋の剝離：post-aponeurotic space のもやもや組織を腱膜下面に沿って Müller 筋側につけて white line まで剝離する． d：white line	Müller 筋タッキング：もやもや組織とともに Müller 筋を瞼板前面に 2〜3 か所タッキングする．	創閉鎖：皮膚のみを 1 層縫合する．ステップ1 での挙筋腱膜切離端は縫合せず，自然の癒着を待つ．

図3 Müller tuck 法手順
（西條正城：Müller tuck 法〈原法〉．超アトラス眼瞼手術―眼科・形成外科の考えるポイント．東京：全日本病院出版会；2014．p.155-162．）

Müller 筋短縮，結膜 Müller 筋短縮）が行われている．これに対し筆者は，Müller 筋を選択的に単独短縮する Müller tuck 法[5] を開発し行ってきた（図1）．その原理は下記の Müller 筋の解剖上の二つの特性，

1. 挙筋腱膜は瞼板前面に付着し瞼板から剝離できるのに対して Müller 筋は瞼板上縁に付着停止し剝離できない．解剖学上は瞼

板挙上の主軸（main transmitter）となっている（図2a），
2. Müller 筋と挙筋腱膜との間（post-aponeurotic space）には疎な網目状結合組織（以後，もやもや組織）の層があり，手術の際に Müller 筋を損傷することなく安全に剝離できる surgical plane（図2b）となる[6]，

以上の解剖学的考察に基づき Müller 筋にターゲットを絞った新しい術式として開発したものである．単独短縮であるため手術手順も4ステップの操作（図3）で終わり，眼窩隔膜，眼瞼挙筋その他複雑な眼瞼組織構造への侵襲を最小限にとどめる術式である．

これまで本法によって多くの手術例で良好な瞼板挙上効果が得られ，最近は5〜10年以上の長期経過例も確認している．また，Müller 筋の伸展負荷に起因する眼瞼下垂の周辺症状（交感神経症状）の改善も認められている．

本法の特徴

低侵襲手技である：解剖がわかりやすく，手術時間も短い．
ダウンタイムが短い：痛みや腫れも少なく，術後1週で通常生活に戻れる．
早期修正が容易：術後3週以内であれば，侵襲も少なく容易にタッキング修正できる．
再手術の再現性：2回以上の再手術が可能である．
長期経過観察：2〜4年後の再発例もあるが，5年以上，最長10年の改善例も少なくない．
合併症：血腫形成など局所の問題および周辺症状の増悪など Müller 筋への直接侵襲によると思われる障害は認めていない．

手術適応

挙筋機能が5 mm 前後以上あるすべての下垂に第一選択としている（表1）．先天性下垂例では挙筋機能が5 mm 以下でも術中に Müller 筋が確認でき，その収縮運動が認められる例では本法でのタッキング効果はある（症例，図15）．また，他施設で行われた筋膜吊り上げ術後の再発例にも本法の有効例があり，初回手術の選択肢としている．眼瞼性筋無力症，Marcus Gunn 現象の下垂などにも本法は初回手術として有効である．その他，高齢や慢性全身性疾患などで低侵襲手術を要する例には適している．

手術の実際

本法では切開線が術後に重瞼線にはならないので，重瞼線を無視

表1 手術適応（本法により，改善されたもの）

先天性	挙筋機能あるものの初回手術
腱膜性	退行性 コンタクトレンズ性
神経性	顔面神経麻痺 Horner 症候群 Marcus Gunn 現象
人為性	美容手術後 ボツリヌス注射後
その他	義眼性 コーカソイド

1mL シリンジ，32G 針　　切開線

図4　デザインと局所麻酔
瞼板上縁に相当する皮膚面に 15mm 前後の切開線をデザインする．麻酔は 1mL シリンジ，32G 針にて切開線直下の皮下に針長 15mm の届く範囲まで 1 点刺入注入する．針を直角に曲げると操作性がよく，鼻側よりの水平注入も容易である．麻酔液は 2% リドカイン片側約 0.5mL 以下の注入で十分な効果があり，Müller 筋への影響は避けられる．

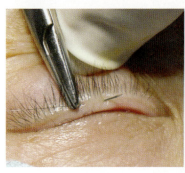
a.

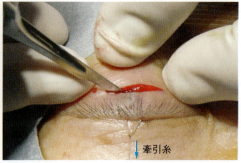
b.

↓牽引糸

図5　牽引糸と皮膚切開
a. 瞼縁の瞼板に牽引糸（7-0 ナイロン）を掛ける．2 か所のほうが瞼板がたわまず均等に牽引できる．
b. 牽引糸を下方に引きながら（矢印），左指（右利きの場合）で皮膚を上方向に緊張させて切開する．切開線は，瞼板上縁に相当する皮膚面の位置（瞼縁から 7～8mm）で長さ 15mm 前後とする．

して，瞼板の上縁に相当する皮膚面の位置（瞼縁より 7～8mm）に切開線をデザインする（図4）．局所麻酔は最少量で最大範囲の効果（低侵襲麻酔）を目指して，エピネフリン含有 2% リドカインを 1mL シリンジ，32G 針を用い，片側約 0.5mL を皮下に水平方向に 1 点刺入注入する（図4）．数か所の刺入は traumatic で皮下出血の原因ともなる．注入後はすぐに指で揉みほぐし，麻酔の皮下浸透を速める．皮下への少量注入であるので眼瞼挙筋，Müller 筋への影響はない．結膜面への麻酔は不要である．麻酔後，瞼縁部の瞼板に牽引糸を掛ける（図5）．皮膚切開とその後の術野の制御と展開に有効で，創面に直接掛けるフックや鈎類に比べて atraumatic である．瞼板前の挙筋腱膜の切離と post-aponeurotic space の剝離は最も重要な操作で，瞼板から切離した瞼板前挙筋腱膜を垂直に牽引し（図6），挙筋腱膜下面でもやもや組織を Müller 筋側につけ，剪刀で鈍的に剝離を進め，近位側の white line を確認する（図7）[*3]．

[*3] **もやもや組織の処理（図7）**
post-aponeurotic space のもやもや組織の剝離操作は，意外に難しい．腱膜側につけないように，Müller 筋側に落としながら，挙筋腱膜下面で white line を確認するまで剝離を進め，可及的にタッキング組織に含める．

2. 眼瞼の機能異常　111

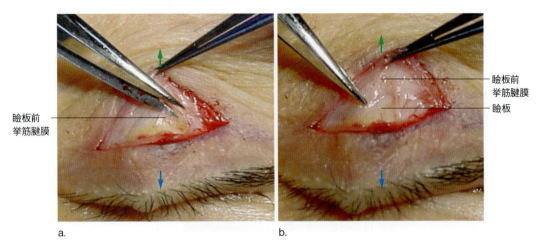

図6　瞼板前面上1/3の操作（↑：挙筋腱膜を垂直方向に牽引，↓：瞼縁を前方に牽引）
a. 眼輪筋を切離後，瞼板前挙筋腱膜を瞼板より切離，瞼板上縁を露出する．
b. 瞼板前挙筋腱膜を垂直に牽引し，緊張を掛け挙筋腱膜下（post-aponeurotic space）に入る．

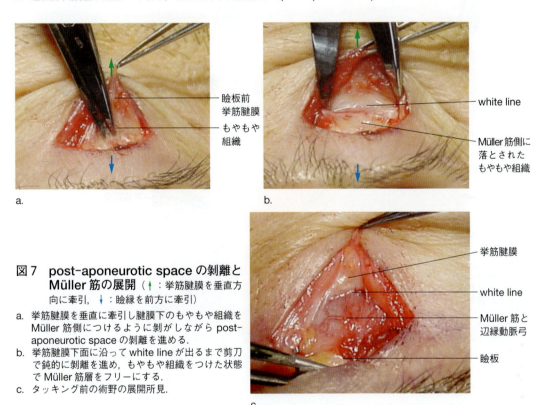

図7　post-aponeurotic space の剥離とMüller 筋の展開（↑：挙筋腱膜を垂直方向に牽引，↓：瞼縁を前方に牽引）
a. 挙筋腱膜を垂直に牽引し腱膜下のもやもや組織をMüller 筋側につけるように剥がしながら post-aponeurotic space の剥離を進める．
b. 挙筋腱膜下面に沿って white line が出るまで剪刀で鈍的に剥離を進め，もやもや組織をつけた状態で Müller 筋層をフリーにする．
c. タッキング前の術野の展開所見．

　この操作で挙筋腱膜と Müller 筋が完全にフリーになる．ここで上方視，下方視での Müller 筋の動きを確認する（**図8**）．通常10～15 mm 前後の動きがあるが，可動量が少ない例では術後低矯正になりやすい．また，Müller 筋層に弾力性がなく，牽引しても抵抗が強い場合は Müller 筋の脂肪変性，眼瞼挙筋自体の線維化などが考え

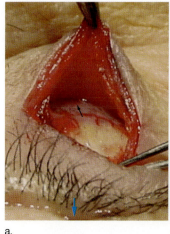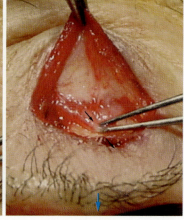

図 8　Müller 筋の動きの確認
　　　　（牽引糸で瞼板を制御した状態）
a. 上方視で Müller 筋が近位方向に引きこまれ，角膜が透過する（黒矢印）．
b. 下方視で Müller 筋は抵抗なく引き出せる．
上方視，下方視ともに 10 mm 前後のフリーな動きがあれば，Müller 筋タッキングの開瞼効果は大きく，本法のよい適応となる．動きが少なく，引き出しに抵抗がある場合は低矯正になりやすい．

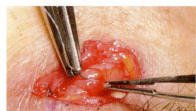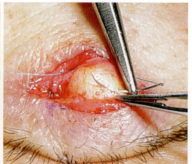

図 9　Müller 筋のタッキング
a. 結膜に通糸しないよう Müller 筋をつまみ上げて糸を掛ける．
b. 瞼板側は角針にて瞼板半層まで深くしっかりと刺入する．糸は 7-0 ポリエチレン編糸を使う．
c. 2 か所タッキング終了時の術野の展開．挙筋腱膜，white line，タッキングされた Müller 筋が確認できる．

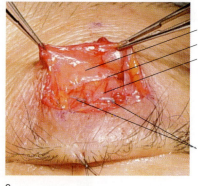

挙筋腱膜
white line
タッキングされた Müller 筋
糸

られ，タッキングしても静的挙上効果しか得られない．瞼板へのタッキング縫着は瞼板の半層以上深く，角針で編糸をしっかり通す（図 9）．術後 3〜6 か月以内の早期再発例の原因は瞼板縫着糸のはずれや緩みが原因となるので，糸は組織癒着性のある 7-0 ポリエチレン編糸を使っている．

最後に Müller 筋タッキングの終了時の解剖展開（図 9c）を確認し創閉鎖する．瞼板前面で一部切離した挙筋腱膜断端はもとの位置

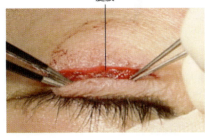
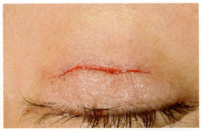

a.　　　　　　　　　　　　　b.

図10　創閉鎖
a. 挙筋腱膜断端をつまんで瞼板上縁の切離部に戻す．再縫着はせず自然の癒着を待つ．
b. 皮膚縫合前．腫脹はわずかで出血もない．止血はすべてバイポーラ鑷子で行うのが確実である．

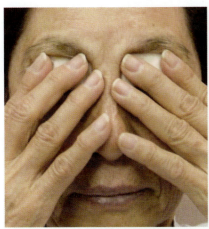
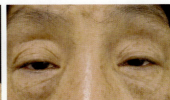

b. 術前正面視

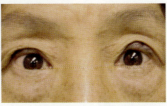

a. 術後のガーゼによる創部の圧迫　　　c. ガーゼ圧迫をとった術直後の正面視

図11　術直後の創ケア
a. 術後本人に両手（片側例では片手）の指で創部を生理食塩水ガーゼで圧迫（10〜20分）を行ってもらい，後出血を防止する．
b. 術前．
c. ガーゼ圧迫をとった術直後．出血もなく，腫れも少なく，開瞼も良好である．視界を遮る眼帯やガーゼドレッシングは不要で，このまま直接創部をアイスパックで適宜冷やしながら帰宅させる（このために感染が起こる心配はない）．

に戻すだけで自然の癒着を待ち，皮膚のみを縫合する（図10）．

矯正位の決定と眼瞼のバイタルサイン：健常な開瞼状態を端的に表す教科書的記載に The "Eyelid Vital Signs"[7]*4 があるが，この表示法を眼瞼下垂の診断，術後の評価の基準にするとわかりやすい．筆者は角膜露出度を重視して MRD（正面視角膜露出度），上方視角膜縦径（上方視角膜露出度），挙筋機能の三つを"眼瞼のバイタルサイン"*5 としている．このうち術中の矯正位の決定については，坐位での正面視 MRD（3mm 以上）と上方視角膜縦径（3/5 以上）*6 を基準にしている．正面視だけでなく，上方視の開瞼改善度を診ることは術後の評価，特に症例のプレゼンテーションには必須である．

*4 The "Eyelid Vital Signs"

①	Margin reflex distance（MRD）
②	Skin crease hight
③	Levator function

（Nerad JA：Oculoplastic Surgery. The Requisites in Ophthalmology. St. Louis：Mosby；2001.）

*5 眼瞼のバイタルサイン
*4 の ② を筆者改変．

①	正面視 MRD 正常：3〜4mm
②	上方視角膜縦径 正常：3/5〜5/5 （5分数で表示）
③	挙筋機能 正常：平均 15mm

MRD：margin reflex distance

*6 上方視角膜露出度
眼瞼下垂の診断，術後の評価には正面視の MRD と同時に上方視の角膜露出度が重要である．この計測表示に，筆者は上方視角膜縦径と全角膜縦径の比を5分割法で分数表示している．
正常：3/5〜5/5

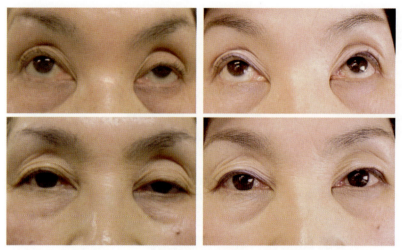

a. 術前（6年後再発時）　　　b. 術後

図12　左コンタクトレンズ性下垂：6年後に再発した再手術例（63歳, 女性, 左眼）

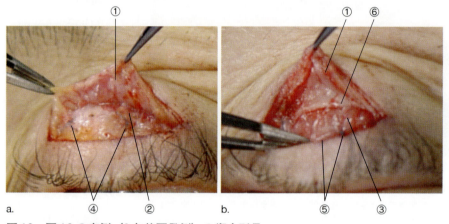

図13　図12の症例（6年後再発例）の術中所見
a. 再手術時 post-aponeurotic space の剝離展開. 瞼板に残った初回瞼板縫着糸を目安に剝離すると容易である. このため初回手術時に非吸収性 7-0 ポリエチレン編糸を使う.
b. Müller 筋タッキング終了時の展開. 初回手術と同じ術野展開が得られ, 再現性がある.
① 挙筋腱膜　　　　　　　　　　④ 初回手術時のタッキング糸（6年前）
② Müller 筋　　　　　　　　　　⑤ 再手術時のタッキング糸
③ 再手術でタッキングされた Müller 筋　⑥ Müller 筋タッキングで引き出された white line

術後管理

　生理食塩水ガーゼによる創部の圧迫を術直後患者に10～20分行ってもらい（**図11a**）, 出血のないのを確認して適宜冷やしながら帰宅させる. 術直後の腫れも目立たず開瞼も改善しているので（**図11c**）, 視界を遮る眼帯やガーゼ圧迫固定などのドレッシングは不要である. また, 創ケアの一般[8]として当日より入浴, 洗髪, 洗顔と同時に創部の洗浄を勧めている. これまで出血, 感染などの問題はなく, 術

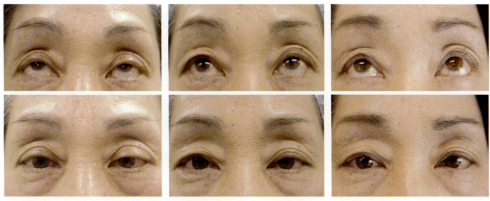

a. 術前　　b. 術後2週（タッキング追加修正術前）　　c. 術後1か月

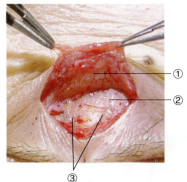

d. 2週後の初回手術創の展開

図14　退行性下垂：早期追加修正例（61歳，女性）
術後2週で左低矯正あり，初回手術創を鈍的に全開することができ，タッキングの追加だけで終わる．
d. ①挙筋腱膜，②Müller筋と辺縁動脈，③初回手術時のタッキング糸

創の積極的洗浄は創治癒にもよく，また本人にとっても快適である．

追加手術

　術中の坐位での開瞼が良好でも術後早期の低矯正や，左右差が目立つことがある．この場合は術後3週間以内であれば癒着も軽度で，メスを使わず鈍的に術野全体を再展開することができ，タッキングの追加調整は容易である．術後の痛みや腫れもなく，患者への負担も少ない．このメリットを考え，追加修正は術後3週以内の早期に行っている．長期再発例の場合は癒着はあるが，初回手術時のタッキング糸を目印にすることでMüller筋層の剥離同定ができ，2回以上の再手術にも再現性がある（**図12，13**）．このため初回手術時のタッキング糸は非吸収7-0ポリエチレン編糸を使っている．

Müller tuck 法と合併手術

　皮膚切除，重瞼術などの合併手術は初回手術時に一期的に行われることが多いようであるが，筆者は原則一期的には行わず，術後経

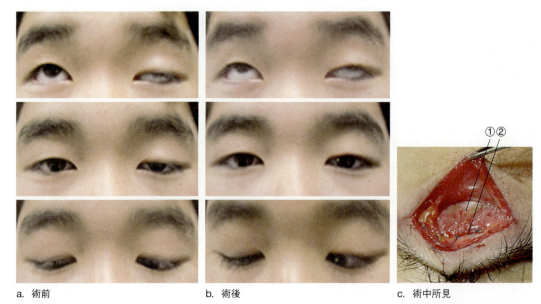

a. 術前　　　　　　　　b. 術後　　　　　　　　c. 術中所見

図15　先天性下垂（8歳, 男児, 左眼）
術後, 正面視は改善, 上方視は不良. 術後7年, 本人は満足している.
c. ① 線維化した眼瞼挙筋, ② タッキングされたMüller筋

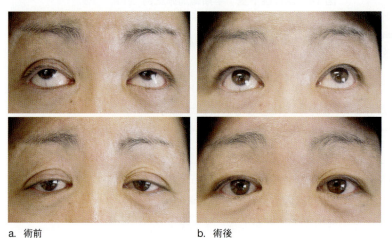

a. 術前　　　　　　　　b. 術後

図16　コンタクトレンズ性下垂（55歳, 女性）
術後, 昔の奥二重の目に戻る. 重瞼術は行っていないが, 切開線より上に自然の二重ができている.

過をみて必要な場合に二期的に行っている．術後の余剰皮膚や重瞼の変化などは術前に十分説明しておくことで開瞼不全および周辺症状の改善に満足し，むしろ昔の目に戻ったと喜ばれ，術後の変容に対する整容的手術は望まない例が少なくない（図14〜20）．このことから筆者は手術結果の評価の単純化に重点を置いて，初回手術はMüller筋単独短縮の単一手技に徹している．

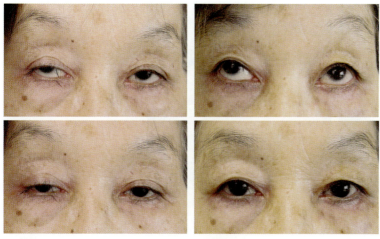

a. 術前　　　　　　b. 術後

図17　退行性下垂（パーキンソン病に合併）（71歳，女性）
パーキンソン病で歩きにくいうえに視界が悪く，日常生活に不自由．術後は視界良好，不自由なし．昔の奥二重の目に戻る．

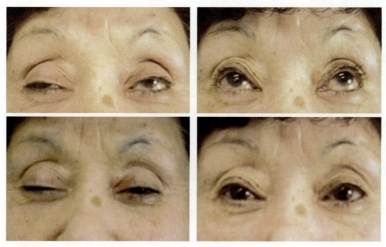

a. 術前　　　　　　b. 術後

図18　白内障手術後下垂（72歳，女性）
重度下垂，右眼は失明，歩行も不自由．術後，開瞼良好．

本法の作用機序について

　本法は近年，他施設でも広く行われるようになるなど臨床的には実証された方法である．しかしその作用機序については，生理学的研究がなく臨床的事実が先行しているのが現状である．ここでは，挙筋腱膜短縮術と対比して筆者の考えを以下にまとめる．

　Müller筋は，挙筋腱膜短縮術では腱膜の短縮に随伴して間接的に短縮（external shortening）が行われるが，本法ではMüller筋を

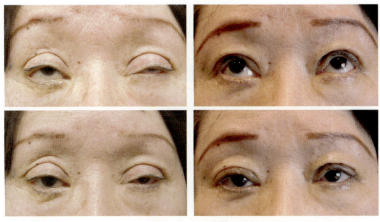

a. 術前　　　　　　　　b. 術後

図19　医原性下垂（66歳，女性）
30歳時，美容外科で受けた重瞼術後の下垂．36年間にわたる開瞼障害あり．挙筋腱膜は切除され，皮膚とMüller筋が癒着していた．本法のみで開瞼改善，術後，昔の目に戻る．

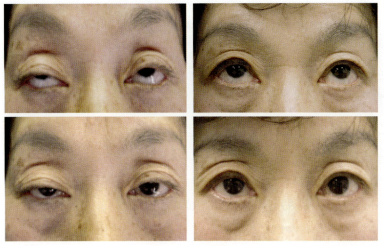

a. 術前　　　　　　　　b. 術後

図20　コンタクトレンズ性下垂（54歳，女性）
ハードコンタクトレンズ装用歴45年．周辺症状も改善し，術後5年，再発なし．

2，3か所，部分的に直接短縮することにより下垂によって過伸展されたMüller筋[3]全体の短縮（internal shortening）が誘導されMüller筋の伸展負荷（Müller load）がとれる．その結果，眼瞼挙筋-Müller筋複合体としての生理機能が回復し，Müller筋を介しての瞼板挙上運動が正常化されるものと考える．

今後の神経生理学的解明が待たれるところである．

（西條正城，西條智博）

眼瞼下垂術後の修正法について教えてください

Answer 術後に満足の得られないケースについて，原因を的確にとらえてその修正となるよう術式を選択します．

術後に起こりやすいトラブル

眼瞼下垂手術は眼形成手術のなかでも最も多く行われている術式の一つであり，まぶたを上げることで，視野を遮るのを防ぐ．術前後の変化は QOV（quality of vision）に大きく寄与するため，患者の満足度も非常に高いことはいうまでもない．しかしながら，よかれと思って行った手術も，患者自身のみならず術者も満足できない結果となる場合が時として起こる．さまざまな理由が考えられるが，比較的頻度が高い以下の三つのトラブルをとりあげ，筆者が行っている修正法について解説する．
1. 眼瞼挙筋短縮術（前転）による低矯正または過矯正
2. 眼瞼下垂吊り上げ術による低矯正または過矯正
3. 重瞼線の乱れ，および左右差

眼瞼挙筋短縮術による低矯正または過矯正

最も多いトラブルである．

低矯正：術前の挙筋機能の評価があいまいであったため挙筋を短縮（前転）しても，十分な挙上量が得られないことが考えられる．術前に眉毛による代償性挙上を排除して，正確に挙筋機能を評価することが，最大の予防法である．挙筋群の退行性変化が著しい（挙筋機能 3 mm 以下）の場合などは，術中判断で吊り上げ術にコンバートできるように，あらかじめインフォームド・コンセントを得ておく準備をしておきたい．また，先天下垂に対して短縮（前転）が行われた場合も，挙上量不足であれば吊り上げ術を追加すべきであることは，いうまでもない．

過矯正：術式にもよるが，一般的に過度な短縮（前転）が原因であることが多い．術後，過矯正かどうかの判断に際して，片側のみ先行して手術を行った場合は，Hering の法則[*1]に留意すべきである．す

[*1] **Hering の法則**
上眼瞼は神経核から両側に等量で支配されているため，一方を用手や手術などで挙上させてシグナルを減少させることにより他方へのシグナルも減少するため，一見正常にみえた健側の眼瞼が下降する現象．

なわち，見せかけの過矯正になっているだけかもしれない．この場合は，引き続き反対側を手術することでバランスがとれることもある．

しかし，瞬目時などの不随意閉瞼時に完全閉瞼できない，または下方視時に眼球結膜の上方が露見する scleral show は，明らかに過矯正である．Whitnall's sling を行った場合などは，その傾向が強い．その場合は，手術による矯正すなわち眼瞼延長が必要となる．術後早期（1 週間以内）であれば，挙筋腱膜や Müller 筋を固定した糸をはずし，適正な位置に固定し直すことができることもある．しかし，時間経過したものは，同部は瘢痕となっており，糸を外しただけでは十分な矯正は不能となる．その場合は，瞼板と挙筋群との間の接合部を切離し，結膜との癒着を十分に剝離した後，挙筋腱膜から連続した形で眼窩隔膜を矩形に挙上翻転し，その断端を瞼板に再固定する．矩形の眼窩隔膜弁は，症例にもよるが 20 mm 程度の比較的長めにしないと効果は少ない．また，瘢痕が著しい場合や，初回手術で眼窩隔膜に著しい侵襲が加わっている場合は，眼窩隔膜弁のみでは延長効果は得にくい．その場合，筆者は挙筋群と瞼板の間の瘢痕切離，結膜との癒着剝離を行った後，脂肪移植を行っている．脂肪は，鼠径部の外腹斜筋膜上の perifascial areolar tissue（PAT）を含む脂肪組織を用いる．PAT は微細な血管網をもつ疎な結合組織で，その直上の脂肪組織と一緒に移植することで，血流の安定した，術後萎縮や拘縮の少ない安定した脂肪移植が可能となる．移植脂肪のサイズは瞼板の中央 2/3 程度で，瘢痕拘縮が完全に切離され，瞼板がフリーになるまでの幅とし，高さはおよそ 8～10 mm としている．厚みは，脂肪側をある程度は thinning しておいたほうがよい．挙筋群および瞼板上縁に 7-0 ナイロン糸で 2～3 針固定する．術中定量は難しいが，下垂気味になるくらいが適正量である．術後約 2 週間程度で安定し，その後の MRD（margin reflex distance）変化は少ない．

眼瞼下垂吊り上げ術による低矯正または過矯正

先天下垂に対する前頭筋吊り上げ術は，形態覚遮断弱視予防のため乳幼児期に行われる一時的なナイロン糸吊り上げ術や，根治的な筋膜移植やゴアテックス®を用いる吊り上げ術が広く行われている．人工物と自家組織のどちらを用いるかについては，論議が分かれるところであるが，筆者はゴアテックス®を好んで用いている．

低矯正：低矯正に関しては，筆者は寛大に受けとめている．それは，

逆に過矯正による兎眼や，不随意瞬目時の閉瞼不全を招くよりもよいと考えているからである．特に片側の先天下垂では，眉毛挙上そのものが苦手な子どももいるため，前頭筋を収縮させるトレーニングを積極的に指導することで，十分な MRD を得られることも多い．興味を引く対象物を注視させたまま，上方に持ち上げるトレーニングを行うと，前頭筋収縮のコツを会得するので，ぜひ試していただきたい．それでも挙上量が不足している場合は，調整することはいうまでもない．

過矯正：ナイロン糸，ゴアテックス®で術後経過観察中に過矯正になることは，術中固定時に過矯正にさえしなければまれである．筆者は小児の先天下垂に対してゴアテックス®を用いる場合は，通常，瞳孔中央に固定して手術を終了する．これで挙上不足となることは，ほとんど経験していない．一方，大腿筋膜を用いる場合は，注意を要する．その理由は，短期的な臨床経過はゴアテックス®に比べて，まったく遜色ないが，長期経過（5～10年）では拘縮して，予想をはるかに上回る挙上となる場合がある[*2]．この場合の特徴は睫毛内反，角膜混濁，眼痛，瞼板屈曲変形，眉毛上の筋膜固定部位に一致した陥凹変形を伴う兎眼である．往々にして瞼板を翻転することすらできない．

この拘縮に対する矯正は難渋する．移植された筋膜は周囲の組織と瘢痕組織で一塊になっており，これをことごとく切除し，場合によっては同部に前述の PAT 脂肪移植を行う．あわせて屈曲変形した瞼板をナイロン糸などでマットレス縫合して扁平に矯正することも重要である．矯正術後，ある程度の下垂になることがあるが，通常2～3か月経過をみて判断する．そこで挙上量不足と判断すれば，ゴアテックス®などによる吊り上げ術を改めて行う．したがって，吊り上げ材料としてゴアテックス®を選択する場合は，感染に対する注意をすることは必須であるが，一方で筋膜移植を選択する場合は，長期経過においては著しい拘縮をきたす可能性があることも肝に銘じておくべきであろう．

重瞼線の乱れ，および左右差

東洋人における重瞼線は，蒙古ひだの発達のために目頭のひだ内側より始まり，目尻にいくにしたがって広くなる，いわゆる末広型を呈していることが多い．したがって，目頭まで瞼縁に平行な重瞼線は蒙古ひだの頭側に意図的に作製するか，内眥形成を併用しなけ

[*2] 筋膜移植による吊り上げを行った症例の 15.5% に移植筋膜の拘縮が生ずる[1]．

文献は p.413 参照．

ればならないことを理解されたい．通常，重瞼線を作製するには，睫毛上方5～8mmの位置で瞼板または瞼板周囲組織に固定するが，その切開部位や固定のしかたによって左右差が生じる場合もある．

重瞼線より上方の余剰皮膚の被さる部分の量によって，見かけの重瞼線は変化するため，切開や固定部位はよく検討を行うべきである．一般に同じ重瞼高を作製するにしても，若年者は被さるような余剰皮膚が少ないため，低めの高さに固定し，高齢者はその逆である．余剰皮膚が著しい場合は，同時に皮膚切除も行うこともしばしばであるが，上記の原理を理解していないと，予想以上に高い位置に重瞼線ができてしまうことがある．安全を期すためには，余剰皮膚切除の際に余っていると思われる皮膚量の1/2程度を安全域として切除するにとどめ，不十分であれば追加切除するのが賢明である．また，手術の際，確実に眼輪筋の直下で進入することで，皮膚と眼輪筋の間に余計な瘢痕形成による二重や三重などの重瞼線の乱れを予防することができる．

重瞼線の高さに著しい左右差が生じた場合は，どちらかに合わせて調節せざるをえない．その際，余剰皮膚がある場合は，高い重瞼線を下方に修正するほうが容易である．その方法は，固定されている重瞼線より睫毛側の皮膚を切除し，そこに余剰皮膚断端を縫合するだけである．また，手術瘢痕も重瞼線内に隠れるため目立つことも少ない．

一方，若年者や，余剰皮膚を取りすぎてしまったケースでは，引きずりおろす皮膚が少ないため，皮膚切除による修正も難しい．したがって，高いほうに合わせるように低いほうを修正することになる．この場合，現存の重瞼線から瞼縁までの皮膚の余裕があり，ある程度は頭側に引き上げても睫毛が著しく外反しないようであれば，重瞼線より切開し高い位置に固定し直すことができる．しかし，瞼縁側皮膚に余裕がないようであれば，重瞼線より高い位置に別の切開線を設け，そこに固定することになる．したがって，既存の重瞼線（瘢痕）が露出する場合があるため，あらかじめインフォームド・コンセントを十分に行っておく必要がある．

まとめ

すべての手術に共通することであるが，"過ぎたるはなお及ばざるがごとし"である．

（嘉鳥信忠）

眼瞼皮膚弛緩症

上眼瞼皮膚弛緩症（dermatochalasis）は，日常診療で遭遇することの多い眼瞼の加齢変化である．外科的介入が必要となるが，適切な治療を行うことで症状の改善が得られやすい．その一方で，不適切な術式選択や不十分な手術手技に起因する機能的，さらには整容的な問題が生じることもある．特に，初回手術で何らかの問題が生じた場合，その後の修正手術が困難になることが多い．そのため，初回手術が特に重要であることを念頭において手術にとり組む必要がある．本項では，上眼瞼皮膚弛緩症の治療に用いられる上眼瞼除皺術について述べる．

手術適応と術式

手術適応基準は術者によって若干の差異はあるが，上眼瞼皮膚弛緩に伴う自覚症状があり，現に上眼瞼皮膚が眼瞼縁に被さっている状態であれば一般的に手術適応となる．なお，筆者は，患者に自覚症状があれば，上眼瞼皮膚が睫毛に当たっている状態から手術適応としている．また，上眼瞼皮膚弛緩に起因する涙液の"misdirection"による流涙（upper-eyelid wick syndrome[1]）も手術適応となる．一方で，上記の手術適応基準を満たしていても，整容的な要求が極端に強い患者や，手術内容の理解に乏しい患者に対しては，慎重な対応が必要であり，場合によっては手術を行わないほうが賢明なこともある．

上眼瞼除皺術は，余剰皮膚を重瞼線付近で切除する方法（重瞼線切開法）と，眉毛直下で切除する方法[2]（眉毛下切開法）の二つに大別される．表1に両術式の特徴を示す．

重瞼線切開法

上眼瞼除皺術の基本術式である重瞼線切開法は，確実な重瞼形成に加え，眼瞼下垂手術も同一切開部から施行可能である（図1, 2）*1．ここでは眼瞼下垂を認めない上眼瞼皮膚弛緩症に対する術式を解説する．本術式[3]は，反転した眼窩隔膜を重瞼の固定源として利用す

文献は p.413 参照．

*1 軽度な眼瞼下垂であっても，眼瞼下垂手術の併用なくして術前にシミュレーションした重瞼を形成することは困難である．

表1 重瞼線切開法と眉毛下切開法の特徴

	重瞼線切開法	眉毛下切開法
利点	切開線が重瞼線と一致するため,瘢痕が整容的な問題になることはまれである.	眼瞼縁に一切の操作を加えないため,自然な眼瞼縁が維持できる.
	眼瞼下垂手術が同一切開部から施行可能である.	術後の結果を左右するパラメータは眉毛の下降のみであり,術者の技量に関係なく再現性の高い結果が得られやすい.
欠点	重瞼線で眉毛側の厚い皮膚が折りたたまれるため,厚みのある眼瞼縁になることがある.	眉毛直下に必然的に生じる線状瘢痕が整容上問題になることがある.
	重瞼の固定部位や同部位への眼瞼挙筋の動的影響の程度など,術後の結果を左右するパラメータが多く,術者の技量で結果が大きく異なる傾向がある.	眼瞼下垂を併発している症例では,同一切開部からの同時手術は困難である.
		術前から重瞼線に左右差のある症例では,術後に左右差が顕在化する.

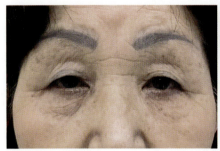 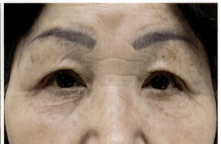

a. 術前   b. 術後

図1 重瞼線切開法 (71歳, 女性)
対称性のある重瞼幅が得られている.

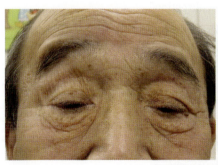 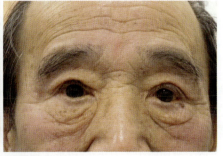

a. 術前   b. 術後

図2 眼瞼下垂手術を併用した重瞼線切開法 (87歳, 男性)
重瞼線切開法では,同一切開部から眼瞼下垂手術の併用が可能である.

るため,瞼板を露出する必要がない.よって,眼瞼挙筋腱膜付着部への侵襲が非常に少なく,医原性眼瞼下垂が生じることはまれである.また,切開線を高い位置に設定しているため,皮膚切除量が少なく,重瞼線付近の厚みが生じにくい.なお,術中に眼瞼下垂が明

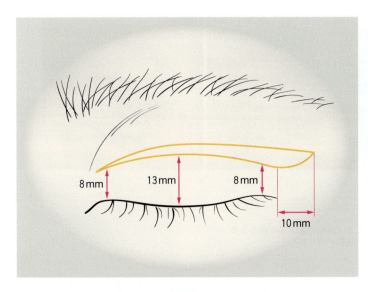

図3 重瞼線切開のデザインと切除量決定
余剰皮膚切除量はブジーでシミュレーションして決定する．瞳孔直上部に加え，外眥部にもブジーを当てて重瞼幅のシミュレーションを行う．外眥部より耳側は，余剰皮膚切除が必要になることが多い．

らかになった症例において眼瞼下垂手術を併用する必要が生じるため，即座に眼瞼組織を確定できる解剖学的知識と技術が必要になる．眼瞼下垂手術を併用する場合，固定源が眼窩隔膜から挙筋腱膜に変わることを除けば，デザインを含め手順は同じである[*2]．

デザインから切除量の決定まで（図3）：デザイン[3)]は基本的に坐位で行う．仰臥位で行うと重力の掛かる方向が変わるため，結果的に低矯正になり，シミュレーションした重瞼幅が得られないことが多い．

閉瞼した状態で眉毛を上方に押し上げ，皮膚に緊張を掛けた状態で，瞳孔直上で眼瞼縁から13mm（瞼板上縁から2〜3mm上方の位置に相当する）の位置にマーキングを行う．マーキング部位にブジーを当てた状態で開瞼させる．開瞼時の重瞼幅が3mm以下の症例では低矯正になることが多いため，皮膚切除が必要となる．逆に，3mm以上の重瞼幅が得られた場合は皮膚切除の必要はない．鼻側は上涙点直上8mm，耳側は外眼角直上8mmの位置にマーキングを行い，3点を結ぶ線の上に凸の曲線をデザインする．外眼角から耳側へはやや上向きに10mmほど延長する．重瞼幅が3mm以下の場合は，瞳孔直上部にブジーを当てて，4mm前後の重瞼幅が得られる位置で再度マーキングを行う．その位置から耳側に向けて水平線を引き，下方のラインと結合させる．鼻側へは下方のラインの端へ向けて下降する曲線を描く[*3,4]．

なお，シミュレーションの際，瞼板に対しブジーをどの角度（瞼板に対して上方，または垂直）で当てているかを記憶しておく必要がある[4)]．これは，後述のように，重瞼形成における固定源への通

[*2] 上眼瞼皮膚弛緩症を認める症例は，軽度の眼瞼下垂を併発していることが非常に多い．そのため，筆者は重瞼線切開法の9割以上の症例で眼瞼下垂手術（aponeurotic repair）を併用している．

[*3] 多くの症例は，これらのmm値で対応できるが，顔面の骨格や瞼裂には個人差があるため，各症例で十分にデザインを検討する必要がある．特に重瞼幅に関しては，患者の主観が重要であるため，シミュレーションした状態を患者自身に鏡で確認してもらいデザインを決定する．

[*4] 外眥部から耳側に向かう切開線は，緩やかなカーブになるようにデザインする．外眥部から跳ね上げるようなデザインでは，自然な重瞼線の流れと一致しない不自然な瘢痕が残るため避けるべきである．

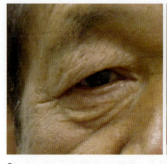
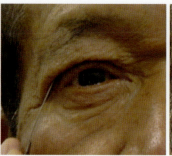
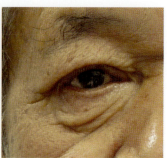

a.
b.
c.

図4 シミュレーションの実例
a. 術前.
b. 瞼板に対して上方へブジーを当てることで目標の重瞼幅が得られる.
c. 術後. シミュレーションに近似した重瞼幅が得られた.

糸位置が異なるためである. 具体的には瞼板に対して上方の場合はやや上方, 眼板に垂直の場合にはやや下方の眼窩隔膜（眼瞼下垂手術併用の場合には挙筋腱膜）に通糸することで, 術前のシミュレーションに近似した再現性の高い結果が得られる（図4）.

手術手技：眼輪筋を切開して眼窩隔膜表面の露出後（図5a, 6a）, 眼窩隔膜を横切開して, 眼窩隔膜を反転する（図6b）. 反転した眼窩隔膜と睫毛側断端の真皮（一部, 眼輪筋も含む）を縫合固定する（図5b, 6c）[*5,6]. 確実な固定を得るため密に縫合を行う（8点ほど）. 特に鼻側は, 重瞼線の入り込みが浅くなりやすいため, 重点的に縫合固定を行う. この際に注意すべきことは, 眼窩隔膜断端ではなく眼瞼挙筋（または, その近傍の挙筋腱膜）に縫合固定すると, 切開線（下縁）と睫毛間の組織の抵抗により眼瞼挙筋の動きが制限され, 結果として眼瞼下垂が生じることである. なお, 眼瞼下垂手術を併用する場合は, 挙筋腱膜（症例によっては切除した挙筋腱膜断端）に同様に縫合固定する.

表皮縫合は, 表皮のみを確実に合わせる. 固定源の眼窩隔膜も一緒に通糸してしまうと縫合線の陥凹変形の原因になるため, 注意が必要である.

眉毛下切開法

本術式は瞼縁に一切の操作を加えないため, 自然な瞼縁を保つことができる（図7）. 特に, 明確な重瞼線が存在しているが余剰皮膚で隠れているような症例に対しては, 本術式によって元来の自然な重瞼線が出現するため非常に効果的である. 逆に, 一重瞼の患者を

[*5] 皮膚（下縁）, 眼窩隔膜断端（または, 挙筋腱膜断端）, そして皮膚（上縁）の順に通糸を行う固定法もあるが, 定量を行いながらの重瞼線の微調整が困難である. また, 表皮に近い部分も一塊に引き込まれ, 縫合線の陥凹変形が残る場合があるため, 筆者はこの固定方法を採用していない.

[*6] 切開線（下縁）から睫毛までの部位を固定せずに, すなわち重瞼形成を行わずに皮膚縫合のみを行った場合, 同部位が術後早期に下降し始める. そのため, 確実な重瞼が得られないだけでなく, 手術効果の持続も得られない. したがって重瞼形成は, 重瞼線切開法では必須の操作である.

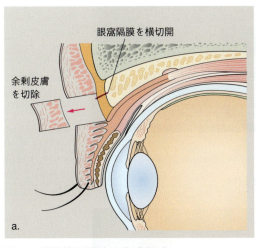
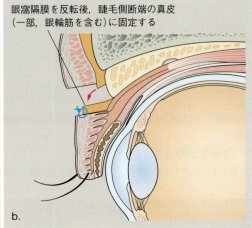

図5 重瞼線切開法の術式概略

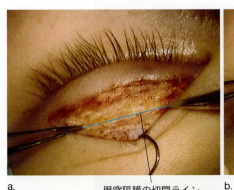
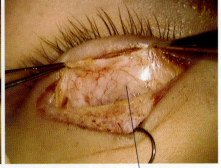
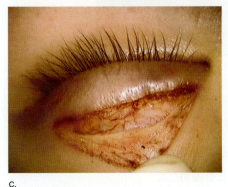

図6 重瞼線切開法の実際（surgeon's view による左上眼瞼）
a. 眼輪筋切開後に露出した眼窩隔膜表面での切開デザイン．
b. 切開部より，眼窩隔膜を反転する．
c. 眼窩隔膜断端を睫毛側の真皮へ固定し終えた状態．

二重瞼に変えることなく上眼瞼除皺術を行うことも可能である．さらに，軽度の眼瞼下垂を有する症例であっても，手術侵襲による眼瞼下垂の悪化（医原性眼瞼下垂）を生じることなく，余剰皮膚切除の効果のみが得られる（図8）．一方，重瞼線に左右差のある症例や眼瞼下垂が併発している症例では，同一切開部からの修正術が困難である．特に前者では，術後に左右差が顕在化する（図9）．そのた

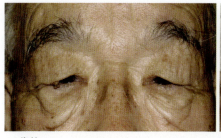 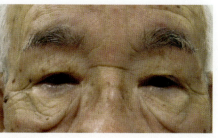

a. 術前　　　　　　　　　　　　　b. 術後

図7　眉毛下切開法（84歳，男性）
余剰皮膚を上方へ持ち上げるため，術後は自然な眼瞼縁が維持される．

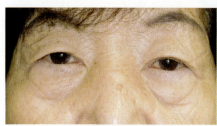 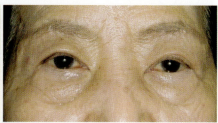

a. 術前　　　　　　　　　　　　　b. 術後

図8　術前から眼瞼下垂を認める症例（67歳，女性）
眼瞼下垂の悪化は生じないため，余剰皮膚切除の効果のみが得られる．

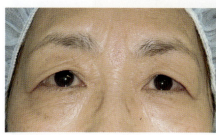 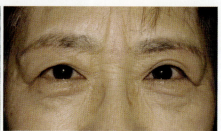

a. 術前　　　　　　　　　　　　　b. 術後

図9　重瞼線の左右差が顕在化した症例（63歳，女性）
右上眼瞼は重瞼線がないため，余剰皮膚が多くみえる．

め，事前にシミュレーションを行い，患者自身に術前から重瞼線の左右差が存在すること，術後は左右差が顕在化することを説明しておく．また，一条の瘢痕が眉毛直下に必然的に残るため，瘢痕の程度によっては整容上問題になることがある．そのため，"scarless scar"を体現する高いレベルの縫合技術が必要になる．

デザイン（図10）：眉毛の生え際（少し入り込む程度）に沿ってマーキングする．疎らに生えている外眥部の眉毛の形状を優先してデザインすると，術後の縫合線が眉毛直下から外れてしまうため，この部分は太くしっかりとした眉毛を見きわめてデザインする必要がある．

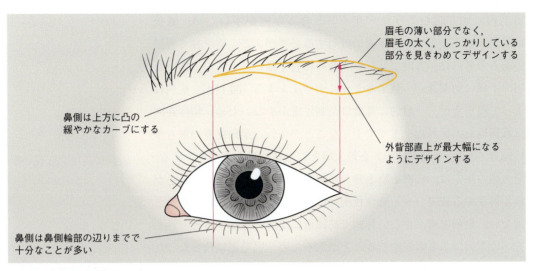

図10 眉毛下切開法のデザイン

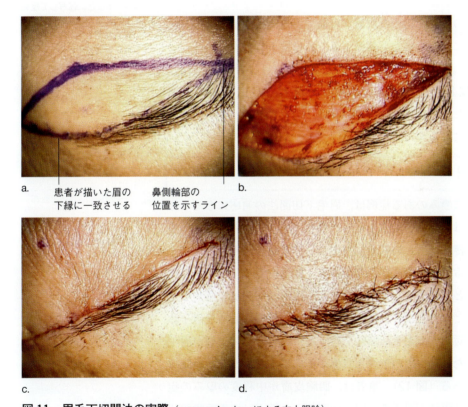

図11 眉毛下切開法の実際 (surgeon's view による左上眼瞼)
a. 描いた眉の下線に切開線が一致するようにデザインする.
b. 眼輪筋直上で皮膚を切除する.
c. 可能な限り段差を生じないよう真皮縫合を行う (6-0 ナイロン糸使用).
d. 細かな段差を修正するように表皮縫合を行う (7-0 ナイロン糸使用).

眉毛内に切り込むようなデザインとなる症例が多いため，術後は眉尻が細くなることを事前に説明する必要がある．眉を描く習慣のある患者には，普段より耳側へ長めに眉を描いてもらい，描いた眉の下縁に切開線が一致するようにデザインする（図11a）．症例によって異なるが，一般的に鼻側は余剰皮膚が少ないため，切除範囲は鼻側輪部の延長線上までで十分なことが多い．余剰皮膚の最も多い部分（通常，外眥部直上）を最大幅とした紡錘形をデザインする．最大幅の決定は，皮膚を眉毛側の切開線まで引き上げた際に睫毛が軽く外反する程度（少し立つ程度）にすると，過剰切除になることはない．余剰皮膚が少ない鼻側で紡錘形に皮膚を切除すると，外上方への牽引による皺が生じることがあるため，眉毛側に凸となった緩やかなカーブをデザインする[*7]．

手技：切開後の剝離は，モスキート鉗子で牽引を掛けながら鈍的に行うと，少量の出血で均一な剝離が可能である（図11b）．その後，縫合時に創縁に掛かる張力を減張するために皮下剝離を行う．

真皮縫合は，表皮の段差を最小限にとどめるように行い（図11c），その後の表皮縫合で真皮縫合で生じた微妙な段差を修正する（図11d）．少しでも段差が生じていれば，適宜垂直マットレス縫合を行い，確実に修正する．

術式の選択

上眼瞼全体に厚みのある症例は，眉毛下切開法の適応になることが多い．これは重瞼線切開法を行った場合，厚みのある眉毛側の皮膚と睫毛側の薄い皮膚との縫合になるため，重瞼線付近の皮膚が不自然に厚くなるリスクが高いからである．眼瞼皮膚全体が薄い症例であれば，たとえ皮膚切除量が多くても，重瞼線切開法で確実な重瞼形成することで自然な仕上がりが得られる．逆に，眼瞼皮膚全体が薄い症例に対して眉毛下切開法を行うと，瞼縁の薄い皮膚が眉毛下まで達するため，皮膚の色調と質感が極端に異なる不自然な眼瞼になることがある（図12）．筆者は，眼瞼皮膚が中程度の厚みの症例に対しては，眼瞼下垂手術が同一切開部から併用可能な重瞼線切開法を第一選択としている．明らかな眼瞼下垂を認める症例では，眉毛の挙上によって余剰皮膚の量が実際よりも少なく，また皮膚全体の厚みも実際より薄くみえることがあるため，術前に眉毛を下げた状態で観察して，眼瞼下垂手術にどちらの術式を併用するかを検討する必要がある．なお，眉毛下切開法を併用する場合は，眼瞼下

[*7] 両側のデザイン終了後に，片側のデザインをビニールシートなどに転写して反転することで，切除量やデザインの左右差を確認する．意図した左右差であれば，デザインに矛盾がないことが再確認できる．

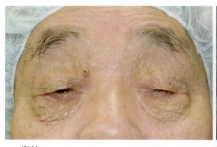
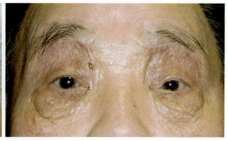

a. 術前　　　　　　　　　　b. 術後

図12　睫毛側の薄い皮膚が眉毛下に達した症例（83歳，男性）
睫毛側の薄い皮膚が眉毛下まで達したため，眉毛下の皮膚の色調と質感が不自然である．眼瞼下垂手術併用の重瞼線切開法の適応であったと考えられる．

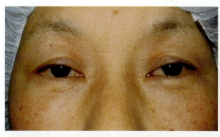
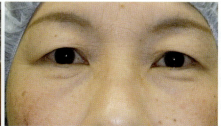

a.　　　　　　　　　　　　b.

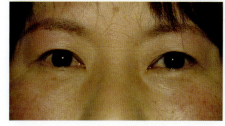

図13　眼瞼下垂手術後に眉毛下切開法を行った症例（53歳，女性）
a. 眼瞼下垂手術前．
b. 眼瞼下垂手術後，眉毛下切開法術前．
c. 眉瞼下切開法術後．

c.

垂手術との同時手術ではなく，眼瞼下垂手術を先に施行し，眉毛の位置が安定してから（下降してから），改めて行うほうが確実な結果が得られる（**図13**）*8．

まとめ

上眼瞼除皺術は扱う組織が皮膚・皮下組織であるため，止血操作や縫合法など，内眼手術とは異なる手技の習得が必要になる．また，機能的改善だけでなく，整容的な側面も考慮する必要がある．しかし，確実なデザインと症例に応じた術式選択を行い，顕微鏡下でていねいに手術を行えば重大なトラブルが生じることはまれである．

（木下慎介）

*8 眉毛上縁が上眼窩縁付近まで下垂しているような明らかな眉毛下垂を認める症例は，上眼瞼皮膚をどのように切除しても眉毛が下降するだけで，症状の改善は得られない．よって，上眼瞼除皺術に眉毛挙上術を併用する必要がある．

クリニカル・クエスチョン

腫れぼったい瞼に対する手術のコツを教えてください

Answer 眼瞼が腫れぼったくみえる原因は症例により異なり，皮膚・皮下脂肪，眼輪筋，眼窩脂肪，眼輪筋下脂肪組織，涙腺など眼瞼を構成する組織の過剰またはヘルニア，眼球の突出などが考えられます．眼瞼の組織の切除により腫れぼったさを改善して整容的・機能的に良好な結果を得るには，周到な手術計画と正確な手術操作が必要です．術前に解剖学的評価を行い，切除対象となる組織および組織量の決定を行い，手術ではどの組織をどれだけ残すかを立体的に考えて切除を行わなければなりません．症例によっては組織切除でなく，眉毛の挙上や涙腺ヘルニアの固定が適応となります．

クエスチョンの背景

日本人には腫れぼったい眼瞼が多い．厚い眼瞼は，整容面の問題を生じるばかりでなく，開瞼への抵抗を増すことから機能面でもしばしば悪影響を及ぼす．厚い眼瞼に対する，眼瞼下垂手術，上眼瞼除皺術や重瞼術などの上眼瞼形成術においてよい結果を出すことは一般に容易ではない．眼瞼形成術後の患者満足度が低いとき，実際には眼瞼の厚みがその原因であることは少なくない．眼瞼の厚みを減じる方法としては，眼窩脂肪や眼輪筋の切除が一般的に選択されるようだが，それだけでは患者が満足しないことはしばしば経験される．特に，術後に眼瞼の厚みを増す傾向のある種類の眼瞼形成手術を行う際には要注意である．術者は，眼瞼形成術後に生じる眼瞼の厚みの変化の予測を行って対策を講じる必要があるといえる．

眼瞼形成術後に眼瞼の厚みが増す理由：

1. 眉毛下降：眉毛下の厚い組織が瞼縁付近に下降する．中隔前脂肪・ROOF 眼瞼下垂手術（眼瞼挙筋腱膜前転術），重瞼線付近の皮膚切除，重瞼術などで，しばしば生じる．
2. 眼窩脂肪の前下方偏位：眼瞼挙筋の緊張が下がると，眼窩中央脂肪組織が眼窩の奥に引き込まれなくなり前下方に突出する．眼瞼下垂手術（眼瞼挙筋腱膜前転術）などで，しばしば生じる．

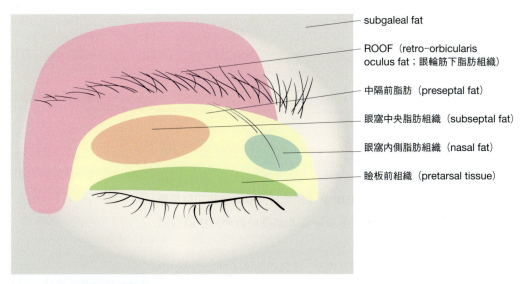

図1　眼窩周囲の脂肪組織
これらのすべての部位が，厚ぼったい眼瞼の原因となりうる．患者の眼瞼の評価を行い，手術計画を策定する．

表1　厚い眼瞼の分類

①眼窩脂肪タイプ	眼窩中央脂肪組織が主体である．
②中隔前脂肪・ROOFタイプ	眼瞼前葉の厚みが主体である．
③混合型	①②の混合型である．日本人に最も多い．
④涙腺型	

アンサーへの鍵

　切除組織の決定においては，術前に十分な解剖学的評価を行い，切除する部位と組織量を決定する．手術では，眼瞼の形態・機能に対して必要な各軟部組織を残すことを念頭におく．術後に生じる眼瞼形態の変化を考慮して，立体的なイメージをもって正確に組織を切除することが重要である．**図1**に眼窩周囲の脂肪組織の解剖をまとめ，以下に手術計画立案の手順を示す．

1. **厚い眼瞼の分類（表1）**：厚い眼瞼は，手術で切除可能な組織をもとに，眼窩脂肪タイプと中隔前脂肪・ROOFタイプの二つに大きく分類される[1]．
2. **切除組織決定の基本**：切除の対象となりうる組織は，皮膚・皮下脂肪，眼輪筋，眼窩脂肪，眼輪筋下脂肪組織である．涙腺のヘルニアの還納固定や眉毛挙上も検討する．全体的に厚い眼瞼を薄くするためには，眼窩脂肪タイプでは，眼窩脂肪を適量切除すればよい．

文献は p.414 参照．

表2 pinch test による眼瞼前葉の厚みの評価

3mm	薄い眼瞼
4mm	やや厚い眼瞼（日本人においては平均的な厚さ）
5mm	厚い眼瞼
6mm	非常に厚い眼瞼

眼瞼前葉が厚い中隔前脂肪・ROOFタイプでは，眼窩脂肪切除単独では良好な結果を得ることができないことが多いため，中隔前脂肪・ROOF切除を検討する．

3. **解剖学的評価**：眼瞼の厚みの原因が，眼窩脂肪タイプなのか，中隔前脂肪・ROOFタイプなのかを評価する．

① pinch test：眼瞼前葉の厚みの目安が得られる．眉毛下外側の皮膚皮下組織を母指と示指で十分につまみ，その厚さを計測する．表2にpinch testによる眼瞼前葉の厚みの評価法を示す．

② 眼袋圧迫テスト：眼窩脂肪が多いか否かの目安となる．下眼瞼の眼袋付近を軽く圧迫して，上眼瞼の膨らみの増加を観察する．

4. **眼瞼形成術後に生じる上眼瞼形態の変化の予測**：眼瞼下垂手術・重瞼術・重瞼線皮膚切除では，眼瞼上方の厚い皮膚・皮下組織の下降や，眼窩脂肪組織が前下方へ移動することにより，術後に眼瞼の厚みが増す傾向がある．術後の形態変化を予測して切除組織を増減する．

5. **長期的な上眼瞼形態の変化の予測**：眼瞼眼窩の形態は加齢により変化するために，長期的に組織不足になってしまうことがあり，注意が必要である．たとえば，眼窩中央脂肪組織は，加齢によって眼窩の拡張や腱膜性眼瞼下垂が進行すると長期的には不足する傾向があるため，過剰切除しないようにする．

6. **上方への牽引の有無**：眉毛下降により厚みを増した眼瞼に対しては，軟部組織切除よりも眉毛挙上や前額挙上術により整容的・機能的によい結果を得やすい．

軟部組織の切除法（図2）

眼窩中央脂肪組織：黄色の脂肪である．上眼瞼の中央から外側の膨らみの原因となる．腱膜性眼瞼下垂の症例では，眼窩の奥に引き込まれているため，挙筋腱膜前転術後に前下方に突出しやすい．

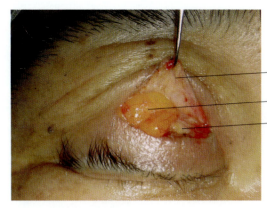

図2 切除する軟部組織

切除法：眼窩隔膜を切開すると皮膜を被った脂肪組織が露出する．皮膜を切開すると眼窩脂肪が露出する．鑷子で牽引して，電気メスで脂肪組織を切除する．球後出血の原因となるために，十分に止血を行う．モスキート鉗子による把持・圧迫で一時的に止血されている血管を見逃さずに電気凝固を行わないと後出血することがある．開閉瞼させて眼瞼形態を観察しながら必要量を切除する．ただし，過剰な切除は長期的には組織不足となる傾向があるため，眼瞼の中央部付近はなるべく保存したほうが安全性が高い．

眼窩内側脂肪組織：眼窩中央脂肪組織に比較して，通常，やや白い．眼窩内側の膨らみの原因となる．大きく2葉に分かれるが，3葉に分かれていることがある．

切除法：脂肪組織の線維性皮膜に小さな孔を開けて，脂肪を鑷子で牽引しながら皮膚側から観察し，脂肪切除により厚みが減る部分を観察しながら必要量を切除する．

中隔前脂肪，ROOF：眼瞼全体の眼輪筋下に薄く広く存在する脂肪組織である．一か所のみを切除すると凹んだり溝ができるが，広範囲を正確に切除することによって，眼瞼全体を薄くすることが可能である．技術的には容易ではないが，厚い眼瞼で自然な重瞼を作製するには検討せざるをえない症例はある．

切除法：眼輪筋下の薄い筋膜下を上方に剥離すると，中隔前脂肪，ROOFが露出する．必要な範囲を眼窩隔膜上で切除する（図3）．癒着による予定外重瞼を防ぐために，重瞼線の上方の眼窩隔膜は保存する．中隔前脂肪・ROOF切除の際は，眼窩中央脂肪組織はなるべく保存する．

眼輪筋：眼輪筋の厚みは，脂肪の厚みの違いほどの個人差はないが，

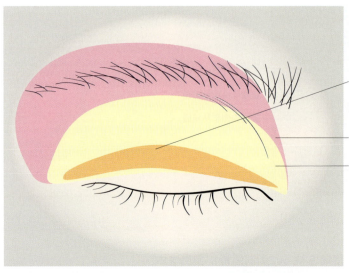

① 部分中隔前脂肪切除術．少し厚い眼瞼などに対し，自然な形状の重瞼を作製したい場合に行う．
② 全中隔前脂肪切除術
③ 拡大中隔前脂肪切除．厚いまたは非常に厚い眼瞼を薄くする場合に行う．

a.

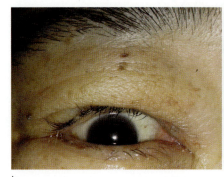
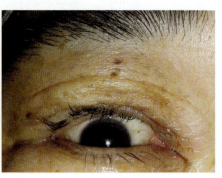

b.　　　　　　　　　　　　c.

図3　中隔前脂肪・ROOF の切除
a. 切除範囲．
b. 眼窩脂肪（中央，内側）切除が終了したところ．上眼瞼はまだ厚い．
c. 部分中隔前脂肪切除を追加したところ．上眼瞼の厚みが減少．

　皮膚切除を行う全切開重瞼術では，皮膚の切除範囲に合わせて眼輪筋を切除するのが一般的である．ただし，広範囲の眼輪筋切除の適応は，眼瞼けいれんに限定するべきである．過去には，重瞼術で眼輪筋の広範囲の切除が行われていたようであるが，修復しがたい変形をきたした症例は少なくない．筆者は，重瞼線付近の皮膚切除を行う場合に，皮膚切除の幅より内側はやや多めに，外側はやや少ない範囲の眼輪筋を切除する．中隔前脂肪・ROOF タイプの厚い眼瞼では，上方の眼輪筋下の中隔前脂肪をわずかに切除すると，段差が少なく自然な折れ曲がりの重瞼が作製できる．皮膚切除を行わない場合の眼輪筋切除は，ごくわずかにとどめる．
瞼板前組織：瞼板前組織の厚みが問題になる症例は少なくない．瞼

板前組織の全量を切除すると皮膚が瞼板に張りついたような不自然な眼瞼となりやすいために，筆者は一部のみの切除にとどめている．筆者は，腱膜前転を行う場合には瞼板直上の瞼板前組織を切除し，腱膜を触らない重瞼術などでは腱膜から瞼板に至る組織はなるべく保存して，瞼板前の皮膚直下の眼輪筋を薄く切除する．瞼縁の眼輪筋膨隆部は保存する．

皮下脂肪：皮下脂肪が多い症例に対しても，広範囲の皮下脂肪切除は行わない．ただし，重瞼線付近の皮膚を多く切除した場合に，上方の皮弁の創縁の皮下脂肪を 1～2 mm の幅でわずかに切除しておくと，上下の皮膚の厚みの違いによる段差の予防となる．ただし，皮下脂肪切除部に重瞼線ができやすくなることを考慮する．

肥大涙腺，涙腺ヘルニア：原則的に涙腺の眼窩内へのヘルニア還納と，涙腺付近の眼窩脂肪切除で対処する．涙腺肥大が著しい場合は，その一部を切除することもある．

アンサーからの一歩

癒着解除術：眼瞼は動的な組織であり，構成する脂肪組織は gliding tissue でもあるため，脂肪組織の切除の結果，癒着を生じて予定外重瞼などが生じる可能性がある．もし，術後数日～1 か月で予定外重瞼が生じる兆しが認められる症例には，予定外重瞼線が逆に折れ曲がるように縫合糸で留めておくと予防になる．数か月経過をみても癒着が残存する場合には，癒着解除術を検討する．癒着解除術において，再癒着防止に特に有用な組織は眼窩脂肪である．予定外重瞼の原因となっている腱膜由来の線維を完全にリリースし，再度癒着が生じないように眼窩脂肪や眼窩中隔などを敷き詰める．すなわち，眼窩脂肪が十分残っていれば修正術は比較的容易であるといえる．したがって，眼瞼の組織切除では眼窩脂肪をできる限り残したほうが安心である．眼窩脂肪が乏しい症例には，眼輪筋や中隔前脂肪などの組織が使用可能な場合はあるが，眼瞼外の脂肪を移植せざるをえないこともある．

眉毛下皮膚切除術：眼瞼上方の厚い皮膚を切除するために，眼瞼全体としては薄くなる方向へ変化する．厚い眼瞼の皮膚切除に対しては，症例を選べば適する方法である．

（一瀬晃洋）

内反症の診断

発症機序による疾患の分類

　わが国では，睫毛または眼瞼自体が内反し，それらが角結膜に接触して異物感，充血，流涙，羞明，さらには視力障害をきたす状態を総称して内反症（または眼瞼内反症）と呼んでいるが，狭義の眼瞼内反症と睫毛内反症は，発症機序がまったく異なり手術方法も異なるので，むしろ別の疾患単位として分けて考える必要がある．

　眼瞼内反症（entropion）は瞼板が眼球側に回旋し，眼瞼自体が内反した状態で，その発症原因から退行性（加齢性）と瘢痕性に分類される．睫毛内反症（epiblepharon）は眼瞼の位置は正常であるが，眼瞼の皮膚によって押された睫毛が眼球の方向に向いている状態である．

　いわゆる"さかまつげ"と呼ばれるもののなかには，上記の内反症以外に睫毛乱生症（trichiasis）がある．多くは眼瞼炎や眼瞼結膜炎により瞼縁部の炎症が遷延し，これが睫毛根部に及んで睫毛列が乱れた結果，乱生睫毛が角結膜に接触する状態である．それぞれ発症機序がまったく異なるため，それぞれに適した治療法を選択すべきである．"さかまつげ"の鑑別診断フローチャートを図1に示す．

LERs（lower eyelid retractors）の理解が重要

　睫毛内反症，眼瞼内反症の診断，治療のためには，解剖，特にLERsの理解が重要である（図2）．図2のように下直筋から起こり下斜筋を包んで結膜円蓋部，瞼板，皮下に至る筋膜構造および，その中に含まれる平滑筋線維を含めた組織がLERsである．下方視の際，眼球の下転に合わせて下眼瞼を引き下げて視野を確保する役割をもつ．LERsは前層と後層からなる[1]．前層は，皮膚側の層で瞼板前面から睫毛付近の皮下に至っている（皮膚枝）．睫毛内反症の病因との関係が推測されている．後層は，結膜側の層で瞼板下縁に至り主に瞼板を引っ張っている．退行性眼瞼内反症の病因と深くかかわっている．下眼瞼を反転したとき瞼板の眼窩側で円蓋部結膜を透かして見える組織がLERsであるから，細隙灯顕微鏡を用いて健常者

文献はp.414参照.

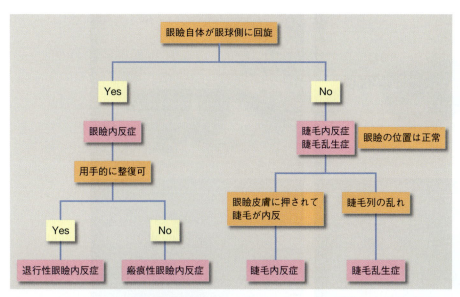

図1 "さかまつげ"の鑑別診断フローチャート

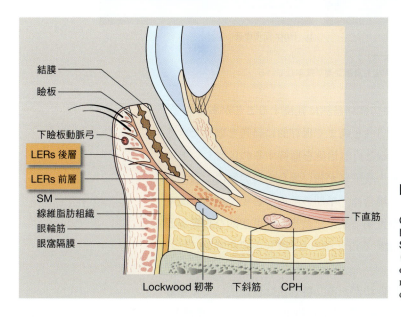

図2 LERs（lower eyelid retractors）
CPH：capsulopalpebral head
LERs：lower eyelid retractors
SM：smooth muscle（平滑筋）
(Kakizaki H, et al：The lower eyelid retractor consists of definite double layers. Ophthalmology 2006；113：2346-2350.)

で確認しておくとよい．

睫毛内反症

　睫毛内反症（epiblepharon）は，瞼板（眼瞼）の位置，向きは正常であるが，睫毛が眼瞼の余剰皮膚により押されて，眼球の方向へ向いている状態である．その原因としてLERsの皮膚枝の先天的な脆弱が示唆されている．

　東洋人の小児の下眼瞼にみられることが多いが，上眼瞼にもしば

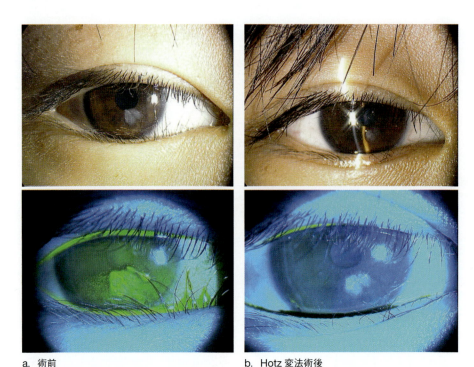

a. 術前　　　　　　　　　　　　b. Hotz 変法術後

図3　右睫毛内反症（16歳，女性）
角膜びらんが長期に及んだ結果，術後も角膜混濁が残存している．

しばみられる．顔面骨の成長に伴い自然に軽快することがあるので，角膜の障害が強くなければ5〜6歳まで保存的に経過を観察できる症例もある．6歳以上になると自然治癒を期待するのは難しいといわれている．しかし，角膜上皮障害が強い場合や角膜混濁，強い角膜乱視や視力障害を認める場合は，早期の手術が必要である．睫毛の接触による角膜びらんが長期に及んだ結果，不可逆的な角膜混濁（アミロイドの沈着）が後遺することがあるので，手術の時期には注意を要する（**図3**）．

手術方法には縫合法と切開法がある．縫合法は埋没法による重瞼術の要領で，下眼瞼の場合，瞼板下縁よりわずかに下方の結膜側と，瞼縁より2〜3mm下方の皮膚側に通糸して埋没縫合する方法が一般的である．縫合糸によってできる瘢痕組織の力で内反を解除しようという方法であるから，切開法に比べ再発が多い．切開法（Hotz変法）は，内反矯正効果がより高いので最もよく行われる術式である（本巻"睫毛内反症手術"の項〈p.152〉を参照されたい）．

瘢痕性眼瞼内反症

瘢痕性眼瞼内反症（cicatricial entropion）は，熱傷や化学外傷，眼

類天疱瘡や Stevens-Johnson 症候群などの慢性炎症が原因で，結膜や瞼板（眼瞼後葉）の瘢痕拘縮が起こり眼瞼自体が内反する状態である．下眼瞼を下方に牽引しつつ眼球側に軽く押しあげて，一時的に内反を矯正しようとしてもできないのが，後述する退行性眼瞼内反症とは異なる特徴である．

　手術方法は，軽度のものに対しては Hotz 法が行われるのが一般的である．瞼縁から約 3 mm 下で皮膚切開し，少量の皮膚眼輪筋切除のあと瞼板前面をマイボーム腺がぎりぎり露出しない程度に楔状に切除し，睫毛側皮膚-瞼板-頬側皮膚を縫合する．なかでも結膜の瘢痕拘縮により瞼板が前方凸に弯曲している症例に対して，瞼板の楔状切除は有効であると思われる．また，本症では睫毛乱生の合併が多いが，これは眼瞼縁付近の結膜側の瘢痕拘縮によって睫毛列の一部が眼球側に向いたものである．これに対しては Hotz 法に加えて縁間切開を追加する方法が有効である．縁間切開は睫毛乱生部の瞼縁を前葉，後葉に分ける切開で，瞼板の前面に相当する部位（gray line[*1] 後端）に切開を加えることになる．わかりにくい症例が多いが，目安としてはマイボーム腺開口部の 0.5 mm 程度前方で切開するとよい．続いて Hotz 法を行うと縫合による牽引力が縁間切開部に及び，前葉，後葉がずれて乱生睫毛の角膜への接触が解除される．また，重度の瘢痕性眼瞼内反症に対しては瘢痕拘縮を起こした後葉の延長が必要であり，瞼板，結膜に代わるものとして硬口蓋粘膜の移植などが行われる．

[*1] **gray line**（グレーライン）瞼縁部において，マイボーム腺開口部の前方に見える薄い茶色（日本人の場合）の線のこと．瞼縁部の眼輪筋の一部が透けて見えたものである．

退行性眼瞼内反症

　下眼瞼の垂直方向は LERs により支持されている．水平方向は内眥部および外眥部に存在する筋や腱，靭帯によりハンモックのように眼窩骨から懸垂されて支持されている（図 4, 5）．退行性眼瞼内反症（involutional entropion）は，加齢による下眼瞼の垂直方向，水平方向の支持組織の弛緩により眼瞼自体が内反している状態である．下眼瞼（瞼板）が眼球側に回旋して入り込んだ結果，睫毛のみならず皮膚も角結膜に接触している．下眼瞼を下方に牽引しつつ眼球側に軽く押しあげると一時的に内反が矯正されるが，瞬目にて再び内反を生じるというのが診断的特徴である．

　退行性眼瞼内反症の診断がつけば，次に垂直方向，水平方向の弛緩の程度をそれぞれ診察することが望まれる．まず，下眼瞼を反転させてみる．結膜円蓋部に丘のような膨隆（以下 "hump" と表現）

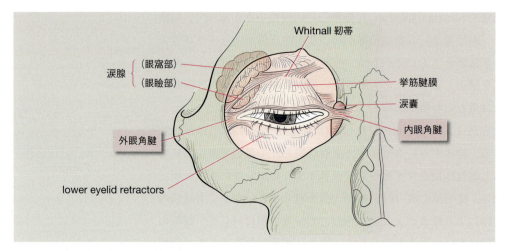

図4 眼瞼の水平方向の支持組織
(Tse DT：Color Atlas of Ophthalmic Surgery：Oculoplastic Surgery. Philadelphia：JB Lippincott；1992.)

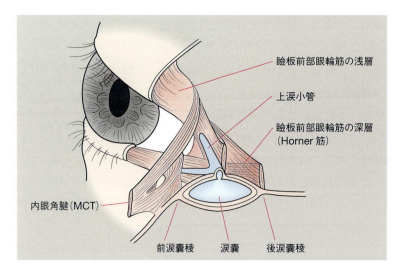

図5 内眥の解剖学的構造
模式的に MCT を上顎骨前頭突起から剥離している．Horner 筋は涙嚢の後方を通り，後涙嚢稜に付着する．
MCT：medial canthal tendon
(Zide BM, et al：Surgical Anatomy of the Orbit. New York：Raven Press；1985.)

が観察されれば，LERs の弛緩すなわち垂直方向の弛緩が有意に存在すると診断できる（図6）．続いて下眼瞼を手前に真っすぐ牽引してみる（pinch test）．下眼瞼縁と眼球の距離が8mm 以上あれば，内眥，外眥の支持組織の弛緩すなわち水平方向の弛緩が有意に存在すると診断できる（図7）．

治療方針：前述の"hump"がみられ，pinch test が8mm 未満の退行性眼瞼内反症の症例は，最もしばしば経験される．LERs の弛緩が手術のターゲットになる．LERs の前面および後面を剥離してLERs の全層を前転し，菲薄化していないしっかりした部位を瞼板下縁に固定する Jones 変法（Kakizaki 法）を行うのが，最も理に適っており再発が少ない（本巻"眼瞼内反症手術"の項〈p.147〉を参

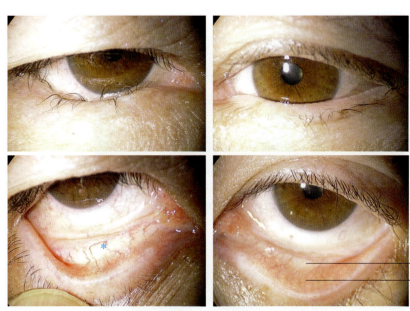

a. 右眼　　　　　　　　　　b. 左眼

図6　眼瞼の垂直方向の弛緩の診断
右眼：退行性眼瞼内反症.
左眼：内反なし.
* 円蓋部結膜が上に盛り上がる"hump"を認める：LERsの弛緩あり.

照されたい）．ところが，"hump"がなくpinch testが8mm以上の症例も少ないが存在する．この場合，水平方向の弛緩が手術のターゲットになり，瞼板外側縁を眼窩骨膜に固定するlateral tarsal strip法（本巻"眼瞼外反症手術"の項〈p.164〉を参照されたい）が有効な方法である．眼輪筋短縮と瞼板切除を兼ねたWheeler法も有効ではあるが，眼瞼自体が水平方向に短縮されるという大きな短所がある．一方，"hump"がみられ，pinch testが8mm以上の症例は，少なからず経験される．これに対しJones変法（Kakizaki法）のみを施行した場合，水平方向の弛緩は残るので，術後に下眼瞼下垂や下眼瞼外反がみられることが多い（図8）．この場合，LERsの弛緩および水平方向の弛緩の双方を手術のターゲットにするべきであり，筆者はJones変法（Kakizaki法）およびlateral tarsal strip法の両方を施行しており，術後の経過はきわめて良好であり，再発も少ない（図9, 10）*2．図11に手術方法の選択基準をまとめる．

睫毛乱生症（trichiasis）

睫毛列が乱れ，ばらばらの方向に睫毛が生えている状態である．眼球方向に向いた睫毛が眼表面に接触し角膜上皮障害などをきた

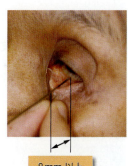

図7　眼瞼の水平方向の弛緩の診断

pinch test（眼瞼を前方に引っ張る）8mm以上：水平方向（内眥，外眥の支持組織）の弛緩あり.

*2 このように睫毛内反症，眼瞼内反症の診断，治療は非常に奥が深く，それぞれの発症機序に対し最も適した手術法を選択し，かつ確実に手術操作を行わなければ，まもなく再発という形で答えが返ってくる．

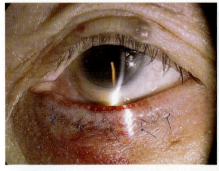
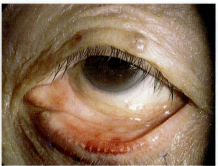

a. 術後 1 日　　　　　　　　　　　　b. pinch test 8 mm 以上（術後 1 日）

図 8　垂直方向および水平方向の弛緩が強い左退行性眼瞼内反症に対し，Jones 変法（Kakizaki 法）のみを施行した例

術後に下眼瞼下垂，外反を認める（a）．

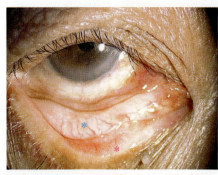
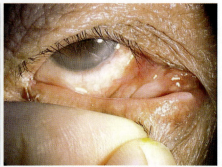

a.　　　　　　　　　　　　　　　　b.

図 9　右退行性眼瞼内反症の弛緩の診断

右退行性眼瞼内反症（垂直方向も水平方向も弛緩が強い症例）．
a. ＊hump＋：LERs（垂直方向）の弛緩，＊pinch test 8 mm 以上：水平方向の弛緩．
b. medial distraction test＋：外眥の支持組織の弛緩．

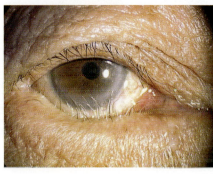
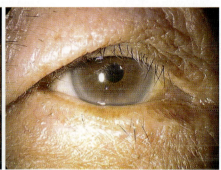

a.　　　　　　　　　　　　　　　　b.

図 10　図 9 の症例の術前，術後

a. 術前．
b. Jones 変法（Kakizaki 法）＋lateral tarsal strip 法．術後 6 か月．
眼瞼内反症は治癒．下眼瞼下垂や眼瞼外反を生じていない．

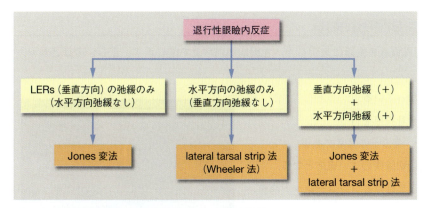

図 11　退行性眼瞼内反症の手術方法の選択基準

す．瘢痕性眼瞼内反症に合併する場合を除けば，瞼板の回旋はみられず，また睫毛内反症のように余剰皮膚に押されている状態ではない．眼瞼縁に炎症をきたすどのような疾患でも，炎症が睫毛根部に及んで睫毛乱生症を惹起しうる．トラコーマや眼類天疱瘡，Stevens-Johnson 症候群などの慢性炎症，熱傷，化学外傷後にも起こるが，眼瞼炎や眼瞼結膜炎によって瞼縁の結膜側にわずかに内反を生じた（marginal entropion）結果として起こることが最も多い．健常の瞼縁部は前から眼球側に，睫毛列，gray line，マイボーム腺開口部，mucocutaneous junction の順に並んでいるが，marginal entropion では mucocutaneous junction がマイボーム腺開口部の前に位置しているのが特徴である．日常の診療で睫毛抜去が繰り返されていることが多いが，抜毛後の炎症によりかえって睫毛乱生が悪化したり，より太い睫毛が生えてくることも経験される．

　治療方法の一つとして睫毛根の電気分解があるが，1 回の治療で根治することはなく数回の治療を必要とする．手術方法として，睫毛乱生が限局している場合は，睫毛列切除や眼瞼全層を楔状に切除し縫縮する術式がある．広範囲に睫毛乱生がみられる場合は，眼瞼の前葉と後葉をずらす lid splitting の適応となる．lid splitting には睫毛，睫毛根を切除してしまう方法と，それらを温存して行う方法がある．前者は下眼瞼に，後者は上眼瞼に主に適応される（本巻 "睫毛乱生症手術" の項〈p.156〉を参照されたい）．

> **カコモン読解** 第23回 臨床実地問題18

55歳の女性．左眼の異物感を主訴に来院した．左眼前眼部写真を図に示す．正しいのはどれか．2つ選べ．

a 睫毛乱生が誘引になっている．
b 抗真菌薬の局所・全身投与を行う．
c *TACSTD2*（*M1S1*）遺伝子の異常がある．
d 治療的レーザー角膜切除術のよい適応となる．
e 切除病変の病理検査を行うとコンゴーレッド染色陽性である．

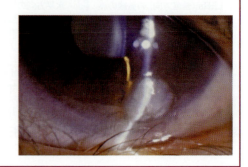

解説　左下眼瞼の耳側の睫毛の向きは正常であるが，中央部に睫毛乱生を認める．睫毛が角膜に接触する部分に角膜混濁がみられる．睫毛の接触による角膜びらんが長期に及んだ結果，不可逆的な角膜混濁（アミロイドの沈着）がみられることがある．アミロイドといえばコンゴーレッド染色陽性である．

模範解答　a, e

（立松良之）

眼瞼内反症手術

文献は p.414 参照.

病態と分類

眼瞼内反症とは，瞼板が眼球側へ回旋し，眼瞼自体が内反している状態である．下眼瞼の垂直方向もしくは水平方向の弛緩が原因であり，熱傷や Stevens-Johnson 症候群，眼類天疱瘡など眼瞼後葉の短縮により生じる瘢痕性のものと，加齢に伴い瞼板を支持する組織が弛緩して生じる退行性のものがある．

瘢痕性眼瞼内反症：下眼瞼後葉の短縮が原因であり，軽度な場合は lid split などで改善が見込めるが，重度の場合は，後葉に対する硬口蓋粘膜などを使用した移植などが必要となることもあるため，専門医への紹介が望ましい．

退行性下眼瞼内反症：加齢などの退行性変化により，眼瞼の水平方

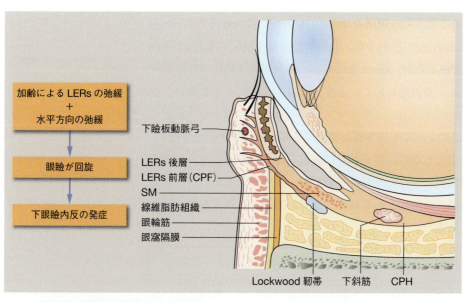

図1 退行性下眼瞼内反症の主な病態
CPF：capsulopalpebral fascia
CPH：capsulopalpebral head
LERs：lower eyelid retractors
SM：smooth muscle（平滑筋）
（渡辺彰英：眼瞼内反症．野田実香編．専門医のための眼科診療クオリファイ 10 眼付属器疾患とその病理．東京：中山書店；2012. p.86.）

表1 退行性下眼瞼内反症に対する主な術式

Jones法	LERsを前面のみ露出して2〜3mm瞼板へタッキング（縫着）する術式であり，Jones変法のオリジナル術式．
Jones変法（Kakizaki法）	LERsを結膜側と眼窩隔膜側の両面から剝離し，瞼板へ前転固定する方法．最も再発の少ない術式である．
通糸法	抗凝固薬を休薬できない症例や短時間で手術を終わらせる必要があるような症例に適しているが，再発がやや多い．通糸する方法や糸の種類なども数多く存在する術式．
Quickert法	下眼瞼の水平方向の弛緩を全層切除で，縦方向の弛緩をLERsの瞼板への固定で是正する術式．
Wheeler法	下眼瞼睫毛下の眼輪筋を横方向にタッキングすることで眼輪筋の弛緩を是正する術式．

上記のほか，Wies法，外反症に主に用いられるlateral tarsal strip単独もしくはLERsの瞼板固定との併用，耳介軟骨移植などがある．

（渡辺彰英：眼瞼内反症．野田実香編．専門医のための眼科診療クオリファイ10 眼付属器疾患とその病理．東京：中山書店；2012. p.88.）

向の弛緩とともに，垂直方向のlower eyelid retractors（LERs）の弛緩を生じることが原因である（図1）．

退行性下眼瞼内反症に対する術式（表1）として，水平方向の弛緩が主な原因のものは，単純縫縮やQuickert法，lateral tarsal stripなどが用いられることもあるが，一般的には，発症に深く関与しているLERsの垂直方向の弛緩を是正し，本来の位置へ再建するJones変法が選択されることが多い．Jones原法はLERsの前層のみのタッキングであったが，Jones変法（Kakizaki法）はLERsの短縮術を全層で行うことで再発しにくいよう，Kakizakiらにより改善がなされている．

Jones変法によっても繰り返し再発する場合は，耳介軟骨を用い，治療を行うこととなる．耳介軟骨は瞼板を面で押さえるため，物理的に瞼板は回旋できなくなり内反を防ぐ．治療効果は高いが，耳介軟骨採取の際，合併症として耳介の壊死などが起こりうるため，経験が必要である．

Jones変法（Kakizaki法）

臨床上よく遭遇する退行性下眼瞼内反症に対し，一般的に用いられるJones変法（Kakizaki法）に関して述べる．

準備は，ほかの眼瞼手術と同様である．角膜上皮障害などを起こさないよう消毒薬の濃度に気をつける．ドレープを貼る際も，テープやドレープの重みで眼瞼皮膚に牽引が掛からないよう配慮するこ

2. 眼瞼の機能異常　149

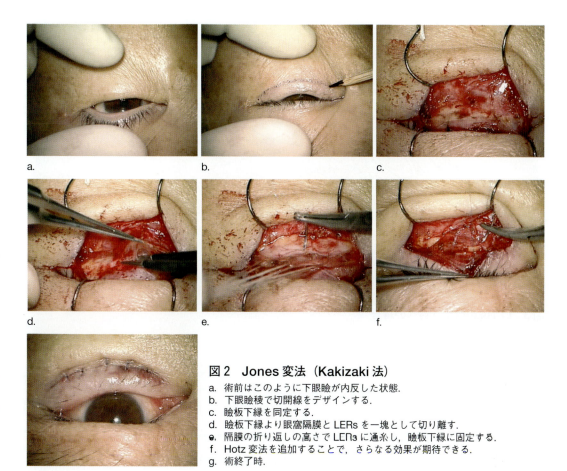

図2　Jones 変法（Kakizaki 法）
a. 術前はこのように下眼瞼が内反した状態.
b. 下眼瞼稜で切開線をデザインする.
c. 瞼板下縁を同定する.
d. 瞼板下縁より眼窩隔膜と LERs を一塊として切り離す.
e. 隔膜の折り返しの高さで LERs に通糸し, 瞼板下縁に固定する.
f. Hotz 変法を追加することで, さらなる効果が期待できる.
g. 術終了時.

とが必要である.

　下眼瞼稜に切開線をデザインし（図2b），局所麻酔を眼瞼結膜下および皮膚側眼輪筋下に行う．麻酔の浸透を十分に待ったうえで，メスを用いて皮膚切開を行う（施設によっては挟瞼器を使用する場合もある）．切開の際，下眼瞼の皮膚は軟らかく緊張を掛けにくいため，皮膚に緊張をもたせるよう，指で固定する．

　皮膚切開後，眼輪筋層まで創を展開し，瞼板下縁を同定する（図2c）．下眼瞼の瞼板は，上眼瞼の瞼板に比し，約半分の幅（鼻側と耳側とでは瞼板幅が異なるが，下眼瞼の瞼板幅が約 5 mm に対し，上眼瞼の瞼板幅は約 10 mm）であるため，まず瞼板を同定し，瞼板下縁を確認することが重要となる．正しい位置で皮膚切開ができれば，切開線の直下に瞼板は存在している．

　続いて，瞼板の下縁より眼窩隔膜と LERs を一塊として切り離す（図2d）．瞼板下縁近くは，血管が豊富であり，無理な剥離や展開で

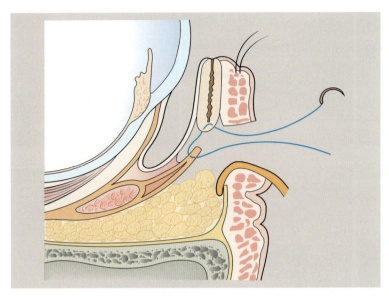

図3　LERsの瞼板下縁への縫合

出血が多くなる．事前に切開する箇所の血管をバイポーラでていねいに焼灼し，焼灼した部分を切断すると出血が少なくてすみ，作業しやすい術野となる．

　次に，眼瞼結膜とLERs後層間を剥離する．最初の局所麻酔が眼瞼結膜下に入っていると，この剥離は容易となる．LERs後層がある程度剥離できたところで，牽引糸を使用する場合はLERsに牽引糸を掛け，LERs後層の追加剥離を行う．

　眼瞼結膜とLERs後層との剥離が十分に行えたら，LERs前面にある眼窩隔膜を展開する．LERsの先端を，鑷子もしくは牽引糸で引き，眼窩隔膜を横方向に切開する．切開位置は隔膜の折り返し，つまり上眼瞼におけるwhite lineに相当する箇所である．正常な眼瞼で瞼板下縁に付着しているのが，この箇所である．

　LERsの前面，後面ともに剥離が終了したら，隔膜の折り返しの高さでLERsに通糸し瞼板下縁に固定する（図2e，図3）．この縫合で，下眼瞼は本来の正常な状態に戻ることになる．縫合の際は7-0もしくは6-0ナイロン糸を用いる．切開幅にもよるが，約3〜4か所固定する．瞼板への固定が終了した段階で一度，内反の改善状態や瞼縁の形を確認する．若干過矯正にしておくと長期の再発が少なく，よいともされているが，固定位置が瞼板の前面であったり，過剰な短縮であったりすると下眼瞼外反や下垂を起こす．確認の際は，開瞼時に内反が起きないことはもちろん，強閉瞼で内反が誘発され

ないかにも注意して観察する．

　皮膚縫合の前に，Hotz変法を追加することで，さらなる治療効果が期待できる（**図 2f**）．皮膚を7-0ナイロン糸で縫合し，術終了となる（**図 2g**）．

予後における注意：Jones変法を繰り返し施行しても再発する場合は，耳介軟骨による治療を選択することとなる．

（太田　優）

睫毛内反症手術

睫毛内反症の所見と病態

所見：睫毛内反症は，広義にはなんらかの理由で睫毛が眼球のほうを向くために眼表面に接触し，角膜のびらんなどをきたす疾患をさす．狭義には，小児期に起こる先天睫毛内反症のことをさす．

病態：先天睫毛内反症は，睫毛を外反させる線維である穿通枝が十分に発達しないため，睫毛が十分に外反せず，眼球と接触することが原因である．主に下眼瞼に起こるが，その発生機序は上眼瞼の一重瞼と同様である．これらの所見のある先天睫毛内反症は日本人を含む東アジア人に多いことが知られている[1]．睫毛を外反させ，支持するために，通常，上眼瞼では上眼瞼挙筋腱膜から，下眼瞼では下眼瞼牽引腱膜から睫毛を支持し起立させる役割をもつ穿通枝が伸長し，眼輪筋を貫き，睫毛付近の皮下に到達している．上眼瞼では開瞼時にこの穿通枝により皮膚が眼窩内へと牽引されるため，二重瞼が形成される．睫毛内反では，この穿通枝が未発達であるか，あるいは欠損，もしくは睫毛に近すぎて十分に働かないため，睫毛が外反せず角膜に接触していると考えられる．図1に前眼部の所見を示す．

文献は p.414 参照．

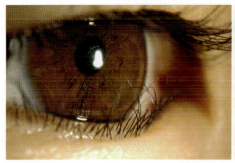
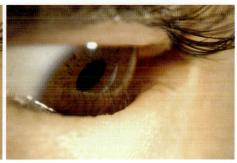

a. 正面視 　　　　　　　　　　　b. 下方視

図1　先天下眼瞼睫毛内反症の前眼部写真
a. 正面視．下眼瞼の睫毛が直立し，一部の睫毛が眼球に接触している．
b. 下方視．睫毛内反があると穿通枝の発育不全によって，下方視時に悪化する．

手術適応

　Nodaらは4,449人の日本人の小児の疫学調査を行い，睫毛内反の日本人の小児の発生頻度として，睫毛が角膜に当たった0歳児の441人のうち，46％が睫毛内反であると報告している．さらに有病率は1歳で24％，2歳で20％，3～4歳で17％，5～6歳で7％，10～13歳で2％前後まで低下することがわかっている[2]．しかも，これらの有病率には性差がない．10歳の有病率は2％で，その後は変化しないことから，この年齢がターニングポイントになると考える．つまり，これを超えて内反症の改善を認めない症例には，手術を勧めるべきである．しかし，10歳未満であったとしても羞明や流涙，眼脂などの明らかな眼症状がある場合は手術を行うことでこれらをすみやかに改善させることができるため，手術が推奨される[3]．流涙，眼脂，鼻汁，羞明，異物感，眼を擦るというのが主要な症状であるが，瞬きが多く目つきが悪い症例や，上目遣いで斜に構えるような姿勢を示す症例もある．睫毛が角膜に当たっていても，すべてが角膜びらんを起こすわけではない．先述のように乳幼児期に頻度が高いにもかかわらず，来院する患者の多数は学童期前後の年齢の患者である．乳幼児期に有病率が高いにもかかわらず，来院する症例は学童期前後の患者である．これは，このように乳幼児期では毛先が軟らかいため，睫毛内反があっても症状はほとんどないことも多く，年齢が上がるにつれて徐々に睫毛も硬くなり，症状が強く出るようになるからである．小児の睫毛は軟らかいうえに，睫毛の先端ではなく中程で擦る形となるため，流涙，羞明などの症状が比較的軽い．先天睫毛内反症に対して睫毛抜去で対応すると，生え始めたときの太くて固い先端で角膜を突くような形になるので，角膜上皮障害はむしろ悪化し，臨床症状も増悪するため，睫毛抜去は勧められない．

　前述の有病率のデータから考えると，自然寛解が期待できなくなる10歳以上まで待機しても寛解しないようであれば，積極的に手術を行うという方針でよい．しかし，その一方で，前述のとおり，不思議なことであるが，経験上患児は障害があってもそれを自己申告することはほとんどない．不自由そうにしていても「不自由していない」と言い切ることも多い．両親を含めた周囲の大人や医師サイドが他覚所見から自覚症状を類推し，汲みとって手術を勧めるしかないのが現状である．つまり眼脂・流涙などの症状が強く出現して

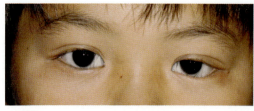
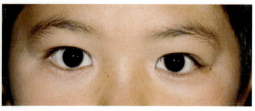

a. 術前   b. 術後

図 2 睫毛内反手術前後の顔写真
a. 術前．睫毛内反があるため異物感などから大きく開瞼することができず，偽眼瞼下垂になっている．
b. 術後．両上下眼瞼の手術を行い，睫毛内反は治癒している．大きく開瞼できるようになった．

いるように受けとれる場合には，年齢にかかわらず手術を行ったほうがよい．特にアレルギー性結膜炎を合併している症例は，眼瞼の擦過によって炎症が修飾されている可能性があり，手術を勧める要因となる．

仮に症状が強くなかった場合，3歳程度の年齢になり視力の測定も可能になった時点で，近視や遠視などの屈折異常の有無，高度な乱視の有無，角膜びらんの程度を診察し，その結果をもとに手術適応を決める．特に視力障害があれば，弱視予防のためにも積極的に手術を行うべきであると考える（図2）．

手術の実際

対象が小児であることが多いため，この手術の大部分が全身麻酔下での手術となる．手術方法には大きく分けて，埋没法と切開法の二つの方法がある．

埋没法：皮膚に小切開を入れ，非吸収糸を結膜側（瞼板下縁）と皮膚側（睫毛縁より 2〜3mm 下方）の異なった高さに通し，縫合することによって瘢痕を作製し，本来あるはずの，睫毛を外反させる穿通枝を再建するやりかたである．下眼瞼の皮膚を下方に牽引することで贅皮が睫毛を圧迫するのを防ぐ．糸の部分のみ穿通枝が形成されるため，睫毛や贅皮を支える効果は弱いと考えられる．糸の通しかたには，いくつか異なったやりかたがある[4]．

切開法：一般的には Hotz 変法と称される方法で行う．文字通り，皮膚を切開し，睫毛を外反させる術式である．瞼縁から乗り上げている贅皮や眼輪筋を切除でき，切開線自体が穿通枝の役割を果たすため，再発率が少ない．挟瞼器を掛けて十分に組織の脱血を行った後に，睫毛下を切開し眼輪筋と皮膚を切除する．その後，睫毛側の皮膚を瞼板下縁に縫着するのであるが，単純に瞼板に固定した場合に

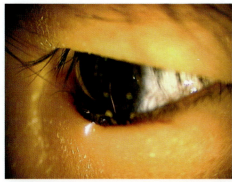
a. 術前

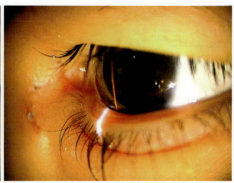
b. 術後1週目

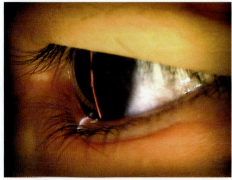
c. 術後3か月

図3 下眼瞼睫毛内反症の術前後の前眼部
a. 術前．下眼瞼睫毛内反があり，眼球に接触している．
b. 術後1週目．下眼瞼の瞼縁切開併用のHotz変法と内眥形成を行って1週後，瞼縁が赤く変化している．睫毛は下方を向き，良好である．睫毛下縁の切開線が明瞭である．
c. 術後3か月．睫毛下縁の切開線は目立たなくなってきている．睫毛の向きは水平まで戻ったものの，再発はなく安定している．約3か月程度で睫毛の向きは安定する．

は約 8% 程度の再発率であると報告されている[5]．しかし，さらに瞼縁切開手技を追加すると再発率は 3% まで低下する[6]とされるため，筆者はほぼ全例に追加している（**図3**）．これは，睫毛が外反し，さらに再発しにくくする目的でグレーラインの部分で減張切開を行ってから固定縫合を行う方法であり，効果的であるが，毛根を障害しないようにする必要があり，若干のコツが必要である．

（鹿嶋友敬）

睫毛乱生症手術

病態

　睫毛乱生症は，眼表面の慢性炎症が瞼縁から睫毛の毛根部まで波及することにより，毛根周囲の組織が瘢痕化することで生じる．上眼瞼，下眼瞼のどちらにも生じうる．かつてはトラコーマによるものが多かったが，現在のわが国では瞼縁の後端がわずかに内反したmarginal entropion が多い（図1）．加齢性の内反症とは異なり，瞼板の回旋や tilt はなく，瞼板は眼表面と平行であるので，診断の際には注意する．

治療

　睫毛乱生の程度などにより，最良の治療法は異なる．
睫毛抜去：少数の睫毛乱生に対して，姑息的には睫毛抜去があるが，この方法はほとんど再発するために繰り返し抜去する必要がある．
電気分解法：睫毛根の電気分解法は，乱生部の眼瞼の円蓋部結膜下と皮下に1％エピネフリン添加キシロカイン®などを用いて局所麻酔し，電気分解の針を毛根先端まで進めて通電し，毛母細胞を凝固・破壊する（図2）．しかし，盲目的な操作であるために成功率はよくても5割である．毛根の先端が極端に屈曲し，毛母細胞を凝固できないようなこともある（図3）[1]．また，過剰な凝固で毛根周囲の組織の瘢痕化が生じ，医原性の睫毛乱生症が生じるリスクもある．

文献は p.414 参照．

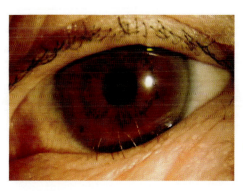

図1　marginal entropion（71歳，女性，左眼下眼瞼）

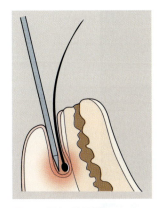

図2 電気分解法
先端以外が絶縁されている針を用いて行う．睫毛と平行に針を進め，針先が瞼板前辺りになれば通電する．弱い電流を5秒くらい流せば十分である．

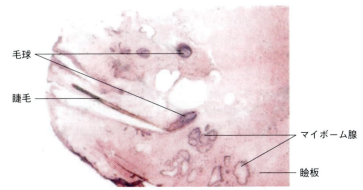

図3 毛球部が瞼板前でかなり屈曲している例の組織像
(木下慎介ら：大部分の睫毛根は瞼板に付着しているため，睫毛乱生手術において瞼板前組織を完全に切除すべきである．日本眼科紀要 2006；57：10-13.)

lid splitting with lash resection（図4）：根治的な治療としては現時点では lid splitting with lash resection[2] やその変法[1] が最も確実である．この方法は，ほぼ睫毛乱生症が完治するので，多数の乱生例で有用である．麻酔は電気分解法と同様，円蓋部結膜下と皮下に麻酔薬を注入する．睫毛乱生部の眼瞼の前葉と後葉を分割し（**図4b, c**），前葉を睫毛根ごと切除する（**図4d**）．瞼板前に毛母細胞があることが多いので，瞼板前組織をていねいに，スプリング剪刀を用いてとりきることが大切である（**図4e**）．また No.15 のメスの腹で少し擦りとるのもよい方法である．切除後は，瞼板前面を露出したままとし（**図4f**），肉芽形成により治癒させる．手術の際には必ず，瞼板前に毛母細胞が残らないように，手術顕微鏡下で行うかルーペを使って術野を拡大し，毛根を完全にとりきる操作を確実にする．さらに必要があれば，術後に皮膚が roll up して直接眼表面に当たるのを防ぐために，皮下の眼輪筋を5mm幅で切除しておくこともある．術後2週間程度は抗菌薬の眼軟膏を塗布し，上皮化させる（**図4g**）．

この方法は，ほぼ完治する半面，整容的には不利になることがある．下眼瞼ではあまり問題にならないが，上眼瞼でこの方法を行うと奇異な外観になり，患者の quality of life（QOL）を下げる可能性がある．そのため，若干の再発もあるが，まずは lid splitting without lash resection を行うのもよい．その一つの方法として，乱生部の前葉を後退させて固定し，瞼縁側の瞼板前を2〜4mm幅で露出したままとする（**図5**）．あとは肉芽形成で治癒させる．睫毛が温存され

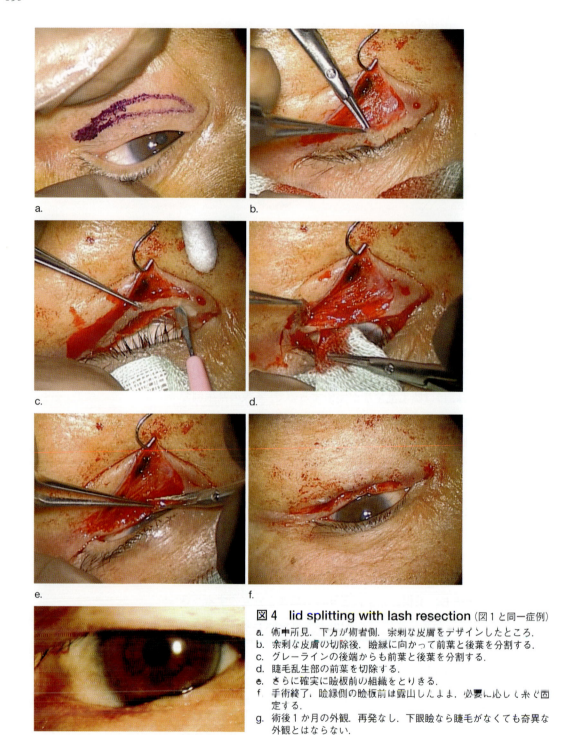

図4 lid splitting with lash resection（図1と同一症例）
a. 術中所見．下方が術者側．余剰な皮膚をデザインしたところ．
b. 余剰な皮膚の切除後．瞼縁に向かって前葉と後葉を分割する．
c. グレーラインの後端からも前葉と後葉を分割する．
d. 睫毛乱生部の前葉を切除する．
e. さらに確実に瞼板前の組織をとりきる．
f. 手術終了．瞼縁側の瞼板前は露出したまま．必要に応じて糸で固定する．
g. 術後1か月の外観．再発なし．下眼瞼なら睫毛がなくても奇異な外観とはならない．

るために整容的には有利である．

その他：少数の睫毛乱生でも，乱生部の前葉のみを切除する方法[3]もある（図6）．睫毛根切除術と呼ばれることもある．部分的な睫

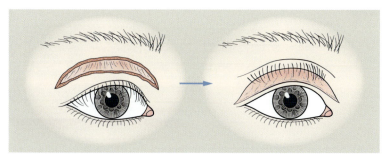

図5 lid splitting without lash resection の一法
図のように睫毛乱生部の前葉を後退させて固定するものである．図4c の状態から前葉を切除せずに睫毛乱生部をずらして固定すれば睫毛を残せる．乱生部の前葉の内側と外側は切断しないほうが血流は良好に保てる．

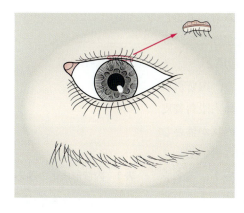

図6 睫毛根切除術
正常な睫毛は残して，睫毛乱生部のみを周囲組織をつけて切除する．

毛乱生症であれば侵襲が少なく，かつほぼ完治するため，よい方法である．麻酔法や術後の処置は lid splitting with lash resection に準ずる．

（三戸秀哲）

内眥形成術

内眼角贅皮と内眥形成術

　内眼角贅皮は，"蒙古ひだ"ともいわれる内眼角部の余剰皮膚が上下眼瞼にまたがって存在する構造であり，東アジア人に特徴的な所見である．瞼裂狭小症候群やダウン症候群などに多くみられることが知られているが，幼少期には健常人でも内眼角贅皮が存在し，成長とともに消失する．内眼角贅皮は眼輪筋と皮膚から形成され[1]，その線維は垂直に走り眼瞼内側を上下方向に牽引している．内眥形成術は内眼角贅皮に対して行われる術式である．このため内眼角贅皮単独では手術加療の必要性はないが，眼瞼下垂や睫毛内反が併存した場合には，内眼角贅皮が睫毛内反を再発させる方向に働いてしまう場合があるため，修正したほうがよいことが多い．表1に適応を満たす条件をまとめる．眼科では整容の改善だけを目的に手術を行うことは少ないため，ここでは睫毛内反や眼瞼下垂が併存した内眼角贅皮について述べる．

　内眥形成術を行うにあたってのデメリットがある．上下眼瞼と内眼角の贅皮は東洋人の若年者に特徴的な所見であり，これらを手術で修正するということは瞼裂を覆っている余剰皮膚を切除することで瞼裂を大きくみせることができる一方で，若年者にみえる表情を変化させ大人びた印象にさせてしまう．術前の表情と大きく変化することは十分に伝えておくべきであろう．また，内眥部の皮膚に創ができる．この部位はもともと余剰皮膚がほとんどなく扁平であるため，術後に創部が目立ちやすい．創を上手く縫合できなかった場合には，醜形を残す可能性があることも考慮するべきである（図1，2）．

文献はp.415参照．

表1　内眥形成術の適応

1. 上下眼瞼内側の睫毛内反
2. 涙丘が隠れる内眼角贅皮
3. 切開部の圧迫によって内眥部の過度な緊張が起こる

上記を満たしたもの

所見に合わせた術式の立案

内眼角贅皮を合併した先天睫毛内反症：先天睫毛内反症では，毛根の向き自体の異常であり，睫毛が眼球に接触する．主に下眼瞼の睫毛内反が強い症状を惹起する．眼瞼全体が睫毛内反となっている場合も多いが，内眥部の内反が強い症例の場合には，内眼角贅皮が併

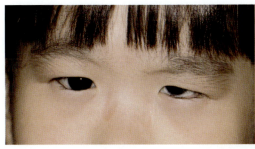 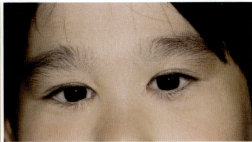

a. 術前 b. 術後 6 か月

図 1　上下眼瞼と内眼角に贅皮がみられる症例
a. 術前写真．鼻側結膜の露出が少なく，上眼瞼の皮膚弛緩のため左眼の角膜反射はみられない．
b. 術後 6 か月写真．鼻側結膜と涙丘の露出がみられる．創部の発赤は消退した．内眼角贅皮や睫毛内反が治癒すると表情が明るくなることも，この手術の醍醐味である．
(鹿嶋友敬：超アトラス 眼瞼手術—眼科・形成外科の考えるポイント．東京：全日本病院出版会；2014.)

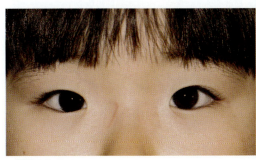 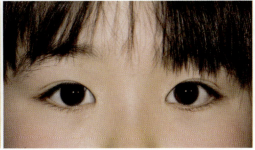

a. 術前 b. 手術半年後

図 2　内眼角贅皮が張り出した症例
a. 術前写真．表情が幼い印象にみえる．
b. 手術半年後．下眼瞼・内眼角贅皮を切除し，睫毛内反手術を行った．鼻側結膜が露出し，瞼裂が大幅に拡大しているのがわかる．表情は大人びた印象に変化している．上眼瞼に手は加えていないが，内眼角贅皮が移動したことで本来の重瞼が露出している．
(鹿嶋友敬：超アトラス 眼瞼手術—眼科・形成外科の考えるポイント．東京：全日本病院出版会；2014.)

存している可能性が高い．睫毛内反症に対する治療は睫毛を外反させる手術であるが，特に眼瞼内側の睫毛内反が強い場合には，内眼角贅皮が上下に連結し牽引されているため，上下眼瞼のみの修正では牽引が解除されず，再発の要因となる．このような場合には，内眥形成術を併施することで内眼角贅皮を形成しておく必要がある[2]．内眼角贅皮は緊張の少ない余剰皮膚であるが，内眥形成を行う場合には，その方向を変化させる手術である Z 形成術を行う．Z 形成術は余剰皮膚を皮弁に見立てて，それを内眼角部に移動させる手術である（**図 3**）．内眼角贅皮の形状によって，皮弁を上方に作製するか，下方に作製するかが異なる．睫毛内反は下眼瞼に多いため下方の贅皮の量が多い場合が多い．このため下方に作製する方法を解説するが，上方に作製する方法も上下逆にデザインすればよい．

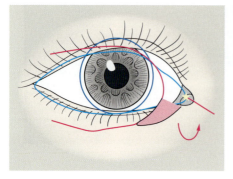

図3 手術デザイン（Z形成術）
切開ラインを連結したら内眼角贅皮の下脚が皮弁になる（■）．これを星印より内側の切開ラインに埋め込む（矢印）．余剰な皮膚は切除し，内眥部に余剰な皮膚が残らないようにしたい．内眥部は皮膚の緊張が強いため，非吸収糸で皮弁の埋没縫合を行っておくのがよい．
（鹿嶋友敬：超アトラス 眼瞼手術―眼科・形成外科の考えるポイント．東京：全日本病院出版会；2014．）

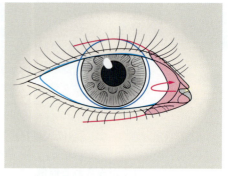

図4 内田法のデザイン
デザインよりも外側の内眼角贅皮を切除する（■）．涙丘部近傍の皮膚を切開し，内側に残った三角弁をその部位に埋め込む（矢印）．
（鹿嶋友敬：超アトラス 眼瞼手術―眼科・形成外科の考えるポイント．東京：全日本病院出版会；2014．）

まず，内眥部皮膚を鼻側に強く引き，涙丘を露出する．その後，牽引を戻し，涙丘の付け根の位置を，戻った皮膚に投影して点を打つ．ここを支点として皮弁を作製する．上眼瞼から下眼瞼に向かって走る内眼角贅皮の下眼瞼に連結している部分を切除するように皮弁をデザインする．その後，その皮弁を内眥部皮膚側へ移動するように，先ほどの点からやや内下方に向くように皮膚切開をおく[3]．

筆者らは再手術を避けるため，ほぼ全例で瞼縁切開法[4]を併用している．作製した皮弁を内眥部皮膚に固定する際には，創に掛かる緊張を減じるために非吸収糸で皮下の埋没縫合を行うべきである．小児の症例の皮膚縫合は7-0バイクリル®などの吸収糸で行うと抜糸の必要がない．

ダウン症候群の内眼角贅皮に合併した先天睫毛内反症：ダウン症候群の児では61％が内眼角贅皮を合併し，54％が先天睫毛内反症を合併するとされている[5]．よって，これらの児童では睫毛内反症に内眼角贅皮が併存するのは当然のことである．ダウン症候群の場合には，そのほかの睫毛内反の児と異なり鼻根部が平坦であり，内眼角部が丸みを帯びて，内眼角贅皮の皮膚はむしろ緊張を保っている状態である．このため内眥形成術は先述のZ形成術の適応にはならず，内田法を用いる[6,7]．この方法は内眥部にW型の切り込みを入れて創を直線にしないようにして目立たなくする術式である．内田法は，内眼角贅皮と睫毛内反症を合併したダウン症候群の患者に対して行っている．ダウン症候群では鼻根部が扁平で皮膚組織の余剰

は少ない．このため，ダウン症候群以外の症例とは分けて考えるべきである．ダウン症候群の場合，涙丘の位置を確認し，投影した点を打つのは同様である．この部位をもとに蝶ネクタイ型のデザインを作成する．中央の三角弁は最内側に作製した切り込みの部位に縫合する．蝶ネクタイ型のデザインの先を上下眼瞼の睫毛内反症手術の切開線と連結する（図4）．この方法でも，瞼縁切開法を併用した睫毛内反症手術を行うとよい．

内眼角贅皮に合併した眼瞼下垂症：先天眼瞼下垂に内眼角贅皮が合併する疾患として瞼裂狭小症候群が挙げられる．この場合には内眥形成術のみならず，自家筋膜もしくは人工物を使用した前頭筋吊り上げ術を併用しなければならない．瞼裂狭小症候群ではその字のごとく瞼裂幅が小さいため，眼瞼下垂のみ手術を行っても内眼角贅皮による皮膚の緊張と抵抗があり，十分に眼瞼挙上を行うことができない．このため，睫毛内反症に対する手術と同時に内眥形成術を行うべきである．瞼裂狭小症候群の内眼角贅皮では，贅皮の緊張はないためZ形成術で対応するのがよい．

カコモン読解　第23回 臨床実地問題32

3歳の女児．内斜視の疑いで来院した．眼位写真を図に示す．交代遮閉試験で眼球は動かない．異常なのはどれか．

a α角
b κ角
c AC/A比
d 内眼角間距離/瞳孔間距離
e 内眼角間距離/外眼角間距離

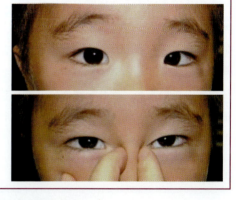

解説　角膜反射は正常であり，交代遮閉試験でも眼球が動かないことから，斜視は否定的である．しかし患児の左眼は内斜視であるようにみえるのは，内眼角贅皮が優位であり，角膜の一部を覆っているためである．したがって，異常であるのは内眼角間距離である．α角は光軸と視軸のなす角，κ角は瞳孔中心線と視軸のなす角，AC/A比（accommodative convergence/accommodation）は調節に対してどれだけ調節性輻湊が発生するかの比である．それぞれ眼光学や斜視に関する用語であり，この症例では無関係．

模範解答　d, e（解答は二つあると考える．）

（鹿嶋友敬）

眼瞼外反症手術

眼瞼外反症

分類：眼瞼外反症は原因別に，先天性，瘢痕性，炎症性，加齢性（退行性），および麻痺性（顔面神経麻痺）に分類される．通常は下眼瞼に生じ，瞬目や閉瞼に際して眼瞼が眼表面を完全に覆えない状態により，結膜充血や角膜障害，さらには視力障害を引き起こす．患者は眼乾燥感や疼痛，流涙などの症状のほかに，整容面でも悩まされる．

診断：診断には，眼部所見だけでなく頭部を含めた全身所見にも留意し，パーキンソン病，floppy eyelid 症候群，眼瞼の炎症性疾患，および外傷や手術の瘢痕，眼瞼および眼窩腫瘍など，気がつきにくいものまで鑑別する．病態を評価するには，pinch test などで下眼瞼中央をつまみ上げて眼瞼の弛緩を確認し，そのまま耳側または鼻側に牽引して涙点や外眼角の位置を視診して，内・外眼角靱帯の弛緩を判断する．通常，下涙点の位置は上涙点よりも 1～2mm 耳側に位置しているが，それを越えて耳側に位置する場合や外眼角の位置が鼻側に大きく偏位する場合には，退行性変化のため靱帯が弛緩していると評価する．

保存的療法

　角結膜の乾燥症状がある場合は，人工涙液や眼軟膏の頻回投与を行う．発症初期の例や点眼のみでは機能的障害が改善しないものの手術を希望しない場合は，テーピング（図1），メパッチ® やテガダーム™ などによるドレッシングを行う

手術療法

術式の選択

1. 眼瞼前葉の牽引（先天性，瘢痕性など）：Z 形成術，植皮などを行って前葉の牽引を解除．
2. 眼瞼後葉の異常（炎症性，腫瘍性など）：原因疾患の治療，後葉

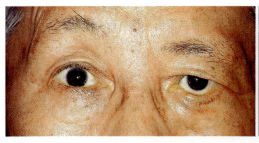
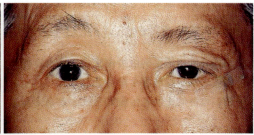
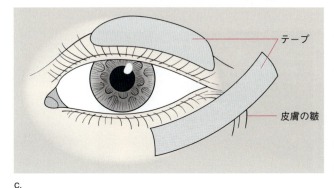

a.
b.
c.

図1　麻痺性兎眼の保存的治療（テーピング）

a. 手術を希望しない患者や，発症間もなく改善も期待できる時期，および手術までの期間の症状緩和には，テーピングが有用なことがある．本例では左顔面神経麻痺のため，上眼瞼縁の挙上と下眼瞼外反がある．
b. 下眼瞼を外上方に牽引し，上眼瞼の瞼縁を下垂させるようにテーピングした．
c. テーピングの模式図．

の切除など．

3. 眼瞼前葉の弛緩（麻痺性，退行性など）：眼瞼の水平方向の短縮，皮膚切除，内・外眼角靱帯の短縮と固定．

本項においては，その代表的術式である Kuhnt-Szymanowski Smith 変法と lateral tarsal strip について紹介する．

Kuhnt-Szymanowski Smith 変法[1]**（水平眼瞼短縮＋皮膚切除）（図2）**：退行性外反症や顔面神経麻痺による兎眼に有用である．下眼瞼を前葉（皮膚眼輪筋層）と後葉（瞼板結膜層）に分け，それぞれを水平短縮し下眼瞼の緊張を高める効果がある．比較的広い術野と，瞼板の全層切除を行うので出血や角膜障害に配慮しながら手術を行う．

lateral tarsal strip[2,3]**（図3）**：退行性もしくは麻痺性外反症で外眼角靱帯の弛緩があるときに最も有用である．しかし，この術式の適応は広く，眼瞼内反症にも用いられることがある．瞼板の水平短縮と固定の強化，および余剰皮膚の切除が主な作用機序である．眼窩外側の骨膜露出や瞼板の形成（tarsal strip の作製）の際に，外科用バイポーラによる止血操作や繊細な剪刀操作が必要な術式である．

術後処置：手術終了時にはガーゼと眼球が触れないようにするために閉瞼させた状態で Steri-Strip™ などでテープ固定を行い，隙間から瞼裂に角膜保護のために抗生物質入りの眼軟膏を注入する．テープの上から創部に眼軟膏を塗布し，術後出血を予防するために創部

文献は p.415 参照．

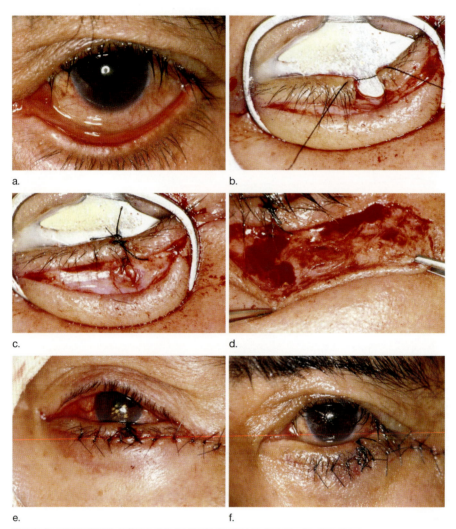

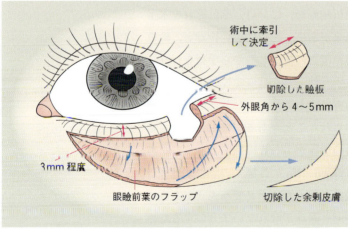

図2 Kuhnt-Szymanowski Smith 変法

a. 顔面神経麻痺による左下眼瞼外反症.
b. 皮膚切開線は,睫毛列下（瞼縁より3mm下方）で,耳側は皮膚の割線に沿って外眼角よりも20mm程度外側に広げる.眼瞼前葉を剥離して外眼角から約5mmの位置で瞼板をホームベース型に切除.切除の幅は術中に定量するが,多くは5mm程度である.
c. 瞼縁と瞼板を縫合する.
d. 前葉のフラップを耳上側に牽引して余剰皮膚を切除する.
e. 7-0ナイロン糸で皮膚を端々縫合する.
f. 術後1～2週間で抜糸する.
g. 模式図.

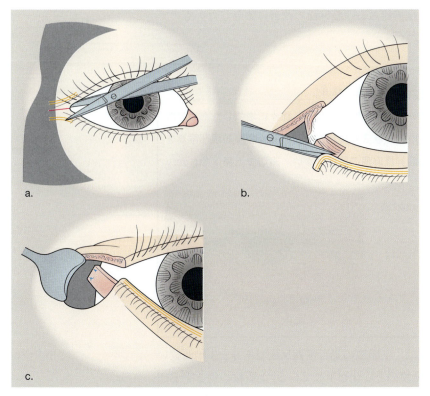

図3 lateral tarsal strip
a. 眼瞼皮膚と結膜，眼窩外側骨に浸潤麻酔を行い，皮膚の割線に沿って10 mm程度切開し外眥靱帯の下脚を切断し，骨膜がみえるように皮下組織を鈍的に剝離する．
b. 下眼瞼瞼板でstripを作製するために，付着している皮膚眼輪筋や結膜を切除する．
c. 必要な短縮を加えたのちに，tarsal stripを外側眼窩縁後方のWhitnall結節部骨膜に5-0ナイロン糸でしっかりと固定する．余剰皮膚を切除して7-0ナイロン糸で皮膚縫合する．

に圧が掛かるよう圧迫眼帯をする．術後の浮腫や出血が強い場合，また抗凝固薬や抗血小板薬を服用している患者の場合には，術後2～3日間圧迫眼帯にしておくほうが無難である．ナイロン糸の抜糸は，皮膚は術後5～7日を目安に行うが，瞼板切除を行った場合の瞼縁縫合は創の離解を防ぐために2週間を目安にする．手術痕が最小限になるように，最低1か月間は創部の湿潤を保つように眼軟膏の塗布を1日2回継続するように指導している．Steri-Strip™などを創に貼付しておく方法でもよい．

まとめ

眼瞼内反症と異なり，日本人では外反症の頻度が少ないが，病態の分類や程度の評価法を確認し，適切な治療方針を選択することが最も重要である．瞼縁や外眼角部での手術の操作が多いため，止血操作には慣れが必要であるが，顕微鏡下にていねいな手術を行い，

患者の眼表面保護，視機能および整容面の改善に寄与したいものである．

> **カコモン読解** 第18回 臨床実地問題8
>
> 67歳の男性．3年前から左下眼瞼が外反し，徐々に増強したため来院した．左眼角膜に軽度の点状表層角膜炎を認める．左眼前眼部写真を図に示す．外傷，顔面神経麻痺の既往はない．適切な治療はどれか．
> a Hotz法
> b Kuhnt-Szymanowski法
> c 河本法
> d 瞼板縫合術
> e 瞼板延長術
>
>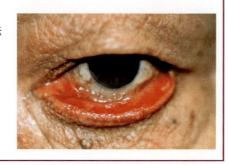

［解説］ 示された図は，下眼瞼の退行性外反症であり，3年間続いていることから，瞼結膜の上皮化が生じている．上眼瞼の働きやBell現象が正常なため，角膜や球結膜障害は軽度であると推測される．外反症に対する術式を問う出題で，正解はb．Kuhnt-Szymanowski法．下瞼板の水平短縮と皮膚切除によって外反症を矯正する．

a. **Hotz法**：下眼瞼内反症に対する皮膚眼輪筋切除法．
c. **河本法**：小児下眼瞼睫毛内反に対する通糸埋没法．
d. **瞼板縫合術**：外傷性瞼板裂傷などの際の，瞼板再建術．
e. **瞼板延長術**：甲状腺眼症や顔面神経麻痺の際にみられる上眼瞼挙上に対して，保存強膜や人工材料を用いた瞼板延長法．

［模範解答］ b

（古田　実）

兎眼矯正術

兎眼症

原因と分類：兎眼症とは，眼瞼の疾患などによって閉瞼機能が十分に働かないことをいい，閉瞼機能が不十分であるため，眼表面が乾燥し眼表面の障害が起こる状態をさす[1]．兎眼は原因によっていくつかの種類に分けられるが，原因の第一は閉瞼を担当する筋肉の障害である．つまり，閉瞼機能を担っているのは顔面神経が支配する眼輪筋であり，顔面神経麻痺を発症することで起こる麻痺性兎眼が最も重要である．顔面神経麻痺の原因は先天性のもの，聴神経腫瘍などの顔面神経の走行に沿った部位にある頭頸部の腫瘍による圧迫や浸潤による腫瘍性のもの，直達・間接外力による外傷性のもの，アミロイドーシスや全身の代謝性疾患によるもの，そのほか単純ヘルペスウイルスの関与が考えられている Bell 麻痺などの特発性のものなどが挙げられる[2]．次に顔面神経が正常である場合でも，眼瞼の構造の変化によって閉瞼不全となることがある．具体的には外傷や火傷などのために眼瞼が瘢痕化し，閉瞼できなくなることを瘢痕性兎眼という．最後に，これという疾患がなくても就寝時に出現する兎眼を夜間性兎眼という[3]．

病態：兎眼では，たとえ角膜びらんが軽度であったとしても，放置するべきではない．これは角膜上皮にはタイトジャンクションに守られたバリア機能があり[4]，兎眼によってこれが破綻していることは，角膜の防御機構の破綻を意味し，視力障害をきたすような角膜潰瘍の原因となる可能性があるからである（図1）[5]．つまり角膜のバリア機能が失われている場合には細菌の侵入が容易であるが，上皮が正常化すればバリア機能が回復し，細菌の侵入を防ぐことができるのである．兎眼による角膜障害をきたした場合には，いたずらに経過観察せず積極的に手術を行うべきであると考える．特に自覚症状や他覚所見が重症であり角膜潰瘍になるリスクが高い場合や，すでに角膜潰瘍をきたしている場合には，すぐに一時的な瞼板縫合を行って上皮を正常化させるほうがよい．また，閉瞼時に眼球が上

文献は p.415 参照.

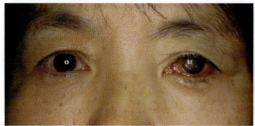

a. 開瞼時

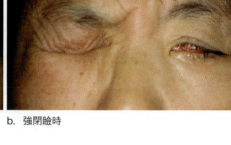

b. 強閉瞼時

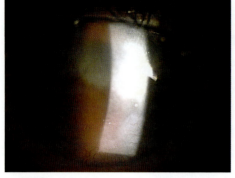

c. 前眼部

図1 左顔面神経麻痺により角膜潰瘍から指数弁になった症例

a. 開瞼時．下眼瞼が下方偏位している．角膜は白濁し，結膜充血が重度である．
b. 強閉瞼時．左眼を強閉瞼しても 5 mm の兎眼が残存している．眼輪筋の麻痺のため，眼瞼の皺はできない．
c. 前眼部写真．角膜感染症から角膜混濁をきたし指数弁となっている．

（鹿嶋友敬ら：顔面神経麻痺形成術によって角膜混濁に対する角膜移植が施行できた1例．あたらしい眼科 2008；25：1577-1579．）

転する Bell 現象が不十分な場合には，角膜が露出しやすくなるため角膜潰瘍などのリスクが増すので，これも診察時に確認するとよい．以上のように兎眼の原因はそれぞれ異なり，それぞれの病態に適した治療を行う必要がある．

瞼板縫合術

　瞼板縫合術には，一時的なものと永久的なものがある．主に露出している眼表面の面積を小さくする目的で行われる[6]．筆者は視力温存のために眼瞼中央部は避け，主に外側，もしくは内側に行うことが多いが，病態に応じてどの部位にでも何か所でも施行してよい．

一時的瞼板縫合術：6-0ナイロン糸などの糸を睫毛近傍からグレーラインの位置に通糸し，上下眼瞼を接着させるようにする[6]．このときにシリコーンなどのスペーサーを利用して糸が過剰に食い込まないようにする方法が一般的であるが，スペーサー周囲に皮脂や眼脂が沈着して不潔になっていることも多く，筆者は純粋に端々縫合のみ行っている．端々縫合でも締めすぎに注意すれば，縫合痕が残ることはない．

永久的瞼板縫合術：瞼縁の上皮を切除し，縫合することで上下眼瞼の癒着をつくる術式である．外眼角もしくは内眼角の上下眼瞼縁の上皮を切除し，埋没縫合・皮膚縫合を用いて上下眼瞼を固定する[7]．

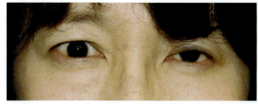
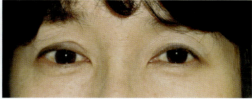

a. 術前 b. 術後

図2　右眼瞼後退に対して挙筋延長術を行った症例
a. 術前．右の眼瞼後退があるため，左が眼瞼下垂のようにみえる．
b. 術後．右の挙筋延長術を行ったところ，左右のバランスがとれて左上眼瞼の位置も正常化した．

眼球への追加手術を行う予定であれば，この術式を選択するとよい．上皮のみで癒着させる術式であるため，やや固定が弱く，しばしば離開してしまうこともある．その場合でも瞼縁の構造を壊さず，剪刀で切開すれば再び開瞼できるようになるため，のちに角膜移植などを行う予定があればこの術式を選択する．一方で，強固な瞼板縫合が必要な場合には，上眼瞼外側の瞼板と下眼瞼外側の皮膚眼輪筋を切除し，上下眼瞼を互い違いに縫合する方法を選択するとよい[7,8]．

上眼瞼挙筋延長術

　上眼瞼挙筋を延長して上眼瞼下垂を人工的に作製する術式である（図2）．眼瞼下垂手術の過矯正になった症例や，Basedow病の上眼瞼後退に対して行われる．永久的瞼板縫合と異なり，用手的に開瞼できる状態になるため，眼表面の観察や治療が必要な症例で適応になる．手術は経皮で行うのか経結膜で行うのか，Müller筋や挙筋腱膜を切離するのか切除するのか，それともスペーサーなどを入れるのか，などによって多数の術式がある[9]．筆者らは主に重症の眼瞼後退に対しては，挟瞼器を掛ける通常の眼瞼下垂の手術と，皮膚からアプローチし，瞼板を露出したのちにMüller筋と結膜の間を剝離し，そのまま上方に剝離を進め，Müller筋の断端を剝離した上端の結膜に吸収糸で固定する方法で行っている．これで挙筋腱膜とMüller筋が瞼板から離れ，上眼瞼挙筋の運動は結膜のみを介して眼瞼に伝わることとなり，下垂が得られる．下垂になると重瞼線が幅広になってしまうことがあるため，この分を留意して，健側より幾分低めにデザインするとよい．

gold plate 移植

　上眼瞼に重りを入れることにより，閉瞼を得る方法である．もと

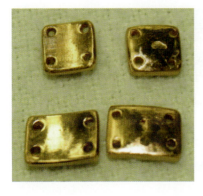

図3 筆者が使用している gold plate
国内認可されている既製品はないため,歯科技工士や工房などに依頼して作製する必要がある.

もとは1958年にIllingがgold plate（図3）を上眼瞼に移植し,閉瞼が得られたことを報告したのが始まりである.海外ではさまざまなインプラントが医療用に生産されているが,国内での生産は行われていない.材料としては生体反応性がなく,比重が大きいものがよいので,金のほかに白金（プラチナ）のインプラントも作製されている.事前に専用の重量計測用の重りを使用して十分な開閉瞼が得られるものを用意し,手術でこれを瞼板前面に移植して固定する.眼瞼の形状に合わせて曲げておくが,曲率によっては脱出や乱視などの合併症が出ることがある.

（鹿嶋友敬）

眉毛挙上術

眉毛下垂に対するさまざまな術式

　眉毛挙上術は眉毛下垂に対して施行される手術である．眉毛下垂の原因としては顔面神経麻痺や加齢性変化があるが，東洋人においては加齢性変化による眉毛下垂は一般的なことではなく，むしろ逆に挙上してくる場合が多いようである．

　加齢性変化などによる両側の眉毛下垂の場合は，前額部の頭皮生え際切開により前額部全体を挙上する術式などがあるが，本項では末梢性顔面神経麻痺による片側の眉毛下垂に対して行う，眉毛直上皮膚切除による直接眉毛挙上術（direct brow lift）[*1]について述べる．これは眉毛上で軟部組織を切除し，眉毛を上方に固定する静的再建術である．その他の術式として，動的再建術には筋肉移植術や神経移植術がある．

眉毛下垂の成因と鑑別

　顔面神経は前頭筋や眼輪筋などの表情筋を支配する運動神経線維が主体となったものであり，顔面神経麻痺が生じると重力の影響でそれらの軟部組織の下垂が生じてくる．末梢性顔面神経麻痺の原因として頻度が高いものはBell麻痺とRamsay Hunt症候群であり，これらは多くの場合，保存的治療により治癒するため外科的治療の対象にならない．恒久化して外科的治療の対象になるものとしては，外傷性顔面神経麻痺や聴神経腫瘍術後などの外科手術後のものが多い．

　眼輪筋が収縮できずに弛緩してしまうことにより眼瞼皮膚が下垂し，一見すると眼瞼下垂と見誤る可能性もあるが，眉毛の位置の左右差，前額部の皺襞の左右差を観察する（図1）[*2]．上眼瞼挙筋は動眼神経支配であり無関係なので，眼瞼皮膚をそっとめくりあげるか，または下垂している眉毛を挙上してみると眼瞼下垂は生じていないことが確認できる．

　手術適応としては発症から1年以上経過して自然軽快が見込め

文献はp.415参照．

[*1] 眉毛挙上術には動的再建術と静的再建術があり，それぞれにいくつかの術式がある．最も簡単でそれなりの手術効果が期待できるため広く行われているのが，本術式（直接眉毛挙上術）である．

[*2] 眉毛下垂症の診断は前額部の皺襞（おでこのしわ）の左右差にて容易である．顔面神経の完全麻痺であれば下眼瞼下垂や口角の下垂，鼻唇溝の左右差などもあり，わかりやすい．なお，眼輪筋は閉瞼筋であるため，麻痺が生じると閉瞼不全となる．

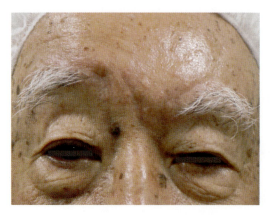

図1　左側の末梢性顔面神経麻痺
左前額部皮膚の皺襞が消失し眉毛が下垂している．眼瞼皮膚弛緩症があるようにみえるが，下垂している眉毛を徒手的に挙上してみると眼瞼皮膚の状態には左右差がないことが確認できた．本症例は，数年前に他院にて眉毛挙上術を施行したが再発してきた例であり，左眉毛上に前回の手術瘢痕がある．仰臥位になると眉毛下垂はわからなくなるので，まず初めに坐位の状態でどれくらいの挙上量が必要かを見積もっておく．

ず，眼瞼下垂や眼瞼皮膚弛緩症が除外できた眉毛下垂である．もちろん，これらは加齢性変化による眼瞼下垂を多少合併している場合も多いが，まず眉毛挙上術を施行してから二期的手術を検討する．

直接眉毛挙上術

デザイン：眉毛上ぎりぎりのなるべく目立たないラインを選んでデザインする．本術式の欠点として術後の瘢痕がやや目立つことが挙げられるので，これは事前に説明しておく．眉毛の形は個人差があるのでそれぞれの症例にて若干のデザインの差が生じるが，眉毛の上方で鼻側から耳側まで自然なカーブとなるようにデザインする（図2）．皮膚切除の上下幅は通常10mm程度である．軟部組織を骨膜に縫合して挙上するので，"切除幅イコール挙上幅"になるわけではない．

本術式では，この後の操作において眼窩上神経の損傷に注意する必要がある．眼窩上神経は眼窩上切痕から出てきた三叉神経第1枝の分岐であり，前額部の知覚を支配している（図3）．損傷すると前額部の知覚障害が生じるため，このリスクについては術前に説明しておく[*3]．触診にて眼窩上切痕の位置を確認して，この時点でマーキングしておくとよい．

皮膚切開と軟部組織の切除：局所浸潤麻酔の後に皮膚切開を行い，皮膚と皮下脂肪層を切除する．この際には眼窩上神経の損傷に注意する．眼窩上神経は，この部位では前頭筋と皮下脂肪層の間を走行している．特に止血の際には，眼窩上切痕の周辺はなるべく焼灼しないようにする．切除時には出血が多く生じるが，しばらくガーゼで圧迫しておくとかなり止血される．

次に眼科用剪刀などを用いて開く操作により，鈍的に前頭筋を分

[*3] 術前に説明しておくべき本術式のリスクとしては，術後の手術瘢痕がやや目立つ場合があること，前額部の知覚障害が生じてしまう可能性，再発の可能性などが挙げられる．

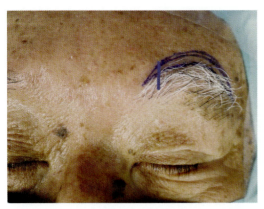

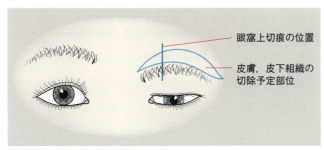

a.

b.

図2　皮膚切除部のデザイン
a. 眉毛上のぎりぎりの位置でデザインする．最大切除幅は約10mmで自然なカーブとなるようにする．眼窩上切痕の位置を触診で確認して眼窩上神経の付近をマーキングしておくと，後の操作で神経損傷を避ける指標となってよい．
b. 眉毛の形や前額部の皺襞には個人差があるので，それぞれの症例にて若干異なるデザインとなる．眼窩上切痕は眼窩上縁の内側にある骨のくぼみである．切除部位の両端はなるべく鋭角にデザインしないと，閉創時に不自然な隆起（dog ear）が生じてしまう．

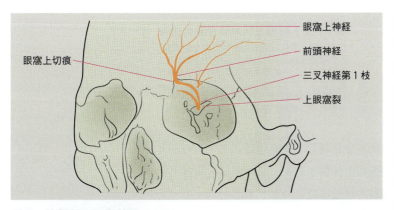

図3　前額部の知覚神経
三叉神経第1枝は上眼窩裂を通り頭蓋内から眼窩内に入る．眼窩深部上方で前頭神経から眼窩上神経に分岐し，これが眼窩縁のくぼみである眼窩上切痕を通って前額部に分布し，前額部から頭頂部付近の知覚を支配している．

けて前頭骨骨膜に到達する（**図4**）．この位置に眉毛が固定されるので，健常側の眉毛の位置を参考に，また手術が仰臥位で行われていることを考慮に入れて高さを決める．重力により軟部組織が下垂している病態なので，坐位と仰臥位とではかなりの差が生じることを念頭におく．

　本術式では術後数か月から1年の経過で戻りが生じてくることが

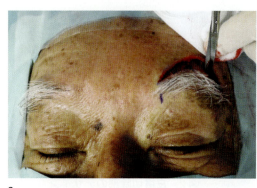
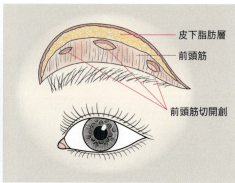

a.　　　　　　　　　　　　　　b.

図4　前頭筋の切開
a. 皮膚と皮下脂肪層を切除したのちに，前頭筋を切開して前頭骨に到達する．先が鈍な剪刀を開く操作で，鈍的に横幅約 1 cm の創を 3 か所ほど作製する．初めにマーキングした眼窩上神経の付近では，神経を保護するために積極的には行えない．
b. 上下の位置としては皮膚切開創の上縁付近になることが多いようである．この前頭筋の切開の位置に眉毛が挙上固定されることになる．

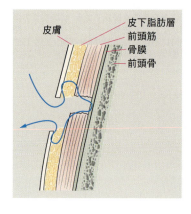

図5　皮下組織と前頭骨骨膜の通糸
皮下組織と骨膜付近の可動性の少ない組織との固定を行わずに，軟部組織の切除のみで終了すると，一時的な眉毛挙上は得られるが重力によりすぐに戻りが生じてしまう．しかし，眉毛下垂の程度が軽度な場合は，この固定を行わずに単純に閉創してよい場合もある．

知られているため，術後の戻りを見越してやや過矯正とするのがよい．この前頭筋の穴は 3 か所程度作製するが，この際にも眼窩上切痕を確認しつつ，眼窩上神経の付近は控えめとする．

眉毛の固定：5-0 ナイロン糸などの非吸収糸を用いる．角針が骨膜への通糸をしやすい．創縁の皮下組織，骨膜，反対側の創縁の皮下組織と通糸する（**図5**）．しっかりと固定する必要があるので，できるだけ多くの組織を拾うように通糸する．あまり浅い真皮層に通糸すると皮膚の dimple（くぼみ）になってしまうので，浅くなりすぎないようにする．前頭骨骨膜への通糸は深部であり術野が狭いことなどから，十分に骨膜に通糸することが困難なこともあるが，おおむね骨膜近辺の可動性の少ない組織への通糸ができていればよく，無理に前頭骨に当てて通糸しなくてもよい．

　3 か所ほどこの縫合を行ったのちに，坐位にて眉毛の位置を確認

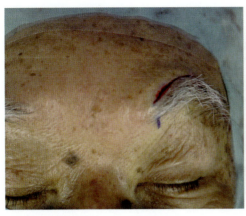
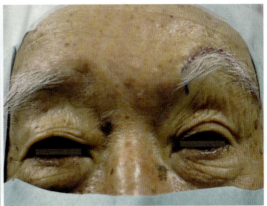

a.

b.

図6 皮膚縫合
a. 皮膚縫合の前に真皮縫合で創を寄せる．テンションが掛かる部位なので，真皮縫合で十分に創を合わせることが重要である．
b. 皮膚縫合が終了した状態で，もう一度坐位で確認している．術後の戻りを考慮してやや過矯正で終了とする．術前と比較すると眼瞼皮膚弛緩症のような所見が解消されているのがわかる．上眼瞼から上方にかけて不自然な皺襞が出現しているが，これは次第に目立たなくなる．

する．低矯正であれば，さらに上方に前頭筋の穴を作製する段階からやり直す．眉毛の内側だけが挙上されていないか，外側だけが挙上されていないか，反対側の眉毛のラインと近い状態で過矯正となっているかを確認する．

閉創：6-0 ナイロン糸などで真皮縫合ののち，皮膚縫合を行う（**図6a**）．手術瘢痕が極力目立たないようにするためには真皮縫合で十分に創を寄せ，創縁に段差が生じないようにレイヤーを合わせることが重要である．皮膚縫合は，連続縫合でも端々縫合でもよい（**図6b**）．

術後：眼軟膏を塗布したのち，術後の出血や浮腫を予防する目的で圧迫気味にガーゼを固定する．眼瞼手術の場合だと眼球があるためあまり強く圧迫することができないが，この場合は創部が前頭骨の上であるため，眼瞼手術の際よりも強く圧迫することができる．翌日までガーゼの上から保冷剤で適宜クーリングを行う．

手術翌日から洗髪，洗顔は可能であり，抗生物質の軟膏を1日数回塗布する．約10日後に抜糸を行う．

（出田真二）

クリニカル・クエスチョン

眼瞼の先天異常について教えてください

Answer 眼瞼の先天異常は，時に視機能の発達に影響するため，適切な時期での対処が必要です．また，整容面での問題や全身の異常を伴うことも多く，配慮すべきです．手術は，この両面から時期や術式を選択します．

Goldenhar 症候群

眼表面の類皮腫，耳介の異常，脊椎の異常を三主徴とする症候群であり，眼・耳・脊椎形成異常症候群（oculo-auriculo-vertebral dysplasia）とも呼ばれる[1]．本症の約 25% の例に，さまざまな程度の眼瞼欠損を認める．ほとんどは上眼瞼にあり，瞼縁を含む全層の欠損である．高度のものでは，兎眼による角膜障害が危惧されるが，気がつかないくらい軽度のものもある（図1）．

角膜保護を目的に眼軟膏とテーピングあるいは眼パッチの併用を行う場合には，児の年齢によっては遮閉弱視を引き起こす可能性があり，注意が必要である[*1]．手術治療は，機能的および整容的両面から考慮するが，時期は欠損の範囲と角膜上皮障害の程度により決定される．欠損が小範囲（眼瞼幅の 25% 以下）であれば単純縫合で，中程度（25〜40% 程度）では欠損部より耳側の眼瞼を眼瞼溝の高さで横に切開し外眼角切開を加えて鼻側に引き，欠損部の鼻側眼瞼と縫合する（図2, 3）．さらに高度の欠損（50% 以上）では下眼瞼からの回転皮弁（Mustardé法）を用いる[2]．いずれの手技でも，欠損部縁の上皮は切除する．

ほかの眼所見として，耳下側輪部の類皮腫や耳側結膜下の脂肪類皮腫を高頻度に認め，手術を行う場合もある[*2]．

さらに，小耳症，外耳道閉鎖，小顎症，上顎発育不全，高口蓋，口蓋裂などのため，出生時より難聴と哺乳困難状態を有している例が多い．また，側彎症や二分脊椎，心血管系の異常を伴うことも多く，全身への注意も必要である．

文献は p.416 参照．

[*1] 遮閉弱視
視覚の感受性が高い低年齢児では，角膜保護目的の遮閉が視力発達を阻害する恐れがある．保護は本当に必要かを細隙灯顕微鏡検査で確認するとともに，遮閉時間などを考慮すべきである．

[*2] 類皮腫（デルモイド）の手術
輪部デルモイドは，角膜乱視に対する眼鏡矯正で視力の発達を確認後に切除＋角膜表層移植を行う．結膜下のリポデルモイドは整容目的に必要なだけの切除を行うべきである．

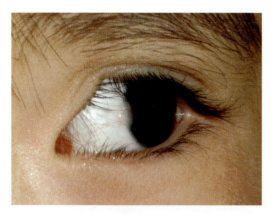

図1 Goldenhar症候群
上眼瞼に小範囲の欠損を認めるとともに，鼻側輪部に類皮腫を認める．

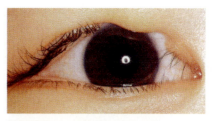
a.

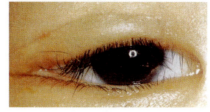
b.

図2 Goldenhar症候群
中程度の上眼瞼欠損例の術前（a）と術後（b）．
（八子恵子：眼瞼欠損．眼科診療プラクティス 32 眼疾患診療ガイド．東京：文光堂；1997. p.3.）

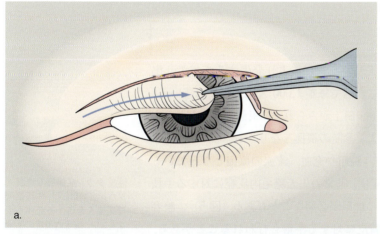
a.

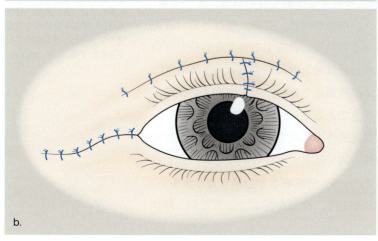
b.

図3 図2の症例に行った手術法
欠損部縁の上皮を切除し，外眼角切開をして耳側より眼瞼全層を鼻側にずらし（a），欠損部を埋めるように縫合する（b）．

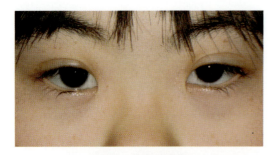

図4 ダウン症候群の特徴的眼部
上下内眼角付近の睫毛が角結膜に触れ，流涙の原因の一つとなる．

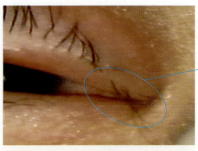

この部分にのみ，睫毛内反がある

a.

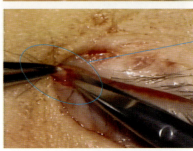

睫毛列を切除している（術者の見かた）

b.

図5 ダウン症候群の睫毛内反
上眼瞼の最内側のみに睫毛内反がみられる（a）ことがあり，睫毛列切除を行う必要がある（b）．

ダウン症候群

　21番染色体の過剰（21トリソミー）により発生する疾患で，出生約800人に1人の頻度で，全国で毎年1,000人以上生まれている．

　眼瞼には，内眼角贅皮や瞼裂斜上がみられ，鼻根部扁平などとともに本症の特徴的顔貌を形成し，診断の根拠となりうる．しばしば内眼角付近に睫毛内反症を認め，眼脂や充血，流涙の原因となっている（図4）[*3]．本症の睫毛内反症は，通常の先天睫毛内反症に対する手技では改善せず，睫毛列切除の併用が必要なこともある（図5）[3)]．整容上の改善を目的に，内眼角贅皮に対する手術も行われることがある．

　ほかの眼所見として，先天白内障や斜視，眼振，屈折異常（近視性乱視が多い）など視機能やその発達に影響する異常を合併している例が多い．それらへの治療方針は健常者に対するものと変わりないが，可能な限り眼鏡による屈折矯正を行い，少しでもよい視機能を獲得できるよう，努力すべきである[4)]．

　全身的には，新生児期には先天性の心疾患や消化器病患，内反足などを，乳児期には易感染性，内分泌異常，白血病などを，幼児期以降では知的障害，歯列異常，う歯，糖尿病などを伴うことが多い．一般的に発達は中程度の遅れがあり，発語が苦手ではあるが，理解はよいという特徴もある．

[*3] **ダウン症候群の流涙**
ダウン症候群には，先天鼻涙管閉塞を合併する症例も少なくない．睫毛内反症の手術に際しては，必ず涙道の検査も行い，閉塞を認めたなら穿破やチュービングを同時に行うこととする．

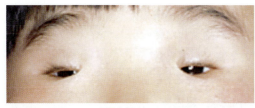
a.

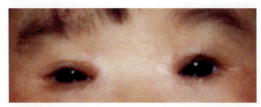
b.

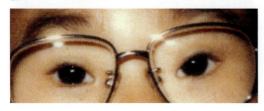
c.

図6 瞼裂縮小症候群
特徴的眼瞼所見（a）に対して，2歳時に眼瞼挙筋前転術およびMustardeの5 flap法を施行（b）．cは8歳時の所見．

眼瞼縮小症候群

両側性先天眼瞼下垂の原因の一つであり，ほかに眼瞼縮小（瞼裂横径の縮小），逆内眼角贅皮，眼角隔離症（内眼角間距離の開大）を伴い，特徴的眼部の所見を呈する．常染色体優性遺伝の疾患であるが，孤発例もみられる．

治療として，逆内眼角贅皮に対しては内眥形成術を行うが，V-Y形成術，Mustardeの5 flap法，内田法などの手技が用いられる[5]．眼瞼下垂に対しては，上眼瞼挙筋前転術または吊り上げ術を行う（図6）．さらに，眼角隔離症に対しては内眼角腱の短縮術を行う．これらの手術を症例の年齢や眼瞼異常の程度に応じて，同時あるいは二期的に行う．

カコモン読解 第20回 一般問題25

先天眼瞼欠損を合併するのはどれか．
a 先天風疹症候群　　b Chédiak-Higashi症候群　　c Ehlers-Danlos症候群
d Goldenhar症候群　　e Lowe症候群

解説　a. 先天風疹症候群：母親が妊娠初期（3か月以内）に風疹に罹患し，風疹ウイルスが胎盤を介して血行性に胎児に感染した結果，新生児に白内障，網膜症，心疾患，難聴などの多臓器形成異常をきたすものである．網膜症はゴマ塩状を呈し，典型的であるが，視機能には影響を及ぼさないことが多い．ほかに小眼球，緑内障，角膜混濁など所見は多彩であるが，眼瞼の異常は伴わない．確定診断には，母親の風疹罹患歴，患児の風疹抗体価（IgG, IgM）の上昇から行われるが，妊娠中に羊水や臍帯血を用いた PCR（polymerase chain reaction）法によるウイルス RNA の検出が行われる．

b. Chédiak-Higashi 症候群：易感染性と部分的白子症を特徴とし，白血球のうち主に好中球の機能異常を認める非常にまれな先天疾患で，生命予後の悪い疾患である．メラニン細胞の色素顆粒異常により皮膚，毛髪，眼などに部分的白子症がみられるが，眼瞼に異常はない．

c. Ehlers-Danlos 症候群：皮膚，関節，血管などの結合組織の脆弱性に基づく遺伝性疾患で，大血管破裂，臓器破裂などで死に至る例もある．薄い口唇や小さい顎，細い鼻，大きな眼などの特徴的顔貌を呈し，眼症状には，角膜異常，強度の近視，網膜剥離，まれに眼球破裂を合併する例もあるが，眼瞼の先天異常はない．

d. Goldenhar 症候群：胎生期に出現する第一・第二鰓弓由来器官の形成不全を示す顎顔面の先天異常のなかで，眼球結膜類皮腫や脊椎の奇形を合併するものである．その約 25% に，さまざまな程度の眼瞼欠損を認める．

e. Lowe 症候群：眼症状，中枢神経症状，腎尿細管機能障害を主徴とする X 染色体劣性遺伝疾患であり，男児 10 万人に数人の発症とされるが，まれに女児にもある．X 染色体長腕の Xq25-26.1 に 24 エクソンからなる責任遺伝子 *OCRL1*（MIM300535）が同定されている．眼症状としては，水晶体上皮の遊走障害をきたすため，両側性の先天白内障はほぼ必発である．その他，Schlemm 管の形成障害による先天緑内障，眼振，小眼球症などの異常がみられ，必要に応じて手術が行われるが，眼瞼には異常がない．

穴埋解答　d

（八子恵子）

眼瞼けいれんの診断とボトックス®治療

眼瞼けいれんとは

神経学的には"局所ジストニア"に分類される疾患で，眼輪筋のれん縮による不随意的閉瞼が特徴である．本態性，薬物性，症候性に分類される（表1）．

疫学：中高年に多く，男女比は1：2〜2.5と女性に多い．米国での有病率は10万人に1.2〜5人といわれている．わが国では，軽症例も含めると30〜50万人以上の患者がいると推定されている．

症状（表2）[1])：眼瞼けいれんの症状は多彩であり，目をつぶってしまう，目を開けているのがつらいといった症状や，目が乾く，ゴロゴロするといったドライアイと同様の症状を訴えることもある[*1]．また，眼瞼けいれんで最も多い症状は"まぶしさ"である．

文献はp.416参照．

[*1] 眼瞼けいれんはドライアイ合併例も多いが，眼表面の所見が軽度であっても患者は症状を強く訴えたり，ドライアイ治療によっても症状の改善がみられないなどの特徴がある．

診断[*2]

問診：症状の詳細な問診を行う．その症状がどのようなときに悪化

[*2] 眼瞼けいれんを"まぶたがピクピクする病気"と思っていると，診断を誤る恐れがある．まずは，眼瞼けいれんがまばたき，もしくは眼瞼の開閉瞼の異常であるという認識をもつことが重要である．

表1 眼瞼けいれんの分類

本態性眼瞼けいれん	大脳基底核の異常と考えられているが，詳しくは不明である．
薬物性眼瞼けいれん	抗精神病薬，抗パーキンソン病薬，種々の化学物質などが原因となる．
症候性眼瞼けいれん	パーキンソン病，進行性核上性麻痺，脳梗塞，脱髄性疾患など

表2 眼瞼けいれん患者の訴え

まぶしい	95％	まぶたが垂れる（目が細くなった）	29％
目を開いているのがつらい，目をつぶっていたほうが楽	92％	まばたきが多い	26％
目が乾く	51％	片目をつぶってしまう	26％
目が自然に閉じてしまう	49％	手指を使わないと開瞼できない	16％
目がうっとおしい，ごろごろする	41％	眉間にしわがよる	12％
下を向いていたい	34％	目の周囲が動く	8％

（若倉雅登：誤診だらけの眼瞼痙攣．眼科 2003；45：1975-1981．）

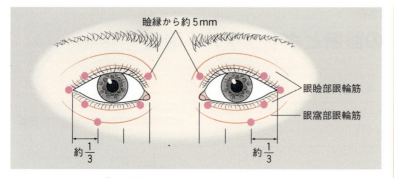

図1 ボトックス®注射部位
(ボトックス®医療用医薬品添付文書〈グラクソ・スミスクライン〉より引用．)

するか*3，行動上の支障があるか*4についてきくことも，診断の大きなきっかけとなる．また，服用歴の問診も重要であり*5，薬物性眼瞼けいれんの場合は原因薬剤の中止だけで回復する例もある．

瞬目テスト：軽度の眼瞼けいれんでは一見正常にみえることもあるが，瞬目テストを行うとけいれんが誘発される．軽瞬（眉毛を動かさず軽い歯切れのよいまばたき），速瞬（できるだけ速い軽いまばたき），強瞬（強く目を閉じたあとすばやく開瞼する）を行わせる．三つのうち，いずれかひとつでも上手くできなかったり，不規則なまばたきになるようであれば，眼瞼けいれんと診断できる．

治療

眼瞼けいれんは根治治療がなく対症療法のみであり，一般に難治である．最も有効な治療はボトックス®治療であり，有効率は9割近いといわれている．ボトックス®以外の治療法としては，薬物治療（トリヘキシフェニジル，抗けいれん薬，抑肝散など），手術（眼輪筋切除，眼瞼下垂手術など）がある．

ボトックス®治療の実際：ボトックス®治療を行うには使用資格が必要であるため，各地で開催されている講習会かWEBセミナーを受講し資格を得る．ボトックス®治療は，神経筋接合部でのアセチルコリン放出抑制作用があるA型ボツリヌス毒素を眼輪筋に注射し，その閉瞼作用を減弱させる治療である*6．通常1眼あたり眼輪筋6部位の筋肉内に注射する（**図1**）．初回は1部位あたり1.25～2.5単位を投与する．眉間（皺眉筋）や鼻（鼻根筋，鼻筋）に深いしわが存在するようであれば，その部位にも追加すると，より効果が期待できる．ボトックス®治療の効果は投与後数日～2週間程度で現れ，3～4か月持続する．

*3 眼瞼けいれん患者は，しばしば屋外や明所，読書時の症状悪化を訴える．また，不眠や抑うつも症状悪化の要因となりうる．

*4 歩行時に電柱や人にぶつかったことがある，段差を踏み外したことがある，追突事故を数回起こしたことがある，など．たとえばドライアイや眼瞼ミオキミアでこれほどの症状が起こることは考えにくく，眼瞼けいれんに特徴的である．

*5 薬物性眼瞼けいれんの原因薬剤として最も多いと考えられるのがエチゾラム（デパス®）や他のベンゾジアゼピン系抗不安薬である．わが国では他国と比べてこれらの薬剤の処方率が高く，実際に眼瞼けいれん患者のなかでデパス®内服患者が多くみられる．薬剤中止後に症状が軽快するケースもあるが，その期間はそれまでの服用期間に依存するため，長期服用していると薬剤中止のみでは回復は困難であることも多い．

*6 ボトックス®治療は開瞼を容易にすることはできるが，羞明やその他の違和感は必ずしも改善しないため，治療前に十分に説明する必要がある．

2. 眼瞼の機能異常　185

カコモン読解　第20回　一般問題26

本態性眼瞼けいれんの症状はどれか．2つ選べ．
a 流涙　　b 眼脂　　c 羞明　　d 結膜充血　　e 開瞼困難

解説　眼瞼けいれんは，"眼輪筋のれん縮による不随意的閉瞼"や"まばたきの制御異常"といいかえることができる．眼瞼けいれんの症状で最も多いのはまぶしさ（＝羞明）で，眼瞼けいれん患者の95％がまぶしさを訴えるといわれている．また，眼瞼けいれんが進行すると，開瞼困難または開瞼不能となり，特徴的な顔貌を呈する（図2）．

模範解答　c, e

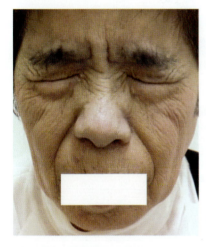

図2　眼瞼けいれん患者の特徴的顔貌

カコモン読解　第21回　一般問題89

ボツリヌス毒素による眼瞼けいれんの治療で正しいのはどれか．
a 効果は約4週間続く．　　b 副作用に眼瞼下垂がある．
c 顔面神経麻痺にも使用する．　　d 治療に用いられるのはB型である．
e 神経筋接合部でアセチルコリンと競合する．

解説　a．効果持続期間は3〜4か月である．
b．主な副作用は眼瞼下垂，閉瞼不全，流涙である．
c．ボツリヌス毒素の適応疾患は，眼瞼けいれんのほかには片側顔面けいれん，痙性斜頸などである．
d．治療に用いられるのはA型である．
e．ボツリヌス毒素は神経筋接合部でのアセチルコリン放出抑制効果がある．

模範解答　b

カコモン読解 第24回 一般問題23

本態性眼瞼けいれんで正しいのはどれか.
a 明所で症状が軽くなる.
b 疲労時に上眼瞼がピクピクと動く.
c 小児に生じるのを眼瞼チックという.
d 自分で思うように瞬目ができなくなる.
e 両眼に認めるとき Meige 症候群という.

［解説］ a. 眼瞼けいれんで最も多い症状は羞明であり,特に明所で症状は悪化する.
b. 疲労時に片側の眼瞼がピクピクするのは眼瞼ミオキミアであり,眼瞼けいれんとは病態が異なる.
c. チックとは乳幼児から学童期に生じる身体の一部分の突発的運動で,身体因性,心因性などがいわれているが,眼瞼けいれんとは病態が異なる.
d. 眼瞼けいれんは,まばたきの異常や開閉瞼の切り替え異常と表現することもでき,患者は思うように瞬目ができない.
e. 眼瞼けいれんは通常両側性である.眼瞼けいれんに加えて,口・舌・咽頭・頸部のジストニアを伴うものを Meige 症候群と呼ぶ.

［模範解答］ d

（森脇直子）

眼輪筋切除術

眼瞼けいれんの治療

　近年の眼瞼けいれんに対する治療は，A型ボツリヌス毒素（BTX）療法が第一選択とされ，その有用性は眼科医に広く認知されている．一方，BTX療法の効果が十分でない症例や注射を希望しない症例に遭遇した場合，次の選択として抗けいれん薬の内服治療，遮光眼鏡・クラッチ眼鏡の装用，眼瞼手術などを考慮する必要がある[1]．

　眼瞼けいれんに対する眼瞼手術には，眼輪筋切除術，眼瞼余剰皮膚切除術，前頭筋吊り上げ術，皺眉筋切除術，顔面神経切断術などがある．代表的な術式とその特徴について**表1**にまとめた．これらの術式のなかで限定的に行う眼輪筋切除および余剰皮膚切除術は，眼科医にとって解剖やその手技の理解・習得が比較的容易で第一選択の術式になりうる．眼輪筋切除の意義は，異常閉瞼の主因となる眼輪筋の過剰収縮を量的に減弱させて開瞼を容易にすることにあるが，過剰な切除によって生じうる閉瞼不全は角膜上皮障害を惹起するリスクがあることを念頭において治療計画をたてるべきである．

文献は p.416 参照．

眼輪筋切除術

術式：眼瞼けいれんに対する眼輪筋切除術には，広範囲眼輪筋切除術と切除範囲が狭い限定的な切除術がある．

　広範囲眼輪筋切除術は，眼窩部，眼窩隔膜前，瞼板前の眼輪筋を上

表1　眼瞼けいれんに対する術式

限定的な眼輪筋，余剰皮膚切除術	合併症がほぼなく，一定の効果が得られる
広範囲眼輪筋切除術	最も治療効果が期待できるが，手術侵襲が大きく，合併症が生じやすい
前頭筋吊り上げ術	限定的な眼輪筋切除と組み合わせて行う．吊り上げ材料が必要
顔面神経切断術	けいれんの再発やほかの表情筋麻痺の合併症が多い．近年は超選択的顔面神経切断術以外は行われていない

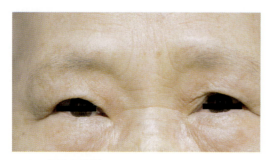
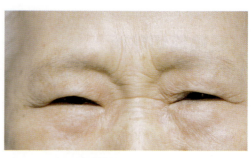

図1　通常の開瞼　　　　　　　　　図2　異常な開瞼状態

下眼瞼にわたり広範囲に切除し，必要に応じて眉毛挙上術，眼瞼挙筋短縮術を施行するものである[2]．手術による開瞼効果はほかの術式より良好であり，Mauriello らの報告によると，眼輪筋を徹底的に切除した3症例では術後にBTX療法が不要となったと報告している[3]．Anderson らの報告では，術後に88％の患者が結果に満足する一方で，38～66％の患者は術後もBTX療法が必要であり，また術後のリンパ浮腫の遷延など整容面に若干の問題があったとしている[4]．

　限定的な眼輪筋切除術では，主に上眼瞼余剰皮膚切除と同時に近傍の眼輪筋のみ切除する．切除範囲が狭いので効果も限定的ではあるが，術後に重篤な合併症が生じる可能性はなく，筆者は後者の術式を好んで選択している．本項では限定的な眼輪筋切除術の適応，手術の実際，効果，予後，合併症について解説する．

適応：BTX療法を行っても，けいれん症状が十分に改善しない患者が手術の対象となる．眼瞼けいれんの好発年齢は50歳以上の中高年であるが，本疾患と加齢性の眼瞼余剰皮膚を合併している症例は高い頻度で存在すると思われる．眼瞼けいれんの患者は，一見して通常の開瞼（**図1**）と，Charcot 徴候といわれる，眉毛位置が眼窩上縁の下位に下降する強く異常な開瞼状態（けいれん状態，**図2**）を交互に繰り返すことが特徴である．症例を注意深く観察すると，通常の開瞼時でも上眼瞼余剰皮膚が軽度存在し，余剰皮膚が開瞼の妨げになっていることがわかる．このような症例は，皮膚切除と同時に眼輪筋を可及的に切除することにより，一定の開瞼補助効果を期待できる．

手術の実際：皮膚と眼輪筋の切除範囲について図3に示す．最初に上眼瞼皮膚弛緩に対する余剰皮膚切除術に準じたデザインを行う（**図4**）．通常の上眼瞼余剰皮膚では，兎眼を防止するため最大皮膚切除量の7割程度の皮膚切除を行うことが多いが，眼瞼けいれんの

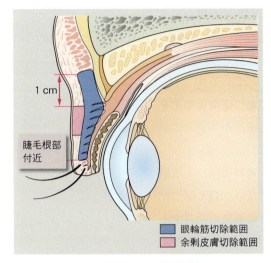

図3 余剰皮膚，眼輪筋の切除範囲
余剰皮膚切除範囲より頭側は約1 cm，睫毛側は睫毛根部手前までの眼輪筋を切除する．

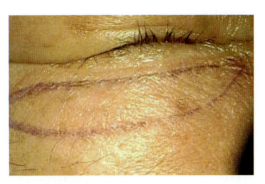

図4 皮膚切除のデザイン

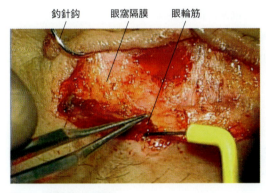

図5 眼輪筋の切除

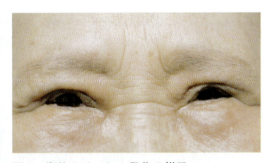

図6 術後のけいれん発作の様子

症例では皮膚切除幅をやや拡大する．具体的にはCharcot徴候が認められる状態（図2）で上眼瞼の余剰皮膚を評価し，坐位で切除範囲を決定する．エピネフリン入りリドカインで局所麻酔を行った後，まず皮膚切除の範囲で皮膚，眼輪筋を切除する．眼窩隔膜越しに眼窩脂肪が透けて見える程度まで十分，眼輪筋を切除する（図5）．この際，釣針鈎を皮下に牽引し，できるだけ十分量の眼輪筋を切除できるよう心掛ける．さらに有鈎鑷子で皮下を把持しつつ，皮膚切除範囲より頭側へ1 cm程度，睫毛側は睫毛根部がわずかに見える程度の範囲まで眼輪筋を切除し，皮膚，皮下組織のみ残すようにする．

効果，予後：眼輪筋切除によって得られる真の閉瞼抑制効果についての評価は困難であるが，ほとんどの患者は手術後に症状の改善を

自覚する．術後は，**図6**のように，けいれん発作が生じた場合でも十分量の余剰皮膚切除が行われているので，開瞼が容易になる．Andersonらの報告でも，BTXにある程度反応する群では，限定的な眼輪筋切除でも一定の手術効果が認められるとしている[4]．一方，限定的な眼輪筋切除では，BTX療法の注射量，頻度に術前後で差を認めず，また長期的な観察では術後に患者がBTX療法から完全に解放されるケースはほとんどないとする報告もある[3,5]．

合併症：本項で述べた限定的な眼輪筋切除では，過剰切除による閉瞼障害や眼瞼浮腫の遷延が問題となることはまずない．BTX療法が再開された場合，瘢痕拘縮の影響で注射による疼痛刺激が増強することがある．また，手術による眼窩隔膜の損傷によりBTXの影響が眼瞼挙筋に及びやすくなり，注射後の眼瞼下垂の合併がやや高くなる印象がある．

広範囲眼輪筋切除においてもきわめて重篤な合併症はみられないが，前頭部の知覚鈍麻，疼痛，閉瞼機能低下に伴う流涙，眼瞼外反症，リンパ浮腫などが生じやすい．特に上下眼瞼の眼輪筋切除を同時に行った場合，リンパ浮腫は数か月から1年以上の期間遷延することがある[4]．

まとめ

BTX療法に抵抗する症例では，合併症が少ない限定的な眼輪筋，皮膚切除術を行うことで眼瞼けいれん患者のQOLを改善することができると考えられる．

〈荒木美治〉

3. 腫瘍性疾患

眼瞼腫瘍の診断（総論）

"発生母地×腫瘍のタイプ"による眼瞼腫瘍診断

　眼瞼は皮膚，皮下，瞼板，瞼結膜から構成される複合臓器で，発生する腫瘍の種類は膨大である．頻度の高い腫瘍は経験による直感で解決できることも多いが，"何だろう"と思う症例については，まず発生母地を推察，そして腫瘍のタイプ（炎症性，嚢胞性，良性増殖，悪性増殖）を推察し，フローチャート的に診断を推定するのもよいだろう．ここでは，"発生母地×腫瘍のタイプ"という形で眼瞼腫瘍の各種を**表1**に示す．

発生母地（図1）：以下のように大分類，細分類した．

1. 皮膚と皮下 → 表皮，表皮直下，毛嚢，睫毛脂腺，アポクリン腺，エックリン汗腺，血管，リンパ管．
2. 瞼板 → 線維組織，マイボーム腺．
3. 瞼結膜 → 結膜上皮，ヘンレ（Henle）の陰窩，色素細胞，上皮下組織．
4. その他（びまん性）．

腫瘍のタイプ

炎症性腫瘤："できもの"を腫瘤形成性疾患ないし体積増加性疾患と翻訳するなら，そのなかで炎症性疾患が占める割合は多い．痛みや発赤が目立てば腫瘍ではなく炎症であろうと考えるのが普通であるが，それでも判断に悩む例がある．しかし，診断に迷ったとき，この基本を思い出すことは重要である．

嚢胞性腫瘍：毛嚢や種々の腺組織開口部が閉塞すると嚢胞を形成する．皮膚側から触診，瞼結膜側ならガラス棒などによる触診で嚢胞性であることを確かめるとよい．嚢胞であっても緊満していると硬く触れることがあり，そのときは超音波生体顕微鏡（ultrasound biomicroscope；UBM）も有用である．嚢胞はその発生母地を正しくとらえることで，摘出や開放を適切なアプローチで行うことができる．

良性腫瘍：眼瞼皮膚では脂漏性角化症，瞼結膜の乳頭腫，マイボーム腺では脂腺腺腫などがこれにあたる．増大が緩やかで self-limit-

表1 "発生母地×腫瘍のタイプ"による眼瞼腫瘍診断

腫瘍の部位		腫瘍のタイプ				
大分類	細分類	炎症性腫瘤	嚢胞性腫瘍	良性腫瘍	悪性腫瘍	その他（発生異常）
皮膚と皮下	表皮			脂漏性角化症 尋常性疣贅 伝染性軟属腫	基底細胞癌 扁平上皮癌	
	表皮直下			母斑 黄色腫	基底細胞癌 メルケル（Merkel）細胞癌	
	毛嚢（睫毛とその他）	外麦粒腫（毛嚢炎）	粉瘤（類表皮嚢胞）	外毛根鞘腫 毛包上皮腫	外毛根鞘癌	
	睫毛脂腺（ツァイス〈Zeis〉腺）	外麦粒腫			脂腺癌（?）	
	睫毛アポクリン腺（モル〈Moll〉腺）		モル腺嚢胞	多形腺腫		
	エックリン汗腺		エックリン汗嚢腫			
	血管			血管腫 乳児毛細血管腫		動静脈奇形
	リンパ管					リンパ管腫
瞼板	線維組織			線維腫		
	マイボーム腺	霰粒腫	瞼板内角質嚢胞（マイボーム腺嚢胞）	脂腺腺腫	脂腺癌	
瞼結膜	結膜上皮			乳頭腫	扁平上皮癌	
	ヘンレ（Henle）の陰窩		結膜結石			
	色素細胞			母斑	悪性黒色腫	
	上皮下組織			血管腫		
その他（びまん性）		黄色肉芽腫症			悪性リンパ腫	

ingな場合，良性腫瘍を考える．

悪性腫瘍：良性腫瘍に比べると増大速度が速く，数か月から2〜3年の病歴のことが多い．ただし，突然の発症で非常に急速な増大（病歴2か月以内）を示す場合，高悪性度腫瘍の場合と反応性（炎症性）の場合とがあり，注意を要する．

その他：発生異常．

まとめ：上記のように分類した"発生母地×腫瘍のタイプ"を**表1**に示す．診断名が思い当たらず困ったとき参考にされたい．

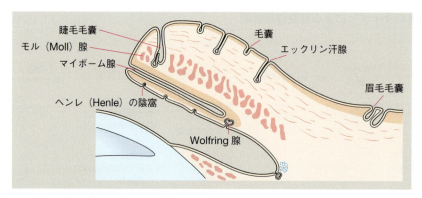

図1　眼瞼腫瘍の発生母地となる部位

よくみる眼瞼腫瘍とその良悪性

　上記のとおり眼瞼腫瘍の種類は膨大であるが，ここでは比較的大型になりうる代表的な腫瘍の良悪性を比較して述べる．

眼瞼皮膚の良悪性腫瘍（脂漏性角化症 vs 基底細胞癌，図2）：脂漏性角化症と基底細胞癌は，ともに眼瞼皮膚の最も頻度の高い良性腫瘍と悪性腫瘍であり，鑑別が重要である．ともに色素を有して黒色調になりやすいという共通した性質をもつが，脂漏性角化症は表面が乳頭状で，角化物でざらざらし，角化物が脱落するときの出血で表面が汚く繊維がつきやすい．それに対し，基底細胞癌は表面に凹凸があっても脂漏性角化症に比べるとなめらかで，中心壊死のため中心潰瘍ないし中心陥凹をきたし，潰瘍化すると色素は上皮のある辺縁に限られることが多い．ただし基底細胞癌でも2〜3mm程度の微小な時期は，中心潰瘍がなく球形である．また，微小で黒色調が非常に強い腫瘍は，基底細胞癌であることが多い．

瞼板の良悪性腫瘍（脂腺癌 vs 脂腺腺腫）：脂腺癌診断のワンポイントと，良性の脂腺腺腫について述べる[*1]．

脂腺癌（図3）：瞼板内にとどまっていると診断困難であるが，瞼縁に腫瘍が露出したり結膜直下に腫瘍が現れたりすると，黄色調がわかり診断しやすい．一方，瞼縁皮膚や瞼結膜のびまん性上皮内浸潤が初発所見であると，眼瞼炎や結膜上皮内癌と誤診されやすい．なお，脂腺癌は女性で上眼瞼に多い．

脂腺腺腫（図4）：下眼瞼に多く，自験では男性に多い．白く硬い．白色粒状（脳回様との表現もある）の紋様も特徴で，その紋様は瞼結膜から透見される正常マイボーム腺に似る．時に大型化するが，開口部から脱出して成長するなど周囲組織をそれほど破壊しないこ

[*1] 霰粒腫との鑑別については，本巻"霰粒腫と脂腺癌の鑑別について教えてください"（p.200）を参照されたい．

3. 腫瘍性疾患　195

| 脂漏性角化症 | 基底細胞癌 |

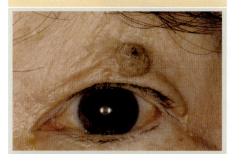
a. 表面が角化物でざらざらしている．

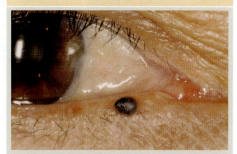
b. 微小だが，黒色調が強い．

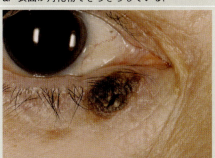
c. 表面が乳頭状（凹凸が強い）．

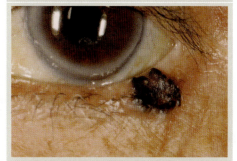
d. 中心陥凹があり，周堤が特に黒い．

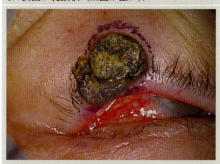
e. 出血があり，繊維が付着．

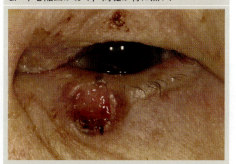
f. 中心潰瘍と辺縁の色素がみられる．

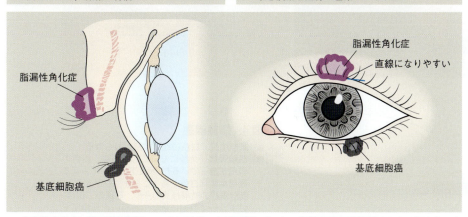

g. 脂漏性角化症は睫毛部に発生して主に瞼縁から遠い側に広がり，組織の密な瞼縁側はあまり侵さないため，瞼縁側の腫瘍縁が直線になりやすい．基底細胞癌は"下眼瞼"に好発し，睫毛の上下にかかわらず進展して，円形または不整形になる．

図2　脂漏性角化症（a, c, e）と基底細胞癌（b, d, f）

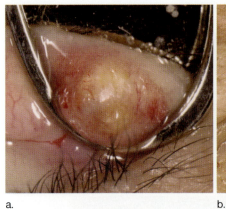
a.

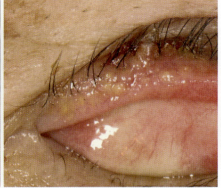
b.

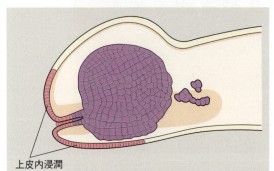
c.

図3 脂腺癌
a. 切開生検しようとしている脂腺癌．黄色調が脂腺癌のサインといえる．霰粒腫は内容物が黄色でも外部から黄色を感じることは少ない．
b. びまん性の脂腺癌．マイボーム腺開口部からしみ出した腫瘍が瞼縁に幅広く上皮内浸潤（pagetoid infiltration）している．
c. 脂腺癌の進展様式の一例．上皮内浸潤が主体で，腫瘤をほとんど形成しない例もあるため注意が必要である．

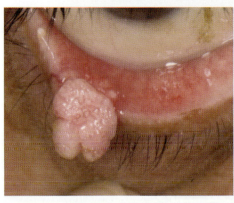
a.

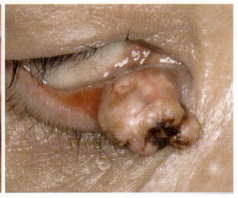
b.

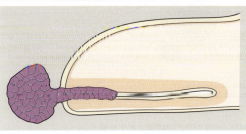
c.

図4 脂腺腺腫
a. 脂腺腺腫．白色の粒状紋様がみられる．
b. 脂腺腺腫．大型になることもある．肌色の表皮が覆っているが，表皮下に透けてみえる腫瘍本体は白色であることがうかがえる．
c. 脂腺腺腫の進展様式の一型．写真の2例は，いずれもこの図に近い．瞼板の線維組織を破壊しにくいことの表れと考えられる．

乳頭腫	扁平上皮癌
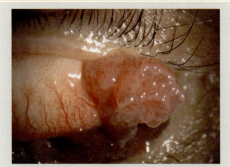	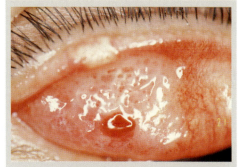
a. ガラス棒などで触診すると，亜有茎性で茎が細いことがわかる．	b. 丈が低く扁平である．
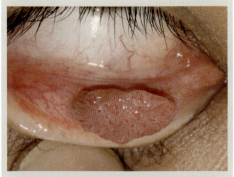	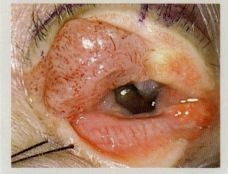
c. 影の出かたで茎がありそうなことがわかる．正確には，円蓋部結膜に発生している．	d. 手術のため眼瞼を展開したところ．大型というだけでなく，根部が広く瞼結膜に張りついていることがわかる．
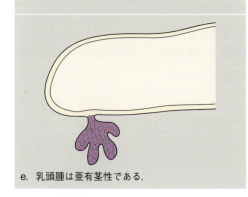	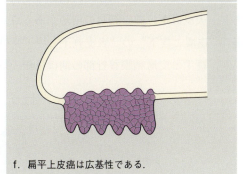
e. 乳頭腫は亜有茎性である．	f. 扁平上皮癌は広基性である．

図5 乳頭腫（a, c, e）と扁平上皮癌（b, d, f）

とが多い．

瞼結膜の良悪性腫瘍（結膜乳頭腫 vs 結膜扁平上皮癌，図5）：どちらも乳頭状であるが，良性の乳頭腫は茎が細く亜有茎性でしばしば多発，扁平上皮癌は単発性で茎がなく広基性である．切除後に形成的処置が必要となりそうなものは悪性であるといってよい．なお，乳頭腫は瞼縁近くの瞼結膜または円蓋部に発生することが多く，瞼

結膜の中央付近にはあまり発生しない．扁平上皮癌は発生初期には上皮内癌であると想定されるが，球結膜の場合と異なり上皮内癌のうちに発見されることは少なく，ほとんどが進行して発見される．

カコモン読解 第21回 臨床実地問題2

56歳の男性．10年前から左眼瞼の腫瘍に気付いていたが，最近目立ってきたため来院した．前眼部写真と組織像とを図A，Bに示す．考えられるのはどれか．
a メラノーシス　　b 色素性母斑　　c 基底細胞癌　　d 扁平上皮癌　　e 悪性リンパ腫

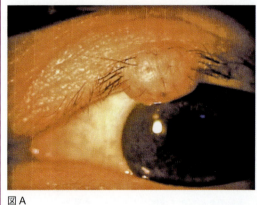

図A　　　　　　　　　　　　　　　　　図B（H-E染色）

解説　良性を示唆する長い病歴で，瞼縁の睫毛と皮膚粘膜移行部の間にあり，表皮直下に腫瘍細胞の増殖がある点から母斑と診断される（**表1**"皮膚と皮下"の"表皮直下"の"良性腫瘍"）．本文中にはないが，睫毛と皮膚粘膜移行部の間は母斑の好発部位である．

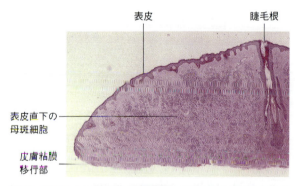

図6　"カコモン読解"の解説図（第21回 臨床実地問題2）

模範解答　b

3. 腫瘍性疾患　199

> **カコモン読解** 第 24 回 臨床実地問題 7
>
> 70 歳の女性．左眼内眼角の腫瘤に気付き来院した．左眼前眼部写真と組織像とを図 A，B に示す．診断はどれか．
>
> a 基底細胞癌　　b 脂漏性角化症　　c 乳頭腫　　d 扁平上皮癌　　e Merkel 細胞癌
>
>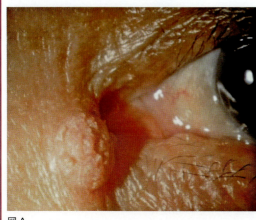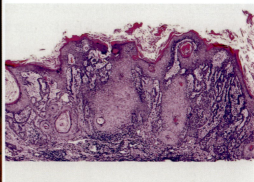
>
> 図 A　　　　　　　　　　　　　　　　図 B（H-E 染色）

解説　凹凸不整で表面に角化物をつけた上皮細胞の増殖は，脂漏性角化症の典型的特徴である（**図 2a, c, e**）．

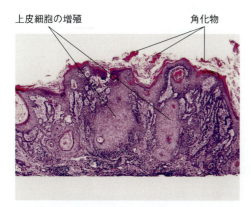

図 7　"カコモン読解"の解説図（第 24 回 臨床実地問題 7）

模範解答　b

（吉川　洋）

クリニカル・クエスチョン

霰粒腫と脂腺癌の鑑別について教えてください

Answer 大半の脂腺癌は，少し慣れれば細隙灯顕微鏡所見で霰粒腫と鑑別できます．眼瞼皮膚側からは診断が困難な例が多いですから，必ず眼瞼を翻転し結膜側を観察してください．ポイントは"黄色"，"瞼板からのはみ出し"，"結膜血管の異常"です．もちろん，確定診断は病理組織診断が必要です．

頻度

　脂腺癌の頻度は，大規模な統計調査がないため明らかでない．霰粒腫も初期症状で麦粒腫と混同される場合もあるため，その頻度は明らかでない．参考として，江口眼科医院のデータでは，開院以来8年間で新規患者約20,000人に対し脂腺癌3例，霰粒腫症例567例に対し脂腺癌3例であった．ただし，脂腺癌3例のうち2例は紹介なので，実際は20,000人に脂腺癌1人，霰粒腫567例に対し脂腺癌1例ということなのかもしれない．施設にもよるが比較的眼瞼疾患や腫瘍を積極的に治療している施設で，霰粒腫手術症例100件に対し脂腺癌1件程度は経験するといわれている．

肉眼所見のポイント

　脂腺癌は，マイボーム腺から発生することが多く，Zeis腺からの発生も認められる．マイボーム腺由来の場合，初期は通常瞼板内に腫瘤が形成され，霰粒腫と肉眼的に鑑別できないこともある．特に皮膚側には鑑別可能な所見は少ない（図1a）．瞼板部皮膚が霰粒腫同様になだらかに隆起していることが多い．睫毛根に腫瘍細胞が浸潤すれば，睫毛の脱毛が生じる．結膜側には比較的早めに所見の相違が出るため，霰粒腫との鑑別には重要である（図1b）．脂腺癌は本体の色は"黄色"で，腺房を思わせる小さな顆粒の塊が集簇しているようにみえることが多い（図3）．霰粒腫の場合，黄色ではなくやや黄色味を帯びたべったりとした灰色で，"肉"を思わせる色調である（図2b）．特に若年者では，結膜側で浮腫状となり，化膿性肉芽腫を呈することも多い（図4）．血管は，霰粒腫では既存の結膜血

3. 腫瘍性疾患　201

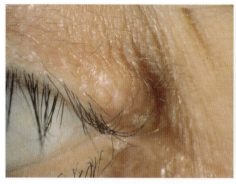
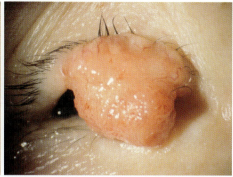

a. 　　　　　　　　　　　　　b.

図1　右上眼瞼内眼角付近の脂腺癌
a. 皮膚側所見．皮膚の盛り上がりだけで血管拡張もなく，睫毛脱毛もない．これだけでは診断は不可能．
b. 結膜側所見．眼瞼を翻転してみると，結膜側から突出した黄色の腫瘍を認める．この症例は脂腺癌として典型ではないが，少なくとも霰粒腫ではないことはわかると思われる．

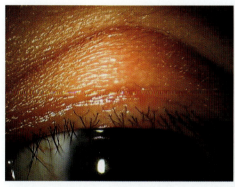

a. 　　　　　　　　　　　　　b.

図2　霰粒腫（aとbは同一症例）
a. 皮膚側所見．正常な皮膚をかぶった腫瘤を認める．発赤・血管拡張を認めることもある．皮膚が自壊すれば炎症細胞の集簇が露出し，出血する場合もある．
b. 結膜側所見．わずかな隆起と結膜血管の拡張を認める．腫瘤の中央部はやや透明感のある灰色を帯びた黄色で，ほぼ均一であり，顆粒のような所見はない．

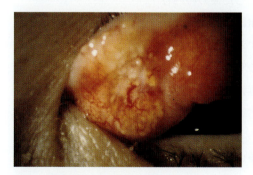
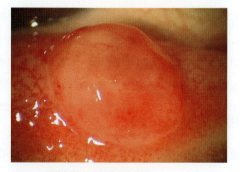

図3　典型的な脂腺癌の結膜側所見
黄色の顆粒状に腫瘍細胞が集簇して一塊の腫瘤を形成している．腫瘤内に不整で太い腫瘍血管が観察できる．腫瘤を覆う結膜は薄く，欠損している場合も多い．

図4　霰粒腫の結膜側所見
霰粒腫の結膜側はしばしば浮腫状となり，特に若年者では化膿性肉芽腫の形状をとることも多い．

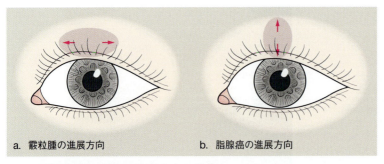

a. 霰粒腫の進展方向　　b. 脂腺癌の進展方向

図5　霰粒腫と脂腺癌の進展方向の相違
すべてがこうなるわけではないが，大きさが増大する場合，霰粒腫は瞼板に沿って横方向に，脂腺癌は瞼板を越えて縦方向に進展する傾向がある．

管の拡張が主なのに対し，脂腺癌では比較的早期から腫瘍表面に拡張した異常血管が発育しているのが確認できる（**図3**）．腫瘍の拡大とともに所見は顕著になっていくが，霰粒腫は増大すると瞼板を充填するように広がっていくのに対し（**図5**），脂腺癌では瞼板を越えて縦方向に進展していく傾向にある（**図5**）．マイボーム腺開口部近くに発生した場合やZeis腺から発生した場合は比較的早期に瞼縁にやや赤みを帯びた黄色い腫瘤が突出してくるので，肉眼的にも霰粒腫と誤診する可能性は低い．

手術所見のポイント

　脂腺癌を疑った場合はしかるべき施設に紹介するのがいいと思われるが，生検を行う場合は皮膚を含む垂直の線で柵状に切除して病理検索を行うとよい．脂腺癌を疑わず霰粒腫として手術した場合，内容物は霰粒腫でみられる粥状や灰色を帯びた軟らかい細胞塊ではなく，脂腺癌では比較的白っぽい黄色のぶつぶつとした硬めの内容物のことが多く，感触はかなり異なる．摘出した組織は必ず病理検索を行うこと，切りとったものは必ず病理検索をする，という日頃の習慣が脂腺癌を見逃さないコツでもある．術前の写真を撮っておくことも重要で，後々専門医に相談や紹介するときに必要となる．

顕微鏡所見のポイント

　霰粒腫と脂腺癌の顕微鏡所見を間違えることはないと思うが，特徴を挙げておく．
霰粒腫：おそらく脂腺に存在する何かを対象にした肉芽腫性慢性炎症であり，類上皮細胞，異物性多核巨細胞が主体である．麦粒腫を契機に発症することも多く，その場合，好中球などの急性・亜急性

炎症細胞も混在する．血管拡張，周囲組織の浮腫も伴う．
脂腺癌：腫瘍であるので，腫瘍細胞の増殖が主体である．胞体が大きく，脂肪を産生している場合は胞体は明るく抜けてみえる．分化度の違いにより胞体が明るくならないこともあるが，その場合，扁平上皮癌との鑑別が問題になる．核分裂像も多数みられ，核の大きさも拡大し大小不同が目立つ．クロマチンは凝集していることが多く，核自体も大きく明るくみえる．パラフィンブロック包埋前なら脂肪染色が有効だが，手技により染色にばらつきが生じやすいので，より確実な抗 adipophilin 抗体による免疫染色を勧める．

> **カコモン読解** 第 21 回 一般問題 6
> 脂腺癌の病理診断に最も有用な染色はどれか．
> a 鍍銀法　　b Giemsa 染色　　c H-E 染色　　d oil red O 染色
> e PAS 染色

解説　難しく考える必要はない．脂腺癌の病理組織診断なので，脂肪を染色する"脂肪染色"がどれだかわかればよい．もちろん，挙げられた染色法が主に何を染め上げるものか理解していれば，正解が導ける．

鍍銀法：神経線維および細網線維（reticulin）を染色する．中枢神経系・末梢神経系の各種神経線維が染色されるが，染色法により染まりかたが異なる．神経系以外には，リンパ節・脾臓・肝臓などの細網線維の染色に用いる．
Giemsa（ギムザ）染色：基本的に血液細胞の染色に用いられる．
H-E（ヘマトキシリン-エオジン）染色：最も基本とされる染色法で，組織標本は特に断りがない限り，この染色法で染色される．
oil red O 染色：脂肪染色法のひとつ．凍結切片で染色を行う．ほかに脂肪染色には，ズダン（III，IV）染色法などがある．
PAS 染色：periodic acid-Schiff 反応を用いた染色法．多糖類の染色法である．

　脂肪染色も実際やってみるとかなりあいまいなところも多く，またパラフィン包埋したブロックからの染色は不可能である．現在は，いわゆる脂肪染色よりも抗原抗体反応を用いた方法（抗 adipophilin 抗体，抗 perilipin 抗体）がより有用と考えられている．

模範解答　d

カコモン読解 第 24 回 臨床実地問題 10

72 歳の女性．数か月前から左眼の眼瞼のかゆみと鈍痛を自覚して来院した．前眼部写真と組織像を図 A, B に示す．診断はどれか．

a 霰粒腫
b 脂腺癌
c 基底細胞癌
d 扁平上皮癌
e 化膿性肉芽腫

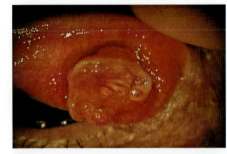

図 A

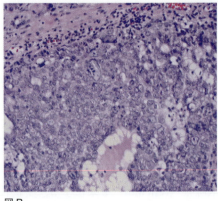

図 B

解説 眼瞼結膜に突出した腫瘍性病変の鑑別を問う問題である．図 A の前眼部所見からは，はっきりいって鑑別は無理と思われる．あえていえば，基底細胞癌のみがこの写真からは排除可能と思われる（100 % ではない）．ということで図 B の病理組織像が読めるかどうかで解答が決まる．細胞異型，核分裂像を見つけることができれば，良性の霰粒腫および化膿性肉芽腫は否定できる．脂腺癌か扁平上皮癌かの鑑別は，実は H-E 染色の病理組織所見だけでは判断しづらいことも多い．実際，病理診断も時に間違っていることもある．脂腺上皮細胞の特徴を有しているか，いないかが鍵である．図 B では特に右側に白く泡沫状に細胞質が抜けてみえる細胞があり，脂肪を産生している脂腺上皮細胞類似と考えられる．可能であれば，脂肪染色あるいは抗 adipophilin 抗体を用いた染色を行って確定したい．

模範解答 b

（江口功一）

眼瞼良性腫瘍の手術

はじめに

　眼瞼にはさまざまな腫瘍が発生し，特に良性腫瘍の種類は多岐にわたる．眼瞼の前葉には皮膚があり，すべての皮膚科領域の疾患が生じうる．腫瘍の治療は，切除とその欠損に応じた再建である．母斑など良性・悪性が見た目で明らかな場合や，無理なく全摘可能な場合以外で良悪が判然としない場合には，あらかじめ生検を行って診断を確定しておく．

手術プラン

　良性腫瘍は，悪性腫瘍と異なり術中の断端によって切除範囲が変わることはないため，初めから手術プランをしっかりとたてることが大切となる．切除範囲をあらかじめ同定して切除し，欠損した部分の再建を行うが，大きさ・部位によって再建方法は異なってくる．

　瞼縁近傍の小さな腫瘍はいわゆる open treatment が有効である．瞼縁から離れている場合や瞼板もある程度切除する必要がある場合には，単純眼瞼縫合や局所皮弁などを計画する．いずれも再建については，"欠損した眼瞼の組織の再建には，眼瞼もしくはその周囲組織を可能な限り用いる"という原則を常に念頭におく．すなわち皮弁は，カラーマッチングや厚みを考慮すると，可能な限り眼瞼，もしくはその周囲からの有茎皮弁を用いる．

　また，切除範囲が多少大きくなっても皮膚割線（図1）に沿わせたほうが術後の仕上がりがきれいになる．良性腫瘍であっても再発は生じうるので，切除時には1mm程度の若干の正常域を確保するのが望ましい．麻酔はエピネフリン入り2％キシロカイン®を用いて，注入後5分程度おいてから切開を始めると出血が少なくてすむ．

切除および再建の実際（1）open treatment 法

　瞼縁近傍の小さな腫瘍には非常に有効な方法である．欧米では secondary intention healing もしくは laissez-faire（レッセフェー

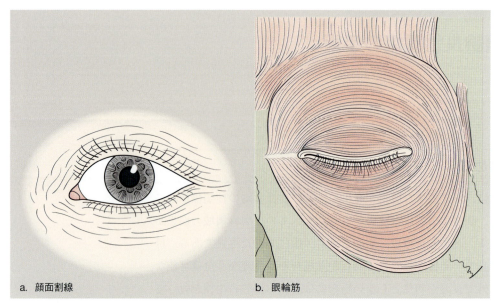

a. 顔面割線　　　b. 眼輪筋

図1　顔面割線と眼輪筋

表1　open treatment 法の適応限界

部位	年齢	腫瘍の最大径
内眥部	40歳～	φ15～20 mm
内眥部以外	50歳～	～φ9 mm

(田邉吉彦：眼形成手術の基本と手術器具. あたらしい眼科 2003；20：1609-1615.)

ル）法と呼ばれる．この方法の利点は，腫瘍の形状に合わせて切除するだけでよく，再建を考えながら切開デザインについて考慮しなくてすむ点である．open treatment の適応範囲については術者の経験によるところが大であるが，適応限界に関して田邉らの**表1**の報告がある．

術後特に2週間は，眼軟膏でしっかりと創部を保湿し，湿潤環境を保つことが open treatment 法の創傷治癒には大切となる．**図2**に内眼角部の腫瘍，**図3**に外眼角部の腫瘍，それぞれに対する open treatment 法の症例をそれぞれ示す．涙で潤いやすい下眼瞼縁や内眼角部では，特に有効な術式である．

切除および再建の実際（2）単純縫合

良性腫瘍では腫瘍部のみを切除すればよく，通常は全層切除までは不要なことが多い．

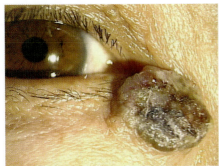

a. 術前（腫瘍径 14 mm）　　　　b. 術翌日

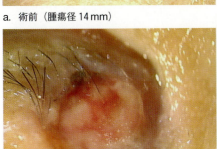

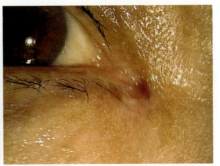

c. 術後 1 週　　　　d. 術後 3 か月

図 2　右内眼角腫瘍への open treatment（70 歳，女性）
病理診断では，脂漏性角化症（seborrheic keratosis）であった．

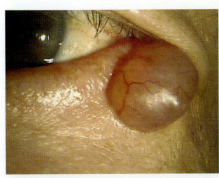

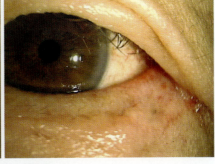

a. 術前（腫瘍径 13 mm）　　　　b. 術翌日

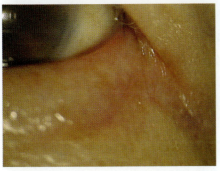

c. 術後 2 週

図 3　左外眼角腫瘍への open treatment（81 歳，男性）
病理診断では，エクリン汗嚢腫（eccrine hidrocystoma）であった．

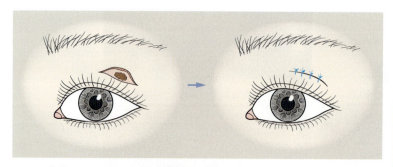

図4 瞼縁を含まない小さな腫瘍の切除と縫合

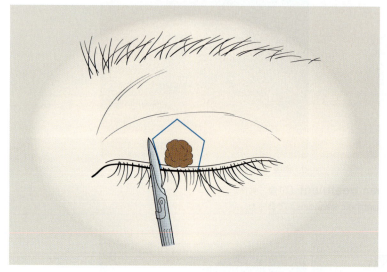

図5 瞼縁を含む腫瘍の切除（pentagon shaped wedge）

瞼縁を含まない場合：小さな腫瘍の場合には，腫瘍を含め眼周囲の皮膚割線に長軸が合うように紡錘形に切除し縫合する（**図4**）．大きな腫瘍でも，比較的皮膚に余裕のある上眼瞼では単純縫合で可能なことも多い．皮膚割線をあらかじめうっすらとマーキングして確かめておいたうえで，腫瘍をしっかりと切除する．その後，最小の紡錘形になるように皮膚割線すなわち皮膚の皺の方向を確かめながら周囲皮膚を切除して，縫合しやすいようにする（**図4**）．端にdog earを生じる場合には，切除・修正する．縫合は欠損が深い場合には真皮縫合を併用することもあるが，良性腫瘍の場合にはていねいに端々皮膚縫合で十分なことが多い．予想以上に深く大きな欠損を生じた場合には，無理をせずにフラップを用いる．

瞼縁を含む場合[*1]：瞼板までの切除が不要な場合には，前述のopen treatmentが有用な方法である．瞼板にも浸潤している場合には，瞼縁が基底部となる五角形に全層を切除（pentagon shaped wedge，

[*1] 眼瞼全層の切除と再建の詳細については，本巻"眼瞼悪性腫瘍の手術"の項（p.212）を参照されたい．

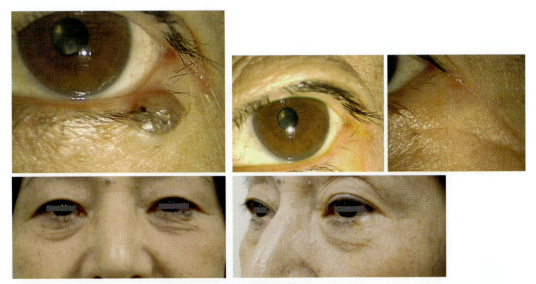

a. 術前　　　　　　　　　　b. 術後 9 か月

図 6　左下眼瞼腫瘍への V-Y advanced flap による手術（66 歳, 女性）
病理診断では, 脂漏性角化症であった.

図 5）して腫瘍切除する. その際, 瞼縁から離れるほど, やや外側に広がるようにデザインすると, 縫合時に瞼縁が盛り上がり気味となり, 術後の仕上がりがよい.

切除および再建の実際（3）局所皮弁

　局所皮弁とは, 腫瘍などを切除して欠損した組織を血流のある皮膚で覆うものである. 部位と大きさによって欠損に最適なフラップを用いる. 良性腫瘍は腫瘍の浸潤範囲が通常は悪性よりも小さく, 良性腫瘍切除後の主な局所皮弁としては以下のものがある. 腫瘍の存在部位と切除後の欠損の大きさに応じて最適な皮弁を選択する.

V-Y advanced flap：V 字の皮弁を伸ばして欠損部へと移動させ, 頂点より先の移動ずみの空間部分を縫縮すると Y 字となる方法である. 上下眼瞼のどちらでも用いることができ, 瞼縁と同方向の V-Y, すなわち皮膚割線と伸展皮弁方向を一致させることによってきれいな仕上がりとなる（図 6）. 眼瞼腫瘍における最も重要かつ多用されている皮弁で, 特に眼瞼外側寄りの腫瘍では耳側方向に伸ばすことができ, 大きな欠損にも適応可能な, 重宝する皮弁である.

眼輪筋皮弁：眼瞼皮膚の直下には眼輪筋が付着しているので基底部に眼輪筋をつけたまま基底部として用い, 対側の眼瞼への皮弁として用いる（図 7）. 幅と長さの比は 1：5 以上であることが望ましい.

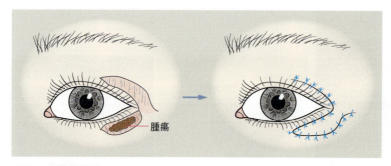

図7　眼輪筋皮弁

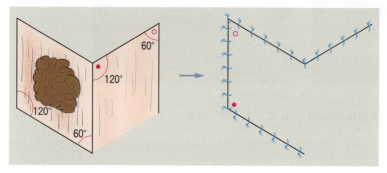

図8　菱形皮弁

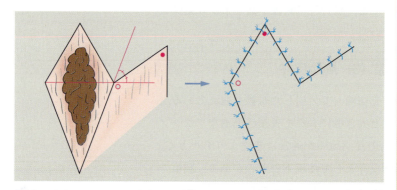

図9　dufourmental flap

　フラップ基底部から腫瘍までの距離がある場合には皮下を通すが，トンネル部分の表皮は切除して皮下組織と眼輪筋としておく．若年者などの皮膚に余裕のない症例でも用いることが可能というメリットは大きい．

　菱形皮弁および dufourmental flap：菱形皮弁（図8）は，腫瘍を含めた 60〜120°の菱形に切除を行った後にフラップを移動させる方法である．dufourmental flap（図9）は，さまざまな形の菱形欠損に対して用いることが可能で応用範囲が広く，フラップの基底部が広いために血行も良好である．ただし，これらの皮弁は菱形の

2辺の角度の違いから，どちらか一辺を皮膚割線に合わせると他方は一致しなくなってしまうという欠点がある．

終わりに：眼瞼腫瘍に対する切除・再建のsafety tips

1. 術後の仕上がりを気にするあまり，最も大切な腫瘍切除が過小にならないようにする．
2. 可能な限り眼科独特の器具である挟瞼器を用いる．皮膚への緊張により切開が正確になり，また止血効果も大きい．使用できない場合には，皮膚へ適度な緊張を掛けながら確実かつ十分な切開となるようにする．
3. フラップの茎部は血流の供給口であるため，把持などは必要最小限にして，優しく大切に扱うように心掛ける．
4. いずれの皮弁でも眼瞼に緊張が掛かりすぎないように再建する．特に下眼瞼は上眼瞼に比べて皮膚に余裕がなく外反などを生じやすいため，無理のない皮弁作製を心掛ける．
5. 眼瞼の血流は他部位に比べて格段によく，皮弁の色が多少悪くてもあわてずに眼軟膏を十分に塗布して数日〜2週間ほどは careful watching とする．ほとんどの例で血行が徐々に通ってきて，生着していく．
6. 手術を行う以上，創痕は必ず残ることを術前に伝え，腫瘍切除という治療が目的であり，美容手術ではないことなどを認識してもらうことは大切である．術後しばらくは落ち着くまで時間が掛かること，最終的に満足のいかない結果となった際には，美容目的にて手術を行えることをあらかじめ伝えておく．

（辻　英貴）

眼瞼悪性腫瘍の手術

文献は p.416 参照.

眼瞼悪性腫瘍の分類

　眼瞼は大きく分けて，皮膚（睫毛），眼輪筋，瞼板（マイボーム腺），結膜で構成されており，それぞれの部位からさまざまな腫瘍が発生する．眼瞼に発生する悪性腫瘍（結膜腫瘍を除く）は，皮膚から発生する基底細胞癌と，瞼板のマイボーム腺から発生する脂腺癌の二つの腫瘍で大半を占める．早期の基底細胞癌など腫瘍が前葉（皮膚，眼輪筋）のみに限局しているものは後葉（瞼板，瞼結膜）の切除を必要としないが，一方で，瞼板のマイボーム腺から発生する脂腺癌や，浸潤傾向が強い基底細胞癌では眼瞼全層での切除が必要となる．また，腫瘍切除後には必ず組織欠損が生じるため，機能・整容面の観点から眼瞼を再建する必要がある．ここでは眼瞼を前葉と後葉に分類し，前葉のみが欠損する場合と全層で欠損する場合の再建法について述べる．

前葉のみが欠損する場合

　早期の基底細胞癌など腫瘍が前葉のみに限局しているものは後葉の切除を必要とせず，前葉部分のみの切除で問題はない．悪性腫瘍の場合，腫瘍から3〜5mmの安全域を設けて切除する必要があるため，直接縫合できるケースは少なく，植皮や局所皮弁が用いられる．

植皮：採皮は眼瞼皮膚に色調が似た部位で行う．よく用いられるのは，上眼瞼の余剰皮膚や耳介前部および後部の皮膚である．移植片が厚いと生着しにくいため，皮膚の皮下組織をできるだけ除去してから移植する．移植した皮膚は必ず収縮するため，欠損部より大きめの皮膚を移植する．

局所皮弁：腫瘍切除後の欠損部へ隣接した皮膚・皮下組織を移動し，再建する方法である．隣接した組織を移動することから，color match がよく，また血流を保った状態で移植できることが利点である．ただし，縫合後の皮弁採取部の緊張が強くなるため，眼瞼の機能が損なわれないようにデザインする必要がある．最終的な縫合線

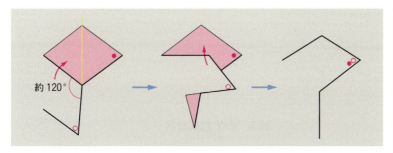

図1　菱形皮弁（rhomboid flap, Limberg flap）

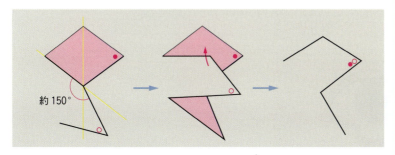

図2　dufourmental flap

が，できるだけ皮膚割線に沿っていることが望ましい．眼瞼の再建によく用いられる皮弁には，菱形皮弁（rhomboid flap, Limberg flap），dufourmental flap，V-Y前進皮弁，cheek rotation flap，眼輪筋皮弁などがある．

1. 菱形皮弁（rhomboid flap, Limberg flap）：切除範囲を，腫瘍を含めて，内角60°，120°の菱形にとり，同じ大きさの皮弁をデザインする（**図1**）．縫合後に皮弁採取部の緊張が強くなるため，実際には，次に述べるdufourmental flapのほうが用いやすい．

2. dufourmental flap：切除範囲を，腫瘍を含めて菱形にとり，一辺の延長線と短径の延長線の間の角を二等分する線上に菱形の一辺と等長の線を描き，皮弁の一辺とする（**図2**）．菱形皮弁と比べ，皮弁先端の移動が容易である点，皮弁の基部が広いため血行が安定している点，周囲にできる変形が少ない点で優れている．一つの局所皮弁では，皮弁採取部の欠損が大きく創閉鎖が困難な場合は，二つ目の皮弁を作製し，2段階で欠損部を再建する（bilobed flap）．

3. V-Y前進皮弁：欠損部からV字に切開し，頂点側から縫合することで皮弁を前進させて欠損部を覆う方法であり，最終的な縫合創はY字となる（**図3**）．皮弁の皮下組織を茎として残し，皮弁が欠損部まで移動するまで茎の周囲を剥離する．茎を斜めに作製すること

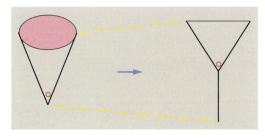

図3 V-Y前進皮弁

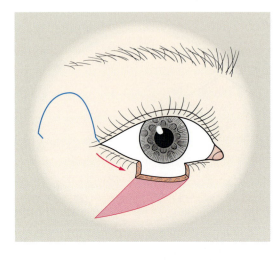

図4 cheek rotation flap

で皮弁の移動が容易となるが，剥離しすぎて茎が細くなると皮弁への血流を阻害するため注意する．また，後戻りが生じやすいため皮弁の方向に注意する．

4．cheek rotation flap：主に下眼瞼の再建に用いられる．外眼角から外上方へ大きな弧を描くようにデザインする（図4）．皮弁が欠損部へ移動可能となるまで，皮下組織を広範囲に剥離する．皮弁が眼瞼の欠損部へ移動するように外側から内側へずらしながら縫合する．上眼瞼の再建にも，デザインを上下反転させれば，ある程度応用可能である．

5．眼輪筋皮弁：眼輪筋を茎とした筋皮弁である．主に，下眼瞼の前葉再建に用いることが多い．眉毛上もしくは眉毛下から皮弁を作製し，外眼角の皮下トンネルを通して欠損部へ移動させる．皮弁末端の血流を考慮して，茎の幅と皮弁の長さの比が1対5未満となるようにする．眉毛外側の脂肪層の下に顔面神経側頭枝が存在している．皮弁は脂肪層と眼輪筋の間を剥離して作製し，深く切り込まないように注意する（図5）．

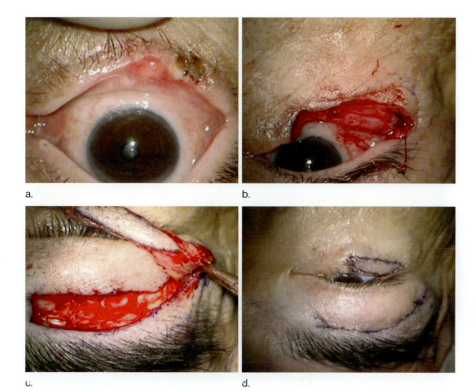

図5　眼輪筋皮弁
右下眼瞼の脂腺癌（a）を眼瞼全層で切除し（b），前葉を眉毛下から作製した眼輪筋皮弁で再建した（c）．後葉再建には，硬口蓋粘膜を用いた（d）．

全層で欠損する場合

　瞼板のマイボーム腺から発生する脂腺癌や，浸潤傾向が強い腫瘍は，眼瞼全層での切除が必要となる．眼瞼の緊張状態によるが一般的に，上眼瞼では欠損部が1/3未満，下眼瞼では1/2未満であれば直接縫縮することが可能である．それ以上の欠損であれば，前葉と後葉を何らかの方法で再建する必要がある．

　前葉の再建には，先に述べた植皮や局所皮弁などが用いられる．植皮は欠損部下床の血流が保たれている必要があり，全層欠損で後葉再建に血流のない遊離組織を用いた場合は使用できない．局所皮弁は，後葉を血流のない組織で再建した場合でも用いることができる．後葉の再建には，硬口蓋粘膜や対側の遊離瞼板など遊離組織を用いる方法や，欠損部と同側の瞼板・瞼結膜を，結膜を茎として翻転して移植するHughes flapなどがある．また，前・後葉を同時に再建する方法には，上眼瞼の全層欠損に対して同側の下眼瞼を全層で180°回転して移植するswitch flapがある．

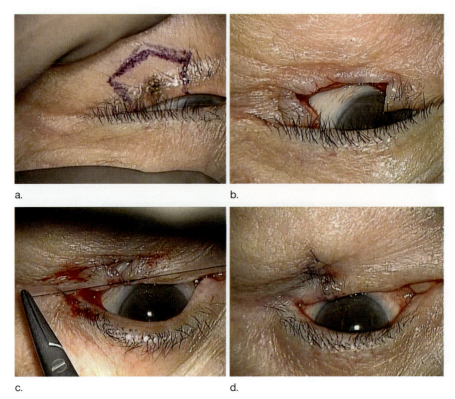

図6 単純縫縮
左下眼瞼の腫瘍（a）を眼瞼全層で切除し（b），断端を直接縫縮し（c），眼瞼を再建した（d）．

単純縫縮：腫瘍が比較的小さい場合，眼瞼を単純に縫縮することで再建が可能である．眼瞼の緊張状態によるが一般的に，上眼瞼では欠損部が1/3未満，下眼瞼では1/2未満であれば縫縮可能である．腫瘍の周囲に3～5mmの安全域を設けて，ホームベース状に全層で切除し，瞼板，結膜，眼輪筋，皮膚をそれぞれ層ごとに縫合する．緊張が強い場合は，外眥靱帯の切離を追加する．眼瞼を縫縮後に眼瞼縁が平坦な状態であると，経過とともに組織の拘縮によって瞼縁に切痕が生じるため，縦の切開線が瞼縁から離れるにつれて広がるように切開し，瞼縁が盛り上がった状態で手術を終えるとよい（図6）．

後葉の再建

1. 遊離組織移植（図7）：後葉の再建には，瞼板の代用となる，ある程度の硬さのある組織と，結膜の代用となる粘膜組織が必要となる．遊離組織を用いる方法には，硬口蓋粘膜移植や対側の遊離瞼板移植がある．遊離組織は経過とともに，ある程度収縮する．欠損部と同じ大きさで移植した場合，水平方向の収縮は大きな問題となることはないが，垂直方向の収縮は眼瞼内反を生じる原因となる．そ

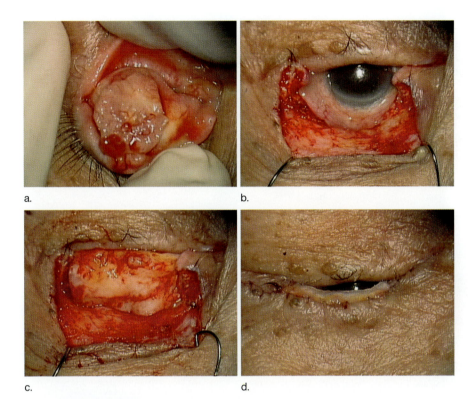

図 7 硬口蓋粘膜移植
左上眼瞼の脂腺癌（a）を全層で切除（b），後葉に硬口蓋粘膜を移植し（c），前葉は上眼瞼の余剰皮膚を下方にスライドさせて再建した（d）．

のため，欠損部より大きめに採取して移植し，瞼縁からはみ出た状態で終える．硬口蓋粘膜であれば，約 2 割程度大きく採取するとよい．遊離組織を用いた場合，前葉の再建には局所皮弁を用いる．

2. Hughes flap（図 8）：欠損部と同側の上眼瞼の瞼板をくり抜き，円蓋部結膜でつながった状態で翻転して下眼瞼の欠損部に移植する方法である．上眼瞼の欠損に対して，下眼瞼を用いることも可能だが，下眼瞼の瞼板は小さいため適応は限られる．前葉の再建には植皮，局所皮弁の両者が利用できる．約 2 週間で移植組織の生着を確認してから茎として使用した結膜を切り離す．結膜から血流を保つことができることが利点であるが，切り離すまでの間は閉瞼状態となる．くり抜いた上眼瞼の瞼板は自然に肉芽組織で再生し，眼表面への大きな問題となることはない．

前・後葉の再建（switch flap，図 9）：主に上眼瞼の全層欠損に対して，下眼瞼を全層で 180°回転して移植する方法が switch flap である．睫毛を含めて再建できることから，整容面でも優れた方法である．下眼瞼の欠損に対して上眼瞼を用いることは可能だが，上眼

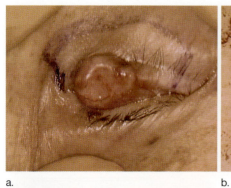
a.
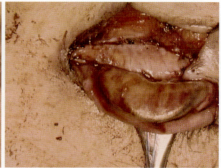
b.
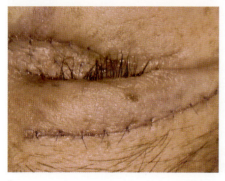
c.

図8 Hughes flap
右下眼瞼の脂腺癌（a）を全層で切除し，上眼瞼の瞼板，瞼結膜を翻転し移植した（b）．前葉は，眉毛下から採皮した皮膚を移植した（c）．

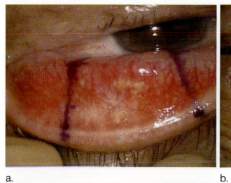
a.
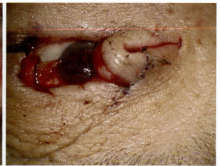
b.
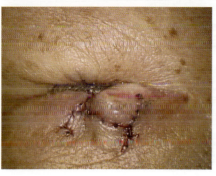
c.

図9 switch flap
右上眼瞼の脂腺癌を全層で切除し（a），下眼瞼を180°回転して（b），上眼瞼の欠損部に縫合した（c）．

瞼を犠牲にするのは整容的には勧められない．上眼瞼の残った眼瞼を欠損部の内側と外側からできるだけ寄せて，欠損部の横幅を計測し，皮弁の横幅とする．高さは同じ幅にする．これを上眼瞼の欠損部に回転し，瞼縁を合わせてまず縫合し，次に瞼板同士を縫合する．挙筋機能を保つために，眼瞼挙筋腱膜およびMüller筋の断端を瞼板に縫合する．下眼瞼は回転した皮弁の横側と縫縮する．術後約2週間で皮弁を切り離す．その際に，上下眼瞼の形態を整える必要がある．

カコモン読解　第20回 臨床実地問題11

20歳の男性．結膜腫瘤を主訴に来院した．切除術施行後に，再発し増大している．前眼部写真と組織像とを図A，Bに示す．正しいのはどれか．

a 霰粒腫
b 乳頭腫
c 化膿性肉芽腫
d 結膜リンパ腫
e 扁平上皮癌

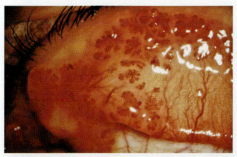
図A

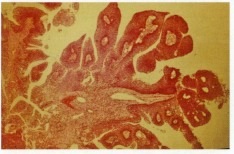
図B

解説　組織像では，肥厚した結膜上皮の乳頭状増殖を認める．表面は平滑で，実質と上皮の境界は明瞭である．以上から，結膜乳頭腫と診断される．結膜乳頭腫は，20～30歳代の若年者に好発する．ヒトパピローマウイルス（6型，11型）の関与が示唆されており，時に多発したり再発を繰り返したりすることがある．

模範解答　b

カコモン読解 第22回 臨床実地問題12

67歳の男性．2か月前から下眼瞼に腫瘤があり，徐々に大きくなってきたため来院した．前眼部写真と試験切除標本の組織像を図A，Bに示す．適切な治療はどれか．

a 温罨法
b 切開掻爬
c 広範囲切除
d 外用抗菌薬
e 副腎皮質ステロイド外用薬

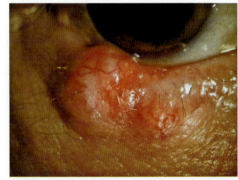

図A

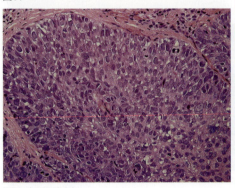

図B（H-E染色）

解説 前眼部写真では，表面不整で一部黄色調の腫瘍性病変を認める．また，病変には拡張・蛇行した血管を伴い，瞼縁の睫毛の一部に脱落を認めることから，悪性腫瘍が疑われる．組織像では，一部に空胞を伴う腫瘍細胞の増生を認める．以上から，病変は脂腺癌と診断される．眼瞼脂腺癌は，一般的にマイボーム腺から発生し，皮下に結節性の病変を形成する．黄色の色調を呈することが多い．まれに，明瞭な結節を形成せず，びまん性に発育するものもある．悪性腫瘍であるため，腫瘍と周囲組織を含めて広範囲に切除する．切除後には組織欠損を生じるため，何らかの方法で再建を行う必要がある．

模範解答 c

カコモン読解　第23回　臨床実地問題14

75歳の男性．数か月前に気付いた眼瞼の腫瘤が少しずつ大きくなってきたため来院した．左眼前眼部写真と組織像とを図A，Bに示す．診断はどれか．

a 脂漏性角化症
b 角化棘細胞腫
c 脂腺癌
d 基底細胞癌
e 扁平上皮癌

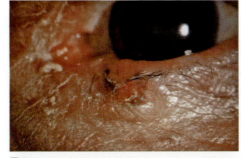

図A

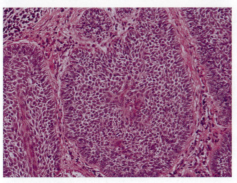

図B（H-E染色）

解説　前眼部写真では，病変は不均一に色素を伴い，潰瘍を形成している．組織像では，腫瘍細胞が結節性の胞巣を形成し，胞巣の周辺部の細胞は柵状の配列（palisading）を示している．以上から，基底細胞癌と診断される．一般的に，高齢者にみられ，下眼瞼に発生することが多い．黒色や茶褐色の色素を伴い，表面には潰瘍を形成することが多い．悪性度は比較的低く，発育も緩徐であるが，一部に潰瘍を形成しながら深部に浸潤するものもあるため注意が必要である．

模範解答　d

（上田幸典）

クリニカル・クエスチョン

眼瞼再建に必要な皮弁，植皮について教えてください

Answer 眼瞼の欠損の程度によって，種々の皮弁や植皮を選択することになります．上眼瞼の全層欠損では，単純縫縮が不可能な場合，下眼瞼の利用を考え，switch flap や Cutler-Beard 法などを用います．下眼瞼の全層欠損では，前葉再建のための局所皮弁と後葉再建のための口蓋粘膜移植などを併用することが多いです．前葉欠損のみの場合は，欠損量が多い場合は眼輪筋皮弁が使用しやすく，欠損量が小範囲であれば眼輪筋を含めない V-Y 前進皮弁や菱形皮弁などで再建可能です．皮弁のデザインは，エステティックユニットや皮膚割線に沿わせることで，瘢痕が目立ちにくくなります．また，皮弁は植皮よりも整容的・機能的に優れているため，眼瞼再建では，まず皮弁による再建を考えます．

皮弁

眼瞼の全層欠損の場合：一般に瞼裂の幅の 1/4 以内の全層欠損であれば，単純縫縮が可能であるといわれているが，年齢による差や個人差も大きい．術後の整容的・機能的観点からは，上下眼瞼ともに単純縫縮は 1/4 から最大でも 1/3 程度までの幅の欠損にとどめ，それ以上は皮弁を選択するほうがよいと考える[1]．また，下眼瞼で lateral canthotomy（外眼角切開術）[2]を併用しても単純縫合が困難な症例や，整容的に良好な結果が得られないと予想される症例には，皮弁形成による再建を適用する．

上眼瞼の全層欠損に対する皮弁は，myotarsocutaneous flap[3]，switch flap[4]，Cutler-Beard 法[5]が行われることが多い．上眼瞼は，瞬目時に常に眼表面をこすっているため，眼表面を傷つけないような再建が求められる．したがって，下眼瞼のように，前葉を皮弁で再建し，後葉再建として粘膜移植をするような再建方法は，主として上眼瞼全層欠損のような場合に行われる．

下眼瞼の全層欠損に対しては，眼瞼前葉再建を眼輪筋皮弁などで行い，後葉は口蓋粘膜や鼻粘膜付きの鼻中隔軟骨を，皮弁の裏打ちとして再建[6]する（図1）．下眼瞼の再建時の留意点は，術後に下眼瞼外反や兎眼を起こさないようにする配慮である．そのためには，

文献は p.416 参照．

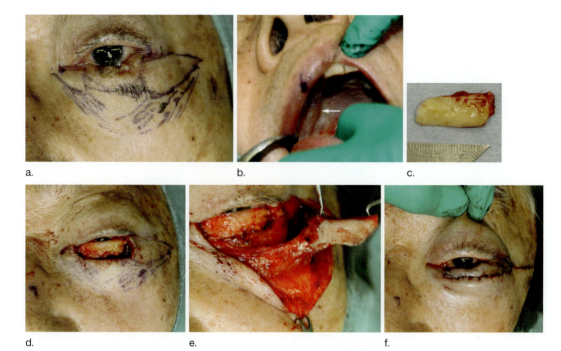

図1 眼輪筋皮弁による再建
a. 下眼瞼縁の基底細胞癌．切除範囲と眼輪筋皮弁のデザイン．図5a参照．
b. 硬口蓋粘膜採取部位（矢印）．表面が平滑な部位を選んで採取する．
c. 採取した硬口蓋粘膜．
d. 硬口蓋粘膜移植直後．硬口蓋粘膜は硬く支持性があるため，瞼板と眼瞼結膜の役割を兼ねる．
e. 皮弁を挙上したところ．茎は眼輪筋のみ．
f. 皮弁を移動させたところ．

"皮弁は元の位置に戻ろうとする"という性質を理解したうえで，皮弁の茎の設定や，ドナーサイトの位置を工夫する必要がある．時には，術後の眼瞼外反や兎眼の予防のために，瞼板支持の補強として耳介軟骨移植[7]や大腿筋膜移植も併用することがある．

前葉のみの欠損の場合：特に，皮膚のみの欠損の場合，直径が1cmまでの欠損であればオープントリートメントでもよいという報告もあるが，高齢者と若年者では結果が異なると考えられる．また，高齢者であっても瞼板の支持性が悪い症例では，安易なオープントリートメントは眼瞼の変形を引き起こす原因となる．特に，内眼角部において眼瞼にかかるような欠損や涙点に近接するような欠損の場合は，瘢痕治癒すると拘縮により涙点が眼球表面から離れてしまう状態になりうるので，皮弁による再建が望ましい（**図2**）．小欠損であれば，菱形皮弁，V-Y前進皮弁などの局所皮弁で再建可能である（**図3**）．

欠損が大きい場合は，欠損部位に適した皮弁選択が必要である．眼輪筋皮弁は，外眼角部以外の部位であれば使いやすい．前額皮弁は，皮膚の質感が眼瞼皮膚とまったく異質であり，硬くて厚いので，

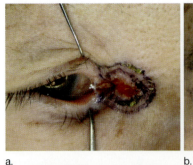
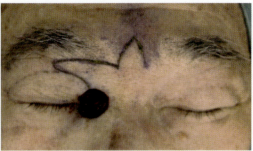

図2　内眼角部の双葉皮弁による再建

a. 切除範囲.
b. デザイン．悪性腫瘍切除後に，内眼角部に図のような組織欠損ができたため，双葉皮弁での被覆を行った．デザイン上大切なことは，①第1弁による瘢痕をエステティックユニットに沿わせること，②第1弁のドナーをどこまで縫縮できるかを見きわめ，縫縮不可能な部分を被覆できるサイズの第2弁をデザインすること，③開瞼，閉瞼にとって大切な上眼瞼皮膚（点線の内側）になるべく第1弁を作製しないようにすることである．
c. 手術直後．第1弁は内眼角靭帯もしくは内眼角の骨膜にアンカリングして浮き上がらないようにする．
d. 術後3年．

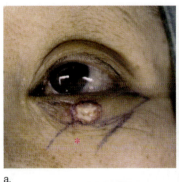
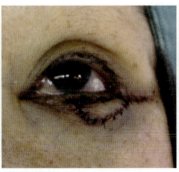
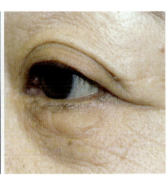

図3　下眼瞼のV-Y前進皮弁による再建

a. 基底細胞癌切除後の皮膚欠損．デザインで大切なことは，①皮弁による瘢痕をエステティックユニットの方向に沿わせること，②ドナーサイトの瘢痕を皮膚割線に沿わせること，③皮弁の皮下茎（＊）を皮弁の進行方向に傾けること，である．
b. 皮弁移動直後．
c. 術後7か月．

基本的には内眼角部にのみ使用可能と考えたほうがよい．外眼角部は lateral orbital flap や横転皮弁で再建する．頬部皮弁は，術後の下眼瞼外反を起こしやすいので，やむをえない場合を除いて，下眼瞼のエステ

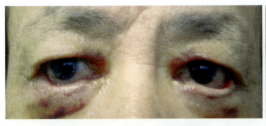
a.
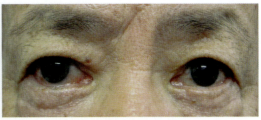
b.
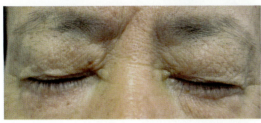
c.

図4　上眼瞼からの皮弁
a. 眼瞼内反症の手術時に皮膚を過剰に切除したための下眼瞼外反の術前.
b. 図5bのデザインで上眼瞼の皮膚を下眼瞼に移動させた. 術後1年5か月, 開瞼.
c. 術後1年5か月, 閉瞼.

ティックユニットの外にのみ適応すべきである. 術後に下眼瞼外反を起こさないためには, 水平方向に移動する皮弁で再建するか, 上眼瞼にドナーサイトを求めるとよい. Tripier flapに準じた皮弁（**図4**）や, Fricke flapに準じた, 眉毛外側からの横転皮弁は, 下眼瞼の再建によい適応となる. **図5**に, 眼瞼前葉の再建に有用な皮弁を示す.

植皮

全層植皮：皮弁による再建が不可能なときに適応になる. 整容的観点から眼瞼皮膚の部分欠損に対してパッチを当てるような植皮は避ける. 眼瞼の2/3以上にわたる広範囲な前葉欠損や, エステティックユニット全体を置換する場合や, 瘢痕のほとんどが皮膚割線に沿うような場合に限って植皮の適応としたほうがよい. 採皮部は, 対側眼瞼, 耳後部, 耳前部, 鎖骨部の順に候補となる[1].

遊離複合組織移植：眼瞼は血行が良好であるため, 遊離複合組織移植が適応になる場合がある. 上眼瞼においては, 瞼縁の幅で1 cm以内ならば, 眼瞼全層組織の遊離複合組織移植も可能である. 下眼瞼においては, 瞼板支持が必要な場合, 後葉再建として鼻粘膜付き鼻中隔軟骨も遊離複合組織移植として使用可能である. また, 上眼瞼から, 皮下脂肪を植皮片に薄くつけた状態の皮膚を採取して, 下眼瞼の前葉が不足している症例に用いることがある.

皮弁形成, 植皮術を成功させるための留意点

皮弁形成や植皮術をする際, 母床と皮弁や植皮片を密着させるこ

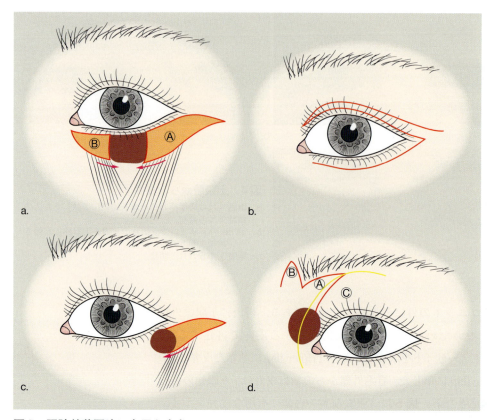

図5 眼瞼前葉再建に有用な皮弁
a. V-Y前進型の眼輪筋皮弁．欠損部（■）に向けてⒶ，Ⓑの二つの皮弁がデザインできる．Ⓐ弁で覆えなければⒷ弁も使用する．茎は，眼輪筋を含め，皮弁の進行方向に傾けたデザインとする．
b. Tripier flapに準じた皮弁．眼輪筋を含めて皮弁を起こせば図のような細長い皮弁も作製可能である（図4参照）．ドナーサイトを縫縮した瘢痕が重瞼に一致するようにデザインする．
c. V-Y前進型皮弁．眼輪筋を含んだほうが作製しやすい．ドナーサイトの無理のない縫縮を考えて，皮弁の長さを設定する．皮弁の尾部を起こす際は，顔面神経に配慮し，皮下脂肪の層で皮弁を起こす．
d. 双葉皮弁．Ⓐ弁は，エステティックユニット（黄色線）の方向に沿わせるようにデザインする．Ⓑ弁は，Ⓐ弁の移動できた皮膚欠損部を縫縮した際に，縫縮不可能な面積を被覆できるようにデザインする．Ⓒの部分の眼瞼皮膚は開瞼，閉瞼に必要な部分．Ⓐ弁は，Ⓒの部分になるべく影響を与えない範囲で作製する．

とが重要である．植皮片が，母床と密着していないと生着しないことはいうまでもないが，皮弁であっても，良好な結果を得るためには，母床と皮弁を密着させることが大切である．つまり，皮弁と母床の間に血腫などが生じると，感染はもとより，術後の瘢痕や浮腫（図6）の原因となり，拘縮や皮弁の後戻りの原因にもつながる．特に，内眼角部の皮弁はテンティングを避けるために，しっかりと内眼角靱帯や組織欠損部底部の骨膜に皮弁をアンカリングすることが大切である．また，皮弁自体のタイオーバー固定やtarsorrhaphy（瞼板縫合）をして術後の眼瞼の安静を保つことは，手術手技同様に大切なことである．皮弁の安静と，母床への圧着のためのタイオーバーは5日程度，全層植皮やコンポジットグラフトの生着のための

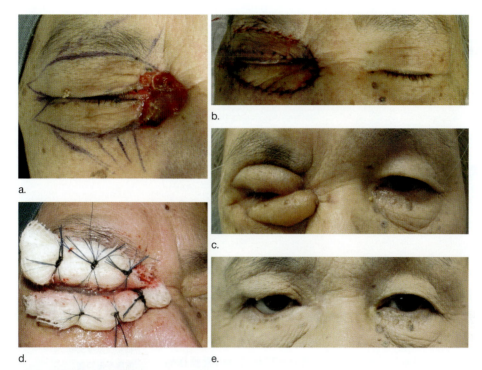

図 6　術後に皮弁の浮腫が生じた症例
a. 腫瘍切除後の内眼角皮膚欠損後，V-Y 前進型の眼輪筋皮弁をデザインした．
b. 皮弁移動直後．tarsorrhaphy のみ施行し，内眼角部はガーゼで圧迫のみとした．
c. 術後 1 か月，皮弁全体が浮腫になっている．
d. 初回手術から 2 か月後，再手術をしてタイオーバー固定をした．
e. 修正術から 1 年 8 か月．

タイオーバーは 5〜7 日程度，術後に眼瞼の安静を得るための tarsorrhaphy は 7 日程度を目安に行っている．なお，図 1 のような下眼瞼全層欠損に対して，後葉を口蓋粘膜で再建し，前葉を眼輪筋皮弁で再建したような症例の tarsorrhaphy は皮弁と口蓋粘膜にしっかりと通糸し，上眼瞼と結ぶようにする．

　術後管理として，皮弁のうっ血に対する対策も重要である．眼瞼の皮弁は，ほかの部位の皮弁と異なり，うっ血で壊死となるリスクは低いものの，術後うっ血に対する対策は常に考えなければならない．一番重要なことは，早期発見である．早期発見すれば皮弁を救えるが，時機を逸すれば皮弁壊死につながる．手術当日と翌日は，皮弁色の観察を入念に行い，うっ血があるならばテンションが掛かっている部分の抜糸をしたり，血腫があるならば除去したりして原因を早期にとり除くべきである．また，プロスタンディン®軟膏の密封療法（occlusive dressing technique；ODT）や，重度の場合は点滴も有効な手段である．

（丸山直樹）

眼窩腫瘍の診断（総論）

眼窩腫瘍のなかでもよくみられる疾患

　眼窩腫瘍をはじめ，眼内腫瘍，眼瞼腫瘍，角・結膜腫瘍を含めた眼腫瘍は，眼科新患総数の約1〜2%程度にしかみられないまれな疾患である．

病理組織学的頻度：わが国において，眼窩腫瘍のなかで最も多いのはリンパ増殖性疾患である．リンパ増殖性疾患には悪性リンパ腫，反応性リンパ組織過形成および特発性眼窩炎症（眼窩炎性偽腫瘍）が含まれ，このリンパ増殖性疾患だけで眼窩腫瘍全体の40%近くを占める．次いで，涙腺多形腺腫，皮様囊腫や表皮様囊腫の囊腫様病変，海綿状血管腫および毛細血管腫の順に多い．さらに，副鼻腔原発の悪性腫瘍や囊腫性病変の眼窩内進展の頻度も比較的高い．神経由来の髄膜腫，神経鞘腫，神経線維腫，神経膠腫が次に多くみられる．悪性リンパ腫以外の悪性腫瘍としては，転移性眼窩腫瘍，多形腺癌（悪性多形腺腫），腺様囊胞癌，横紋筋肉腫，腺癌などがみられる（**表1**）．

年齢別頻度：成人に多いのは，リンパ増殖性疾患，涙腺多形腺腫，海綿状血管腫，副鼻腔疾患の眼窩内進展，髄膜腫，神経鞘腫，転移性眼窩腫瘍，多形腺癌，腺様囊胞癌などで，小児に多いのは，皮様囊腫や表皮様囊腫，毛細血管腫，リンパ管腫，神経線維腫，神経膠腫，横紋筋肉腫，緑色腫（白血病の眼窩浸潤）などである（**表2**）．

続発性眼窩腫瘍の頻度：遠隔臓器からの悪性腫瘍の眼窩転移は，成人では上皮性腫瘍が多く，原発巣は乳腺，肺，前立腺，消化管，腎臓，甲状腺などが多い．女性では乳癌が最多で全体の約50%を占める．男性では肺癌が最多で，次いで消化管癌や前立腺癌が多い．小児では非上皮性の胎児性神経腫瘍や肉腫が多く，神経芽細胞腫が89%と最多で，ほかにEwing肉腫，Wilms腫瘍，悪性リンパ腫や白血病における顆粒球系腫瘍などがみられる．

　眼窩の近接臓器からの浸潤性腫瘍には，頭蓋内の髄膜腫，副鼻腔の悪性腫瘍（扁平上皮癌が最多），副鼻腔囊胞（膿囊胞や粘液囊胞），網膜芽細胞腫や脈絡膜悪性黒色腫など眼内腫瘍の眼球外進展，眼瞼

表1　よくみられる眼窩腫瘍

悪性リンパ腫
特発性眼窩炎症
涙腺多形腺腫
皮様囊腫，表皮様囊腫
血管腫（海綿状血管腫，毛細血管腫）
副鼻腔原発の悪性腫瘍の眼窩浸潤
副鼻腔囊腫の眼窩浸潤
髄膜腫
神経鞘腫
神経線維腫
神経膠腫
転移性眼窩腫瘍
多形腺癌
腺様囊胞癌
横紋筋肉腫
腺癌

表2　小児に多い眼窩腫瘍

皮様囊腫，表皮様囊腫
毛細血管腫
リンパ管腫
神経線維腫
神経膠腫
横紋筋肉腫
緑色腫（白血病の眼窩浸潤）
転移性眼窩腫瘍（神経芽細胞腫など）

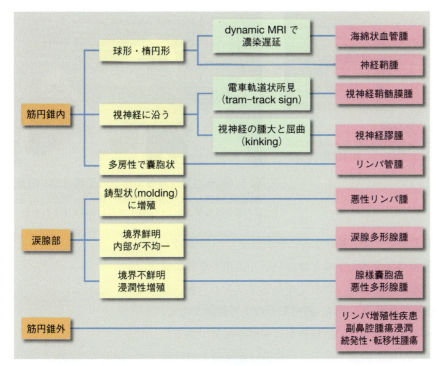

図1 眼窩腫瘍の好発部位と画像上の特徴的所見のフローチャート

の基底細胞癌・扁平上皮癌・腺癌などの眼窩内浸潤などがある.

眼窩内の部位別頻度（図1）：各腫瘍の眼窩内での好発部位は，筋円錐内（球後）に球形の腫瘤を形成するのは海綿状血管腫や神経鞘腫である．視神経に沿って発生するのは視神経膠腫や視神経鞘髄膜腫である．涙腺腫瘍の約半数はリンパ増殖性疾患で，次いで涙腺多形腺腫，腺様嚢胞癌などが多い．筋円錐外に多いのは，リンパ増殖性疾患，副鼻腔腫瘍浸潤，続発性・転移性腫瘍など多様である．

診断

病歴聴取：いつから症状が発症したのか，症状の進行が徐々なのか急激なのかといった経過や耳鼻咽喉科での手術歴や他臓器の腫瘍の既往歴などの聴取が重要である．

視診，触診，眼科的検査：眼窩腫瘍で多くみられる所見は，眼球突出，眼球運動障害による眼球偏位や複視，眼瞼腫脹，眼瞼下垂などである．一方，スキルス型の胃癌や乳癌の転移では眼球陥凹がみられる．視神経に接触・圧迫するような腫瘍では，視力低下や視野異常をきたすことがある．涙腺部の悪性リンパ腫や特発性眼窩炎症（涙腺炎）では片眼性の上眼瞼腫脹をきたすことがある．その際は涙腺部に

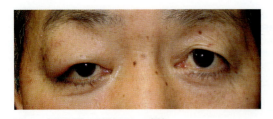

図2 涙腺部の悪性リンパ腫
右涙腺部に発症した悪性リンパ腫の症例. 右上眼瞼が腫脹し, 右眼球は内下方に圧排されている. 右涙腺部には皮膚上からも硬い腫瘤が触知される.

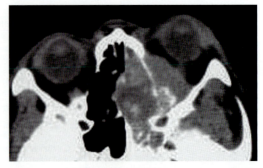

図3 副鼻腔悪性腫瘍の眼窩内浸潤のCT所見
眼窩内に浸潤している副鼻腔原発の扁平上皮癌により, 眼窩内壁骨が破壊されている様子がCT検査でよくわかる.

硬い腫瘤が触知されるかどうかを触診することが重要である (図2).

一般的に眼窩腫瘍で疼痛をきたすことはないが, 眼窩先端部に発症する腫瘍, 急速に増大する腫瘍, 出血を繰り返すリンパ管腫, 特発性眼窩炎症 (眼窩炎性偽腫瘍) では, 眼痛をきたす可能性がある.

画像診断：眼窩腫瘍の診断に種々の画像検査は必要不可欠である.

1. CT検査：一般的に, CT検査で充実性の腫瘍は脳実質とほぼ等吸収域, 嚢胞性の腫瘍は低吸収域に描出される. 腫瘍内の石灰化や出血は高吸収域を呈する. また, CT検査は, 悪性腫瘍による眼窩骨の骨破壊像 (図3), 皮様嚢腫や表皮様嚢腫における骨欠損, 涙腺多形腺腫などの良性腫瘍が長期間圧迫することで起こる骨の菲薄化など, 骨の状態がよく把握できる.

2. MRI検査：MRI検査におけるT1強調画像で, 大部分の眼窩腫瘍は脂肪に比べて低信号を呈する. 一方, T2強調画像では, 自由水が少なくて細胞成分が豊富な充実性腫瘍や線維成分が豊富な腫瘍は, 外眼筋に近い低〜等信号, 脂肪に比べて低信号を呈する. それに対して, 水溶性成分を豊富に含む血管性あるいは嚢胞性の腫瘍は, 外眼筋より高く, 脂肪に近い高信号を呈する.

形態的には図1に示すように, 球後に球形を呈するものに海綿状血管腫や神経鞘腫があるが, 海綿状血管腫ではdynamic MRI検査で濃染遅延がみられることで鑑別できる (図4)[1]. 視神経をとり囲むように増殖した視神経鞘髄膜腫では, 水平断で電車の軌道のような所見がみられる (tram-track sign, 図5)[2]. 視神経膠腫では, 腫大した視神経が下方に屈曲する (kinking, 図6)[3]. リンパ管腫は, 内部が多房性で嚢胞状の特徴的な画像所見だけから診断できる (図7)[4]. 悪性リンパ腫は, 眼窩内の隙間を埋める鋳型のような増殖形態が特徴的である (molding, 図8). 涙腺多形腺腫は境界は鮮明だが, 内

文献はp 417参照.

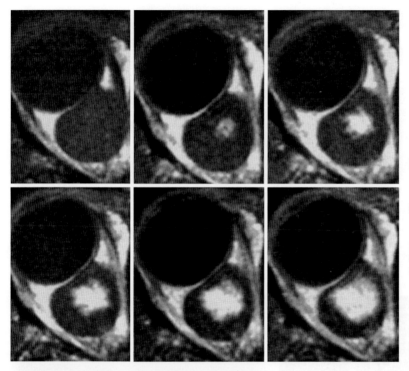

図4　海綿状血管腫
（左上から右下にかけて30秒ごとに撮影）

球後に球状を呈する血管腫は，dynamic MRI で経時的に腫瘍内部の一部分から周囲に向かって腫瘍の内部が徐々に増強され高信号域が拡大していく濃染遅延がみられる．
（尾山徳秀：海綿状血管腫．後藤　浩ら編．眼科プラクティス24 見た目が大事！眼腫瘍．東京：文光堂；2008. p.110-111. p.110 の図 1b を引用．）

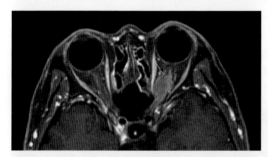

図5　視神経鞘髄膜腫のMRI所見

視神経を取り囲むように増殖している腫瘍が，電車のレールのような2本の線状陰影として描出される tram-track sign がみられる．
（敷島敬悟：視神経鞘髄膜腫．中馬秀樹編．専門医のための眼科診療クオリファイ 7 視神経疾患のすべて．東京：中山書店；2011. p.93.）

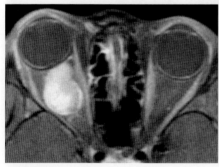 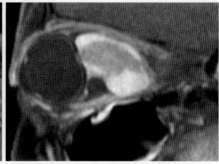

a. 軸位断　　　　　　　　　　　b. 矢状断

図6　視神経膠腫のMRI所見
腫瘍により腫大した視神経が下方に屈曲する optic nerve kinking がみられる．
（笠井健一郎ら：眼窩腫瘍．眼科手術 2010；23：35-45. 図7より転載．写真提供：聖隷浜松病院眼形成眼窩外科　笠井健一郎先生．）

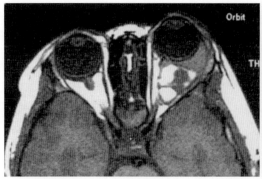
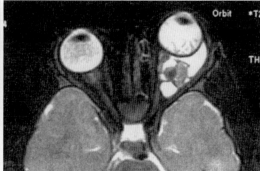

a. T1 強調画像   b. T2 強調画像

図7　リンパ管腫の MRI 所見

多房性で囊胞状の特徴的な形態を呈することから，これが診断の決め手になることが多い．囊胞内容の信号強度は変化に富む．

（江口功一：リンパ管腫．眼科プラクティス 24 見た目が大事！眼腫瘍．後藤　浩ら編．東京：文光堂；2008．p.116-117. p.116 の図 1c, d を引用．）

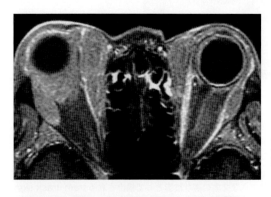

図8　悪性リンパ腫の MRI 所見

眼窩内で眼球や外眼筋，視神経などの隙間を埋める鋳型のような増殖形態が特徴的である（molding）．境界は鮮明である．

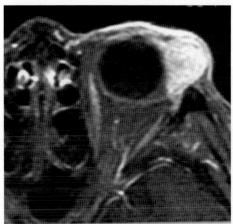

図9　涙腺多形腺腫の MRI 所見

涙腺部に境界は鮮明な腫瘍陰影がみられる．腫瘍内部の信号強度は不均一である．

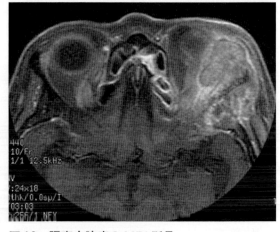

図10　眼窩内腫瘍の MRI 所見

境界不鮮明で浸潤性に増殖している．本症例では頭蓋内まで浸潤していた．

部は不均一である（図9）．悪性度が高い涙腺腺様嚢胞癌や悪性多形腺腫などは，境界不鮮明で浸潤性に増殖する（図10）．

3. **シンチグラフィー，全身 CT 検査，PET/CT**：悪性腫瘍において全身転移の有無を確認するための全身の画像検査には，シンチグラフィー，全身 CT 検査，PET/CT がある．それぞれ単一の検査では見逃す可能性もあるので，これらの検査結果を相補的に判断することが望ましい．シンチグラフィーに用いる放射性同位元素（RI）には，^{67}Ga-citrate（腫瘍，特に悪性リンパ腫に集積），^{99m}Tc-pertechnetate（特に髄膜腫，網膜芽細胞腫に集積），^{99m}Tc-hydroxymethylene diphosphonate（骨転移，線維性骨異形成の検出に有用）がある．

血液学的検査：悪性腫瘍が眼窩原発か転移性かを鑑別するのに，癌胎児性蛋白抗原（carcinoembryonic antigen；CEA）が 5.0 ng/mL を超えると転移性の可能性が高いとされる．また，転移性眼窩腫瘍のなかでも肺癌は眼症状が契機となって発見されることもあるので，肺癌の腫瘍マーカー（神経特異的エノラーゼ〈neuron specific enolase；NSE〉や扁平上皮癌〈squamous cell carcinoma；SCC〉関連抗原，CYFRA〈cytokeratin 19 fragment〉など）を検査する．

悪性リンパ腫の全身播種のマーカーとしては，可溶性 IL-2 受容体や $β_2$ ミクログロブリン，LDH（lactate dehydrogenase）などがある．悪性黒色腫においては 5-S-システイニルドーパ（5-S-CD）が 10 nmol/L を超えると全身播種の危険性が増すとされている．

病理組織学的検索（生検）：腫瘍性疾患の確定診断は病理組織学的に下されるので，病変が眼窩の比較的浅層にあり，生検による合併症が最小限にとどめられると判断される場合は積極的に行うべきである．一方，生検が非常に困難な眼窩先端部の腫瘍，リンパ管腫のように画像診断でほぼ確定診断が得られるもの，視神経近傍の腫瘍や涙腺多形腺腫など生検そのものが視機能障害や腫瘍を増悪させる危険性があるものなどの場合は，慎重に検討しなければならない．

カコモン読解 第 18 回 一般問題 22

小児に好発する眼窩腫瘍はどれか．2 つ選べ．
a リンパ腫　　b 横紋筋肉腫　　c 視神経膠腫　　d 涙腺多形腺腫
e 海綿状血管腫

解説　小児に好発する眼窩腫瘍には，皮様嚢腫や表皮様嚢腫，毛細血管腫，リンパ管腫，神経線維腫，視神経膠腫，横紋筋肉腫，緑

色腫（白血病）などがある．横紋筋肉腫は小児の軟部組織腫瘍で最も頻度が高く，3分の2は10歳未満の小児に発症する．視神経膠腫は小児または若年の成人に好発し，発症の平均年齢は5歳である．悪性リンパ腫は成人に多く，小児にはまれである．涙腺多形腺腫も成人に多い．海綿状血管腫の約8割は40〜60歳代の女性にみられる．小児に多い血管腫は毛細血管腫である．

模範解答　b, c

カコモン読解　第18回　臨床実地問題3

52歳の男性．5年前から右眼球突出を来し，最近目立ってきたため来院した．摘出した組織像を図A，Bに示す．考えられるのはどれか．

a 多形腺腫
b 多形腺癌
c 腺様囊胞癌
d 扁平上皮癌
e 肺癌の転移

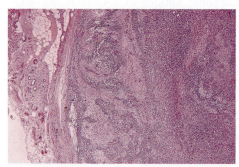

図A（H-E染色）

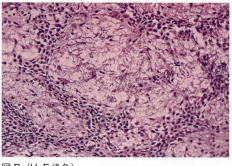

図B（H-E染色）

解説　5年前からという比較的長期間にわたって徐々に眼球突出が進行してきているという経過からは，多形腺腫以外の悪性腫瘍は否定的である．組織所見でも腫瘍細胞の核の異型性や分裂像（mitosis）など悪性を示唆させる所見はなく，全体的に腫瘍細胞の索状増殖や粘液腫状構造，管腔形成など多様な構造が混在し，混合腫瘍＝多形腺腫に特徴的な所見がみられる．

模範解答　a

カコモン読解 第 24 回 臨床実地問題 30

5歳の女児．1か月前から左眼が二重瞼になったのに両親が気付き来院した．視力は右 1.2（矯正不能），左 0.01（矯正不能）．眼底は右眼に異常はなく，左眼に乳頭浮腫を認める．眼窩 MRI と病理組織像を図 A，B に示す．考えられる疾患はどれか．

a 視神経膠腫　　b 視神経鞘髄膜腫　　c 視神経悪性黒色腫　　d 視神経転移性腫瘍
e 視神経乳頭ドルーゼン

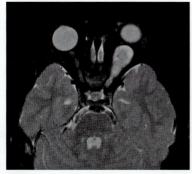
図A

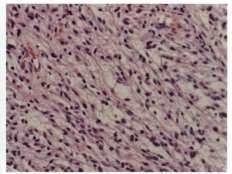
図B（H-E 染色）

解説　a～e のなかで 5 歳の小児に好発する眼窩腫瘍としては視神経膠腫と小児の転移性眼窩腫瘍のなかで最多の神経芽細胞腫の可能性が考えられる．MRI 所見は眼球（硝子体）が高信号に描出されているので T2 強調画像であるが，視神経膠腫は T1 強調画像で外眼筋と比べて低～等信号，T2 強調画像で高信号を呈するので一致する．病理所見は円形あるいは楕円形の核をもち，細い毛髪様の細胞突起をもった腫瘍細胞が増生し，一部に浮腫状で疎な部分が混在しているのは視神経膠腫の特徴である．核に異型性や分裂像（mitosis）など強い悪性度を示唆させる所見はないので，神経芽細胞腫は否定的である．

視神経鞘髄膜腫は中年女性に多く，小児の発症はきわめてまれである．髄膜腫の病理所見は，腫瘍細胞が玉ねぎの切り口のようにみえる渦紋配列（whorl formation）が特徴的である．

悪性黒色腫は MRI の T2 強調画像で低信号を示す．

視神経乳頭ドルーゼンは視神経乳頭内の病変なので，球後の視神経に病的な所見はみられない．

模範解答　a

（高村　浩）

クリニカル・クエスチョン

眼窩悪性リンパ腫の診断と治療について教えてください

Answer 眼窩リンパ腫のほとんどがB細胞性リンパ腫であり，MALTリンパ腫*1が最も多くみられます．リンパ腫の診断には，生検組織で腫瘍細胞のモノクローナリティーを免疫組織化学的および分子生物学的に証明する必要があります．リンパ腫の分類および全身への広がりに応じ，放射線療法や化学療法を行います．

*1 extranodal marginal zone lymphoma of mucosa-associated lymphoid tissue.

文献はp.417参照．

クエスチョンの背景

　眼窩腫瘍性病変の約半数は，特発性眼窩炎症，悪性リンパ腫，反応性リンパ組織過形成といったリンパ増殖性疾患である．悪性リンパ腫は原発性眼窩腫瘍の1/4を占め，そのほとんどが非Hodgkin B細胞性リンパ腫である[1]．リンパ腫の分類には新WHO分類*2が用いられ，眼窩領域ではMALTリンパ腫が70％以上と最多で，びまん性大細胞型B細胞リンパ腫（diffuse large B-cell lymphoma；DLBCL）がそれに次ぐ．濾胞性リンパ腫（follicular lymphoma；FL）とマントル細胞リンパ腫（mantle cell lymphoma；MCL）は，それぞれ5％以下と少ない．MALTリンパ腫とFLは低悪性度であり，DLBCLとMCLは中悪性度である．眼窩リンパ腫では，この四つを覚えておくとよい．

診断

臨床所見：眼窩腫瘍の共通症状として眼球突出や複視を生ずる．まれに疼痛を伴うことがあり，炎症性病変との鑑別を要する．眼窩縁に腫瘤を触知することもあるが，結膜下にsalmon pink massを認めれば，まずリンパ腫を疑う（図1a）．
画像検査：CT（図1b）およびMRI検査（図2）では，内部構造が均一で境界明瞭な眼窩内病変を呈する．骨破壊は通常みられない．特発性眼窩炎症，反応性リンパ組織過形成，IgG4関連眼疾患でも同様な所見を示すことがあるため，画像による鑑別診断は困難である．
血液・生化学検査：リンパ腫の病勢を反映する検査項目として，LDH（lactate dehydrogenase），可溶性インターロイキン2受容体（sIL-2R），β_2ミクログロブリン（β_2MG）が挙げられる*3．いずれ

*2 新WHO分類[2]
悪性リンパ腫の分類法は，予後を含む臨床病態の蓄積や分子生物学的研究の進歩とともに変遷してきた．新WHO分類（2008年改訂版）では，悪性リンパ腫をB細胞性，T/NK細胞性，Hodgkinリンパ腫の三つに大別し，起源細胞の分化度に応じて30種以上の疾患単位に分類した．この分類は免疫学的・細胞遺伝学的特徴を診断根拠に含み，疾患単位によって予後が異なるため，治療選択に重要な情報を与えてくれる．

*3 リンパ腫の腫瘍マーカー
LDHはあらゆる組織に分布し，組織の損傷で高値を示す．五つのアイソザイム分画があり，リンパ腫はⅡ・Ⅲ型が優位となる．β_2MGはリンパ系組織に豊富で，腎糸球体基底膜を通過する．sIL-2Rもリンパ系細胞に表出され血清中に遊離する．これら腫瘍マーカーの上昇は，病期の進行を意味し，予後不良因子である[3]．しかしながら，いずれも炎症や腎機能障害でも上昇する非特異的マーカーであり，評価には注意を要する．特にsIL-2Rは，小児の正常値がもともと700U/mL以上と高値であり，透析患者やIgG4関連眼疾患でも上昇する．

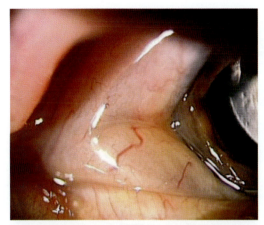

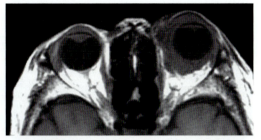

a. T1 強調画像

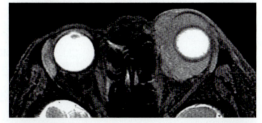

b. T2 強調画像

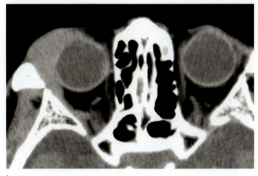

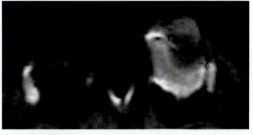

c. 拡散強調画像

図1　眼窩悪性リンパ腫の前眼部と CT 所見

眼窩内病変が増大し，結膜下に salmon pink の腫瘍性病変を呈することがある（a）．CT 画像では，内部構造が均一な軽度高吸収域を呈する（b）．

図2　眼窩悪性リンパ腫の MRI 所見（図1とは別の症例）

MRI では内部が均一で，眼窩内組織をとり囲むように腫瘍組織が増生する．T1 強調画像で低信号（a），T2 強調画像で低信号～軽度高信号を示す（b）．拡散強調画像では高信号（c）を示す．

も病期[*4]の進行に伴い検査値は上昇傾向を示すが，眼窩内に病変が限局している小病変の場合は正常値に近いことが多い．

組織検査：確定診断には，生検組織による病理組織検査と，免疫組織化学的あるいは遺伝子再構成検査によるモノクローナリティーの確認が必須である．リンパ球表面マーカー（図3）に対する免疫染色や遺伝子検査結果を病型分類の根拠とする．生検時には診断に足る固定用と未固定用の組織量を，眼球運動障害をきたさない範囲で可及的に採取する．病変周囲は反応性の炎症細胞浸潤のノイズが混じるため，腫瘍の中央部を永久標本用にホルマリン固定し，ヘマトキシリン-エオジン〈HE〉染色による形態観察と免疫染色に用いる（図4）．残りの未固定生組織を，遺伝子再構成（図5）やフローサ

> [*4] **リンパ腫の病期分類**
> もともと Hodgkin リンパ腫の病期分類法として提案された1971年のアナーバー（Ann Arbor）分類が現在，非 Hodgkin リンパ腫にも応用されている[4]．I 期は，1か所のリンパ節領域あるいは節外領域に限局．II 期は，2か所以上の領域に病変があるが，横隔膜より上か下に限局．III 期は，横隔膜の上下に複数の病変を認める．IV 期は，一つ以上のリンパ節外臓器（肝臓，骨髄，肺など）に，びまん性病変を認めるものをいう．

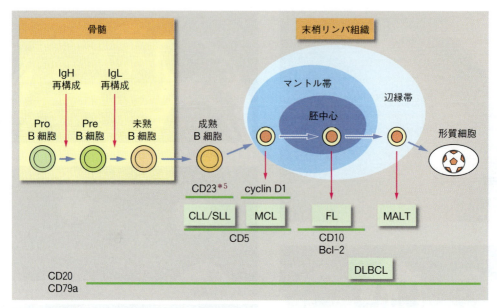

図3 B細胞リンパ腫の発生母地と発現マーカー
前駆B細胞は骨髄のなかで重鎖（H鎖），軽鎖（L鎖）の順に遺伝子再構成を受け，成熟B細胞として末梢リンパ組織に入る．マントル帯でcyclin D1とCD5を，胚中心でCD10とBcl-2を発現し，それぞれMCLとFLのマーカーとなる．MALTリンパ腫にはこれらの抗原は発現されず，DLBCLでは特定の表現型はみられない．CD20とCD79aは，ほとんどすべてのB細胞で発現される．

イトメトリー検査（図6）に用いる．さらに生検組織量に余裕があれば，染色体検査や遺伝子検査を行うと病型診断や予後の情報を与えてくれる．これらの検査項目を満たすには最低でも1cm³以上の組織量が必要であるが，現実的に採取できる検体量は少ないことが多いため，ホルマリン固定用（HE染色，免疫染色）および遺伝子再構成用の検体を最小限確保する．

全身検索：病型分類に加え，全身病変の広がり（病期進行度）によって治療方針が左右される．眼科医でも初診時に唾液腺や局所リンパ節の触診は可能である．全身画像検査（PET-CT，頸部・胸部・腹部・骨盤CT，あるいはGaシンチグラフィー）に加え，血液・腫瘍内科へ骨髄検査や消化管内視鏡検査を依頼する．通常，骨髄検査時に染色体検査や遺伝子検査も検索される．

治療方針

低悪性度リンパ腫（MALTリンパ腫，FL）：眼窩限局（病期I期）であれば，30Gy前後の放射線照射を行う．進行性（病期II期以上）であれば，CD20に対するモノクローナル抗体であるリツキサン®（リツキシマブ*6；R）を用いた分子標的療法や，リツキサン®を併用したR-CHOP（シクロホスファミド，ドキソルビシン，ビンクリ

*5 CD
cluster of differentiationの頭文字で，白血球の表面抗原に結合する種々のモノクローナル抗体の国際分類．現在350種が認定されている．

*6 リツキシマブ
B細胞リンパ腫の多くはCD20を細胞表面に発現する．CD20と結合したリツキシマブは，マクロファージやNK細胞を介した抗体依存性細胞介在性細胞障害，補体依存性細胞障害，アポトーシスの誘導などで腫瘍細胞を破壊する．腫瘍選択性が高く，化学療法より副作用が少ない．

3. 腫瘍性疾患

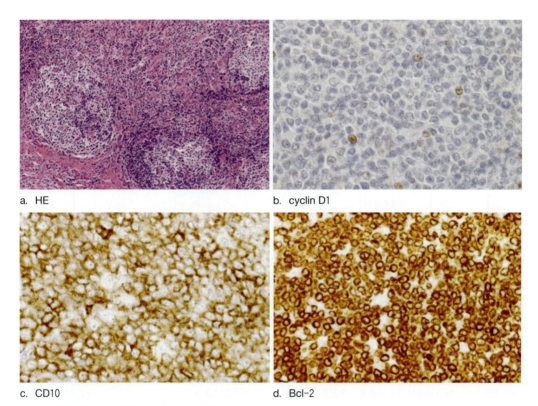

a. HE
b. cyclin D1
c. CD10
d. Bcl-2

図4 濾胞性リンパ腫（FL）の病理検査
HE染色で濾胞性リンパ腫（FL）は小型細胞の濾胞形成を呈し，形態のみでは反応性リンパ組織過形成との鑑別が困難である．濾胞の胚中心部は，FLではCD10とBcl-2で免疫染色されるが，反応性リンパ組織過形成ではBcl-2が陰性である．MALTリンパ腫はCD10が陰性，MCLはcyclin D1が陽性で，FLとの鑑別になる．

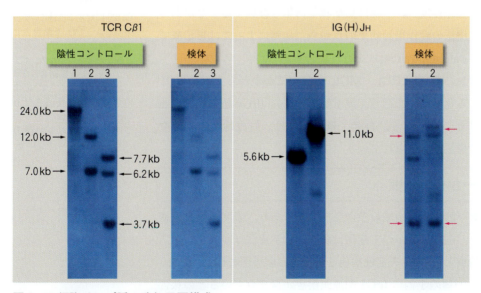

図5 B細胞リンパ腫の遺伝子再構成
Ig(H)J_Hで再構成バンドを認め（赤矢印），TCR Cβ1で再構成バンドを認めない．T細胞リンパ腫はT細胞受容体（TCR）のβ鎖で，B細胞リンパ腫は免疫グロブリン重鎖（IgH）のJ_Hで遺伝子再構成バンドを検出しやすい．1検査項目あたり250mg以上の組織量が必要であり，眼窩リンパ腫のほとんどがB細胞性であるので，通常J_H領域をオーダーすると，こと足りる．

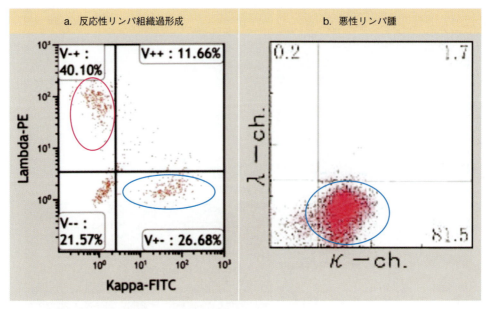

図6 フローサイトメトリー（flow cytometry；FCM）
a. 反応性リンパ組織過形成はポリクローナルな炎症細胞病変であるため，κ鎖（青丸囲み）とλ鎖（赤丸囲み）の陽性細胞集団に大きな偏りを認めない．
b. 悪性リンパ腫はモノクローナルな細胞増殖病変であり，この症例では細胞集団のほとんどがκ鎖陽性細胞（青丸囲み）である．免疫染色が固定組織切片1枚につき1抗原を染めるのに対し，FCMは生細胞の相対的な大きさや，細胞表面抗原を複数種，定量的に解析することが可能である．

スチン，プレドニゾロン）などの化学療法が選択肢となる[5]．再発例や治療抵抗例には，ゼヴァリン®[*7]や造血幹細胞移植も考慮される．ただし低悪性度リンパ腫は無症状で何年も経過することがあるため，化学療法の副作用対効果の点から，症例によっては無治療で経過観察（watchful waiting）を行う場合もある．

中悪性度リンパ腫（DLBCL，MCL）：病期にかかわらずR-CHOPを代表とする化学療法を行う．局所制御目的に40Gy超の放射線照射も併用することがある．再発・難治例には，造血幹細胞移植や種々の化学療法が試みられている．

[*7] ゼヴァリン®（イブリツモマブ）
CD20に対する抗体に，イットリウム（90Y）を結合させたRI標識抗体．90Yからはβ線が照射されるため，イブリツモマブが直接結合したリンパ腫細胞のみならず，近傍の腫瘍細胞も死滅させる（crossfire effect）．リツキシマブ抵抗性リンパ腫の70%に有効といわれている．

アンサーからの一歩

眼窩リンパ腫は眼科領域最多の悪性腫瘍であり，眼窩腫瘍を契機として全身リンパ腫の診断点がつく症例は多い．化学療法は血液・腫瘍内科による治療となるが，炎症性病変との鑑別は眼科医の任務である．MALTリンパ腫の1割にIgG4関連眼疾患が含まれているとの報告もあり，最新の疾患概念や分類・治療法にupdateしていく必要がある．

3. 腫瘍性疾患

> **カコモン読解** 第20回 一般問題53
>
> MALTリンパ腫の好発部位はどれか．2つ選べ．
> a 結膜　　b 涙囊　　c 涙腺　　d ぶどう膜　　e 網膜

解説　MALTリンパ腫は結膜と涙腺周囲に好発し，涙囊はまれである．ぶどう膜と網膜は眼内組織であり，眼内リンパ腫のほとんどがDLBCLである．

模範解答　a，c

> **カコモン読解** 第22回 臨床実地問題29
>
> 37歳の女性．右眼瞼結膜腫瘤を主訴に来院した．前眼部写真と組織像を図A，Bに示す．増殖細胞はCD20陽性，CD5陰性，CD10陰性であった．正しいのはどれか．3つ選べ．
> a 悪性度が高い．　　b T細胞性である．　　c 放射線治療が奏効する．
> d 小型細胞が単調に増殖する．　　e 免疫グロブリン遺伝子の再構成を認める．
>
> 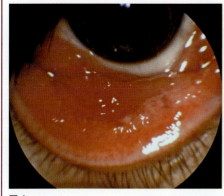　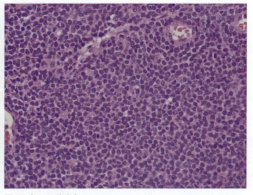
>
> 図A　　　　　　　　　　図B（H-E染色）

解説　結膜円蓋部にsalmon pink massを認め（図A），リンパ増殖性疾患を念頭に置く．CD20は汎B細胞，CD5は成熟T細胞と一部のB細胞性腫瘍（MCL，CLL/SLL），CD10は胚中心B細胞に発現される抗原である．CD20陽性でCD5とCD10が陰性となるのは，B細胞性のモノクローナリティーを示しており，図3からわかるようにMALTリンパ腫とDLBCLが候補に挙がる．病理組織像では小型で異型性に乏しい円形細胞の均一な増生がみられるので（図B），本疾患はMALTリンパ腫である．MALTリンパ腫は低悪性度のB細胞リンパ腫であり，放射線治療や化学療法が奏効する．リンパ腫では，遺伝子再構成を認める．

模範解答　c，d，e

（兒玉達夫）

眼窩腫瘍生検術

生検の適応とアプローチ法

　眼窩腫瘍あるいはその疑いの腫瘤性病変をみた場合，視機能を温存できる見込みが高い場合には一期的な全摘出が望ましく，その代表的な疾患には多形腺腫や血管腫などが挙げられる．一方で，まず生検術を考慮すべき眼窩腫瘍としては，頻度が最も高いリンパ増殖性疾患があり，近年注目されているIgG4関連眼疾患との鑑別を要する場合も多い．また，腺様嚢胞癌などの眼窩悪性腫瘍が疑われ，その広がりから視機能を温存しての全摘出が困難な場合にも，やはり腫瘍生検により病理診断を確定し，その後の治療方針を検討する．
　眼科医が行う（開頭を必要としない）眼窩腫瘍の生検術のアプローチには，経皮膚法と経結膜法がある（図1）．経皮膚法では，主に眼輪筋の走行に沿った切開を行うが，留意すべき箇所は，涙小管の走行と，三叉神経分枝が表層に現れる眼窩上切痕付近であり，これらを避けるようにする．

涙腺生検

適応：涙腺生検の適応となる代表的な病態にIgG4関連涙腺炎が挙

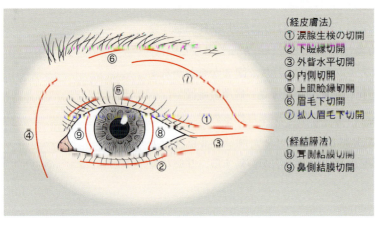

図1　眼窩腫瘍における切開創

げられ，MALT リンパ腫（extranodal marginal zone lymphoma of mucosa-associated lymphoid tissue）の併発あるいはその鑑別が問題となる．IgG4 関連涙腺炎は IgG4 関連疾患[*1]の部分症である場合があり，全身のさまざまな臓器にリンパ浸潤病変を併発しうる．IgG4 関連疾患では，ほかにも三叉神経周囲や外眼筋などに腫瘤を形成しうるが，発症頻度の高さや低侵襲の理由から，病理診断は涙腺生検で行われることが多い．

術式：涙腺生検術は，経結膜アプローチにより涙腺眼瞼葉を切除する方法と，経眼瞼皮膚アプローチにより涙腺眼窩葉を切除する方法とに大別される．上眼瞼を翻転して経結膜法により涙腺組織を採取する方法は簡便である．ただし，涙腺腫脹が軽度か，ない場合には涙腺の同定が難しいことがあり，また術後の涙腺出血や涙腺開口部損傷の可能性に留意する必要がある．

手術の実際：経眼瞼皮膚アプローチによる涙腺生検術を概説する．上眼瞼重瞼線の外側とその延長線に沿った皮膚切開線をデザインする（図1）．眼窩隔膜の切開が必要となる場合には眼窩骨内側縁で行うので，その術野が展開できるような位置で幅 20 mm 程度の切開線とする（図1，図2a）．皮膚を切開し，眼輪筋を分けた時点で，腫大した涙腺表面が現れるような場合には，生検は容易である．一方，涙腺腫脹が軽度で，皮下に涙腺を触知しないような症例では，眼輪筋層を分けても，目的とする涙腺が同定しにくい．むやみに探そうとすると，しばしば脂肪の処理に難渋する．このような場合に，涙腺組織を確実に採取するには，眼窩骨縁の眼窩隔膜を切開する（図2b）．眼窩隔膜は，眼窩骨縁の内側に付着し，かなりしっかりした線維性膜状組織として存在する．眼窩骨内側縁に沿って外眥靱帯付着部より上方で，弧長 10 mm 程度の眼窩隔膜切開を行う．涙腺眼窩葉は眼窩骨縁に沿って存在し，眼窩隔膜切開部の直下に現れる．診断に必要な量の涙腺組織を摘除し（図2c），バイポーラ凝固で止血を確実に行う．7-0 縫合糸で眼窩隔膜，眼輪筋層，眼瞼皮膚（図2d）をそれぞれ縫合する．

筋円錐内に限局する腫瘍の生検

適応：全摘出術の適応になる海綿状血管腫を除くと，病理診断を目的とした手術を考慮すべき筋円錐内腫瘍の代表的な疾患はリンパ腫である．病理型では MALT リンパ腫やびまん性大細胞型 B 細胞リンパ腫（diffuse large B-cell lymphoma；DLBCL）の頻度が高く，

[*1] **IgG4 関連疾患**
IgG4 関連疾患とは，IgG のサブクラス IgG4 が血中で上昇し，全身のさまざまな臓器に IgG4 陽性リンパ形質細胞浸潤病巣がみられる病態である．この疾患概念は，2001 年の Hamano らによる IgG4 関連自己免疫膵炎の報告[1]に始まった．以降，涙腺唾液腺炎（Mikulicz 病）をはじめ，肺，腎臓，大血管，中枢神経など多くの臓器病変の報告が相次ぎ，IgG4 関連疾患の概念が確立した．

文献は p.417 参照．

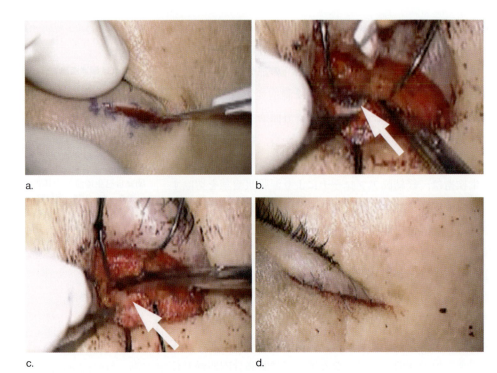

図2 皮膚切開による涙腺生検術
右涙腺生検の surgeon's view. 症例は，IgG4 関連涙腺炎の 53 歳，女性.
a. 重瞼線の延長で，長さ 20 mm 前後の皮膚切開を行う.
b. 眼窩内縁で眼窩隔膜切開を行うと，直下に涙腺組織（矢印）がみえる.
c. 病理検査や遺伝子検査に提出する涙腺組織片を採取する.
d. 7-0 ナイロン糸で閉創する.

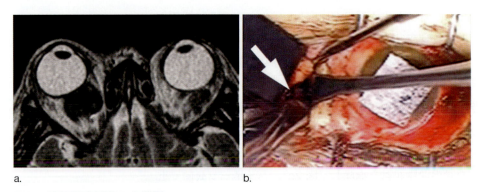

図3 筋円錐内腫瘍の生検例
症例は，びまん性大細胞型 B 細胞リンパ腫の 50 歳，女性.
a. 術前 MRI. 右眼球後方，筋円錐内に腫瘍がみられた.
b. 内直筋を付着部で切断し，眼球後方の腫瘍（矢印）を観察し，その一部を摘出した.

特に後者では視力を脅かす可能性が高いので，病理診断を急ぐべきである．

手技：生検の標的となる腫瘍が筋円錐内（**図3a**）にある場合には，その大きさと場所にもよるが，必要に応じて内直筋あるいは外直筋

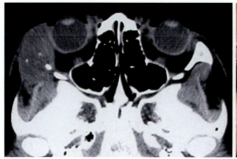
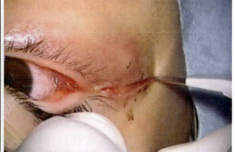
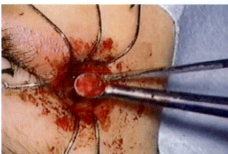
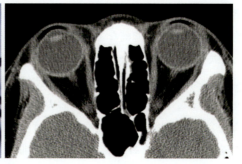

図4　Langerhans組織球症の生検例
症例は，Langerhans組織球症の11歳，女児．
a．術前CT．眼窩側壁の破壊が著しい．
b．外眥切開によるアプローチ．
c．腫瘍を生検し，内容を掻爬した．
d．初診より3年後のCT．眼窩骨は，ほぼ元通りに再生した．

を付着部で切断すると，眼球後方の術野が広く確保でき，腫瘍の切除が容易である（**図3b**）．この際，コントラバス型の顕微鏡[*2]を用いると，斜めの角度から観察できるのできわめて有用である．視神経や血管に留意し，病理診断に必要な量の腫瘍の一部あるいは全部を切除する．

眼窩内悪性腫瘍の生検

適応：眼窩の浅層に限局する腫瘍は全摘出の適応となるが，眼球や視神経などの正常眼窩内組織を巻き込むような広範囲な腫瘍で，原発癌や転移が疑われるような病態では，まず生検により病理診断を行って，その後の治療方針を決める．そのような眼窩腫瘍の代表的な疾患としては，成人では腺様嚢胞癌，肺癌や乳癌の転移，鼻副鼻腔の扁平上皮癌，小児・若年者では神経芽細胞腫，横紋筋肉腫，Langerhans組織球症などが挙げられる．
手技：前述の涙腺生検術や筋円錐内腫瘍生検術の手技に準ずるが，

[*2] **コントラバス型顕微鏡の特徴**
眼窩深部の手術では，斜め方向（Z軸）の首振りが自在な，いわゆるコントラバス型顕微鏡が有用である．ただし，その欠点は，側視鏡（助手側）では立体視ができないことである．

ここでは留意すべき特殊な例として Langerhans 組織球症の生検例（図4）を提示する．本症は悪性腫瘍の範疇に含まれ，時に眼窩骨の破壊も著しい（図4a）が，手術ではあわてて眼窩骨の再建を行うべきではない．提示例では，外眼角皮膚切開より病巣に達し（図4b），病巣の生検を行い（図4c），内容を搔爬し，ステロイドを局所に投与して閉創した．その後も全身に転移はみられず，無治療で局所の腫脹は改善し，2～3年を経て眼窩骨はほぼ元通りに再生した（図4d）．

注意すべき点：眼窩悪性腫瘍の生検術に際し，切開創の位置に留意すべき場合がある．腺様囊胞癌などにおいて眼窩内容除去術が治療の選択肢として想定される場合には，生検術の切開創は後に郭清領域となることを念頭に置く必要がある．たとえば，腫瘍が眼瞼には及んでいないために，眼窩内容除去術において眼瞼の温存が期待できるような場合には，生検術では眼瞼皮膚には切り込まない経結膜アプローチを考慮すべきであろう．すなわち，眼窩悪性腫瘍では，あらかじめ根治療法を想定し，生検術の手技を検討すべきである．

カコモン読解　第18回 臨床実地問題4

65歳の男性．数年前から軽度の左眼球突出に気付いていたが，近年複視を自覚したため来院した．視力は両眼ともに1.2（矯正不能）．MRIで眼窩に腫瘍性陰影があったため生検を行った．組織像を図A，Bに示す．考えられるのはどれか．

a 線維腫　　b 髄膜腫　　c 神経膠腫　　d 神経鞘腫　　e 神経線維腫

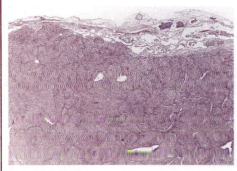
図A（H-E染色）

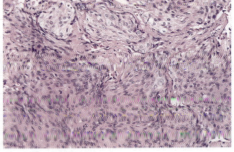
図B（H-E染色）

解説　選択肢のうち，神経膠腫は，しばしば von Recklinghausen 病に併発する視神経腫瘍で，若年期にみつかることが多く，通常，著しい視力低下をきたす．残りの選択肢は65歳の症例として矛盾はない．眼球突出を併発しているが，腫瘍の位置に関する詳細な記

載はなく，視神経に関連する腫瘍か否かは不明である．結局は，病理所見から判断するしかない．病理所見では，神経鞘腫のいわゆるAntoni Aの柵状配列や，Antoni Bの浮腫状間質を有するパターンはみられない．また，神経線維やコラーゲン線維などの線維成分に乏しく，線維腫や神経線維腫は否定的である．腫瘍細胞は厚い核膜と好酸性細胞質を有し，細胞は融合してその境界は明瞭でなく，胞巣状増殖を呈する髄膜腫と考えられる．その特徴のひとつ，渦巻状細胞配列（whorl formation）と解釈できる構造もみられる．本症では視力低下はないが，腫瘍が主に硬膜外に進展して眼球突出をきたしている病態と考えられる．

[模範解答]　b

（高比良雅之）

浅在性眼窩腫瘍摘出術

術前のプランニング

疑われる腫瘍は？：年齢，経過，臨床所見，画像所見，好発部位から腫瘍のタイプを絞り込む．原発腫瘍の頻度は特発性眼窩炎症性疾患（眼窩炎性偽腫瘍）や悪性リンパ腫によるリンパ増殖性疾患が最多である．次いで，わが国では涙腺上皮性良性腫瘍（多形腺腫），皮様嚢腫（類皮嚢胞）や表皮様嚢腫（類表皮嚢胞），血管腫，神経鞘腫が多い[1]．海外では髄膜腫も多い[2,3]．まず，視機能，眼瞼の運動，複

文献は p.417 参照.

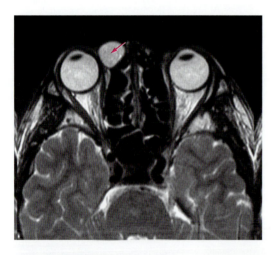

図1　皮様嚢腫の MRI 像
33歳，男性．腫瘍（矢印）は眼窩前方に位置し，辺縁明瞭で，内部はやや不均一な硝子体に近い信号である．病理診断は皮様嚢腫であった．

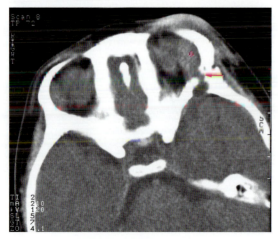

図2　皮様嚢腫の CT 像
2歳，女児．腫瘍（＊）は眼窩深部に位置し，辺縁明瞭である．腫瘍は骨膜に癒着し，骨欠損（矢印）がみられる．病理診断は皮様嚢腫であった．

視などを評価する*1. 画像は術者自らが読影し, 囊胞性か充実性か, 辺縁が明瞭か（被膜を有するか）浸潤性か, 腫瘍の立体的広がり, 外眼筋や周囲組織との位置関係や癒着の有無を確認する（図1, 2）.
生検か全摘出術か：リンパ増殖性疾患, 転移性腫瘍が疑われるときは生検を考える*2.
摘出術の到達法は？：全摘出術では腫瘍の一部もしくは全部が眼球赤道部より前方の眼窩にある場合が, 前方到達法の適応となる. これは, 眼窩骨と眼球赤道面の間が, 術野の確保, 腫瘍への到達, 腫瘍摘出経路のネックとなるからである[4]. 腫瘍の大半が眼窩前方に存在する場合は浸潤性でも適応となるが, 眼窩後方にも存在する場合は, 非浸潤性（辺縁明瞭, 癒着が軽度, 眼球運動良好）で適応となる. ただし, 後方部分が小さく, 筋円錐外の場合に限る.

前方到達法は骨切りの手技・装置が不要で, 局所麻酔でも可能なため, 眼科医として執刀しやすい. しかし, 術野が狭く, 安易にこの手術を行うと摘出できないばかりか合併症を起こすので限界を知っておくべきである. 涙腺上皮性腫瘍は経過から良性の可能性が高く, 辺縁が明瞭で, 小さく, 腫瘍が前方にも存在すれば前方到達法でも可能だが, 通常は骨切りを行う側方眼窩壁切開法（Krönlein法）を選択するのが無難である*3. 前方到達法には, 以下の三つの経路がある.

1. **経隔膜法（経皮膚-経眼窩隔膜法）**：経隔膜法は術野を広く確保でき, 第一選択である. 眼窩上方腫瘍では隔膜より深部で上眼瞼挙筋より前方の場合, 下方では筋円錐外で前方に存在する場合は, よい適応である.
2. **経皮膚-経骨膜外法**：骨に接している腫瘍には適するが, 術野が狭いため適応は限局的である. 副鼻腔炎に伴う骨膜下囊胞では, よい適応である.
3. **経結膜法**：瞼球癒着, 外眼筋の癒着を起こしやすいので, 適応は制限的である. ① 涙腺部の非上皮性腫瘍の生検で, 上眼瞼の翻転で円蓋部に腫瘍が突出してくる場合, ② 眼窩内側靭帯周辺腫瘍では靭帯や涙器の損傷が危惧され, 内直筋が確認しにくいので, 眼球赤道部より前の小腫瘍の場合には涙丘外側の経結膜法が選択できる[5].

経隔膜法による前方到達法

前方到達法で最も一般的な経隔膜法を述べる.
切開：腫瘍が存在する部位の眼窩縁のやや外周の皮膚を皮膚皺襞に

*1 触診も重要で, 硬度, 拍動性, 可動性をみる. 圧迫して後退すれば, 眼窩隔膜より後方にあり, 隔膜との癒着がないか, あっても軽微であることを示す.

*2 本巻"眼窩腫瘍生検術"の項（p.242）を参照されたい.

*3 本巻"深部眼窩腫瘍摘出術"（p.253）を参照されたい.

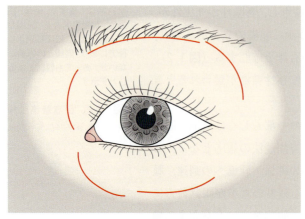

図3 前方到達法（経眼窩隔膜法）の皮膚切開部
眼窩縁近くで皮膚皺襞に沿って円弧状に切開する．

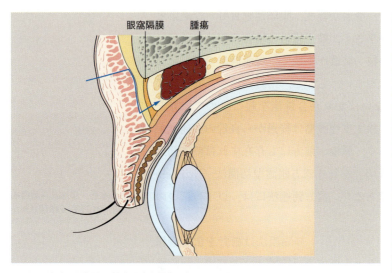

図4 前方到達法（経眼窩隔膜法）の到達ルート
眼窩骨縁に到達した後，水平に剝離をすると，眼窩隔膜を同定しやすい．

沿って円弧状に切開する（**図3**）．眼輪筋を鈍的に開き，骨膜に到達する．骨膜の深さから水平に眼窩口に向かって剝離していくと骨膜に連なる眼窩隔膜が同定しやすい（**図4，図5a**）．隔膜上を剝離後，隔膜を切開し，腫瘍に到達する（**図5b**）．術野確保のため，皮膚や隔膜は画像所見から想定される腫瘍径よりも十分に長く切開しておく．特に，眼球突出が軽度で，deep set eyeでは術野が狭くなるので大きく展開する．

摘出： 腫瘍が現れたら[*4]，画像を再確認し，立体的に構築して摘出にかかる．上方の腫瘍では上眼瞼挙筋腱膜に注意し，局所麻酔では術中に開瞼運動を指示して癒着を確認しながら剝離する．眼窩上切痕部の切開では，術後に前額部の知覚低下をきたすことがある．内上方では滑車や上斜筋に，内方では涙嚢に，内下方では導涙系に，

[*4] 前方到達法では，仰臥位にすると腫瘍は深部に沈み触知しにくくなる．さらに隔膜を剝離，展開すると，前方との癒着がとれて腫瘍はさらに奥に沈む．眼球を軽く圧迫したり，側方から押したりして，眼窩内圧を高めると腫瘍が浮き上がってくる．

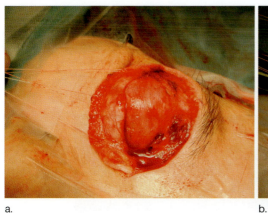 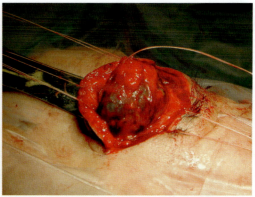

図5　前方到達法の術中写真
a. 眼窩隔膜を露出する.
b. 眼窩隔膜を切開し,腫瘍を牽引している.病理診断は海綿状血管腫であった.

下方では下斜筋に注意する.

　辺縁が明瞭か(被膜で覆われているか)を見て,浸潤性で境界が不明瞭な腫瘍では一部を迅速診断に出し,その結果によって摘出範囲を決める.鋭的な剥離は避け,剥離剪刀を大きく開いての剥離,指を深部まで入れる操作などの盲目的な鈍的操作も行うべきでない.腫瘍に癒着している粗な結合組織は綿棒やスパーテルなどでていねいに剥離し,強固な癒着は,斜視手術時に眼球から外眼筋を外す要領で,斜視鈎で結合組織を引っかけ,スプリング剪刀で切断する操作を繰り返していく.嚢胞は破嚢すると腫瘍範囲の同定が困難となり全摘出が不可能になるため,また皮様嚢腫では周囲に高度な炎症を起こすので,ていねいに剥離する.

　CryoProbe®や糸を腫瘍につけて,ゆっくりと回転しながら牽引して,奥の剥離を進めていく(**図5b**).決して無理に牽引してはいけない.CryoProbe®は接着部を十分に露出させる必要がある.術野が狭いと,CryoProbe®が周辺組織に付着する.糸による牽引は狭い術野でも可能であるが,嚢胞,内部が軟らかい腫瘍,被膜が薄い腫瘍には不向きで,悪性腫瘍が疑われる症例では極力避けるべきである.

縫合:悪性腫瘍では,摘出後,術野を生理食塩水で十分に洗浄し,創口を閉じる前に,手袋と手術器具を交換する.隔膜は5-0か7-0バイクリル®糸で縫合する.切開された隔膜は腰が強く,骨に強固についているので同定は容易である.皮膚は6-0黒ナイロン糸で縫合する.

カコモン読解 第24回 臨床実地問題9

2歳の女児．乳児期から左の上眼瞼に膨らみがあり，大きくなってきたため来院した．前眼部写真と組織像とを図A，Bに示す．診断はどれか．

a 霰粒腫　b 神経線維腫　c 皮様囊腫　d 毛細血管腫　e 涙腺多形腺腫

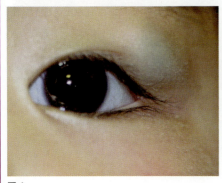
図A

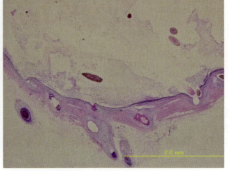
図B（H-E染色）

解説　眼瞼皮下にある腫瘤で，年齢から皮様囊腫と毛細血管腫が最も考えられる．神経線維腫や涙腺多形腺腫は青年期でもみられるが，通常，壮年から老年期に多い．毛細血管腫は皮膚表面の赤色腫瘍で，急速に増悪する．霰粒腫も経過は速い．病理所見から皮様囊腫と診断される（**図6**）．囊胞壁は毛包や皮脂腺などの皮膚付属器を有する角化重層扁平上皮である．このため，内容物には毛髪や皮脂を含み，壁が分泌物を産生するため腫瘤は徐々に増大する．病理所見で鑑別を要するのは表皮様囊腫である．表皮様囊腫は，皮様囊腫と異なり，囊胞壁は皮膚付属器を含まない．

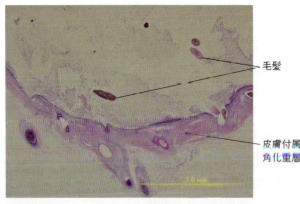

図6　"カコモン読解"の解説図（第24回 臨床実地問題9）

模範解答　c

（敷島敬悟）

深部眼窩腫瘍摘出術

　眼窩は骨に囲まれているため，深部眼窩腫瘍は眼窩骨を一部外さなければ腫瘍に到達できない．部位により腫瘍へのアプローチ方法が異なるが，ここでは一番適応の広い側方アプローチについて説明する．また，眼窩内は狭い範囲に筋肉や神経・血管が集合しているため，手術は容易ではない．正常組織を傷つけず，重篤な合併症が生じないように細心の注意が必要である．

手術方法の選択

　腫瘍が眼球赤道部よりも前方の場合は，骨切りを行わずに前方アプローチで摘出が可能なことが多い．しかし，腫瘍が赤道部よりも後方の場合は，摘出する際に骨切りが必要となる．骨切りでの腫瘍へのアプローチ法は，側方アプローチ（側方眼窩壁切開法，Krönlein法）が主である．腫瘍の位置によっては経頭蓋アプローチや経副鼻腔アプローチが選択される場合もある．
側方アプローチ：眼窩の外上方の骨切りを行う方法である．大部分の眼窩腫瘍は側方アプローチで摘出できる[1]．
経頭蓋アプローチ：眼窩先端部の腫瘍に対して行われる．開頭するため，脳神経外科との連携が必要となる．
経副鼻腔アプローチ：副鼻腔から連続する眼窩腫瘍に対して行われることがある．耳鼻科や脳神経外科との連携が必要となる．

手術道具

　前方アプローチで腫瘍を摘出する道具に加え，骨切りを行うために骨膜剥離子，電動式骨鋸，骨ノミ，槌，リュエル鉗子などが必要となる．また，骨髄からの出血を止めるためにはボーンワックスを使用する．眼窩の深部を操作するため，バイポーラ，マイクロ剪刀，マイクロ鑷子は脳外科で使用しているバヨネット型のものを用いる．

手術方法

　側方アプローチでの手術方法について説明する．

文献は p.417 参照．

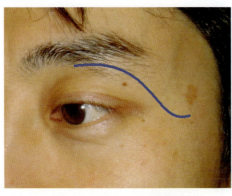

図1　Stallard-Wright法の切開線

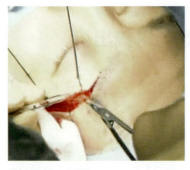

図2　創の展開

1. **準備**：骨切りを行う症例は，全身麻酔下での手術となる．側方からアプローチするため，仰臥位にて顔の側面が上になるように顔を傾ける．前額部から側頭部，鼻の下まで広く露出するように覆い布を掛ける．

2. **皮膚切開**：眉毛下から緩やかなS字状に切開するStallard-Wright法が，術野も広く得られて一般的である（図1）．なるべく皮膚割線に沿うようにデザインすると，手術後の傷はさほど目立たない．通常，No.15メスを用いて皮膚切開を行う．皮膚切開が不十分だと術野が狭くなり，その後の操作が難しくなる．

3. **創の展開**（図2）：開創には釣り針式開創鈎や牽引糸を用いる．釣り針式開創鈎は掛けかえが容易で使用しやすい[2]．剪刀を開くように用いて，眼輪筋と軟部組織を鈍的に分けていく．創が深くなるときは，随時釣り針型開創鈎を奥に掛け直していく．後の操作がスムーズに行えるように，骨膜の表面を十分露出しておく．

4. **骨切り**：骨切りのデザインは，上方は眼窩縁上方の前頭骨を眼窩上切痕（前頭神経が走行する）よりも外側で切断する（図3a, b）．眼窩縁から上方へは約10mmの幅にとどめておけば，通常，硬膜を損傷することはない[3]．眼窩上方の骨は前頭骨がひさし状に張り出しているため（図4），眼窩内操作が困難である．ひさしを落とすように骨切りを行うと，操作が容易になる．下方は頬骨前頭突起下端の高さまでデザインを行うことができる．腫瘍が眼窩の外方にあり，小さな場合は骨切りの範囲を狭くしてもよい．

　骨膜を十分に露出した後に，眼窩縁に沿って骨膜に切開を加える．切開の位置は，眼窩縁から十分離れており，最後に骨膜の縫合がしやすい位置を選ぶ．その後，骨膜剥離子を用いて骨膜と骨の分離を

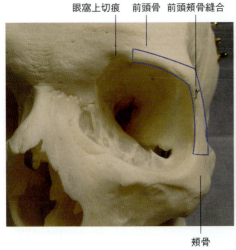

a. 正面から　　　　　　　　　b. 側面から

図3　骨切りの範囲

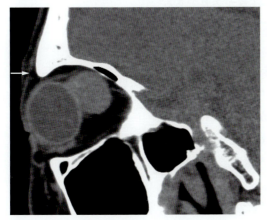

図4　CT画像矢状断
前頭骨がひさし状に張り出している（矢印）．

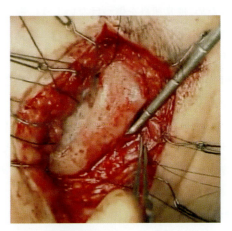

図5　骨膜剝離子を用いた骨膜の骨からの剝離

行う（**図5**）．骨膜剝離子の先を骨に押し当てるようにして剝離を進めるが，このとき骨膜を損傷しないように注意する．剝離した骨膜に5-0ナイロン糸などを通し，創を展開する．後に，これらを結紮すれば，骨膜を閉創できる．

　骨が十分に露出したら骨切開を行う．電動式骨鋸があると骨切開が容易である．ある程度，骨に切開線が入った後，骨ノミを使用して深部の骨を切開する（**図6**）．最後はリュエル鉗子を用いて骨をとり外す．骨の断面から出血が生じるため，ボーンワックスを用いて止血を行う．

5．腫瘍へのアプローチ：骨を外した後は，腫瘍へアプローチする．

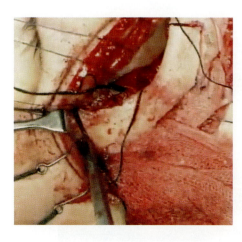

図6 骨ノミを用いた深部の骨の切開

脂肪組織など眼窩内の組織にも適宜釣り針型開創鈎を掛けることで腫瘍を露出しやすくなる．眼窩内は狭い範囲に神経や血管が集中しているため，健常組織を傷つけないように細心の注意が必要である．なかでも筋円錐内の腫瘍は，脂肪の奥にあって触知ができずアプローチも難しい．

6. **止血**：出血が多いと格段に手術が難しくなる．出血したら，そのつど止血を行う．腫瘍に入りこんでいる血管がある場合は，あらかじめバイポーラで凝固して切断する．出血部位がわからない場合には，サージセル®や3,000倍ボスミン®を用いて止血を行う．盲目的な操作は眼窩内組織の損傷にもつながるため，極力避けるようにする．

7. **腫瘍摘出**：腫瘍を露出したら腫瘍と周辺組織との癒着を外し，滅菌ベンシーツ®などの糸付き綿を入れて徐々に分離を進めていく．糸付き綿には，組織を誤って触らないようにする役割もある．吸引管，バイポーラ，剪刀，鑷子などを適宜使用して分離を進める．

　腫瘍が皮膜に包まれているものは，CryoProbe®で保持する．腫瘍の表面を凍結させてプローブにつけ，手前に牽引して徐々に後方の周囲組織との癒着を外していく．腫瘍を回転させながら行うと癒着が外れやすい．この操作をいろいろな方向に繰り返し，周辺の組織を傷つけないように慎重に腫瘍の剝離を進めて摘出する（図7）．皮膜に包まれていないために全摘出が難しい場合は，生検にとどめることもある．

8. **閉創**：腫瘍を摘出した後は，まず止血を確認する．使用した糸付き綿をとり出し，とり残しがないか確認を行う．その後，外した骨を元に戻し（図8），骨膜で被覆して骨膜を縫合する．骨自体を周辺

3. 腫瘍性疾患　257

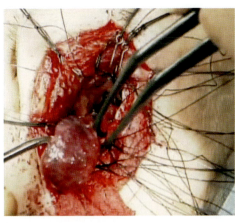
a.

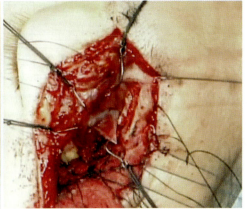
b.

図7　CryoProbe® で腫瘍を把持し（a），摘出（b）

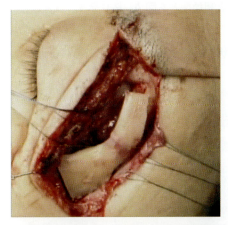

図8　とり外した骨を元に戻す

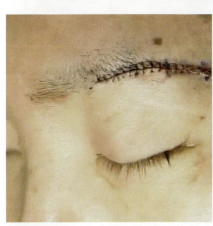
a. 縫合直後

b. 術後1年

図9　縫合後の創
b. 術1年後．日焼け止めとテーピングにて創はほとんど目立たなくなっている．

部と縫合する必要はない．最後に皮膚縫合を行い終了する（図9）．
眼窩内出血が心配なときは，最後にドレーンを入れてもよい．抗菌
の眼軟膏を塗布して，圧迫眼帯を行う．

9. 術後管理：麻酔から目覚めた後は，まず視力が低下していない
か簡単に確認する．術後の腫脹を抑えるために術後2日間はアイシ
ングを行う．就寝時も頭部をやや挙上しておくと，術後の腫れは軽
減できる．感染予防のために，術後数日は抗菌薬の点滴を行う．7〜
10日後に抜糸する．

カコモン読解 第20回 臨床実地問題5

45歳の女性．半年前から左眼の目つきがおかしいことを他人に指摘されていたが，数日前から左
眼が突出していることに気付き来院した．眼窩MRI画像と組織像とを図A，Bに示す．診断はど
れか．

a 皮様嚢腫　　b 神経鞘腫　　c 毛細血管腫　　d 海綿状血管腫　　e 内頸動脈海綿静脈洞瘻

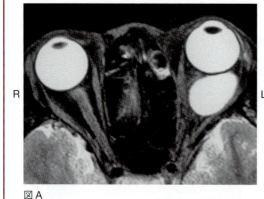
図A

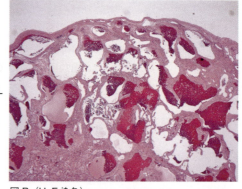
図B（H-E染色）

解説　半年前から目つきがおかしいことを指摘されていたことか
ら，比較的緩徐に進行していると考えられる．またMRI画像では，
T2強調画像で高信号の腫瘤が眼球の後方に境界明瞭な類円形陰影
としてみられる．病理標本をみると大きな血管腔が多数存在し，
部が血液で満たされている．このことから血管性の腫瘍であること
がわかる．したがって，毛細血管腫と海綿状血管腫との鑑別となる．

海綿状血管腫は青年期以降に初発し，進行は遅い．約7割が筋円
錐内に発生する．病理検査で大きな血管腔がみられ，海綿状になっ
ているのが特徴である．毛細血管腫は乳幼児に初発し，数週間から
数か月で比較的急速に増大し，そのあと徐々に自然退縮することが
多い．眼瞼部や眼窩内などさまざまな場所に発生する．病理検査で

血管腔は小〜中程度である．したがって，答えはdの海綿状血管腫である．

模範解答 d

カコモン読解 第20回 臨床実地問題50

左眼眼窩腫瘍摘出術中の写真を図に示す．切除された骨はどれか．
a 頬骨
b 篩骨
c 前頭骨
d 側頭骨
e 上顎骨

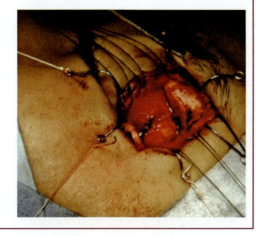

解説 眼窩腫瘍摘出術の際に，側方アプローチで眼窩の骨を一部外している．いわゆる伝統的なKrönlein手術である．上方は前頭骨と頬骨の接合部を切断し，下方は頬骨弓の上縁を切断している（**図3**）．答えはaの頬骨である．

模範解答 a

（山本哲平，野田実香）

クリニカル・クエスチョン

眼窩腫瘍に対する放射線治療について教えてください

Answer 適応について十分検討したうえ，患者とその家族へのインフォームド・コンセントを行い，腫瘍の部位，特性に合わせて放射線を選択してプランをたてます．放射線照射による有害事象もあわせて考慮しなければなりません．

概念

眼窩腫瘍では，眼球突出，眼球運動障害，視神経障害を起こす．悪性腫瘍は，原発性，転移性，浸潤性があり，さまざまな組織の癌が発生する[1]．脳（海綿静脈洞）への浸潤，転移（血行性，リンパ行性，神経好性）などの危険があるので，まず，完全摘出を目指すことを考える．しかし，完全摘出が必ずしも必要ない腫瘍（悪性リンパ腫），摘出が不可能な腫瘍，手術拒否例には放射線治療を施行する．また，良性腫瘍の場合でも，形態学的および視機能温存の目的のため，放射線治療を行うことがある．

使用する放射線の種類と方法

X線，粒子線（水素イオンを用いた陽子線，炭素イオンを用いた重粒子線）などを照射する．X線は超高圧X線照射（X線照射）が一般的であるが，定位放射線治療[*1]や，強度変調放射線治療（intensity modulated radiation therapy；IMRT）[*2]も活用されつつある．また重粒子線は，陽子線より生物学的効果[*3]が高い．なお，わが国における粒子線治療施設は14施設ある（表1）[*4]．ただし，眼窩への照射を行っている施設は限られており，注意が必要である．ホウ素中性子捕捉療法[*5]も，今後の新しい治療法として注目すべきである．

放射線治療への準備

臨床的経過，画像診断，病理診断をもとに，患者，家族への十分なインフォームド・コンセントを行い，放射線治療科，粒子線治療科と医療連携し治療計画をたてることが重要である．可能ならば，照射位置決めのカンファレンスにも積極的に参加することを勧め

文献はp.418参照．

[*1] **定位放射線治療**
多方向から病巣にX線を照射し，集約的に腫瘍に照射する方法．周辺の組織の線量を減少させる効果もある．

[*2] **強度変調放射線治療（IMRT）**
病変の近傍に放射線感受性の高い臓器がある場合，その部位への照射量を制限し，かつ病巣部に不均一な放射線強度をもつ照射ビームを外方向から照射する．不整形の病巣に対して最適な線量分布を得られる点で有効である．

[*3] **生物学的効果**
単位放射線量に対する殺細胞効果のこと．重粒子線は，X線の1.2〜3.5倍の効果がある．陽子線の生物学的効果はX線とほぼ同等（1.1倍）である．

[*4] 2016年1月の中央社会保険医療協議会（中医協）において，粒子線治療の一部保険収載についてまとめた先進医療会議の報告が承認された．小児癌に対する陽子線治療と切除非適応の骨軟部腫瘍に対する重粒子線治療が対象となる．平成28（2016）年度診療報酬改定に反映される予定である．これ以外の粒子線治療については，先進医療としての扱いを継続することになった．

[*5] **ホウ素中性子捕捉療法**
ホウ素と中性子（原子炉などから発生する）との反応を利用して，選択的に腫瘍細胞のみを治療する方法．現在，臨床研究中である．

表1 わが国の粒子線治療施設一覧

わが国の粒子線治療施設	所在地	粒子線種類
北海道大学病院陽子線治療センター	北海道札幌市	陽子線
南東北がん陽子線治療センター	福島県郡山市	陽子線
放射線医学総合研究所重粒子医科学センター	千葉県稲毛市	重粒子線
筑波大学附属病院陽子線医学利用研究センター	茨城県つくば市	陽子線
国立がん研究センター東病院	千葉県柏市	陽子線
群馬大学重粒子線医学研究センター	群馬県前橋市	重粒子線
神奈川県立がんセンター重粒子治療センター	神奈川県横浜市	重粒子線
静岡県立静岡がんセンター	静岡県駿東郡長泉町	陽子線
相澤病院陽子線治療センター	長野県松本市	陽子線
福井県立病院陽子線がん治療センター	福井県福井市	陽子線
名古屋市立西部医療センター（陽子線治療センター）	愛知県名古屋市	陽子線
兵庫県立粒子線医療センター	兵庫県相生市	重粒子線 陽子線
県立九州国際重粒子線センター	佐賀県鳥栖市	重粒子線
メディポリス国際陽子線治療センター	鹿児島県指宿市	陽子線

る．平日の毎日の照射が基本であるが，諸事情で隔日照射や休日照射をすることもある．

悪性腫瘍に対する治療

悪性リンパ腫：低悪性度の非 Hodgkin B 細胞リンパ腫である MALT リンパ腫，中悪性度のびまん性大細胞型 B 細胞リンパ腫（diffuse large B cell lymphoma；DLBCL），濾胞性リンパ腫などがある．悪性リンパ腫は放射線感受性が高く，MALT リンパ腫は X 線照射約 30 Gy のみで局所制御が可能である（図1）．DLBCL は急激に増大しやすい．DLBCL は，眼窩限局でも化学療法（リツキサン® 併用 CHOP 療法[*6]）を併用することが，他部位への再発予防のために望ましい（図2）．

涙腺癌（多型腺癌，腺様嚢胞癌）：完全摘出ができない場合，粒子線治療の適応[2]である．腺様嚢胞癌は涙腺，涙嚢に発生し，悪性度が高い．手術で完全摘出が不可能な場合は，重粒子線治療を行うことがある．陽子線は，重粒子線に比べて生物学的効果が小さく，効果に劣ると考える．

[*6] **CHOP**
シクロホスファミド，ドキソルビシン，ビンクリスチン，プレドニゾロン．

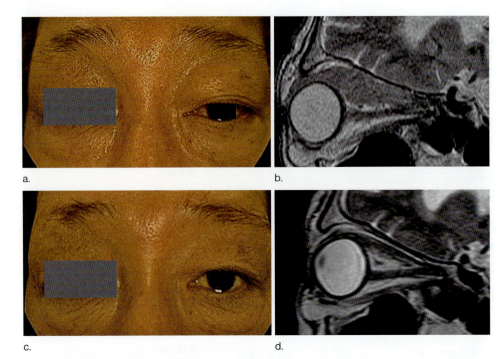

図1　MALTリンパ腫
a. 左眼瞼の腫脹，眼球突出があり，上転障害が認められた．
b. 治療前のMRI画像．
c. X線照射後，症状は改善．
d. 治療後には腫瘍陰影は消失した．

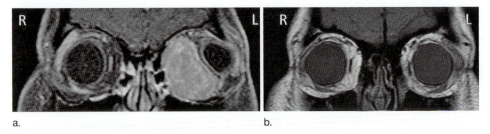

図2　びまん性大細胞型B細胞リンパ腫のMRI所見
a. 左眼窩に巨大な腫瘍陰影が認められる．
b. 化学療法と放射線治療で腫瘍は消失した．治療後5年経つが，再発などはない．

横紋筋肉腫：小児に発生するまれな疾患であるが，病状進行が速く，早急に治療を行わなければ巨大化し，視神経を圧迫する．化学療法が有効であるが，陽子線治療を併用することもある．

視神経膠腫：小児に多いが，成人にも発生することがある．視交叉まで進展していない場合，X線照射を考えることもある．

その他：扁平上皮癌，腺癌，未分化癌，骨肉腫，涙嚢癌は，進行度や形状，患者の希望を考える．手術以外の選択肢としてX線照射，定位放射線治療，粒子線治療を施行する．

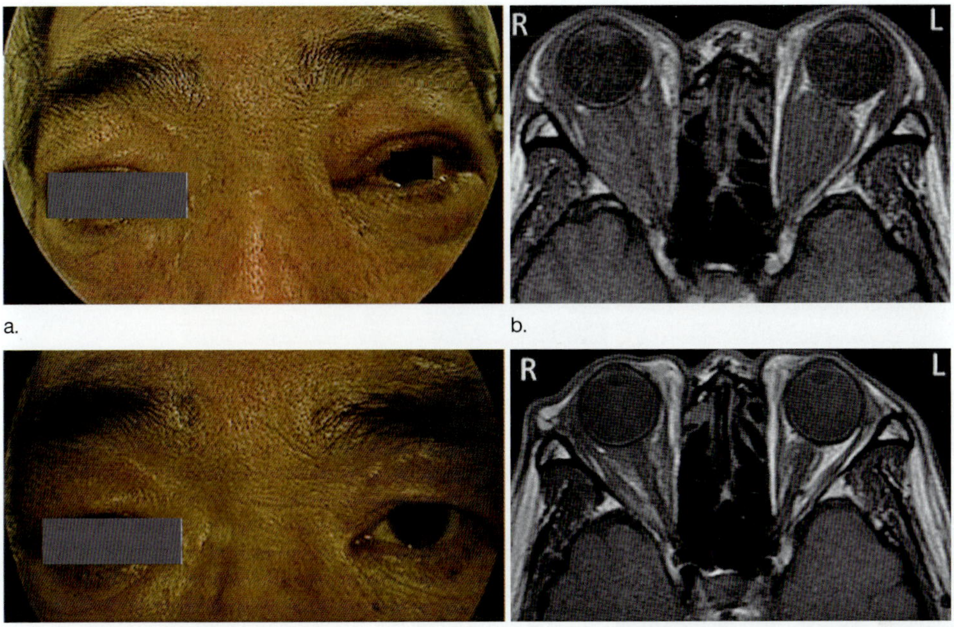

図3 IgG4 関連眼疾患
a. 両眼瞼の腫脹，眼球突出が認められる．ステロイドの点滴に抵抗性であり，左眼は視野障害が進行．眼球運動障害（上転障害）が認められた．
b. 治療前の MRI 画像．
c. 左眼に X 線照射後，前眼部症状および視野は改善した．
d. 治療後，病変は縮小した（右眼は無照射で縮小）．

転移性腫瘍：女性では乳癌，男性では肺癌が多いが，さまざまな部位の癌や肉腫からの転移もある[3]．転移例では生命予後がよくないといわれているが，全身状態，組織型，原発部位，ほかへの転移の状態を考慮し，X 線照射や定位放射線治療[4]などを行う．

良性腫瘍に対する治療

視神経鞘髄膜腫：定位放射線治療が有効とされているが[5]，最近では一歩進んだ IMRT の有効性が注目されている．今後，さらなる症例数の蓄積が待たれる．IMRT は分割照射であるのに対し，ガンマナイフ（定位放射線手術）は高エネルギーを 1 回照射するため失明の危険性が高く，施行すべきではないと考える．

特発性眼窩炎症や IgG4 関連眼疾患[*7]：ステロイド抵抗性や禁忌の症例に放射線治療を施行することがある．視力低下や視野障害，眼球運動障害などの神経眼科的な影響を考慮し，X 線を 20～30 Gy（2 Gy/日）照射する（図3）．

血管腫：手術により視機能低下の危険性が高い症例に対しては，X 線

[*7] **IgG4 関連眼疾患**
2012 年に日本眼腫瘍学会において，"IgG4-related ophthalmic disease" の日本語訳として "IgG4 関連眼疾患" が採択された．

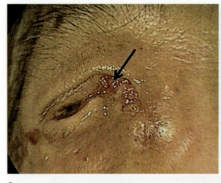
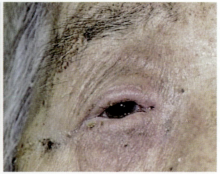
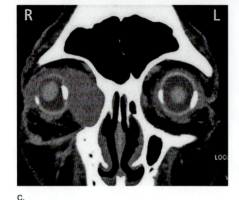

図4 認知症患者にみられた涙嚢扁平上皮癌
a. 涙嚢部腫脹と内眼角から腫瘍が突出（矢印）．眼瞼は変形し，眼球も圧迫されていた．
b. X線照射後，腫瘍は劇的に縮小し，眼瞼の変形も改善した．
c. 初診時のCT像．体調不良のため，術後は撮影不可能であった．

照射や定位放射線治療を考える．

有害事象

　眼瞼炎，結膜炎，結膜充血，角膜炎，角膜上皮障害，白内障，網膜症，視神経障害，涙道障害が挙げられる．また，糖尿病や化学療法なども危険因子と考えられている．なお，眼組織の放射線耐容線量は，他書[6]を参考にされたい．一般的には1回の照射が2 Gy以下，総線量が50 Gy以下であれば，比較的安全であると考えられている．涙道障害に関心が低いという現状があるが，静岡県立静岡がんセンターでは，この障害に対して，涙道内視鏡検査併用涙管チューブ挿入術を行っている．

高齢問題に関連して

　高齢社会のなかで認知症患者の癌治療が問題となってきている．巨大化した癌は，出血，異臭，滲出液の問題があり，管理が難しい（図4）．また，放射線治療に際し，固定，鎮静が重要となるが，鎮静をかけるためのジアゼパムの投与に際し，血中酸素濃度の低下，舌

根沈下などに留意する．また，入院加療では認知症症状の進行（せん妄）などの危険があり，可能ならば外来通院で行うことを目指す．そのために家族の協力，ケアマネジャーなどの関与などが重要となってくる．

カコモン読解　第24回 一般問題84

重粒子線による治療が適応となるのはどれか．
a 甲状腺眼症　　b 網膜芽細胞腫　　c 脈絡膜新生血管
d 眼窩悪性リンパ腫　　e 脈絡膜悪性黒色腫

解説　a．甲状腺眼症：重症な場合，X線照射を行うこともある．よって，×．
b．網膜芽細胞腫：化学療法，レーザー治療，小線源療法，陽子線治療，メルファラン眼動脈注入などが行われている．重粒子線はエネルギー線量が多すぎ，対象にはならない．よって，×．
c．脈絡膜新生血管：抗VEGF薬治療，PDT（photo dynamic therapy；光線力学療法）などが施行されている．よって，×．
d．眼窩悪性リンパ腫：X線治療が著効する．よって，×．
e．脈絡膜悪性黒色腫：大きさや腫瘍の部位によっては，重粒子線治療の適応となる．よって，○．

模範解答　e

（柏木広哉）

眼窩内容除去と義眼床再建

　眼窩内容除去は，悪性腫瘍などによって，患者の生命予後のために切除せざるをえなくなった眼窩内の構造物をすべて摘出する術式である．したがって，後戻りや，やり直しのできない大掛かりな手術であるため，その適応に関しては十分な検討が行われなければならない．しかし，その適応を躊躇することで生命予後を損なうことは，本末転倒であることも肝に銘じるべきである．

適応

　悪性腫瘍（浸潤性）に適応される．また，良性であっても，びまん性リンパ管腫，von Recklinghausen病のびまん性神経線維腫などによって頻回の出血，腫瘍の増大傾向にあるもの，眼窩の形態を著しく損なうものも適応となる．時に，副鼻腔や頭蓋底から眼窩内に浸潤してくる病変も存在し，原発巣も含む治療が必要となる．術式は，下記のように大きく分けて三つある．

術式（1）眼瞼を温存し，眼窩縁から眼窩先端部までを骨膜ごと切除

摘出方法：腺様嚢胞癌など，深部方向に向かって進展する浸潤性悪性腫瘍などに適応される．上下眼瞼円蓋部から切開を開始し，時に外眥部皮膚の補助切開も併用する．出血量を抑えるため，電気メスなどを用いて眼窩縁を露出する．骨膜下を剥離しながら深部に進む．前方より①鼻涙管，②前後篩骨動脈，③下眼窩裂，④上眼窩裂の順で切断し，最後に眼窩先端部の外眼筋とともに視神経および眼動脈を切断し摘出する．時に動脈性出血のコントロールが難しいこともあるが，手早く行うことで出血を最小限に抑えるように努める．

　通常，眼窩内容は一塊に摘出するが，組織学的に良性である場合や，あまりにもその対象が巨大である場合は眼球後方でいったん切離し，視野が得られてから残りの深部を切除することもある．摘出後，眼窩先端部に現れる視神経の周囲から動脈性出血をきたしているものが眼動脈であるので，結紮や焼灼を特に念入りに行っておく．

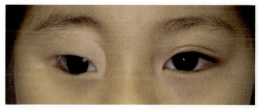
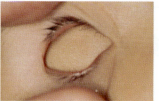

a. 右眼. 義眼装用　　　　　　　　　　b. 義眼床

図1　眼窩内容除去後の遊離皮弁による再建
眼窩内容除去後，遊離広背筋皮弁での一期的義眼床再建術後5年．

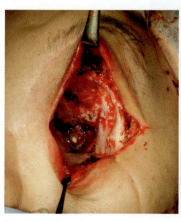
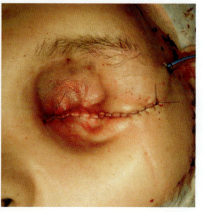

a.　　　　　　　　　　　　b.

図2　眼窩内容除去後の瞼瞼縫合
a. 眼瞼粘膜・瞼板および睫毛を切除．
b. 瞼瞼縫合．吸引ドレナージにより，陰圧固定される．

再建および閉創：遊離複合組織移植による一期的義眼床再建の場合は，このまま移植術に移行する（**図1**）．しかし，義眼床再建を行わない場合は，眼瞼の粘膜および瞼板（睫毛を含む）を追加切除し，残存する上下眼瞼の眼輪筋および皮膚を直接縫合し，吸引ドレナージを入れて陰圧をかけることにより，眼窩骨に沿って張りつくようになる（**図2**）．ガーゼなどを皮膚の上に置き，圧迫することで，その効果はさらに増す．約1～2週間後の眼瞼部と骨との間の死腔が消失するまで，圧迫は続ける．

術式（2）眼瞼も含めて，眼窩縁から眼窩先端部までを骨膜ごと切除

摘出方法：脂腺癌の眼窩内浸潤など眼瞼に原発がある場合や，涙腺由来の浸潤性悪性腫瘍で，眼瞼部も切除せざるをえない場合に適応される．通常，眉毛直下から眼窩縁直上皮膚まで，眼窩縁に沿って眼瞼および眼窩をすべて摘出する．手技そのものは，前述の"術式

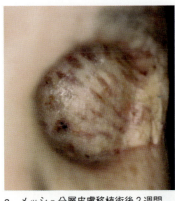
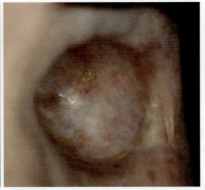

a. メッシュ分層皮膚移植術後2週間　　b. 術後1年

図3　眼窩内容除去後の植皮

(1)"と同様である.

再建および閉創：眼瞼部皮膚がなくなるため，植皮や遊離複合組織移植などによる皮膚移植で露出した眼窩骨を被覆する必要がある．植皮は鼠径部などから採取されることが多い．植皮には全層植皮（皮下脂肪以外の皮膚をそのまま使用）と分層植皮（表皮および真皮の一部まで）が存在する．厚い全層は生着後は軟らかく質感に富み，術後拘縮も少ないが，生着しにくいという欠点も有する．また，皮膚を薄くした分層は，この逆となる．眼窩内容除去の場合は，骨の上に直接植皮を行うため，生着率を考えれば分層を用いるほうがよい．植皮片にメッシュ加工を施して使用することがある（図3）．その隙間から染み出すことで血腫などを予防し，さらに生着しやすくなるとともに，加工により皮膚の伸展性が上がるため，少ない皮膚量で被覆することも可能になる．植皮片と下床である骨とは，適度な圧力で，約1週間密着させておかなければならないが，通常タイオーバーという手法で固定する．これは，周囲の皮膚に植皮片を縫合固定する際，その縫合糸を長く残しておき，軟膏ガーゼなどを詰めた後，四方からお互いの縫合糸を締結することで，団子状に圧迫することができるものである．約1週間から10日間でタイオーバーを除去し，それ以降はすべての植皮部が完全に上皮化するまで，軟膏などにより湿潤環境にしておくことが重要である．

術式（3）眼窩の周囲の組織（骨や筋）もあわせて切除（拡大眼窩内容除去）

摘出方法：上顎癌の眼窩内浸潤や頭蓋底合併切除など，眼窩周囲の組織も一緒に切除しなければならない場合で，通常は他科との合同

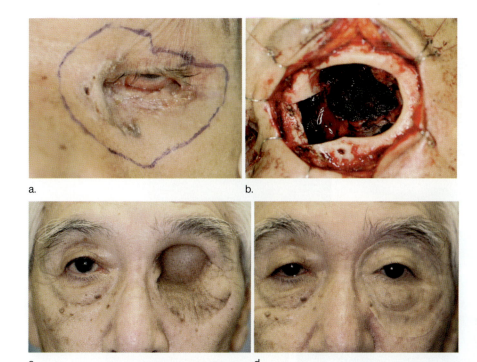

図4　拡大眼窩内容除去後の遊離前腕皮弁による再建，およびエピテーゼ装用例
眼瞼原発の adenocarcinoma の眼窩内進展例.
a. 眼瞼・眼窩を越える切除.
b. 眼窩内壁・篩骨蜂巣まで切除し，鼻腔と連続している.
c. 遊離前腕皮弁で，欠損部を被覆.
d. エピテーゼ装用.

手術となるようなケースに適応される．眼窩骨の欠損部位が大きい場合は，副鼻腔が露出し上顎側や鼻腔側が開放されている状態であるため，直接，植皮による皮膚移植ができない．この場合，副鼻腔粘膜が骨膜を欠いた眼窩骨の上に少しずつ伸展し，約1～2か月後にすべてが粘膜化されるまで，軟膏ガーゼなどを用いて処置を続ける．ただし，整容上，後述のエピテーゼを使用することになるので，あらかじめ加療期間や術後の様相，ならびに費用も含めて患者や家族とよく相談しておく必要がある．

再建方法：一期的に組織を充填して被覆する方法が，遊離複合組織移植である．術後にエピテーゼを使用する状態にするためには，健側よりその厚み分だけ陥凹させて作製する必要がある．通常，前腕皮弁や前外側大腿皮弁などの薄い皮弁が用いられる（**図4**）が，時に腹直筋や広背筋皮弁を選択することもある（**図5**）．上下眼瞼などの詳細まで自家組織で作製することも可能ではあるが，本物の眼瞼には到底及ばないばかりか，度重なる修正術を繰り返すことで，医

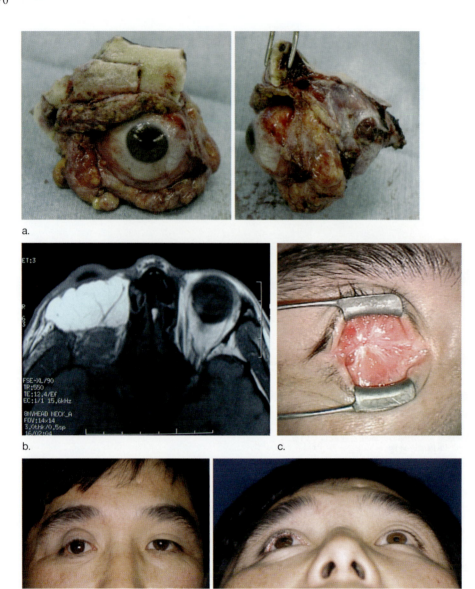

図5 拡大眼窩頭蓋底切除後の遊離腹直筋皮弁による再建
a. 切除された眼窩頭蓋底.
b. 切除後のMRI.
c. 遊離腹直筋皮弁による一期的義眼床再建.
d. 右眼. 義眼装用.

療費が高くなることや社会復帰に時間が掛かることなど，あらかじめ十分な説明をしておくべきである.

（嘉鳥信忠）

顔面審美のためのエピテーゼについて教えてください

Answer 顔面組織に欠損部があるとき，骨移植や皮弁移植などでは再建が困難であったり，外科的処置をしても患者の十分な満足度を得られない場合があります．そうした場合に，人工材料により作製した修復物を用いて顔面の修復を行うことがあり，この修復物をエピテーゼと呼びます．

顔面組織欠損とその修復の意味するところ

　口腔顎顔面領域における先天的欠損，外傷，熱傷，悪性腫瘍切除後の組織欠損は，人間個人の人格象徴でもある顔面に不都合が生じ，顔面審美，および人間が生存するのに必要不可欠な咀嚼，嚥下，発音機能が破壊されることになる（図1）．また，欠損範囲の大小に関係なく，患者に及ぼす精神的ダメージおよび周囲の人々に与える悪影響は計り知れないものがある．顔面組織欠損の審美回復手段としては，骨移植，各種皮弁移植などによる再建外科手術が多用され，近年の再建手技は著しい進歩がうかがえるが，やはり顔面のような複雑な形態を要する部位の審美修復は困難を強いられ，十分な患者の満足を得られないときもある．株式会社アヘッド ラボラトリーズの研究所では多くの医療機関，多業種の専門家と詳細にわたる連携プ

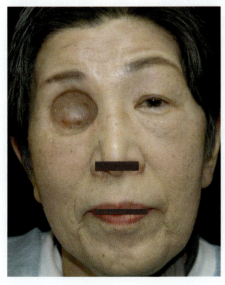

図1　眼球周辺組織の欠損

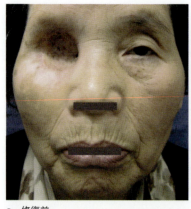

a. 修復前

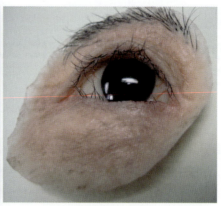

b. 修復用のエピテーゼ

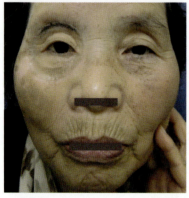

c. 修復後

図2　眼球周辺組織のエピテーゼによる修復

レーで人工材料を使用して顔面修復物（エピテーゼ*1）を作製している．これらを患者に提供することで審美および機能回復を果たし，早期の社会復帰を目的としたエピテーゼ治療の一端を担っている．

　エピテーゼを使用しての審美修復の利点には以下が挙げられる．①新たな外科的侵襲がない，②複雑な形態回復が可能，③色調調整が可能，④修理が簡単，⑤術後の患部状態の確認が容易，などである．

エピテーゼの種類

　顎顔面領域のエピテーゼの種類としては眼球周辺組織症例（図2），鼻腔症例（図3），耳介症例（図4）が一般的で，眼窩鼻腔頬部上唇症例（広範囲欠損症例，図5）なども挙げられる．

エピテーゼの維持方法

　現在，最も多用されているのが専用接着剤（図6）によるエピテーゼ維持方法である．エピテーゼ裏面に適量の専用接着剤を綿棒など

*1 エピテーゼ
"外科的侵襲，外傷，熱傷，疾病，先天異常および発育不全によって生じた上下顎や顔面の実質欠損部を非生物的代用品を用いて解剖学的，機能的，審美的に回復する治療法である"とCharianは定義づけている．エピテーゼとはドイツ学派においては顔面審美修復物とされ，身体外表面の実質欠損を修復する人工物を意味する言葉であり，使用する人工材料はシリコーン，アクリル樹脂，金属などが挙げられる．

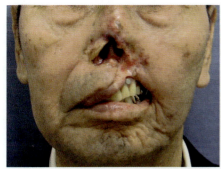

a. 修復前

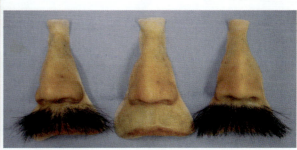

b. 修復用のエピテーゼ

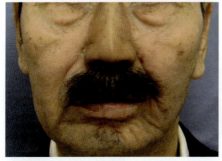

c. 修復後

図3　鼻腔のエピテーゼによる修復

で塗布し，欠損部周囲の皮膚組織に貼りつける維持方法で，古くから多用され，眼窩，鼻腔，耳介のすべての顔面領域に使用可能である．審美的にも問題はなく，初めてエピテーゼを使用する患者にも精神的に受け入れやすいとされ，小範囲エピテーゼでは十分な維持力が得られ，低コストである．

　しかし短所として，定位置へ装着が困難，脱落の不安感（広範囲欠損症例），接着剤による周囲皮膚組織への悪影響（活動制限，発赤，痒みなど），密封による悪臭の原因，などが挙げられる．また，接着剤のほかにも，眼鏡維持方法やインプラント維持方法などによる煩雑さも挙げられる．

まとめ

　現在，筆者らは，多くの医療機関とのチームアプローチを重視しながらエピテーゼ治療を試みている．顔面欠損部にエピテーゼを作製・装着し，審美・機能回復をすることが患者および周囲関係者に好影響を与え，早期の社会復帰の一助になるのは必然である．しかし，顔面エピテーゼは未解決な点も多く残されているのが現状であり，今後とも患者の患部状況，生活環境，行動範囲，経済面を考慮し，新技術・新材料の研究開発・導入ならびに患者の経済的負担

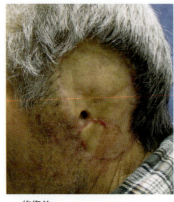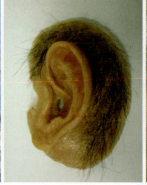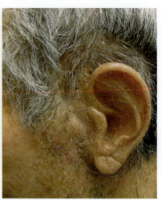

a. 修復前　　　　　　　　b. 修復用のエピテーゼ　　　　c. 修復後

図4　耳介のエピテーゼによる修復

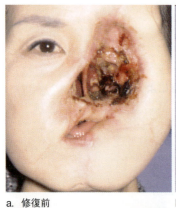

a. 修復前　　　　　　　　b. 修復用のエピテーゼ

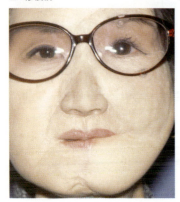

c. 修復後

図5　眼窩鼻腔頬部上唇のエピテーゼによる修復

図6　エピテーゼのための専用接着剤

の軽減などの社会的援助が必要であると認識している．この報告により，エピテーゼに対する理解と認識が深まり，日本医療界にも広がることを期待したい．

（常國剛史）

義眼台挿入術

義眼台挿入の必要性

　眼腫瘍切除後などで眼窩内容が除去もしくは摘出されていると，眼部が後退し陥凹していることが多く[1-3]，これらを修正しなければ左右対称のよい形態は得られない．特に放射線照射がなされている場合は眼窩骨にも萎縮がみられ，これらも修正しなければならない[2,4,5]．結膜嚢が広く陥凹が軽度の場合は，義眼をやや大きくすることでも対処できるが，あまり大きな義眼を入れていると重くて下眼瞼が下がってきてしまう．陥凹している義眼床に薄い義眼[*1]を装着する場合は，その義眼床を菓子箱の底上げのように，中に何かを挿入し持ち上げる必要がある[2-5]．挿入物にはシリコーンなどの人工物[2,6]と真皮脂肪（dermal fat）などの自家組織がある[2-6]．

　また，義眼床，結膜嚢が拘縮して狭いと義眼が入りにくい．このような場合は，結膜嚢拡大に植皮や粘膜移植が適応となる[6,7]．しかし，安易に小さな移植片を移植しても再度拘縮を起こすので，十分な大きさの移植が必要である[2,8-10]．

義眼台としての人工埋入材料の挿入

人工埋入材料（図1）[2,6,8]：結膜嚢の後方に挿入する人工埋入材にはガラス球，シリコーンボール，バンガータ・ナイロンメッシュ・インプラント，人工睾丸，レジン球，ドーナツ型シリコーン・インプラント，セラミック・アパタイトなどがある．また，これらの可動義眼台があるが，術後当初は可動していても次第に動きがなくなっていくこともあり，なかなか難しい．人工埋入材料は露出しやすい[*2]が，これを防ぐために義眼台としてのシリコーン・インプラントには組織が入り込むようにスジや穴があいている（図1c）[2]．バンガータ・ナイロンメッシュ・インプラントは挿入後，組織が中に入り込んで比較的露出しにくい（図1d）[2,6,8]．これらは異物であるために，ひとたび感染を起こすと，摘出以外は治癒しにくい．また，セラミック・アパタイトは高価で，硬く彫形しにくいので，バラス

文献は p.418 参照．

[*1] 義眼は球状ではなく平たい．義眼は球状のビー玉形と思っている人も多く，学生にコンタクトレンズを拡大したような形の標準的な義眼をみせると（図1a），"球状ではない"と驚くことがほとんどである．球状では重いし，回転して虹彩が後方を向いて白目が出ると奇妙な状態となる．

[*2] ツルツルした人工材料は露出しやすい．ガラス球やシリコーンボールやその代用として用いる睾丸用のシリコーンなどは表面がツルツルして滑りやすく，前方へ移動してきて露出することがあり，これが合併症として問題である．

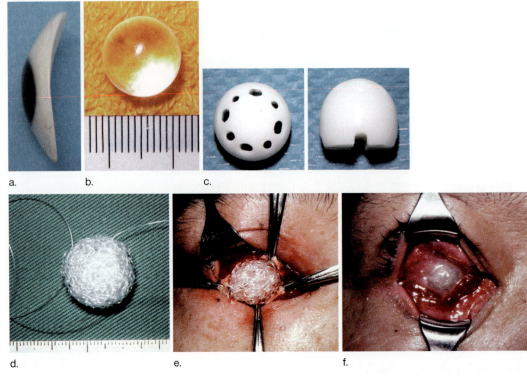

図1 義眼台としての人工材料
a. 標準的な薄い義眼.
b. ガラス球. これは滑り出しやすい.
c. シリコーン・インプラント. 滑り出さないように組織が食い込むように穴やスジがある.
d. バンガータ・ナイロンメッシュ・インプラント. これは組織が食い込んで滑り出しにくいが, 一度露出すると, とり出すのに厄介である.
e. バンガータ・ナイロンメッシュ・インプラントを義眼に挿入しているところ.
f. 人工材料の露出. このように人工材料は露出してくるという問題がある.

状に砕いた状態のものを用いたり, 液体と混合して固めるタイプのものも用いられている.

人工物挿入の手術手技：まず, 結膜囊後方で左右方向に水平切開を加え剥離するが, 結膜囊拡大植皮術とは異なり, 切開部は再縫合するため厚めに剥がしていく. 眼球内容だけ除去され強膜が残っている場合は, その強膜の中を剥離して埋入物を入れるスペースをつくり, そこへ挿入する. スペースが小さい場合は強膜の一部を切り開いて大きくする. この場合, 強膜の後方か側方を切り開き, 前方の創を閉じやすく, また挿入物が露出してこないようにする. 強膜が残されていない場合は, 人工物ではカバーが難しく露出しやすいので, 以下の自家組織を用いる.

義眼床底上げのための真皮脂肪の移植[2,3,5,6,8]

適応（図2）：人工物では合併症として露出が大きな問題となるので,

3. 腫瘍性疾患　277

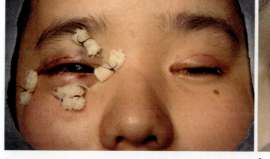
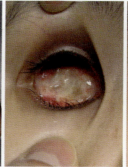
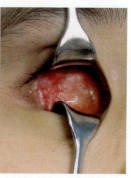

図2　網膜芽細胞腫切除後の右眼窩部の陥凹（17歳，女性）
a. 術前．右眼窩部は陥凹している．
b. 真皮脂肪移植後，8か月．右眼窩部陥凹は改善されている．
c. 真皮脂肪採取部位．右鼠径部．
d. 移植する真皮脂肪を眼部の近くに置いてみているところ．表面が真皮面で，これを裏返して真皮面を血行のよい深い側に移植する．外眼角部の形態がよいので，その形態を温存するため外眼角部でY字形に切開している．
e. 眼窩陥凹部に真皮脂肪移植後，真皮脂肪をよい位置に固定するためのガーゼ枕としてbolster suture固定を数か所掛けたところ．
f. 術前の義眼床．結膜嚢の状態．結膜嚢の大きさは十分であるが，全体に陥凹している．
g. 術後の義眼床．結膜嚢の状態．結膜嚢の陥凹は改善された．

いかなる場合にも自家組織の移植が勝っている．自家組織の材料は脂肪，真皮脂肪，肋軟骨，腸骨などが用いられる．CTで眼窩骨が後退している場合は肋軟骨や腸骨の移植で補填することもよいが，

真皮脂肪は眼窩外側の骨の陥凹にも一応対処できるので，少なくとも真皮脂肪移植の方法を習得しておくと，すべてに応用でき便利である．脂肪のみを移植する方法もあるが，移植後30〜50％吸収されることが多い．したがって，この吸収を少なくするためには移植片の血行の再開をよくする必要があり，そのために脂肪に真皮を付けて移植すると，真皮からの血行の再開がよく，吸収されにくい．結膜嚢の萎縮があり，結膜嚢の拡大と皮膚移植を同時に行う場合には，脂肪を採取するときにその表面の皮膚を分層で採取すると真皮が残り，皮膚と真皮脂肪の両方が採取でき一石二鳥である．ただ，一度に大きな真皮脂肪を移植しようとすると無理があり，かつ吸収されるので，1年ほど間隔をあけ2回，3回と分けて移植するほうが確実である．

真皮脂肪移植の術式：真皮脂肪の採取部位は，基本的には，採取創が目立ちにくい下腹部や鼠径部がよい（**図2c**）．2回目はその隣や周囲からもう一度採取するか，反対側から採取できる．

まず眼窩部で外眼角の変形がある場合は，結膜嚢の後壁中央で人工物を入れるときと同様に左右に水平に切開を加え，その外眼角も瞼裂外側皮膚まで連続して延長切開し剥離を行う．瞼裂や外眼角が左右対称でよい形を保っているなら，できるだけ外眼角の形態をくずしたくないので，上眼瞼縁と下眼瞼縁の外側部からさらに外側皮膚へY字形に切開を加え（**図2d**），そこから結膜嚢の下を剥離し真皮脂肪片を移植するスペースをつくる．

あらかじめ眼部眼窩部の陥凹部に印を付けておき，そこからやや広めに陥凹部を剥離する．真皮脂肪の移植片を移植部としてつくったスペースに入れてみて，健側の眼窩部と左右のバランスをみながら，はみ出した真皮脂肪の余分な脂肪のトリミングを行う．移植後，真皮脂肪は20〜30％ほど吸収され萎縮するので，必要と思われるよりやや大きめのものを移植する．

真皮脂肪の移植と固定：真皮脂肪は，脂肪に真皮が付着している複合移植であり，血行の再開は脂肪からより，むしろ真皮に存在する皮下血管網に期待しているため，移植床の血行のよいところに真皮面を当てる．一般に眼窩骨が表面に露出している以外の義眼床においては義眼床の後壁が眼瞼側より血行がよいため，真皮脂肪の真皮側を後壁に密着させ移植する．まず真皮の辺縁を剥離した義眼床の後壁に置き，真皮が縮んでいては血行の再開が悪いので，真皮の辺縁に3-0ナイロン糸を掛け，それらを広げるように皮膚へ通糸し軟

膏ガーゼを当ててガーゼ枕として bolster suture 固定する（**図 2e**）．移植後，縫合し手術を終える．

　また，下結膜円蓋部を下眼窩縁にしっかり固定しておかないと下結膜円蓋部が浮いてきて，義眼が滑り出して落ちてしまうので下結膜円蓋部から下眼窩縁の骨膜を通して，その皮膚面でガーゼ枕固定を行うとよい．このガーゼ枕固定はあまり強く締めつけると，術後の浮腫で枕の下に褥瘡をつくるので緩く固定する．この固定は約5日〜1週間で外す．

（酒井成貴，酒井成身）

クリニカル・クエスチョン

網膜芽細胞腫の最新の治療について教えてください

Answer 初期の病変は局所治療単独，眼球内進行病変は化学療法と局所治療の併用療法もしくは眼球摘出，眼球外浸潤例は眼球摘出ののち強化化学療法を行います．眼窩骨形成障害，二次癌の懸念から，放射線治療の適応は限定的です．

病期（進行度）分類

放射線治療が主体であった1990年代以前は，眼球内病変の分類としてReese-Ellsworth分類が主に使用されていた．化学療法が主体となった1990年代後半から，眼球内網膜芽細胞腫の国際分類（International Classification for Intraocular Retinoblastoma；ICRB）が提唱され，広く使われるようになった（表1）．全身化学療法主体の治療と眼球予後の良好な相関が報告されている[1]．また，TNM分類[*1]は2009年に第7版が出版されたが（表2），眼内病変に関して上記ICRBの概念がほぼ踏襲されている．

病期別の治療法

初期病変；国際分類 Group A（〜B），TNM分類 T1a（〜b）：レー

文献はp.418参照．

[*1] **TNM分類**
腫瘍に関する病期分類の王道であり，数年ごとに改訂されている．"Ophthalmology" など主要雑誌では，腫瘍の分類としてTNM分類を使うことが推奨されている．

表1 眼球内網膜芽細胞腫の国際分類（ICRB）

Group A	3mm以下の網膜腫瘍で，中心窩から3mmおよび視神経乳頭から1.5mmより離れた腫瘍
Group B	Group A以外の網膜に限局する腫瘍，網膜下液が腫瘍から3mm未満
Group C	限局性の網膜下播種または硝子体播種を伴う
Group D	硝子体播種または網膜下播種を認めるびまん性腫瘍，網膜全剝離
Group E	（以下の予後不良因子を1項目以上認める．） 水晶体に接触する腫瘍 毛様体など眼の前部に浸潤 びまん浸潤性の網膜芽細胞腫 血管新生緑内障 中間透光体の出血 無菌性眼窩蜂巣炎 眼球癆

ICRB：International Classification for Intraocular Retinoblastoma

表2 TNM分類（第7版，抜粋）

T1	眼球体積の2/3以下で，硝子体や網膜下への播種を認めない腫瘍	T1a	腫瘍の最大径が3mm以下，視神経または中心窩から1.5mm以内に腫瘍を認めない
		T1b	腫瘍の最大径が3mmを超えるか，視神経または中心窩から1.5mm以内にある
		T1c	T1b腫瘍で，腫瘍の基底から5mmを超える網膜剥離や網膜下液を認める
T2	眼球体積の2/3以下で，硝子体播種または網膜剥離を伴う網膜下播種を伴う腫瘍	T2a	腫瘍細胞の微細な凝塊の播種を硝子体もしくは網膜下に限局的に認める
		T2b	腫瘍細胞の広範性凝塊を硝子体もしくは網膜下に認める
T3	重篤な眼球内腫瘍	T3a	眼球の2/3を超える腫瘍
		T3b	新生血管または隅角閉塞緑内障，前眼部に浸潤する腫瘍，前房出血，硝子体出血，眼窩蜂巣炎など，腫瘍に関連する一つ以上の合併症を認める
T4	眼球外に浸潤する腫瘍	T4a	視神経への浸潤
		T4b	眼窩への浸潤
		T4c	視交叉までの頭蓋内進展
		T4d	視交叉を越える頭蓋内進展

ザー，冷凍凝固による腫瘍の凝固が行われる．レーザー治療では赤外線レーザーによる腫瘍の直接凝固もしくは温熱療法が行われ，3mm以下の腫瘍で86％の局所制御[2]が得られる．赤道部より周辺の腫瘍は，強膜圧迫を併用してレーザー治療を行うか冷凍凝固を行う．冷凍凝固は2.5mm以下，厚み1mm以下が適応とされている[3]．腫瘍破壊効果は冷凍凝固のほうが強いが，出血・滲出性変化などの有害事象はレーザーより生じやすい．

比較的大きな網膜腫瘍；国際分類Group B，TNM分類T1b／限局性播種を伴う眼球；国際分類Group C，TNM分類T1c〜T2a：視神経乳頭および黄斑から離れている腫瘍厚5mm以下の腫瘍は，小線源治療の適応である（**図1**）．播種を伴っていても，横径15mm，強膜面から5mm程度の範囲であれば小線源治療による制御が期待される．腫瘍に相当する強膜外に放射性小線源を一定時間縫着することで，局所に放射線を集中しつつ，周囲の眼内および眼球周囲組織の被曝線量を軽減することが可能である．欧州および国内ではルテニウム小線源が使用され，局所制御率は94.4％と報告されている[4]．米国ではヨード線源が用いられる．ルテニウム小線源では外側が銀で厚くコーティングされていることで眼窩骨の被曝線量は非常に少なく，骨成長障害や二次癌のリスクは無視できると考えられている．

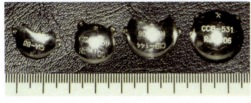

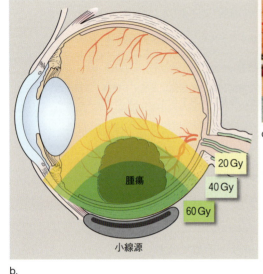

図1 眼内腫瘍に対する小線源治療
a. 腫瘍の位置，大きさにより各種線源を使い分ける．
b. 腫瘍頂点に40 Gyが照射されるように治療計画を行う．
c. 実際の縫着図．外眼筋を切離し，腫瘍に相当する強膜面に線源を縫着固定する．

眼球内進行病変；国際分類 Group C〜D（E），TNM 分類 T2b〜T3a（b）：1990年代後半以降，この病期で眼球温存を行う場合は初期治療として全身化学療法が選択されるようになった．化学療法により腫瘍を縮小し，レーザーや冷凍凝固などの局所治療で制御できるようにする治療戦略であり，化学療法単独での治癒を目指すものではなく[5]，chemoreductionと呼ばれる．ビンクリスチン，カルボプラチン，エトポシドの3剤併用化学療法が標準的であるが，施設によりレジメンが異なる．国際分類Group Cで90％，Group Dで47％が放射線治療を回避した眼球温存が可能である[1]．

新たな治療選択として，眼動脈注入による局所化学療法がある．国立がんセンター中央病院で1980年代に開発し[9]，2008年にAbramsonら[7]が報告して以来，世界中で広く行われるようになった．全身有害事象を減らしつつ局所治療効果を増強することが目的で，全身化学療法後の残存腫瘍に対し施行され，また初期治療としての試みもなされている．全身化学療法との比較試験が行われ，エビデンスの確立が期待される．わが国ではバルーンカテーテル法（図2），欧米ではマイクロカテーテル法（図3）を主に用いる．硝

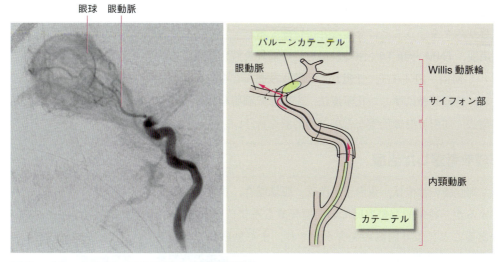

図2 バルーンカテーテル法による眼動脈注入
バルーンカテーテルで内頸動脈遠位を一時遮断し，薬剤を眼動脈へ灌流する．

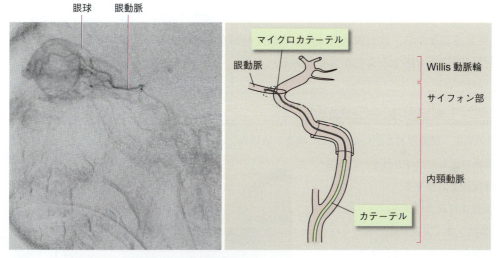

図3 マイクロカテーテル法による眼動脈注入
マイクロカテーテルを眼動脈分枝部に嵌頓させ，薬剤を灌流する．

子体注入も局所化学療法の一つであり，他治療では難治である硝子体播種に対する有効な治療である．網膜腫瘍に対する有効性は乏しく，他治療と併用して行う．

合併症眼；国際分類 Group E，TNM 分類 T3b：現在の標準的治療は眼球摘出であるが，一部で眼球温存も試みられる[8]．多くの場合，有効な視機能は期待できない．血管新生緑内障であれば化学療法により消退することがあり，中間透光体の出血も自然吸収する場合がある．眼球摘出後に病理検査を行わなければ腫瘍の眼球外浸潤の有

無を確認することは困難であるため，眼球温存治療を行うことは一定の転移リスクを伴うことになることに留意する．

眼球外病変；TNM 分類 T4：眼球摘出を行い病理を確定する．それと並行して MRI，PET/CT，骨髄および髄液検査などを行い病期を決定する．神経芽腫に準じた化学療法，末梢血幹細胞移植救援の大量化学療法，局所放射線治療など集学的治療を行う．

眼形成を考慮した治療

網膜芽細胞腫の治療は，生命予後改善，眼球温存，視機能温存を目的とするが，将来的な整容面での問題軽減も重要になっている．眼球があることにより眼窩の発育が促され，また無眼球でも義眼台*2 埋入により眼窩発育が促される9)ことから，眼球摘出の時期を遅らせること，また，摘出の後に義眼台を埋入することは意義がある．また，眼窩骨の成長障害，皮膚や結合組織の線維化など，放射線治療*3 は有害事象も明らかであり，特に1歳以前では眼窩の変形が強く生じることから，放射線治療はできる限り時期を遅らせ，可能であれば回避を考慮することが重要である．

*2 **義眼台**
国内では以前からレジン球が広く使用されてきた．海外ではシリコーンなど充実性に加え，多孔性ポリエチレンやアパタイト，セラミックなどの多孔性義眼台が使われている．国内で薬事承認を受けた義眼台は，2015年現在はなく，承認に向けて厚生労働省に働きかけている状況である．

*3 **放射線治療**
眼窩骨など周囲組織の被曝を減らすため，定位放射線治療や陽子線治療を選択する施設もある．小児麻酔（鎮静）の体制，治療設備に依存する．あくまで理論上の優越性であり，実際の比較検討はなされていない．

カコモン読解　第18回 臨床実地問題23

4か月の乳児．顔面写真を図に示す．CT 検査で眼球内に石灰化を認める．この疾患で正しいのはどれか．2つ選べ．

a 冷凍凝固で治療する．
b 片眼性より両眼性が多い．
c 13番染色体に欠失を認める．
d 病理組織にロゼットを認める．
e 第1次硝子体の退化不全による．

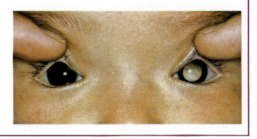

解説　乳幼児の白色瞳孔で，CT 検査などで眼球内に石灰化を伴う充実性腫瘍があれば，網膜芽細胞腫と考えるべきである．片眼性と両眼性は2：1の割合である．13番染色体長腕にある *RB1* 遺伝子の変異が原因であり，大きな欠失（13q−症候群）以外に点変異やスプライシング異常などがある．小さな病変はレーザー，冷凍凝固，大きな病変は化学療法や眼球摘出を行う．病理学的には未分化型とロゼットなどを伴う分化型がある．鑑別診断として胎児血管遺残（第1次硝子体過形成遺残），Coats 病などが挙げられる．

模範解答　a，d

> **カコモン読解** 第19回 一般問題41
>
> 網膜芽細胞腫の発生頻度で正しいのはどれか.
>
> a 1,000 出生に1人　　b 2,500 出生に1人　　c 5,000 出生に1人
> d 10,000 出生に1人　　e 15,000 出生に1人

解説　網膜芽細胞腫の発症頻度に人種差, 性差はない. 疫学データはデータの正確さに依存する. 網膜芽細胞腫全国登録委員会の報告では 19,780 人あたり 1 人であった. 米国の過去 30 年間のデータでは, 0〜4 歳児の年齢補正頻度は 100 万人あたり 11.8 例であり[10], 約 2 万人に 1 人に相当する.

模範解答　e

> **カコモン読解** 第24回 一般問題36
>
> 網膜芽細胞腫で正しいのはどれか. 2つ選べ.
>
> a 両眼症例の発症年齢は平均2歳である.
> b 最も多い症状は斜視である.
> c 診断には MRI より CT が有用である.
> d 病理組織でロゼット形成がみられれば悪性度が高い.
> e 保存療法では化学療法が第一選択である.

解説　全国登録委員会の報告では, 平均発病月齢は片側性が 20.7 か月, 両側性が 7.5 か月であり, 初発症状は白色瞳孔が 69%, 斜視が 13%, その他, 結膜充血, 角膜異常, 低視力などであった. 診断は眼底検査に加え, CT および超音波断層検査で眼球内の充実性腫瘍と腫瘍内石灰化を検出することが重要である. MRI でも石灰化のほとんどは検出可能であり, T2 強調画像での低信号は特徴的所見で, 視神経浸潤などの評価も可能である. 病理所見として未分化型, ロゼットを伴う分化型があり, 未分化型のほうが増大が速いが, 生命予後との関連はない. 治療として, 小病変は局所治療を行うが, 大腫瘍は化学療法か眼球摘出を選択する. 1990 年代前半までは放射線治療が第一選択であった.

　解答として, a, b, d は誤りであり, c は石灰化の検出に CT が優れるものの視神経浸潤や脈絡膜浸潤などの情報は MRI のほうが多く, 現時点では正解とはいえない.

模範解答　(c), e

（鈴木茂伸）

義眼床形成術

義眼床の再建工程

義眼床の再建は機能の再建でなく，あくまで整容の改善である．工程は，以下のとおりである．

1. まずは義眼を収容する義眼床の拡張，整備を行う．
2. 次いで収容する義眼を支える下眼瞼を補強する．
3. 義眼陥凹があれば，眼窩内に詰め物をして義眼を前方に押し出す．
4. 狭小な瞼裂を拡大延長して義眼の脱着を容易にする．
5. 義眼に合わせて瞼裂の形状を自然な形に整える．

これらはちょうど種々の工程を経て家を建てるようなもので，途中の工程に不具合が生じると，その後の工程にいつまでも不具合を生じることになる．なかでも一番のポイントは，まず最初に義眼床を十分広くつくっておくことである．

義眼床の拡張（図1, 2）[1]

ダイレーター（拡張器）による拡張（図1）[*1]：無傷の結膜嚢は拡張器によって比較的容易に伸展，拡張する[*2,3]．拡張器には従来から種々のものが工夫されてきたが，シリコーン製のフレキシブルダイレーターが推奨される．フレキシブルダイレーターの特徴を以下に示す．

1. フレキシブルだから小さく折り曲げて狭い瞼裂から挿入でき，中で広がって広い義眼床を作製することができる．
2. 1本の軸の両端に大小2個の拡張器がとりつけてあるので，連続して拡張を図ることができる．
3. ダイレーターの安定性がよいので，拡張のポイントとなるダイレーターの圧迫保持がテープで簡単に操作できる．

ただし，使用中にダイレーターが滑脱するようであれば，直ちに耳介軟骨移植による下眼瞼の支持力強化を図る必要がある（後述）．遅くなれば義眼床が拘縮し，瞼裂開大が始まる．

植皮術による拡張（図2）[2]：

文献は p.419 参照．

[*1] 義眼には義眼床を拡張させる力はない．したがって拡張の早期に義眼の装着を急ぐと，義眼床は収縮し始める．当初は昼間義眼，夜間ダイレーターを装着しながら約3か月，義眼床の安定を待つ．それ以降でも拘縮が起これば，もちろん夜間のダイレーターは続行する．

[*2] ダイレーターは楕円形なので，時々90°回転させて拡張幅を広げる．

[*3] すでに外傷，手術などで結膜嚢が瘢痕化していれば，ダイレーター拡張は困難である．ダイレーター拡張が思わしくなければ，無理をせず植皮に踏み切る．

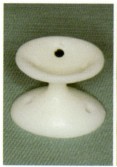 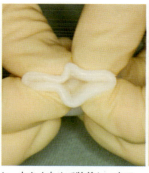 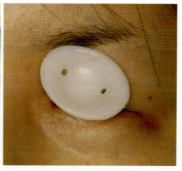

a. フレキシブルダイレーター．鼓型で安定がよい．
b. 小さく丸めて装着し，中で広がる．
c. 上からテープで圧迫固定する．

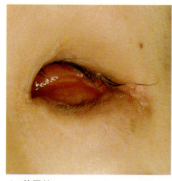 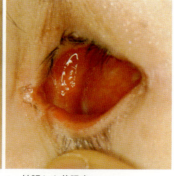

図1 義眼床の拡張

d. 使用前．
e. 拡張した義眼床．

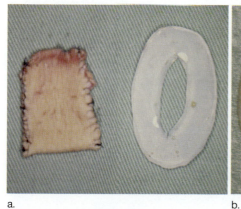 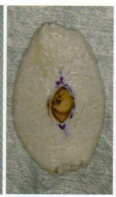 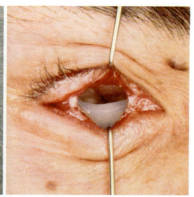

a.　　　　　　　　　　　　　　b.　　　　　　　　　　　　c.

図2　植皮による義眼床再建
a. コンホーマーと皮膚の袋はできるだけ大きく作製．
b. 袋を裏返してコンホーマーを封入する．
c. 袋を眼部皮下に埋植し小窓を開けておく．ときどき内側を清拭しながら，約3か月瘢痕の安定を待つ．

義眼床全域を遊離植皮術で置き換える場合[*4]：

1. コンホーマーを作製：短径 30 mm，長径 40 mm，厚さ約 2 mm のシリコーン・プレート（眼球下垂抑止用埋入材〈高研〉など）を準備する．フットボールの形にトリミングして，中央に穴をあけておく．

[*4] 結膜義眼床の拡張に部分的植皮はできるだけ避けたい．おそらく角質のせいと思われるが，周囲の結膜が反応して炎症を起こし義眼床は汚染され，分泌物が増加し悪臭を発し，患者を苦しめることになる．植皮は義眼床全域に行って dry socket にすることが望ましい．

2. 採皮して皮膚の袋をつくる：側胸部より全層あるいは中間層皮片を採取する．採皮創は縫縮する．
3. コンホーマーを採取皮膚で包みこんだ袋に縫合する．袋の中央，長軸に平行に約 1.5 cm の切り込みをつくっておく．袋には短冊状のソフラチュール®を詰めて軽く膨らませておくほうが，母床との良好な密着が保たれてよい．
4. 袋の埋植：瞼裂に 1.5～2.0 cm の長さで切開を加え，皮下を十分広く剝離する．
5. その切開孔から袋を埋植したあと，袋の切開孔と瞼裂の切開孔とをボタン穴かがりに縫合する．ボタンホールの長さは約 1.5 cm，それ以上に長すぎると移植皮膚の収縮を防ぐ力は弱くなって瞼裂が開大する．もし長すぎたら，その分の瞼裂は縫縮しておく．

術後の管理：
1. 術後 1～2 週間たった頃から，義眼床内のガーゼ，ソフラチュール®などの交換を開始する．
2. コンホーマーは，そのまま約 3 か月間放置して移植皮膚の安定を待つ．

耳介軟骨移植（図3, 4）[3] *5

耳介軟骨は瞼縁の支持，眼瞼沈下防止に最適の材料と考えている．義眼の滑脱，下眼瞼の沈下，その他の眼瞼の再建には欠かせない材料である．もちろん自家軟骨が理想であるが，十分な長さが得られない場合は親，兄弟その他からの同種軟骨（図4）が役立つ．

瞼裂の延長（図5）

瞼裂の延長に難渋する場合は，ベルト皮弁（belt flap, 図5）を推奨したい．ただし，義眼床が瞼裂より広くつくられていることが必須条件である．不幸にして内，外の円蓋が浅くなってしまった場合は，植皮を追加せざるをえない．

義眼の陥凹（図6～10）

義眼陥凹（anophthalmic enophthalmos）は義眼の厚さで，ある程度調整できるが，下眼瞼の沈下を防ぐにはできるだけ薄い義眼を使用したい．そこで眼窩に種々の組織移植が試みられる（人工物埋植[4]〈図6～8〉，皮弁その他の組織移植[5]〈図9〉，脂肪注入[6]〈図10〉）．なかでも，脂肪注入術は自然な再建に適している．

*5 植皮後約 2 か月で下眼瞼に耳介軟骨移植を行う．その後約 1～2 か月待てば，瞼裂を正常の長さに切り開くことができる．その間，きわめて愛護的操作が必要である．

3. 腫瘍性疾患

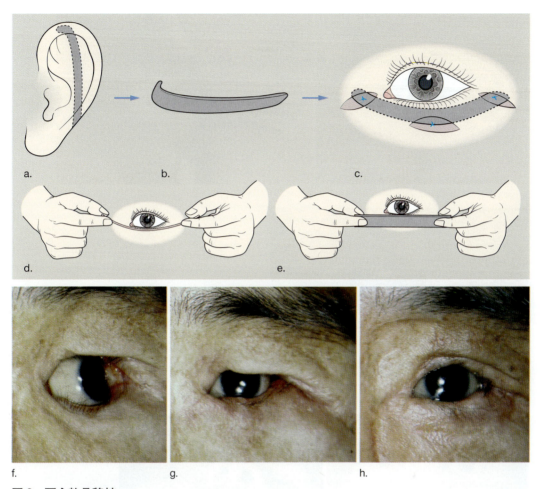

図3　耳介軟骨移植
a～c. 耳介から軟骨採取，長さ35 mm以上，日本刀ぐらいのわずかの反りがある．
d, e. 腱の場合は吊り橋のように下眼瞼が沈下することがあるので，軟骨を使用．
f. 　神経線維腫の眼瞼．
g. 　下眼瞼に軟骨埋植．
h. 　次いで上眼瞼にも軟骨を埋植した．

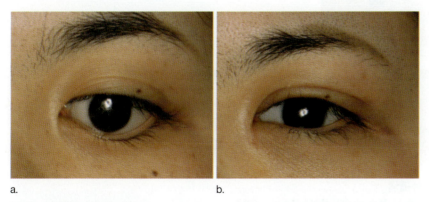

図4　同種耳介軟骨の使用
a. 義眼による下眼瞼の沈下．
b. 本人の耳介が小さいために35 mmの軟骨が採取できず，兄の耳介軟骨を埋植．

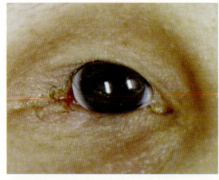
a.
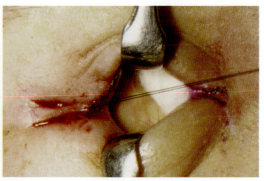
b.

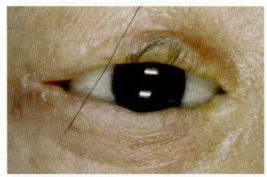
c.

図5 瞼裂延長ベルト皮弁
a. 術前．これから瞼裂の延長を図る．
b. 外眥を切開，細長い皮弁（ベルト皮弁）として褌状に内側（義眼床内）に回して再拘縮を防ぐ．
c. 瞼裂は延長された．

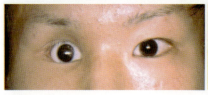 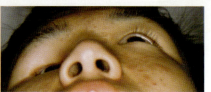
a.

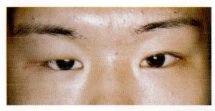
b.

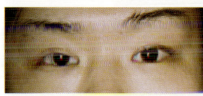 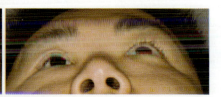
c.

図6 眼窩縁の人工骨補填
a. 術前．上眼窩縁に人工骨リン酸カルシウム骨ペースト（バイオペックス®）注入．
b. 注入3か月後．余分の人工骨を削除する前．
c. 術後．

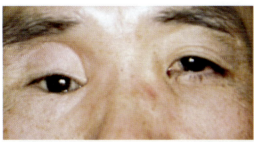
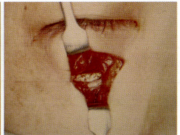

a.
b.

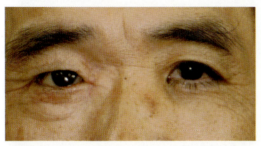

c.

図7　眼窩底に人工骨を埋植（下眼瞼の挙上）
a. 術前. 高度の下眼瞼沈下がみられる.
b. 眼窩底に人工骨ハイドロキシアパタイト埋植.
c. 術後. 耳介軟骨のみでは再建できなかった.

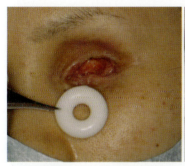
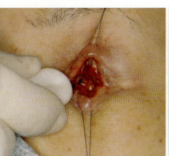
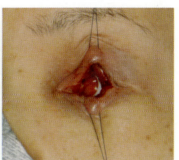

a. 術前の状態とドーナツ型インプラント.　b. 瞼裂切開, 剝離.　c. 挿入したところ.

図8　眼窩内インプラント埋植
ドーナツ型インプラント（冨士森）. 即効で簡単な手技を希望する場合に有効. ほかの種類と違って移動, 露出の危険性がない.

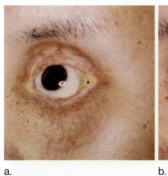
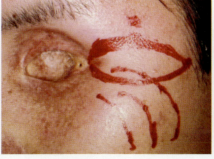
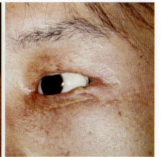

a.　　　　　　　　　　b.　　　　　　　　　　　　　　　　c.

図9　皮弁による眼窩充塡
a. 術前.
b. lateral orbital flap により義眼床の拡張と眼窩の充塡を図った.
c. 術後.

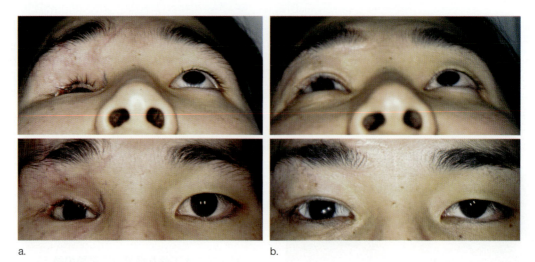

図10 脂肪注入による眼窩充填
a. 術前．眼窩内容の不足による義眼陥凹．
b. 腹部の脂肪注入．3か月以上の間隔で数回施行．軟骨埋植は義眼床に不自然な硬結を残し，さらに患者の身体の他の部位に瘢痕も残すので，できるだけ避ける．

眼瞼の整容

　眼の形は顔の表情を左右する．そして眼の整容的再建には十分な配慮と優れた技術が要求される．ここでは基本的術式と思われるものを選択してみた．

内眥形成術：

1. 前進皮弁術：東洋人特有の内眼角贅皮を整える，最も効果的で失敗の少ない基本的な術式と考える（図11）．
2. 贅皮皮弁（epicanthus flap, 冨士森）[7]：斜め下方に流れるシャープな内眥の形を再建する（図12, 13）．（注：Half-Z の報告があるが，厳密に内眥形成に限られた作図ではない．）
3. シャーク-フィン皮弁（shark-fin flap, 土井, 図14）[8]

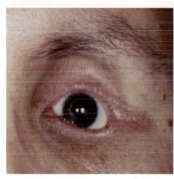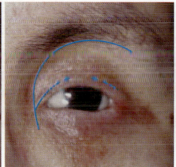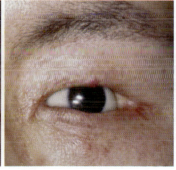

a. 術前．　　　　　　　　　b. 脂肪注入などの後の前進皮弁の作図．　　c. 術後．

図11　前進皮弁による内眥形成

3. 腫瘍性疾患　293

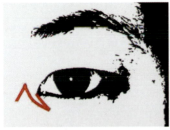
a. デザイン.

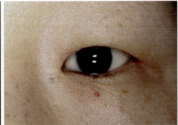
b. 術前.

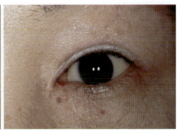
c. 術後.

図12　贅皮皮弁（epicanthus flap，冨士森）

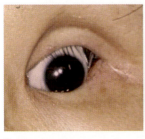
a.

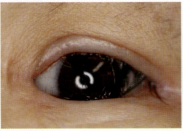
b.

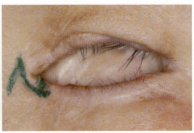
c.

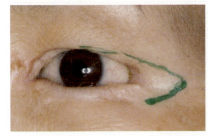
d.

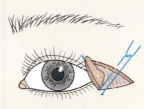
e.

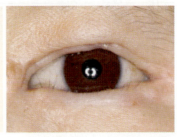
f.

図13　贅皮皮弁の作図，外眥翻転皮弁（仮称）の作図
a. 術前．
b. 再建途中．逆内眼角贅皮が気になる．
c. 贅皮皮弁の作図．
d. 術後．まだ上眼瞼の部分欠損が気になる．外眥翻転皮弁（仮称）のデザイン．
e. 外眥翻転皮弁による術式の模式図．
f. 術後．正常に近い眼瞼の形となる．

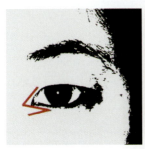
a. デザイン.

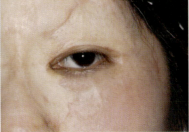
b. 術前.

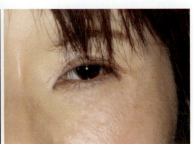
c. 術後.

図14　シャーク-フィン皮弁（shark-fin flap，土井）

外眥形成術：切れ長の形と上眼瞼のかぶさりをつくる.

1. ハゲドーン四角皮弁（Hagedorn's rectangular flap）（図15）[9-11].
2. 外眥皮弁（図16）.
3. 翻転皮弁（図13d〜f）.
4. Z形成術（図17）.

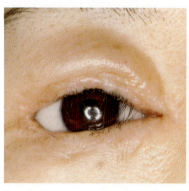 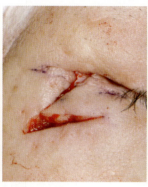 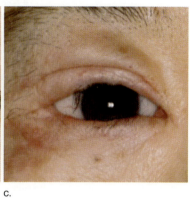

a.　　　　　　　　　　　　b.　　　　　　　　　　　　c.

図15　ハゲドーン四角皮弁による外眥形成
a. 下眼瞼の部分欠損.
b. ハゲドーン四角皮弁の作図. 基本はZ形成術といってもよいが，眼角部，口角部に適した作図で3辺の長さや3角弁のトリミングを必要とする.
c. 術後. 外眼角の形態，輪郭に無理がない. 本皮弁は内眥はもちろん，口角の再建にも大変効果的である.

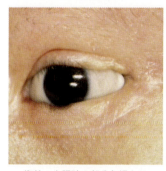 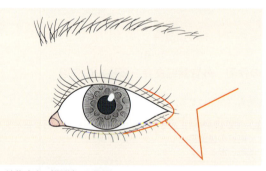

a. 術前. 上眼瞼の部分欠損あり.　　b. 外眥皮弁（仮称）の作図.

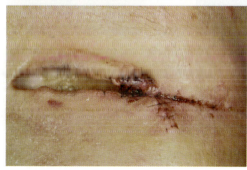 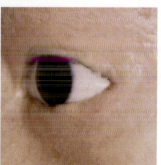

c. 皮弁を回転，縫合.　　　　　　　d. 術後.

図16　外眥皮弁（仮称）

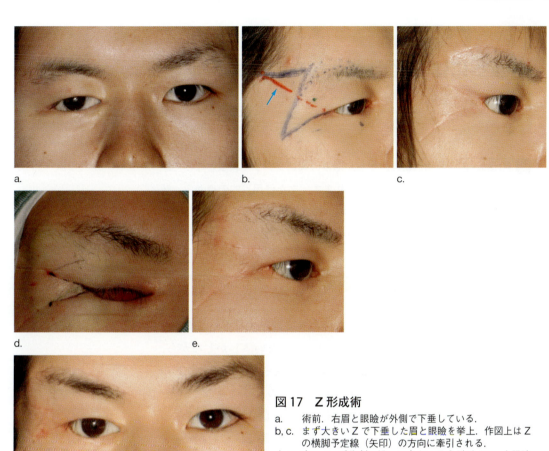

図17 Z形成術
a. 術前．右眉と眼瞼が外側で下垂している．
b, c. まず大きいZで下垂した眉と眼瞼を挙上．作図上はZの横脚予定線（矢印）の方向に牽引される．
d, e. 次いで，手術創に沿って小さいZをデザイン．上眼瞼の変形とかぶさりの再建を行う．上眼瞼は内眥，外眥とも下眼瞼の上にかぶさっていることに注意．
f. 術後．

（冨士森良輔）

クリニカル・クエスチョン

義眼には，どのようなものがあるのでしょうか？

Answer 断面形状の点から，厚みの薄いシングル義眼と厚みの厚いダブル義眼の二つに大きく分けられます．また使用目的の点から，装用練習用や術後しばらくの間，眼窩内の形状を保持するために装用する義眼を仮義眼と呼び，その後に差し替える正式な義眼を本義眼と呼んでいます．

文献は p.419 参照．

断面形状による分類

　義眼はその形状・色調を装用者に合わせて製作するため，まったく同じものは二つとないといっても過言ではない．しかしながら，その断面形状から大きく二つに分けることができる．一つは虹彩つきコンタクトレンズのサイズを角強膜レンズのように大きくした，厚みの薄いシングル義眼などと呼ばれるもの（図1）と，もう一つは厚みの厚いダブル義眼などと呼ばれるもの（図2）である．前者は小眼球・眼球癆・眼球萎縮など眼球残存症例に多く用いられ，後者は眼球摘出術後などの無眼球症例などに装着される．

使用目的による分類

本義眼と仮義眼：義眼は装用者に最適と考えられる形状・色調に製作され完成したものを，現場的な呼びかたながら，一般に"本義眼"と呼んでいる．本義眼が完成するまでに踏む手順も症例によりさまざまであるが，代表的な手順を紹介する中で"仮義眼"とは何かを説明する．

　何らかの理由で失明し眼球癆になった症例が，一般的には前述のシングル義眼の適応となる．このようなケースでは，ちょうどハードコンタクトレンズの装用初期のように，個人差は大きいが異物感を感じる場合がある．さらに無眼球症例に比較して着脱の難易度がやや高いために，当初は練習が必要である．対策として，はじめは着脱が容易で異物感も少ないやや小さめの仮の義眼を，本人の耐えられる範囲の短時間，毎日装用し，装用時間を徐々に延ばすとともに着脱の練習もする．異物感にも慣れ，装用時間がある程度長くな

3. 腫瘍性疾患　297

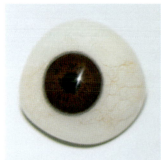 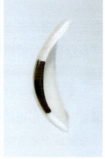

a. 正面図　　　　　　b. 断面図

図1　シングル義眼

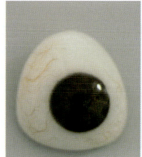 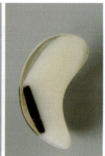

a. 正面図　　　　　　b. 断面図

図2　ダブル義眼

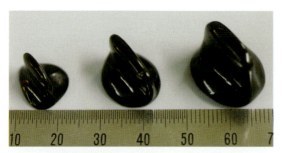

図3　結膜嚢拡張器（小児用）

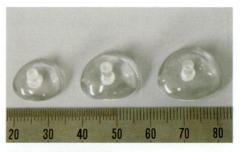

図4　結膜嚢拡張器
症例により形状調整して使用する．

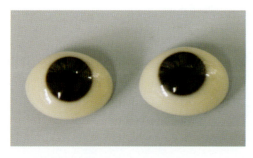

図5　アイバンク用義眼
（左右共用）

り，着脱もスムーズにできるようになった時点で，整容性に配慮した本義眼を製作する．この練習用義眼を"仮義眼"と呼ぶ．

　眼球摘出術を受けた場合も，手術後眼窩内の炎症が治癒した後，直ちに本義眼を製作すると，眼窩内の形状が変化し短期間で本義眼が合わなくなる場合がある．また，何も装着しないで放置すると眼窩内が狭くなり，望ましいサイズの本義眼が装着できなくなる恐れもある．このため術後しばらくの間，眼窩内の形状を考慮したうえで仮の義眼を暫定的に装着しておくことが多い．この暫定的に装着しておく義眼も"仮義眼"である．

　このように望ましい本義眼を製作するために，暫定的に装着する

義眼を"仮義眼"と呼ぶ．

特殊な義眼（1）結膜嚢拡張器：以上のような義眼とは用途の異なる特殊な義眼もある．一つは適正な本義眼を装着するために，結膜嚢を拡張する目的で一時的に装着する結膜嚢拡張器（ダイレーター，図 3, 4）と呼ばれるものである．これには，さまざまなデザインのものがあるが，一例を示すと，図 3 は先天小眼球など主に小児に用いられるもので，眼窩骨の発育を促すために適正な義眼が装着できるようになるまで，拡張器のサイズを順次大きいものに交換して使用する．図 4 は永年義眼を装用している症例で，一般的には下眼瞼側結膜嚢が浅くなり義眼が装用できなくなった場合などに，その場で形状を調整して使用する臨機の結膜嚢拡張器である．結膜嚢拡張器のデザインはさまざまであるが，共通していることは凸面側に突起があり，その上から眼帯をして拡張器に圧力をかけ，脱落しないようにして結膜嚢の拡張を図る．

特殊な義眼（2）アイバンク用義眼：図 5 はアイバンク用義眼あるいは献眼義眼とも呼ばれるものである．角膜移植手術のために角膜を提供したドナーが，火葬までのわずか数日間装着するもので，プラスチック製であるため火葬後は跡形なく焼却される．

（厚澤正幸）

4. 外傷性疾患

眼瞼裂傷の手術

　眼瞼裂傷の治療に際しては，眼瞼の解剖学的構造の理解が不可欠である．次に創部をよく観察することが重要で，創内をクリアにするテクニックを用いると何が損傷されているかを的確に把握できる．この過程を経ずにすぐに麻酔薬を局注してしまうと，組織が膨化しゆがみが生じてしまい，その観察が困難になるだけでなく，修復時のメルクマールがわからなくなり，結果的にきれいな再建ができなくなるので注意したい．再建にあたっては，創傷治癒過程を理解したうえで解剖学的修復を心掛ける．

　最後に涙小管断裂の診断，治療についても解説する．

眼瞼の解剖学的構造を理解する（図1）

　眼瞼は，眼窩縁の骨膜から連続する眼窩隔膜によって前後に二分される．眼窩隔膜より前は前葉で主に皮膚と眼輪筋からなり，後ろは後葉で瞼板，眼瞼挙筋腱膜やMüller筋（下眼瞼ではlower eyelid retractors），瞼結膜からなる．機能的には，前葉は閉瞼，後葉は開瞼にかかわり，運動のベクトルが正反対であるので，眼瞼の修復時には十分そのことを留意して手術する必要がある．また，上下眼瞼

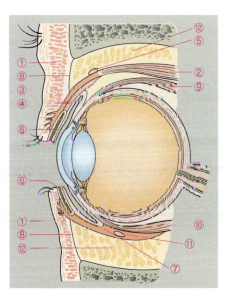

図1　眼瞼の解剖学的構造
① 眼輪筋
② 眼瞼挙筋
③ 眼瞼挙筋腱膜（aponeurosis）
④ Müller筋
⑤ Whitnall靱帯
⑥ 瞼板
⑦ lower eyelid retractors（LERs）
⑧ 眼窩隔膜
⑨ 上直筋
⑩ 下直筋
⑪ 下斜筋
⑫ 眼窩内脂肪

の鼻側には涙点，涙小管から涙囊に至る導涙系器官があるので，その構造を Horner 筋（眼輪筋の一部）の走行とともに理解するとよい（本巻"内反症の診断"〈p.138〉の図5参照）．Horner 筋は涙囊のポンプ作用に重要な働きをすると同時に，眼瞼を内後方に引っ張り内眥部に固定する働きをもつ．

眼瞼の外傷をみたら，緊急性の高い合併症の有無を把握する

　眼瞼の外傷がみられる場合，まず眼科的検査を行い眼球破裂や眼球内異物の有無などについて調べ，それらの治療を優先する．眼窩骨折や眼窩内異物の合併が疑われる場合は，眼窩 CT を施行する．必要に応じ頭蓋底骨折や顔面骨骨折の有無も CT でチェックしておきたい．眼窩骨折の有無の診断には冠状断の眼窩 CT が最も有用で，通常の水平断のみでは，たとえば閉鎖型の眼窩下壁骨折で，下直筋が嵌頓し絞扼されるという重篤な病態すら見落とされることがしばしばあるので注意が必要である．また，眼窩内異物の発見には骨条件の CT が有用であるが，木片異物の場合は CT でもわからないことがあり，ていねいな問診が大切である．内眼角部付近の裂傷をみたときは，涙小管断裂の有無をまず疑ってみることが大切である．

何が損傷されているかを把握する（浸潤麻酔の有用性）

　眼瞼の創部をよく観察することが重要である．そのために創を生理食塩水などで洗浄し，凝血塊，滲出物，異物を除いてから乾いたガーゼで押さえ創内をクリアにすると，眼輪筋線維の走行や，何が損傷されているか，どの深さまで損傷が及んでいるかを観察しやすくなる．止血目的には 5,000 倍アドレナリン（0.1％ ボスミン® 液〈アドレナリン〉を5倍希釈）を浸したガーゼを創部に当てるようにするとよい．また，麻酔も 0.5～2％ キシロカイン®（リドカイン塩酸塩）をガーゼに浸して創部にあてて浸潤させるようにする．ここで慌てて麻酔薬を針で局注してしまうと組織が膨化しゆがみが生じてしまい，創内の観察が困難になるだけでなく修復時のメルクマールがわからなくなってしまい，結果的にきれいな再建ができなくなるので避けるべきである（図2）．

　涙小管の損傷が疑われる場合は，創を開いて同様の操作で創内をクリアにしておき，涙点から少し涙洗針を挿入し，ゆっくり少量の生理食塩水を通水してみる．創部から流出するようであれば，涙小管断裂があると考えられる．

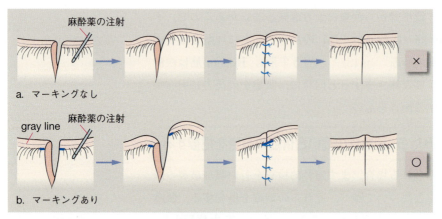

図2　局所麻酔前のマーキングの重要性
メルクマールにマーキングせずに麻酔薬を局注後に縫合すると，後に創の段差が生じてしまうおそれがある．

眼瞼を解剖学的に修復する

　眼瞼の皮膚は非常に薄いため，創傷により収縮してしまい皮膚が欠損しているように見えることがあるが，上記の方法でていねいに観察しながら損傷された組織を解剖学的に正しい位置に戻していくと，実際は組織の欠損はないことが多い．また，眼瞼の皮膚は非常に血流が豊富なので，挫滅した皮膚や細い茎でつながっているような皮膚でも生着する可能性が高く，感染のリスクも低い．そして何よりも瘢痕が残りにくいという特徴をもっているので，眼瞼組織は，体のほかの部位のように安易にデブリードマンをしないようにする．

　眼瞼全層の裂傷ではまずメルクマールとなる睫毛，瞼縁の灰白線（gray line[*1]）を見つけ，これらをていねいに正しい解剖学的位置に合わせていくことが重要である．したがって手術用顕微鏡下で処置するほうが望ましく，また浸潤麻酔下で観察をする際に，あらかじめピオクタニンをつけた注射針などでマーキングをしておくとわかりやすい（**図2**）．実際の縫合では，まず瞼縁の gray line に 6-0 のモノフィラメント非吸収糸をかけ，1回のみ結んで創を合わせて支持糸とすると後の操作が楽になる．眼瞼の変形を防止するため瞼板は必ず縫合する．8-0 バイクリル®などで瞼板の断面の約半分の深さから通糸し結膜下組織を通して，反対側の瞼板断面の同じ深さから糸を抜いて結び目を瞼板内に埋没するようにする．この際に角膜の損傷を避けるため，可能な限り縫合糸を結膜面に露出しないようにする．次に瞼板前面と眼輪筋の間を 2mm 幅で剥離し，瞼板前面同士を 6-0 モノフィラメント非吸収糸などで縫合する（**図3**）．再び

[*1] gray line
瞼縁部においてマイボーム腺開口部の前方に見える薄い茶色（日本人の場合）の線のこと．瞼縁部の眼輪筋の一部が透けて見えたものである[1]．

文献は p.419 参照

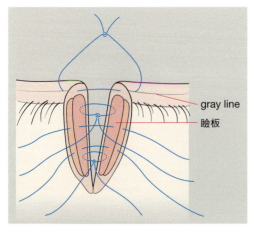

図3　眼瞼全層の裂傷の縫合
瞼縁の gray line に支持糸をかける．結び目を結膜側に出さないように，瞼板を縫合する．

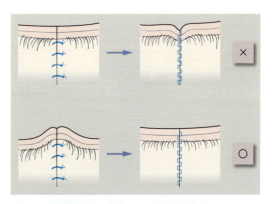

図4　瘢痕拘縮を考慮した瞼縁の縫合
創傷治癒過程で瘢痕拘縮が起こるため，瞼縁（自由縁）をフラットに縫合すると，経過とともにV字型に陥凹するので注意する．

睫毛，gray line がきちんと合うように調整して gray line 上の糸を結紮するのだが，この際，瞼縁が少し盛り上がるように縫合するのがコツである．後に創傷治癒過程で瘢痕拘縮（scar contracture）が起こって瞼縁がV字型に陥凹するのを予防するためである（**図4**）．瞼縁の皮膚にも1針7-0モノフィラメント非吸収糸を通して瞼縁，創縁を合わせるように縫合する．眼輪筋はそのままでよく，最後に皮膚を7-0モノフィラメント非吸収糸で単結節縫合する．

涙小管断裂

診断：内眼角付近の外傷，特に眼瞼裂傷が涙点の鼻側に生じている場合，まず涙小管断裂を疑うことが大切である．その有無を確認するために創内を洗浄し，止血目的に5,000倍アドレナリン（0.1％ボスミン®液〈アドレナリン〉を5倍希釈）を浸したガーゼを創部に当てるようにして，また麻酔も0.5～2％キシロカイン®（リドカイン塩酸塩）を浸したガーゼを創部に当てて浸潤させるようにする．ここで慌てて麻酔薬を針で局注してしまうと，組織が膨化して観察が困難になり，涙小管の断端が発見できなくなってしまうので注意が必要である．そして，乾いたガーゼで創内をクリアにして組織をよく観察する．涙点から通水し，創内から流出がみられたら涙小管断裂ありと診断できる．涙点側涙小管断端は涙点からブジーを挿入すれば容易に同定できる．引き続いて涙小管断裂を手術的に修復することが困難な場合，プライマリケアとして同部の眼瞼裂傷の縫合をていねいに行うことは，デメリットが多くむしろ避けたほうがよ

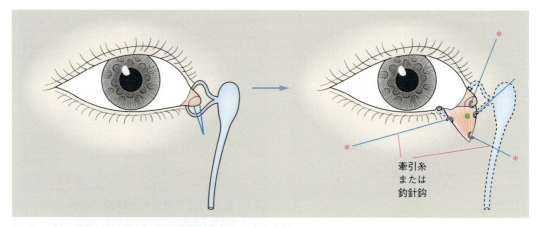

図5 創を展開し涙囊側の涙小管断端を見つける方法
複数の糸や釣針鉤で皮膚や眼輪筋を放射状に牽引して，涙囊側の断端を同定する．●涙囊側の涙小管断端

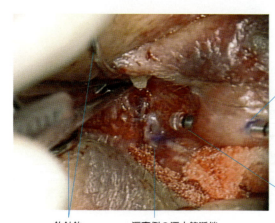

図6 右下涙小管断裂（surgeon's view）

い．創を清浄にして止血操作が終わったら，止血目的の最小限の皮膚縫合にとどめ，タリビッド®（オフロキサシン）眼軟膏をたっぷり塗布しガーゼで覆っておく．一般に眼瞼の場合，開放のまま放置された創は約2～3日で修復過程に入る．そのため創縁が鈍になるなど再建が難しくなることもあり，他医に紹介する場合はできるだけ早目に連絡をすることが望ましい．

修復：手術用顕微鏡を用いて，できれば全身麻酔下に行うことが望ましい．涙小管の涙囊側断端を見つけることが鍵であるから，くれぐれも同定する前に麻酔薬を創内に局注することは避けるべきである．眼瞼裂傷の創部の鼻側断面に涙小管の涙囊側断端が見つけられない場合，複数の糸や釣針鉤で皮膚や眼輪筋を放射状に牽引することで，深部に断端を発見できることが多い（multiple traction sutures[2]，図5, 6）．やみくもにピオクタニン染色をすることは，かえって見つ

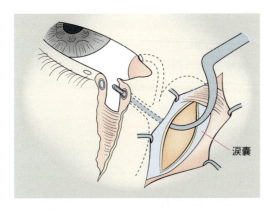

図7 涙囊切開し涙小管の涙囊側断端を見つける方法
涙囊内腔から内総涙点にpigtail probeを挿入して涙囊側の断端を同定する.

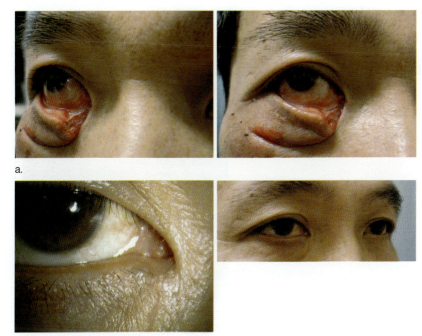

図8 下眼瞼鼻側の全層断裂により外反をきたし,涙小管断裂も合併していた症例
a. 術前.
b. 術後6か月. 眼瞼および導涙機能も再建された.

けにくくなり避けたほうがよいようである. どうしても涙囊側の断端が見つからないときは,涙囊を切開し,涙囊内腔から内総涙点にpigtail probeなどの手術用涙管ブジーを挿入すれば確認できる(図7)[3,4].

断端が見つかれば患側涙点から涙道チューブを挿入し,涙囊側涙小管断端を経て涙囊から鼻涙管,鼻腔内へと進める. 健側涙点からも同様にチューブを進める.

涙小管壁は脆弱で,糸を掛けて引っ張ると容易に切れてしまうので,涙小管を縫合する際に7-0モノフィラメント非吸収糸などでHorner筋(本巻"内反症の診断"〈p.138〉の図5参照)など周囲の

眼輪筋を縫合して両断端を十分寄せておくのがコツである．涙小管断端同士はチューブが中に通っているので9-0ナイロンで上，前，下の3針も縫合できれば十分である．このとき周囲の眼輪筋を一緒にすくって縫合してもよい．術後早期の涙道通水は涙小管断裂部から水が漏れて眼瞼浮腫をきたすおそれもあり，むしろ行わないほうがよいのではないかと考える．涙道チューブは2～4か月後に抜去する．

最後に下眼瞼鼻側の全層断裂により外反をきたし，涙小管断裂も合併していた症例の術前，術後写真を供覧する（図8）．本項で述べた方法を用いて，眼瞼の解剖学的修復および涙小管断裂の修復を行えば，形態学的，機能的に良好な眼瞼の再建が可能となり，導涙機能も良好に再建することができると思われる．

カコモン読解　第22回 臨床実地問題40

26歳の男性．サーフボードが右眼に当たり，眼瞼裂傷，眼球破裂を生じ，右眼が軽度外斜しているように見えた．緊急手術の術中写真を図に示す．眼瞼皮膚が瞼縁に沿って1時から3時にかけて深く裂けており，白い組織（矢印）が一部断裂していた．矢印で示した組織は何か．

a 涙囊
b 眼輪筋
c 上斜筋腱
d 総涙小管
e 内眼角靱帯

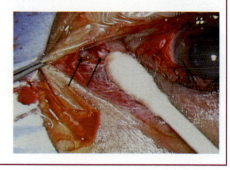

解説　写真はsurgeon's viewで，右上眼瞼皮膚の裂傷がかなり広範囲にあると思われる．眼輪筋が広範囲に見えている．上眼瞼鼻側の深い裂傷部に白い組織が一部（?）断裂していたという問題である．綿棒が邪魔をしていて涙点の位置はわからない．一見して涙小管断裂かと思ったが，白い組織が総涙小管だとすれば，完全に断裂しているように見える．わざわざ一部断裂と断っているし，硬そうな組織にも見えるので，答えはeの内眼角靱帯（medial canthal tendon；MCT）だろうか？ 上眼瞼，下眼瞼の眼輪筋が内眼角部に集まって腱（MCT）に移行し，前涙囊稜を越えて上顎骨前頭突起に付着する．このことからも，上眼瞼の眼輪筋が腱に移行した部分が断裂したと考えるなら，MCTの一部断裂でよいと考えられる．

模範解答　e

（立松良之）

眼窩骨折の診断

眼窩骨折の病態

"眼窩骨折＝ブローアウト骨折"と思われがちだが，そうではない．厳密には，眼窩前方からの鈍的外力が眼窩に直接伝播し，眼窩内圧が上昇することにより眼窩壁骨折を生じる場合をブローアウト骨折（blowout fracture，眼窩骨折の pure type）といい，この場合は眼窩縁の骨折はない．頬骨骨折，上顎骨骨折，前頭骨骨折など周囲の顔面骨骨折に伴い眼窩骨折を生じるものをブローイン骨折（blow-in fracture，眼窩骨折の impure type）[1] という．

文献は p.419 参照．

骨折部位による特徴

眼窩は上顎骨，頬骨，蝶形骨，口蓋骨，篩骨，涙骨，前頭骨の七つの骨から形成されている（図1）．眼窩骨折の大部分は下壁と内壁に生じる．下壁，内壁，上壁，外側壁に分け，それぞれの骨折の特徴

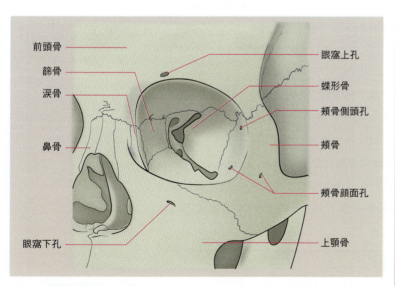

図1　眼窩を構成する骨
眼窩は上顎骨，頬骨，蝶形骨，口蓋骨（図2参照），篩骨，涙骨，前頭骨の七つの骨から形成されている．
(Dutton JJ：Atlas of Clinical and Surgical Orbital Anatomy. 2nd edition. Philadelphia：Saunders/Elsevier；2011.)

を以下に示す．

下壁骨折：薄い眼窩の下壁（図2）は，主に上顎骨の眼窩板と前外方の頬骨で構成されている．眼窩下壁の後端は下眼窩裂である．この下眼窩裂の先端近くから三叉神経第2枝である眼窩下神経が下壁の中を通り，頬骨から眼窩下孔を通って頬部の大部分に分布している．眼窩下神経が通る部位の骨はトンネル状の中空構造（眼窩下神経管）になっているため，眼窩骨折の部位としては最も頻度が高い．"眼窩吹き抜け骨折"とは，下壁が単独で骨折している状態をいう．

内壁骨折：内壁（図3）の篩骨部は紙様板（lamina papyracea）と呼ばれ，前方から後方まで平面的なシート状構造を呈しており，その厚みは0.2〜0.4 mmと眼窩壁で最も薄いため，骨折の好発部位である．内壁は篩骨洞により支えられており，下壁骨折よりは頻度が低いとされているが，内下壁同時に骨折していることもあり注意が必要である．

上壁骨折：上壁は主に前頭骨の眼窩板により構成され，上壁骨折は頭蓋底骨折を意味する．頭蓋底骨折による髄液漏，脳出血などの頭蓋内病変がないか確認する必要がある．また，眉毛部を打撲している場合は，視神経管の骨折がないかにも注意を要する．

外側壁骨折：外側壁は主に頬骨の眼窩面と蝶形骨で形成され，下壁とは下眼窩裂によって分けられる．眼窩外側壁，眼窩下縁，頬骨弓を侵す骨折は顔面多発骨折の好発部位であり，三脚骨折（tripod）と呼ばれ，これを代表する頬骨上顎骨複合（zygomaticomaxillary complex；ZMC）骨折がないか注意が必要である．

眼窩内の構造

眼窩内の構造として，眼球，外眼筋，脂肪組織，神経，血管，リンパ管などはよく知られているが，それぞれの眼窩内組織はconnective tissue septa（図4）によって支えられている[2]ということは意外と知られていない．外眼筋を腕にたとえると，connective tissue septaは袖のような存在であり，後者が絞扼されても眼球運動障害は生じる．よって，"外眼筋が絞扼されていないので手術適応はない"という考えは間違いである．

骨折の形状による分類

眼窩骨折の形状により，開放型骨折と閉鎖型骨折に分類される．
開放型骨折（図5）：副鼻腔へ向かって骨折片が偏位し，眼窩内組織が脱出しているもの．骨折部位は開放しており軟部組織の絞扼はな

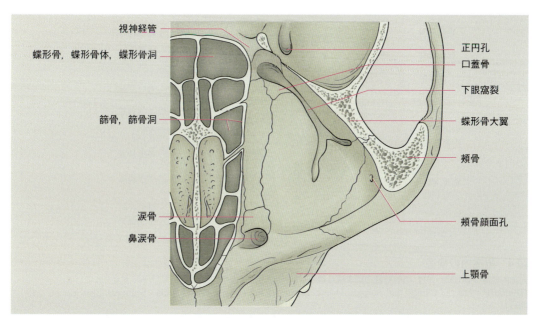

図2 眼窩下壁の構造
下壁中央に大きな亀裂（下眼窩裂）があり，先端部近くから内前方に切れ込み（眼窩下神経管）がある．眼窩下神経管を三叉神経第2枝である眼窩下神経が通るため中空構造になっており，骨折の好発部位である．
（Dutton JJ：Atlas of Clinical and Surgical Orbital Anatomy. 2nd edition. Philadelphia：Saunders/Elsevier；2011.）

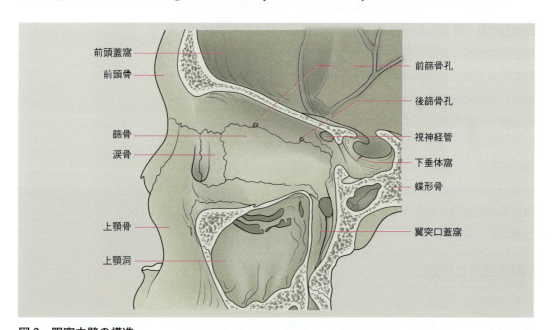

図3 眼窩内壁の構造
篩骨と前頭骨の縫合上に二つの孔（前篩骨孔，後篩骨孔）があり前篩骨動静脈，後篩骨動静脈が通る．これより上方は，上壁（頭蓋底）である．
（Dutton JJ：Atlas of Clinical and Surgical Orbital Anatomy. 2nd edition. Philadelphia：Saunders/Elsevier；2011.）

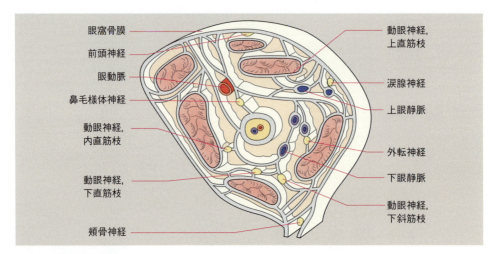

図4 眼窩内の構造
眼窩内組織は筋,血管,神経,脂肪組織の間を張り巡らされた connective tissue septa によって支えられている.
(Dutton JJ: Atlas of Clinical and Surgical Orbital Anatomy. 2nd edition. Philadelphia: Saunders/Elsevier; 2011.)

いが,軟部組織が偏位しているため,程度によっては外眼筋の動きが眼球に十分伝達されずに眼球運動障害が生じる.大きな開放型骨折では,骨の偏位による眼窩内容積の増大により,眼球陥凹が生じる.

閉鎖型骨折(図6):いったん眼窩壁が骨折し,眼窩内軟部組織が副鼻腔側に脱出し,その直後に瞬時に骨片がその弾力によって元の位置に戻るもの.その病態から trapdoor fracture とも呼ばれる.一瞬脱出した眼窩内組織が嵌頓,絞扼することがあり,特に外眼筋自体の絞扼では循環障害により筋が壊死し重篤な眼球運動障害をきたすことが多い.このタイプは骨に弾力のある若年者(主には20歳未満)に生じる.骨折片の偏位が小さく,見落とす可能性があるため注意が必要である.前述したブローアウト骨折(pure type)では,閉鎖型も開放型もありうるが,ブローイン骨折(impure type)は開放型骨折である.

臨床症状と病歴

受傷機転は,喧嘩,スポーツ,交通事故,転倒などが多い.受傷機転を調べた過去の統計によると,10歳未満と50歳代以上では転倒が最多であり,10歳代ではスポーツ,20〜40歳代では喧嘩が最多であった.

眼窩壁骨折の症状は,眼瞼腫脹,眼窩部皮下出血,眼球運動障害に伴う複視,眼球運動時痛,悪心,嘔吐,頭痛,眼球陥凹,患側の頬部・上口唇のしびれなどがある.受傷当初は眼瞼腫脹が強く,視

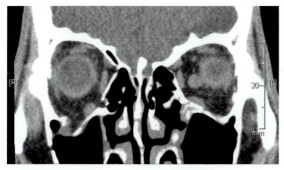

a.

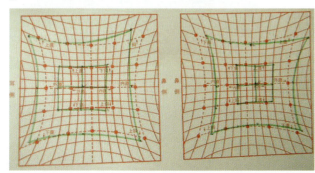

b.

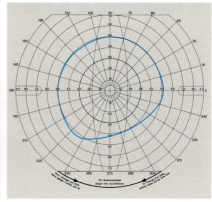

c.

図5 開放型骨折（下壁）の症例
a．CT画像．右眼窩の開放型骨折（下壁）の症例．眼窩脂肪の偏位を認めるが，下直筋の絞扼はない．
b．ヘスチャート（左図：左眼，右図：右眼）．眼球運動は，おおむね良好である．
c．両眼単一視野（BSV）．全周50°保たれている．
BSV：binocular single vision

機能の評価が困難な場合もあるが，視力，眼圧，眼球運動などは可能な限り初診時に評価する．外眼筋やconnective tissue septaの絞扼を認める閉鎖型骨折では，強い眼球運動障害，眼球運動時痛をきたすとともに，悪心，嘔吐，頭痛などの迷走神経反射を生じ，先に脳神経外科に搬送されることもある．

　眼球陥凹は骨の偏位による眼窩内スペースの増加に伴い生じ，大きな開放型骨折において生じやすい．内壁骨折，下壁骨折では骨片が3mm内側または下側に偏位すると，眼窩内容積は1.5cm^3（5%）増加し1.0～1.5mm眼球陥凹が生じるとされている[3]．受傷直後は目立たないが，数週間後に腫脹が消退してくると顕著になる．

　眼球突出は，眼窩内出血や眼窩内気腫が原因で受傷直後にみられることがある．受傷後に強く鼻をかむと，副鼻腔から眼窩内に気体が迷入し眼窩内気腫を生じるため，受傷後1か月は鼻を強くかまないように指導する．

　患側の頬部・上口唇のしびれは下壁骨折によって眼窩下神経溝を走行する眼窩下神経（三叉神経第2枝，図7）が障害されることに

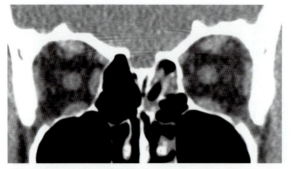
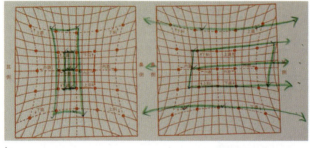

図6 閉鎖型骨折（内壁）の症例
a. CT画像．左眼窩の閉鎖型骨折（内壁）の症例．骨の偏位はほとんどないが，眼窩内に追えるはずの内直筋が見当たらず，鼻腔側に脱出したまま絞扼されている状態（missing rectus）であることがわかる．
b. ヘスチャート（左図：左眼，右図：右眼）．著明な内転障害，外転障害を認める．
c. BSV．内転障害，外転障害のため，BSVは縦長になっている．

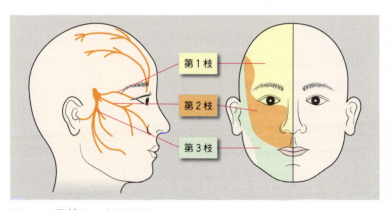

図7 三叉神経の支配領域
下壁骨折で障害を受けやすい三叉神経第2枝（眼窩下神経）は上顎全体にわたって分布し，歯茎や上唇，口蓋や下眼瞼，頰部などの知覚低下を呈する．

より生じ，受傷後半年以内で徐々に改善することが多いが，長期間残存する場合もある．

　副鼻腔（鼻粘膜）からの出血で鼻出血の症状を訴えることがあるが，透明な鼻汁の持続は頭蓋底骨折に伴う髄液漏であることもあり，頭蓋底骨折，頭蓋内病変については常に念頭に置いておく必要がある．

画像診断のポイント

　CT（単純撮影）を第一選択とする．これは骨の変化と軟部組織の変化を同時に観察することができるからである．骨条件の画像では軟部組織がわかりにくいため，軟部条件で評価する．骨と同時に眼窩内軟部組織を見ることが大切である．一方，MRI は被曝を回避することができ，術後の経過観察に適している．

　画像を撮る（CT を撮像する）ときは眼窩横断基準面に沿って，左右の視神経が全長見えるように撮影し，これを再構成して冠状断，傍矢状断とあわせて眼窩3方向で評価する．水平断において眼窩上縁から上顎下縁までの範囲を可能な限り薄いスライス（2mm 以下）で撮像する．オーダーのポイントは"CT, 眼窩3方向, 2mm 以下"である．

　撮像した画像を読む際には軟部条件下でまず冠状断の健側と患側を比較し，骨のみならず眼窩内組織を注意深く観察する．下壁骨折ではこれに傍矢状断をあわせて，また内壁骨折では水平断をあわせて評価するとよい．骨折片の偏位がほとんどない閉鎖型骨折では，骨折を見落とす可能性があるため注意が必要である．眼球運動障害が強い場合や眼球運動痛，悪心を認める場合は，閉鎖型骨折を積極的に疑い眼窩内組織の偏位を確認する．外眼筋自体の絞扼を伴う閉鎖型骨折では，外眼筋の陰影が眼窩内から消失した所見（＝missing rectus，図6a）を認める．

眼科検査

　視力，眼圧，眼科一般検査に加え，以下の検査が重要である．なお，牽引試験（forced duction test）は，全身麻酔下において骨折の整復前後で抵抗を確認するために用いるにとどめ，外来では行わないほうがよい．

ヘスチャート（Hess chart）：左右固視眼下での9方向眼位を定量的に評価することができる．升目は1目盛が5°であり，日常生活に最低限必要な30°の範囲まで必ず測定する．

両眼単一視領域（binocular single vision；BSV）：両眼のむき運動で単一視できる範囲を Goldmann 視野計の III-4e 視標で測定する．正常は上方が 40〜50°，水平方向は 50°，下方は 50〜60° である．ヘスチャートでは検出できない 30° 以上の複視の有無を確認できるため，必須の検査である．

手術適応，時期[*1]

　眼窩骨折の手術適応については，①眼球運動障害があるか，②眼

[*1] 詳細は，本巻"眼窩骨折の手術は，いつごろ施行するのがよいのでしょうか？"の項（p.316）を参照されたい．

球陥凹が生じるか，の二つの因子を総合的に検討したうえで決定する．CT検査において外眼筋の絞扼を認める閉鎖型骨折の場合は緊急手術の適応であり，手術の時期は早ければ早いほどよい．眼窩内組織の絞扼がない開放型骨折で，骨折片の偏位や眼窩内組織の脱出などの不可逆性変化を伴う眼球運動障害がある場合は，可能な限り2週間以内に手術を行うことが望ましい．

まとめ

眼窩骨折は耳鼻科，形成外科，脳神経外科などとの境界領域にある疾患であり，その手術を眼科以外の耳鼻科や形成外科が行う施設が多く，治療方針はさまざまである．しかし，眼窩骨折の治療目標は眼球運動の正常化であるため，CT，MRIなどの画像検査のみならず，ヘスチャートや両眼単一視領域などの眼科検査を総合的に判断して治療方針を決めなければならない．たとえ眼窩骨折の手術をしないとしても，正しい判断をすることは眼科医の使命ではないだろうか．

カコモン読解 第21回 一般問題83

眼窩吹き抜け骨折でみられるのはどれか．3つ選べ
a 複視　　b 鼻出血　　c 眼球突出　　d 悪心・嘔吐　　e 相対的瞳孔求心路障害（RAPD）陽性

解説　"眼窩吹き抜け骨折"とは，眼窩骨折のなかでも下壁が単独で骨折したものを指す（前述した pure type）．主な症状は，眼窩内軟部組織が上顎洞に脱出することによる上下方向視の複視（a）である．また，下壁は眼窩と上顎洞を隔てているため，鼻出血（b）を伴うことがある．若年者に多い閉鎖型骨折では，骨折部位に外眼筋が絞扼され，強い眼球運動障害，眼球運動時痛をきたすとともに，悪心・嘔吐（d），頭痛などの迷走神経反射を生じ，この場合は緊急手術の適応になる．眼窩吹き抜け骨折では，眼窩内容積の増大に伴い眼球陥凹を生じるのが一般的であるが，受傷当初は周辺組織の腫脹のため陥凹が目立たず，数週間後に腫脹の軽快とともに顕著化してくることが多い．眉毛部外側の打撲を伴う場合は，視神経管内における視神経線維の血管原性浮腫，循環障害や，視神経管骨折による外傷性視神経症を生じRAPD（relative afferent pupillary defect）陽性となることもあるが，一般的に眼窩吹き抜け骨折でみられるものではない．

模範解答　a，b，d

4. 外傷性疾患

カコモン読解　第23回　一般問題25

眼窩壁骨折を起こしやすいのはどれか．2つ選べ．
a 涙骨　　b 篩骨　　c 上顎骨　　d 前頭骨　　e 蝶形骨

解説　"眼窩壁骨折を起こしやすいところ＝骨が薄く，支えのないところ"である．眼窩壁骨折の最も好発部位は眼窩下壁の上顎骨（c）である．下壁の後端である下眼窩裂から前方に走る三叉神経第2枝は眼窩下溝というトンネルを通るため，その部位が中空構造になっており，ただでさえ薄い上顎骨をさらに脆弱にしている．二番目の好発部位は内壁の篩骨部（b）である．この部位は紙様板（lamina papyracea）と呼ばれ，その厚みは0.2〜0.4 mmと眼窩壁で最も薄いため折れやすい．さらに眼窩下壁は上顎洞に，内壁は篩骨洞に隣接するため支えがなく骨折しやすい構造になっている．

模範解答　b, c

カコモン読解　第24回　臨床実地問題44

22歳の男性．右眼を殴られて複視と顔面のしびれを自覚して来院した．頭部CTを図に示す．知覚消失を認めない部位はどれか．
a 頬部
b 歯肉
c 鼻翼
d 上眼瞼
e 上口唇

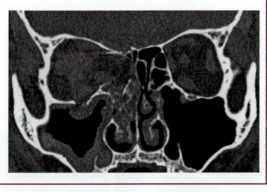

解説　図のCTは冠状断で，眼窩内壁骨折と下壁骨折を生じている．健側（左側）と比較するとわかりやすいが，眼窩下神経溝に骨折を生じており，ここを走行する三叉神経第2枝に障害が出ることが考えられる．三叉神経第2枝は図7に示したように上顎の全体にわたって分布し，歯茎や上唇，口蓋や下瞼，頬部などがその支配領域であり，上眼瞼は含まれない．

模範解答　d

（田邉美香）

眼窩骨折の手術は，いつごろ施行するのがよいのでしょうか？

Answer CT検査において外眼筋の絞扼を認める閉鎖型骨折の場合は緊急手術の適応であり，手術の時期は早ければ早いほどよいと考えるべきです．眼窩内組織の絞扼がない開放型骨折では，骨折片の偏位や眼窩内組織の脱出などの不可逆性変化を伴う眼球運動障害がある場合は，可能な限り2週間以内に手術を行うことが望ましいでしょう．

骨折の形状による手術時期

閉鎖型骨折：いったん眼窩壁が骨折し，眼窩内軟部組織が副鼻腔側に脱出し，その直後に瞬時に骨片がその弾力によって元の位置に戻るものを閉鎖型骨折という．その病態からtrapdoor fractureとも呼ばれる．悪心，嘔吐，眼球運動時痛を伴うことが多い．一瞬脱出した眼窩内組織が嵌頓，絞扼することがある（**図1**）．その場合は，絶対的手術適応である．特に外眼筋自体の絞扼では循環障害により筋が壊死し重篤な眼球運動障害をきたすことが多いため，可及的速やかに手術を要する．自身の施設で手術が不可能であれば，速やかに適切な施設へ紹介を行う．このタイプは骨に弾力のある若年者（主には20歳未満）に生じる．骨折片の偏位が小さく，見落とす可能性があるため注意が必要である．

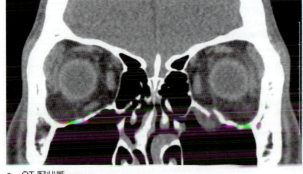
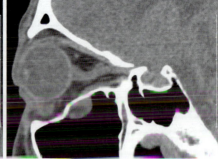

a. CT冠状断   b. CT傍矢状断

図1 左眼窩骨折（閉鎖型，下壁）
a. 左眼窩下壁に注目すると骨の偏位は軽微だが，左右の下直筋を見比べると眼窩外への脱出のため左眼下直筋が消えたようにみえる"missing rectus"の状態であることがわかる．
b. 傍矢状断では下壁骨の偏位はないようにみえるが，下直筋に着目するとその連続性が追えず，眼窩外に脱出し嵌頓していることがわかる．

開放型骨折：主に副鼻腔へ向かって骨折片が偏位し，眼窩内組織が脱出しているものを開放型骨折という．骨折部位は開放しており軟部組織の絞扼はないが，軟部組織が偏位しているため，程度によっては外眼筋の動きが眼球に十分伝達されずに眼球運動障害が生じる．大きな開放型骨折では，骨の偏位による眼窩内容積の増大により眼球陥凹が生じる．

　開放型眼窩骨折の手術適応については，表1の因子を検討したうえで，受傷日からの経過日数，症状の変化などから総合的に判断する．一般的には軟部組織の瘢痕化，手術の操作性を考慮して，受傷後2週間以内に手術を行うのがよい[1]が，それ以上経過していても可能な限り早期に眼窩内組織の整復を行うことが望ましい．なお，受傷後1か月間は鼻を強くかむと眼窩内気腫をきたすことがあり，鼻を強くかまないように指導する．

表1　開放型眼窩骨折の手術適応を決定する因子

1	CTで不可逆性変化を伴う眼球運動障害があるか
2	眼球陥凹があるか/生じる可能性があるか
3	もともと斜視はなかったか（受傷前の両眼視機能はどうであったか）
4	視力に問題はないか
5	全身状態に問題はないか

文献は p.420 参照．

開放型眼窩骨折の手術適応を決定する因子

1. CTで不可逆性変化を伴う眼球運動障害があるか：CT上，骨偏位が軽度の骨折で，眼窩内軟部組織や外眼筋の浮腫・腫脹，眼窩内気腫など可逆的変化がメインの場合は，眼球運動障害は時間経過とともに，ある程度改善するため経過観察してもよい（図2）．その一方，骨偏位が大きく，眼窩内組織が大きく偏位している場合や，偏位骨片を越えて眼窩内組織が大量に脱出しているような場合は，組織の癒着や瘢痕によって不可逆性の眼球運動障害が残る可能性がある．診察所見，ヘスチャート，両眼単一視領域（binocular single vision；BSV）から総合的に判断する．ヘスチャートでは日常生活に最低限必要な30°の範囲まで必ず測定する．BSVでは両眼のむき運動で単一視できる範囲をGoldmann視野計のIII-4e視標で測定し，ヘスチャートでは検出できない30°以上の複視の有無を確認できる．正常は上方が40〜50°，水平方向は50°，下方は50〜60°である．一般的にヘスチャートで異常が認められれば（30°以内の眼球運動障害があれば）手術の適応だが，それに加えて個人の複視の症状によって適応を検討する．たとえば，若年者のスポーツ選手では50°の両眼単一視領域が必要かもしれないが，活動量の少ない高齢者では30°で十分である場合もあり，個人のライフスタイルによって異なる．

2. 眼球陥凹があるか/生じる可能性があるか：眼球陥凹は骨の偏位による眼窩内スペースの増加に伴って生じ，大きな開放型骨折に

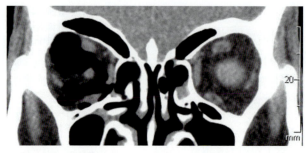
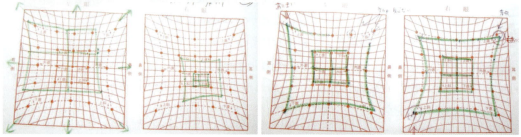

a. CT 冠状断

b. 受傷時のヘスチャート（左図：左眼，右図：右眼）　　c. 受傷後3か月時のヘスチャート（左図：左眼，右図：右眼）

図2　右眼窩内壁骨折に伴い眼窩内気腫を生じた症例
a. 右眼窩内は，左眼と比較し low density で副鼻腔内と同レベルであることから眼窩内気腫とわかる．
b. 眼窩内気腫のため右眼球運動が全方向で制限されている．一般的に内壁骨折では水平方向の眼球運動が制限されることが多い．本症例のように骨偏位や眼窩内組織脱出が軽微であるにもかかわらず，眼球運動障害が著明な場合は骨折以外の腫脹や麻痺，眼窩内気腫を疑う．
c. 眼窩内気腫の消失に伴い，ヘスチャートは正常化した．通常，眼窩内気腫は2週間程度で自然消失する．

おいて生じやすい．内壁骨折，下壁骨折では骨片が3mm内側または下側に偏位すると眼窩内容積は $1.5\,cm^3$（5％）増加し，1.0〜1.5mm眼球陥凹が生じるとされている．受傷直後は腫脹や出血にマスクされ目立たないが，数週間後に腫脹が消退してくると顕著になるため，CT上明らかに大量の軟部組織脱出がある場合は眼球陥凹が生じることを説明しておく．腫脹の軽快を待つと手術時機を逸してしまうことがあるため，手術を希望する場合は組織の瘢痕，手術の操作性の点から受傷早期の手術を勧める．

3. **もともと斜視はなかったか（受傷前の両眼視機能はどうであったか）**：眼科受診歴がない場合は，問診による確認が必要である．受傷前から両眼視機能が不良の場合は，非優位眼に抑制が掛かりヘスチャートの検査が行えないことがある．そのような症例では複視が生じにくく，手術適応を検討するうえで考慮が必要である．

4. **視力に問題はないか**：成人では左右の視力が1.0と0.3のように大きな差があると両眼視は得られにくく[2]，すなわち複視は生じにくい．眼窩骨折では眼外傷を伴うこともあり，後述する"カコモン読解　第19回　臨床実地問題38"の解説のように，視力が期待できない場合は早期の手術適応にはならない．

5. 全身状態に問題はないか：眼窩骨折の手術は基本的には全身麻酔下で行うため，全身状態の把握が必要である．また，眼窩骨折以外の頭蓋底骨折や頭蓋内病変があれば，その治療を優先する．

> **カコモン読解** 第19回 臨床実地問題38
>
> 47歳の男性．右眼を打撲して来院した．視力は右光覚弁．右眼前眼部写真と頭部CTとを図A, Bに示す．まず行うべき手術はどれか．
> a 角膜縫合術
> b 強膜縫合術
> c 水晶体摘出術
> d 内直筋縫合術
> e 眼窩内側壁整復術
>
>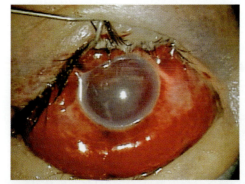
> 図A
>
>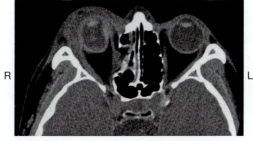
> 図B

[解説] 図Aの写真から強膜裂傷によるぶどう膜の脱出を認め，眼球破裂の状態であることがわかる．感染や交感性眼炎の予防からも，まず強膜の縫合処置を行い，完全に閉鎖する必要がある．また，受傷後24時間以上経過している場合は術後感染を避けるため，脱出虹彩や硝子体を切除する．図BのCTから，右眼窩内壁の開放骨折があることがわかる．内直筋の腫脹を認めるが，連続性は保たれているようである．眼窩骨折整復術の目的は第一に眼球運動の正常化であり，それは視力が保たれていることが大前提であり，このような状況下ではまず行うべき手術には該当しない．

[模範解答] b

（田邉美香）

眼窩内壁骨折整復術

眼窩骨折の第一の治療目標は，眼球運動の回復である[1]．そのためには眼球運動を担う眼窩内組織を本来の位置に戻し，外眼筋が円滑に可動できる環境を再構築することが必要である．眼窩内壁骨折は鼻腔内アプローチで整復されることもあるが，眼球運動の評価は眼科でしか行えず，眼科医が積極的に治療に携わるべき分野といえる．

文献は p.420 参照．

手術環境

手術は狭くて深い眼窩内での操作が大半であり，一般的な眼科用手術顕微鏡ではなく広範囲に角度を変えることのできるコントラバス式手術顕微鏡と上下左右に回旋できる手術台の組み合わせが骨折部の観察に適している．また，手術台の変化で患者の体位がずれることのないよう，頭部から下肢までベッドにしっかり固定しておく．

皮膚切開から眼窩内壁へのアプローチ

内眼角から眉毛部まで皮膚割線に沿わせた Lynch's 切開で，内側眼窩縁に皮膚切開ラインをデザインする（**図1a**）．眼窩内手術は通常全身麻酔で行うが，止血効果，局所の疼痛抑制目的に，デザインに沿って骨膜の深さまでエピネフリン含有キシロカイン®を注入する．麻酔薬が浸潤する間，眼球牽引試験（forced duction test；FDT）を行い，整復前の眼球運動制限の程度を確認する．切開ラインは立体的な傾斜面にあるため，皮膚面に垂直になるよう意識しながらメスで切開を行う*1．このとき，メスでの切開は眼輪筋までとし，それ以降は形成剪刀などで鈍的に展開を進める．鋭利なもので，むやみに展開すると内眼角動静脈を損傷してしまい，止血のための余分な操作を要する．

骨膜前まで展開できたら内眼角靱帯（medial canthal tendon；MCT）の鼻側の眼窩縁でできるだけ上下方向に長く，頭側は滑車部を越えるまでメスで骨膜を切開する．このとき，MCT 付着部が角になるように切開すると，閉創時の骨膜のずれを予防できる（**図1b**）．骨膜剝離子を用いて，骨に残らないように確実に眼窩側へ骨膜を剝

*1 小さな円刃刀（No.15c）
眼形成手術には No.15 よりも小さな No.15c のメス刃が適している（**図2**）．起伏に富む眼周囲の皮膚を顕微鏡下で切開するには，小回りの利く No.15c が有用である．

離し，骨膜と骨壁の間の展開を進める*2．骨縫合部は骨膜への栄養血管の出入りがあることが多く，適宜バイポーラで凝固止血しながら剥離を進める．特に，眼窩内壁の前頭篩骨縫合部には前・後篩骨動脈があり，確実に凝固止血を行わなければ術中・術後の出血をきたし，術野の確保が困難となるだけでなく，術翌日に眼窩内血腫を起こしてしまい，緊急で再手術を要する状況にもなりうる．

眼窩内組織の整復

　骨折部に到達すると，脱出した眼窩内組織が確認できる．脱出の方向，骨折片の位置関係は症例ごとに異なるため，術前のCT画像で十分に術野のオリエンテーションをつけておくとよい．脱出組織は強引に引き上げるのではなく，骨折線の輪郭を追いかけるように周囲の骨膜を持ち上げ，生理食塩水を浸した糸付き小綿（滅菌ベンシーツ®）を吸引嘴管，バイポーラ鑷子で扱い，脱出組織の愛護的な復位を進める（図1c）．さらに深部の骨折線をたどっていくと骨折線の全容が見え，すなわち脱出組織の復位は完了する（図1d）．新鮮例であれば癒着があまりなく復位しやすいが，受傷後10日くらい経過すると脱出組織と副鼻腔粘膜との癒着が始まるため，その境界を確認しながらバイポーラ鑷子で凝固・切断を繰り返すような分離作業を要する[2]．若年者に特有の閉鎖型眼窩骨折の場合は骨折部に外眼筋や眼窩脂肪が絞扼されているため，無理に復位させるとさらなる組織障害をきたしてしまう．復位の際には骨折片を吸引嘴管などで押し広げ，時には強く押して完全に骨折片を遊離させるなどして絞扼を完全に解除した状態で操作する．

　破綻した骨膜からの眼窩内組織の再脱出と癒着を防止するために，当科ではシリコーンプレート（0.5mmまたは1.0mm厚，孔なし，図1e）を骨折縁が覆えるサイズに加工して骨折縁最深部の骨と骨膜の間に挿入する（図1f）．滅菌ベンシーツ®をていねいに除去し，再度FDTを行って眼球運動制限の解除を確認する．滅菌ベンシーツ®除去後，シリコーンプレートのみで眼窩内組織が保持できていればそのままでもよいが，支えきれない，または眼窩骨壁のアライメントが不良の場合は，術後の眼球陥凹改善も考慮した硬性再建も同時に行う必要がある．骨折部の自家骨片を持ち上げるだけで整復位を維持できればそのままでよいが，維持できない場合はいったんとり出した自家骨片を骨壁とシリコーンプレートの間に回転または反転させた状態で挿入して再建する．それでも困難な場合は人

＊2 内壁展開の骨膜剥離
内壁展開では骨膜剥離の範囲が小さいと十分な術野が得られず，深部の操作の難易度が上がってしまう．上方は上斜筋の滑車を損傷しないように骨膜ごと剥離し，下方は涙嚢を損傷しないように後涙嚢稜がよく見えるまで剥離する．そうすることで，内上方の眼窩縁を中心とした三角エリアで広く眼窩内側壁を展開できる（図3）．

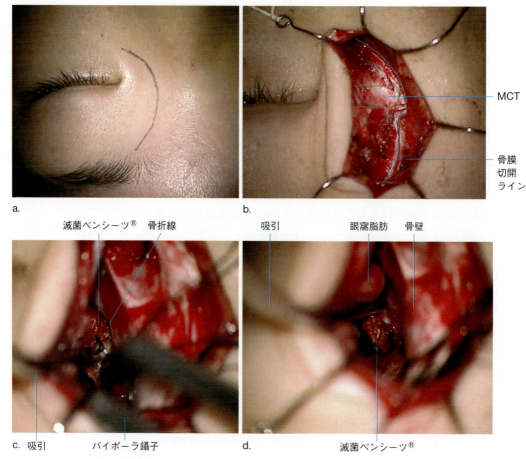

図1 眼窩内壁骨折整復術（12歳，男児）
a. Lynch's 切開のデザイン．
b. 骨膜切開のライン．MCT を避けるように切開ラインを直角に変化させる．
c. 脱出組織の愛護的復位．滅菌ベンシーツ® を介して脱出組織を操作する．
d. 復位完了．最深部の骨折線が確認でき，その深部まで骨膜を剝離できている．
MCT：medial canthal tendon（内眼角靱帯）

工骨（筆者らの場合は Super FIXSORB®，図1e）を使用する．シリコーンプレート周囲に2～3か月で線維性被膜が形成され眼窩内組織を保持できるようになり，抜去が可能となる．長期留置例では被膜内腔の血腫形成による眼位上昇，被膜の拘縮・骨化などの報告があるため，しかるべき時期に抜去するが，人工骨は留置したままでよい．

閉創

閉創前には持続性出血の有無を入念に確認する必要がある．硬性再建時に骨壁を動かした際，鼻粘膜からの出血がしばしばみられるが，バイポーラ鑷子での凝固止血が届かないときにはサージセル®

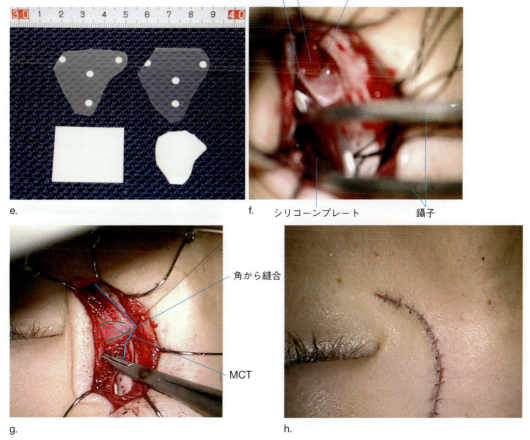

(図1のつづき)
e. 眼窩壁の整復材料．左上は 1.0 mm 厚，右上は 0.5 mm 厚のシリコーンプレート．下壁骨折に使用し抜去したもの．下は Super FIXSORB®，右下は下壁骨折用に加工したもの．
f. 骨膜下にシリコーンプレートを挿入．涙嚢窩に干渉しないように加工した．
g. 骨膜縫合．骨膜切開の角から縫合すると，ずれることはない．
h. 皮膚縫合終了．術後の瘢痕拘縮を想定して若干盛り上げるように縫合．

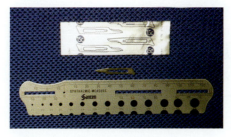

図2 小さな円刃刀 (No.15c)
No.15 メスよりも一回り小さく，顕微鏡下手術に有用である．

シートなどの止血材料を眼窩内組織に接触しないよう，出血部位へ挿入することも有効である．止血が完全でないと感じたなら，迷わずドレーンを留置する．

骨膜は，切開時の角を合わせて 6-0 アスフレックスなどで骨膜のずれのないように縫合する（**図1g**）．皮膚は 7-0 アスフレックスな

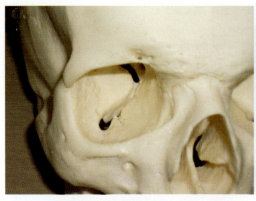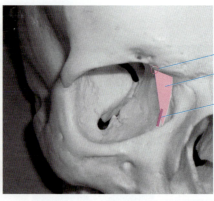

図3 右側眼窩部の骨模型
滑車部から後涙嚢稜まで骨膜剥離を行えば，図中の三角エリア（■）で骨膜下を展開でき，広い術野を確保できる．

どで真皮埋没縫合，表皮縫合を行い，若干皮膚が盛り上がるように閉創すると治癒後に切開創が目立たなくなる（**図1h**）．創部直上に枕子の役割として小さなガーゼを俵状に巻いたものを当ててテープで固定，その上から5×7 cm 程度に畳んだガーゼで圧迫眼帯を施す．

術後の注意点

　手術翌日には，眼窩内組織の整復状態，硬性再建の評価，血腫形成などの合併症の有無を確認する目的で眼窩部CT検査を行う．ガーゼ汚染の血液成分がわずかであれば，ドレーンは抜去してよいが術後2日目くらいまで留置するほうが無難である．ドレーンが抜去できれば眼帯は不要となり，俵状ガーゼは2日目以降に除去する．術後問題なければ，自主的に上下左右に眼球を動かす眼球運動のリハビリテーションを指導する．術後の眼球運動の回復度合いは骨折の程度，年齢により個人差はあるが，おおむね3か月から半年かけて徐々に改善することが期待される．術後早期のうちは副鼻腔と眼窩内の気密性はまだ不完全であるので，眼窩内気腫を起こさないために術後1か月程度は強く鼻をかまないように指導する．

シリコーンプレート抜去

　整復術の際の切開ラインをそのまま利用し，その頭側の半分程度を切開する．眼窩縁まで展開し骨膜縫合の糸を発見できればシリコーンプレート周囲の被膜に到達できる．メスで被膜を切開しシリコーンプレートが確認できれば，モスキートペアンでシリコーンプレートを引き出す．その際，被膜内部に多少の血腫形成がみられることがあるので，生理食塩水で内部を洗浄しておくとよい．シリ

コーンプレートの破損がないことを確認し，前回同様に皮膚縫合，圧迫眼帯を行う．シリコーンプレート抜去は眼窩縁までの操作であるので，成人であれば局所麻酔で手術が可能である．

カコモン読解 第19回 臨床実地問題28

35歳の男性．交通事故で左眼の周囲を強打したため来院した．視力は右1.2（矯正不能），左0.1（矯正不能）．前眼部と中間透光体および眼底に異常はない．頭部CTを図に示す．骨折が認められるのはどれか．2つ選べ．
a 前頭骨
b 左頬骨弓
c 左視神経管
d 左眼窩内側壁
e 左蝶形骨大翼

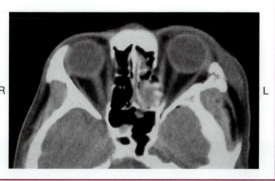

解説 a，eについては，蝶形骨大翼は眼窩外側壁を構成するが，眼球外側の骨折部分は前頭骨または頬骨である．しかし，この画像ではその判別は困難であろう．よって×．bも×．cは，左眼の著明な視力低下，右側の視神経管と比較すると明らかにその間隙は狭くなっている．よって○．dは，内直筋に接している骨壁の不整は明らかである．よって○．

模範解答 c, d

（板倉秀記）

眼窩下壁骨折整復術

眼瞼皮膚切開で眼窩下壁のアプローチを行うと，眼瞼に瘢痕を残し下眼瞼の外反や変形をきたすとの意見もあるが，眼窩縁までの軟部組織を非侵襲的に扱い，正しく皮膚縫合を行えば切開創が問題となることはない（**図1**）．ここでは睫毛下皮膚切開ののち眼輪筋と眼窩隔膜の境界を展開し（**図2**），眼窩縁骨膜切開での下壁骨折整復術について述べる．

手術環境

眼窩内壁の手術と同様であるが，下壁展開の際は牽引糸を尾側へ

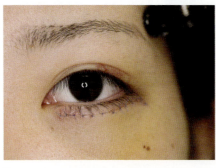
a.

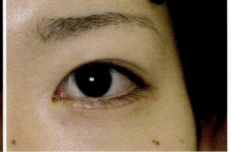
b.

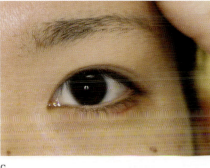
c.

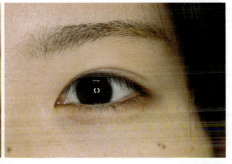
d.

図1　左側眼窩下壁骨折整復術（20歳，女性）
a. 術後1週間．睫毛下皮膚切開の抜糸時．切開デザインがよくわかる．
b. 骨折の術後1か月．切開線にまだ発赤は残るが，外反や変形はない．
c. シリコーンプレート抜去後1週間．骨折の術後2か月でシリコーンプレートを抜去した．創の耳側半分は1週間前に切開したため発赤があるが，鼻側半分は骨折術後2か月経過し発赤は消退傾向にある．
d. 骨折の術後3か月．鼻側半分の発赤は完全に消失し，創はわからない．耳側半分はシリコーンプレート抜去後1か月のため発赤が残っている．

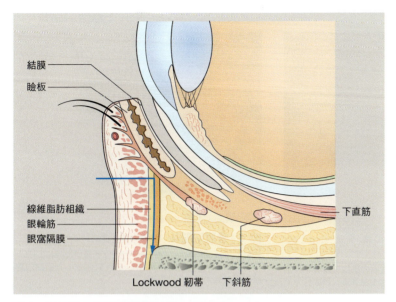

図2 下眼瞼の解剖と眼窩下壁へのアプローチ（青矢印）
眼輪筋までメスで切開し，眼輪筋と眼窩隔膜の間の粗な結合組織層を鈍的に展開し，眼窩縁にアプローチする（青矢印）．

引くことが多いため，挿管チューブは反対側の口角へ固定するよう麻酔科医へ依頼するとよい．

皮膚切開から眼窩下壁へのアプローチ

下眼瞼皮膚には，睫毛下の約3～4mmの位置に睫毛列に平行な稜線がある．涙点下から外眼角までの切開デザインはこの稜線に乗せ，外眼角より外側は皮膚割線に乗せて延長する（図1a）．デザイン線から眼窩下縁の範囲に局所麻酔薬を注入したのち眼球牽引試験を行い，整復前の眼球運動制限を確認しておく．睫毛下皮膚は皮膚切開時の固定がやや難しいが，涙液をふきとり，速やかに指の腹全体で切開ラインの上下を覆うと固定しやすい．眼輪筋の深さまでメスで切開し，切開縁で眼輪筋をスキンフックなどで牽引把持し，眼輪筋と眼窩隔膜の間の結合組織を鈍的に剥離展開する．この結合組織は粗で，展開にさほど力を要しない．層を誤って眼輪筋の間で展開してしまうと鈍的展開にかなりの抵抗を伴い，結果的に眼輪筋を損傷してしまうことになる．このとき，スキンフックを把持した手の薬指で皮膚を頬側へ引っ張ることで，皮膚眼輪筋が眼窩隔膜から離れる方向へテンションが掛かり，展開の最深部が視認しやすくなる（図3）．誤って眼窩隔膜を破ってしまうと眼窩内脂肪が脱出し，その後の術野の妨げになるので注意を要する．眼窩下縁に到達した

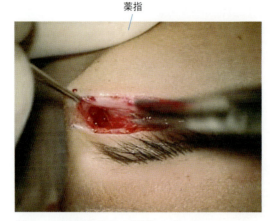

図3　左側眼窩骨折の展開（10歳，男児，surgeon's view）

眼輪筋をスキンフックで牽引し，左手の薬指で皮膚を頬側へ引くと，展開部の突き当たりがよく見える．形成剪刀で鈍的に展開中．

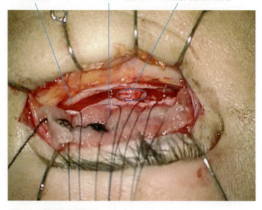

図4　骨膜切開後（図3と同一症例）

釣針鉤で皮膚眼輪筋は牽引展開され，骨膜切開縁に5-0ナイロン糸を通糸し頭側へ牽引している．脱出した眼窩内脂肪組織が見える．

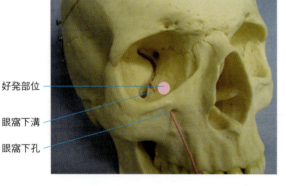

図5　右側眼窩部の骨模型

眼窩下溝～眼窩下孔にピンク色のワイヤーを通してある．その鼻側が下壁骨折の好発部位である．

ら中村氏釣針型開創鉤*1（釣針鉤）などで展開を維持し，骨膜をメスで切開する．骨上で確実に骨膜を剥離し，骨膜切開縁に5-0ナイロン糸で牽引糸を掛けて展開する（図4）．骨膜下に入ると骨膜と骨を架橋する小さな血管が多数みられるが，引っ張って切るのではなく適宜凝固しながら下壁に沿って骨膜剥離を進める．下斜筋起始部の骨膜は骨との癒着が強く，剥離の際に下斜筋起始部を挫滅しないよう注意する．

眼窩内組織の整復

眼窩下溝の部位で眼窩下神経の走行に沿って骨膜は眼窩下管へと連続しており，眼窩下神経周囲の骨膜をていねいに剥離し伴走血管を凝固止血できると，術野は大きく展開できる．また，下壁においては眼窩下溝の鼻側が最も薄く，骨折の好発部位であり（図5）[1]，

*1 中村氏釣針型開創鉤（釣針鉤）

この鉤は鈍的に開創を維持でき，展開の範囲や深さに応じて適宜掛け替えることができる．鉤に1-0絹糸を結紮し，眼科用ペアンでドレープに固定して使用する．下図のように大，中，小型3サイズがある．

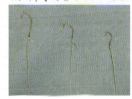

文献はp.420参照．

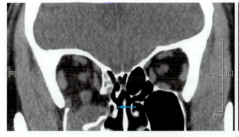
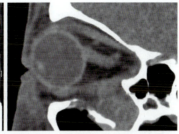
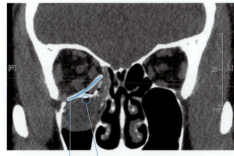
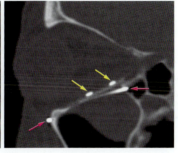

図 6　右側眼窩下壁骨折の CT 所見（53 歳，男性）
a. 術前冠状断．下壁の大部分が骨折し鉤状突起（矢印）は脱落している．
b. 術前矢状断．下壁は深部まで骨折している．
c. 術後冠状断．鋼線（○）を足場に人工骨（■）を挿入した．
d. 術後矢状断（骨条件）．鋼線が眼窩縁から蝶形骨洞に刺入してある（赤矢印）．人工骨の上に挿入したシリコーンプレートのマーカーが描出されている（黄矢印）．

この眼窩下神経と眼窩内組織の分離操作は下壁展開に必須の作業である．

　整復の操作は原則的には再度の眼球牽引試験まで内壁と同様であるが，下壁には眼窩内組織の重力が掛かる点で内壁と異なる．シリコーンプレートのみで眼窩内組織を保持できるかどうかを術前の CT 画像で予測し，必要となりそうな硬性再建の材料をあらかじめ用意しておくとよい．眼窩の内壁・下壁の移行部にある鉤状突起まで骨折し下壁の大部分が上顎洞へ脱落した症例では，シリコーンプレートと人工骨を乗せる場所がなく，キルシュナー鋼線を眼窩縁から蝶形骨洞に刺入し，鋼線を足場に人工骨を挿入するといった橋梁支持固定を併用することもある（図 6）．キルシュナー鋼線は，シリコーンプレート抜去時に同時に抜去する．

　内壁，下壁とも骨折し，手術適応となる症例もまれではない．同様の手順で同時に整復を行うが，手術時間が長くなるにつれ，眼窩内組織が徐々に腫脹し骨折最深部が視認困難となることもある．腫脹抑制目的として，手術開始と同時にソル・メドロール®点滴（250 mg または 500 mg）を行っておくと効果的である．

閉創

閉創前に眼窩内の止血確認を念入りに行う．骨膜は 6-0 アスフレックスなどで，皮膚は 7-0 アスフレックスなどで表皮縫合を行い，手術は終了となる．術後の注意点は内壁の場合と同様である．

シリコーンプレート抜去

前回手術の切開ラインの耳側半分を切開する（図1c）．整復術の際，シリコーンプレートは眼窩縁ぎりぎりに留置しておくと抜去時にも見つけやすい．内壁，下壁ともに骨折しシリコーンプレートを複数枚挿入したときは，下壁の切開ラインをすべて切開・展開すると内壁のシリコーンプレートも下壁側から抜去できる．

まとめ

内壁骨折，下壁骨折ともにその治療は形成外科，耳鼻咽喉科が担当する施設もあり，統一した治療方針が確立されていないのが現状である．眼窩骨折は骨折ではあるが，治療対象は眼窩内組織であることを忘れてはならない．

カコモン読解 第18回 一般問題77

眼窩吹き抜け骨折でみられないのはどれか．
a 複視　　b 眼瞼下垂　　c 悪心・嘔吐　　d 眼球運動痛　　e 頬部知覚異常

解説　a は○．眼窩内の脂肪組織は，外眼筋と結合組織を介して連続性がある．眼窩内組織が脱出すると，その連続性のために眼窩内全体にも牽引が掛かり，眼球運動障害をきたす．
b は×．通常，眼瞼下垂はみられない．陳旧例では，眼球陥凹による偽眼瞼下垂を呈することもある．
c は○．若年者に特徴的な閉鎖型骨折の典型症状である．閉鎖型骨折は緊急手術の適応がある．
d は○．閉鎖型の場合は，顕著な眼球運動時痛を伴う．開放型でも伴うが，程度に差がある．
e は○．下壁骨折の際に，三叉神経第2枝である眼窩下神経がしばしば圧迫を受ける．眼窩下孔を通って下眼瞼〜上唇に分布している．
模範解答　b

（板倉秀記）

陳旧性眼窩骨折整復術

眼窩を構成する骨が外力によって骨折したものが眼窩骨折であり，特に副鼻腔へ向かって骨折をきたしたものは吹き抜け骨折といわれる．眼窩内組織（眼窩脂肪，外眼筋など）が眼窩外へ脱出することにより眼球運動障害，眼球陥凹などの障害をきたす．骨折によって偏位した眼窩内組織は，整復しなければ形態的に受傷前の状態に戻ることはない．経過とともに眼窩内組織は副鼻腔粘膜などと癒着し瘢痕化してくるため，手術のタイミングを逃せば眼球運動障害などの機能障害を残しうる．ここでは，受傷後に無治療で長期間経過し変形治癒した症例や初回手術で不適切な手術を受けた症例などの陳旧性眼窩骨折の病態，手術法について述べる．

文献は p.420 参照．

病態

眼窩内には外眼筋や眼窩脂肪，骨膜の間に結合組織のネットワーク（connective tissue septa）が存在し，眼球運動や開閉瞼の際にはそれを介して眼窩内組織がスムーズに連動している．このネットワークが眼窩骨折によって，偏位や牽引，断裂などをきたした場合や，二次的に癒着，拘縮した場合に眼球運動障害を引き起こす．眼窩骨折をきたしたのち，眼窩内組織と副鼻腔粘膜との癒着は，臨床的に1週間前後から始まり徐々に進行する．そのため，受傷後1～2週間以内に手術を行うことが望ましく，この時期に適切な手術（眼窩内組織の全整復および癒着を生じさせない骨壁再建）を行えば，眼球運動障害を残さずに治癒させることが可能である．一方で陳旧例では，眼窩脂肪や外眼筋などの眼窩内組織が偏位した状態で副鼻腔粘膜などと癒着，瘢痕化をきたしており，強い眼球運動障害をきたしうる．眼球運動障害を改善させるためには，眼窩内組織の癒着解除，瘢痕除去が必要であり，その術式と脂肪移植について述べる．

手術の実際

症例を提示して解説する．症例は22歳，女性で，左眼窩骨折を受傷し他院耳鼻咽喉科で手術を受けたが，複視が改善しないために受

診した．眼球運動は，特に上下方向で強い制限を認めた（**図1**）．CT検査において左眼窩下壁の欠損を認め，骨に置き換わるように軟部組織が存在し，下直筋はその軟部組織と一体となっており，境界は不明瞭であった（**図2**）．外眼筋を含めた眼窩内組織が術後の瘢痕組織と癒着し，眼球運動障害を生じていると考えられた．

1．癒着解除：最も基本的な方法である経眼窩縁アプローチでの術式を解説する．手術画像はいずれも surgeon's view である．

まず，眼窩深部の狭くて深い術野を多方向から観察する必要があるため，可能であれば顕微鏡は角度を自由に変えることができるコントラバス型を用意する．全身麻酔下に，まず forced duction test を施行し，整復前の眼球運動時の抵抗を確認する．術中や術終了時にも同様に行い，その改善の程度を確認する（**図3**）．眼窩下壁骨折の場合，下眼瞼睫毛下の約3mm下方に自然皺に沿って皮膚切開線をデザインする（**図4**）．内壁骨折の場合は，前涙囊稜から滑車付近の眼窩縁に沿ってデザインする．皮膚切開後に，下壁では眼輪筋と眼窩隔膜の間を鈍的に剝離し，内壁では眼輪筋をその線維に沿って鈍的に分け，眼窩縁に到達する（**図5**）．眼窩縁を露出した際に，新鮮例であれば眼窩縁の骨膜を切開し，骨膜下（骨膜と骨の間）を剝離することで骨折部にアプローチし，脱落したすべての眼窩内組織を眼窩内へ整復する．一方で，陳旧例では眼窩縁付近の眼窩隔膜を切開して骨膜の直上（眼窩内組織と骨膜の間）を剝離していく（**図6**）．正常組織であれば眼窩内組織と骨膜の間は結合が疎であるため，容易に剝離できるが，骨折部に到達すると眼窩内組織が変形治癒した眼窩壁や瘢痕組織に癒着していることがわかる（**図7**）．瘢痕化した組織は硬く柔軟性がないため，これを正常組織と癒着した状態で眼窩内へ整復しても眼球運動の改善にはつながらない．そのため，陳旧例では新鮮例のように眼窩内組織をすべて整復するのではなく，瘢痕化した組織は眼窩外へ残して，正常と思われる組織のみを眼窩内へ整復する必要がある．

眼窩内の操作は，吸引嘴管，串引き小鉤などを用いて脱出した眼窩内組織を愛護的にコントロールしながら行う．眼窩内組織を鑷子で強く把持したり，バイポーラで過剰凝固したりすることは，組織を傷害し新たな癒着，瘢痕を生じうるため控える．瘢痕組織は白い組織であり，できるだけ正常組織に残さないようにマイクロ剪刀を用いて切離する．眼窩内組織を吸引嘴管などで骨折部から離すように押さえると，癒着部分が突っ張ってくるためこの部分をていねい

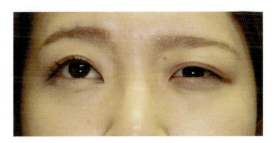

図1 左眼の強い眼球運動制限を認める症例
（22歳，女性．図2～9は同一症例）

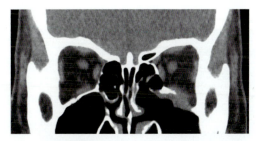

図2 CT検査
左眼窩下壁の欠損を認め，下直筋は軟部組織と一体となっており，境界は不明瞭であった．

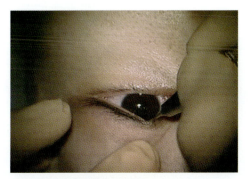

図3 forced duction test
強い上転制限を認める．

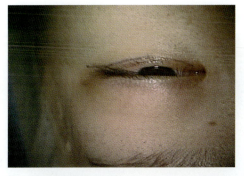

図4 切開デザイン

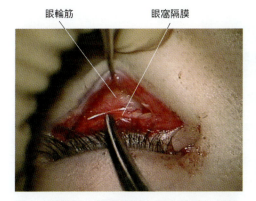

図5 眼輪筋と眼窩隔膜の間を鈍的に剝離

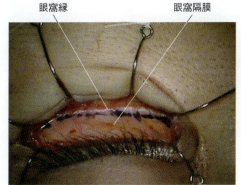

図6 眼窩隔膜の切開

に切離していく（**図8**）．少しでも出血させると瘢痕組織と正常組織の境界が不明瞭となるため，血管が確認できれば凝固止血してから切離する．瘢痕化が強いと正常組織との見きわめが困難であるのに加え，外眼筋が予想外の位置に偏位していることがあり，特に外眼筋の付近を剝離する際には注意する（**図9**）．術前のCT画像を観察し，外眼筋の走行を予想しておくことが重要である．術中にforced duction testを適宜行い，癒着による牽引が残っている場合は，その

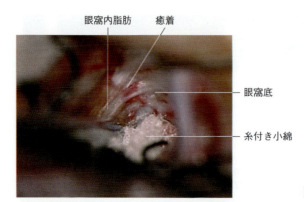

図7 眼窩底でみられた眼窩内脂肪の癒着

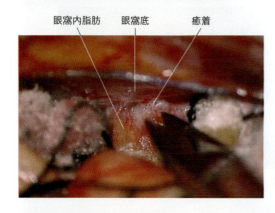

図8 癒着部の切離
眼窩内脂肪を頭側へ押し，突っ張った癒着部を剪刀で切離している．

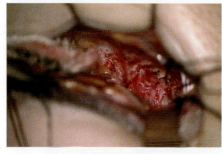
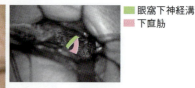

図9 偏位した下直筋
本症例では，眼窩下神経溝を走行する三叉神経第2枝の下方を回り込むように下直筋が存在した．

部分の剝離を進める．

2. 脂肪移植：眼窩内組織と瘢痕組織との癒着をすべて解除できれば，脂肪移植を行う．外眼筋は，脂肪の中に存在し運動しており，つまりはかの部位ではみられない特殊な臓器であり，できるだけスムーズな眼球運動をとり戻すためには，外眼筋の周囲に柔軟な脂肪組織が必要である．筆者らは，脂肪移植に perifascial areolar tissue（PAT）の付着した脂肪組織を用いている．PAT は筋肉と皮下脂肪の境界に存在する薄い結合織であり，両者を円滑に滑らせる組織である．また，血管網に富むことから移植片の生着に有用な組織である．一般的に，鼠径部の外腹斜筋上から脂肪組織とともに採取する（**図10a**）．

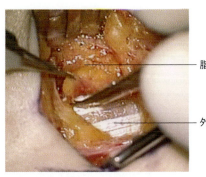 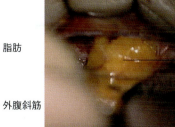

a.   b.

図 10 perifascial areolar tissue の付着した脂肪組織の採取と移植（図 1〜9 とは別の症例）
a. 鼠径部の外腹斜筋上から採取する．
b. 眼窩底に鼠径部から採取した脂肪組織を敷く．

採取した脂肪が癒着していた部分を十分に覆うことができるようにトリミングし，外眼筋と眼窩壁の間に移植する（**図 10b**）．この際に，PAT が付着している面を外眼筋側に接するように眼窩壁に敷く．移植した脂肪は，特別に固定などは行わない．脂肪を移植したのちに，眼窩隔膜，皮膚を縫合し手術を終了する．術後は，再癒着の予防，眼球運動の回復を目的にできるだけ眼球を動かすよう指導し，経過観察を行う．

（上田幸典）

視神経管開放術，視神経減圧術

外傷性視神経症[*1] とは

　眉毛外側部を強打した直後から急激な視力低下をきたす視神経疾患である．眉毛外側部からの介達外力によって，同側の視神経管[*2]の管壁に骨折または歪みが生じ，その内部を走行する視神経線維の断裂，微小循環障害，出血，浮腫によって障害が生じると考えられている[1)]．視力障害には，「暗くなった」などの軽症例から，「まったく光を感じない」という重症例まであり，打撲の強さによってその症状は異なる．特に眉毛外側部に傷がある場合には，顔面損傷は軽度でも，視覚障害が強く現れることが多い．

診断と検査

　受傷直後の急激な視力低下が，この疾患を疑ううえで重要である．そのため，受傷から数日経過してからの視力低下は別の病態と考え，他疾患との鑑別を要する[*3]．診断に必要な重要所見[*4]を示す．ほとんどの症例で眉毛外側部の打撲痕（**図 1**）があり，RAPDが陽性となる[2)]．特にRAPD[*5]の検出は，言葉のつたない小児や意識レベルが低下している外傷患者の診断に非常に有用である．

　検査としては，視力検査，視野検査，眼底検査は必須であり，このほか補助的に中心フリッカ検査，色覚検査，イリスコーダー（瞳孔計），眼窩CT検査を行う．

[*1] 広義の外傷性視神経症として，①眉毛外側部の打撲，②頭部外傷による前頭蓋底骨折，③眼窩側からの視神経の直接損傷がある．

[*2] 長径約7 mm，直径約5 mmの視神経管内を視神経は走行し，眼窩から頭蓋内に向かう．視神経管内は，骨膜と癒合した硬膜で覆われている．

文献は p.420 参照．

[*3] 鑑別疾患

1	外傷性内眼疾患
2	外傷性眼窩出血
3	外傷性眼窩先端部症候群
4	詐病

[*4] 診断の重要所見

1	眉毛外側部の傷
2	受傷直後の急激な視力低下
3	RAPD陽性
4	鼻出血
5	中心フリッカ値の低下

[*5] 相対的瞳孔求心路障害（relative afferent pupillary defect；RAPD）の検出にはswinging flashlight testを行う．ペンライトの光量でも検出が可能である．

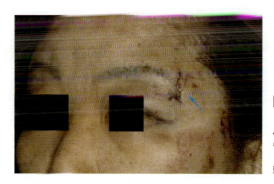

図1　受傷直後の肉眼的所見
42歳，女性．自転車走行中の転倒で，左眉毛外側部（矢印）を受傷．視力は手動弁．

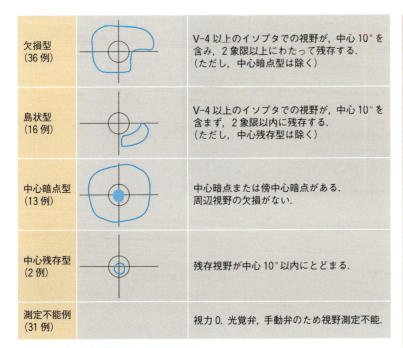

図2 外傷性視神経症の視野分類
(藤澤邦見ら:外傷性視神経損傷の予後について—とくに視野について. 眼科手術 1994;7:259-263.)

視野検査:視野障害の型は多様で,初期緑内障で認める Bjerrum 領域の視野障害や,炎症性視神経疾患で認める中心暗点,あるいは脳疾患で認める半盲という疾患特異的な視野障害パターンはない.しかし,視野障害の範囲としては,2 象限以上の視野欠損を認めることが多い(**図2**)[3].

眼底検査:瞳孔反応を確認したうえで散瞳し,黄斑部網膜に異常がないことを確認する.視神経乳頭の色調は,受傷後約 7〜10 日目頃より徐々に蒼白化がみられるため,視神経乳頭を撮影することで色調の定点変化をみることができる(**図3**).

眼窩 CT 検査:骨条件画像から視神経管壁のアライメントを診る.画像によっては骨折がはっきりしないことがあり,あくまで参考となることが多い.しかし,手術に際して篩骨洞と蝶形骨洞の形状を把握するため,眼窩水平断および冠状断画像が必須である.

治療

視神経の減圧を目的とする薬物療法と観血的視神経減圧術が主体となる.治療は可能な限り早期に開始するのがよい.**表1**から,受傷早期に手術を行った場合に視力改善する傾向にあり,手術のタイ

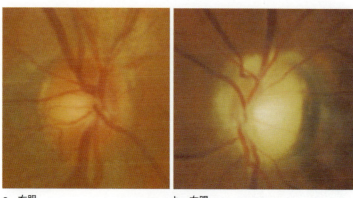

a. 右眼　　　　　　　　b. 左眼

図3　受傷4か月後の視神経乳頭所見（図1と同一症例）
左眼は蒼白化してきている．

表1　術前期間別の視力改善率　　　　　　　　　　　（視力予後改善の判定基準）

術前期間（日）	症例数	改善	不変・悪化・不明	改善率（%）	術前 → 術後	
0～6	290	202	88	69.7	0，光覚弁以下	手動弁以上に
7～13	120	59	61	49.2	手動弁	指数弁以上に
14～20	84	31	53	36.9	指数弁	0.01以上に
21～27	48	17	31	35.4	0.01～0.09	0.02以上の差
28～	181	65	116	35.9	0.1以上	0.2以上の差
計	723	374	349	51.7		

（稲富　誠：外傷性視神経症．柏井　聡編．臨床神経眼科学．第1版．東京：金原出版；2008. p.275-279.）

ミングは受傷後早期が推奨されている．しかし，薬物治療との比較など，その外傷性視神経症に対する治療方針はいまだ議論の的となっている[4]．

薬物治療：1週間に3日間を1クールとしてメチルプレドニゾロンコハク酸エステルナトリウム1,000 mgを投与するステロイドパルス療法が一般的である．さらに，高浸透圧液（グリセオール®）を併用投与し，視神経の浮腫を軽減する．効果がみられない場合は，早急に外科的治療を考慮する．

外科的治療[5]：視神経管を開放し，視神経減圧を目的とする．視神経減圧術の報告は，1916年のPringleによる経眼窩アプローチ法が最も古く[6]，1960年代以降には，視神経管まで到達する手技は工夫洗練され，わが国でも，深道らによって経篩骨洞視神経減圧術（optic canal decompression surgery）が多くの症例に対し行われてきた[7]．ここでは，局所麻酔下での眼科顕微鏡を使用した経皮膚経篩骨洞・

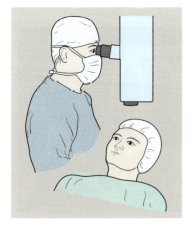

図4　術者の位置

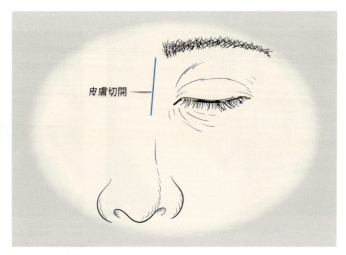

図5　皮膚切開位置

視神経減圧術の術式と注意点について述べる．

1. 術者の位置（図4）：健側の耳脇（左眼が術眼ならば，患者右耳と自分の臍が対向する位置）．
2. 皮膚麻酔・止血：0.1％エピネフリン3滴を含む2％リドカイン2 mLを切開予定部位周囲皮下に局所注射する．
3. 皮膚切開（図5）：眉毛内側から鼻根部下方に20 mm切開する．その後，皮下組織を鈍的に剝離し，骨膜を露出する．眼角動脈（angular artery）に注意し剝離する．
4. 骨膜剝離：エレバラスパで骨膜を剝離し，前頭骨，鼻骨，上顎骨前頭突起を露出する．内側眼角靱帯の位置を確認する．
5. 骨窓作製（図6）：エアトームで10×15 mmの骨窓をつくる．副鼻腔粘膜が露出するまで掘削し，スタンツェで骨窓を拡大する．
6. 視神経管隆起への道程：副鼻腔粘膜を切開し，5,000倍希釈エピネフリンおよび4％キシロカイン®に浸したコメガーゼで粘膜麻酔と止血を行いながら篩骨蜂巣，副鼻腔粘膜を除去し，前篩骨洞から蝶形骨洞へと進む（図7）．途中で髄液漏が確認された場合は，それ以上の手術を中止する．視神経管は蝶形骨小翼を通るため，後篩骨洞の後方，蝶形骨洞上内側にかまぼこ状の視神経管隆起を確認できる．隆起がはっきりしない場合には，後篩骨洞後壁に接した眼窩内側壁を先端部側から除去する．
7. 視神経管壁を細い鋭匙で可能な限り除去し，硬膜を露出する（図8）．
8. 創縫合：止血を確認したのち，骨膜を6-0吸収糸，皮下組織を

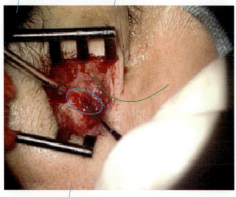

図6 骨窓の作製（図1と同一症例）
術野を示す（左眼）．骨膜を剥離し，エアトームで骨窓を作製する．緑線は眼窩縁を，骨窓を青丸印で示す．

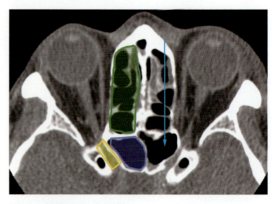

図7 眼窩CT水平断（図1と同一症例）
緑枠は篩骨洞，紫枠は蝶形骨洞，黄枠は視神経管を示す．青矢印の方向に術野を展開していく．

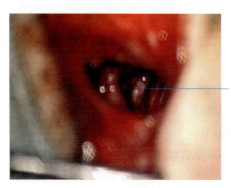

図8 蝶形骨洞までの術野の展開（図1と同一症例）
術野を示す（左眼）．蝶形骨洞まで術野を展開したところ．図中で上下に走行する視神経管隆起を確認し，管壁を除去した．露出した白色の視神経が見える．

3-0吸収糸，さらに皮膚を6-0ナイロン糸で連続埋没縫合する．
9．術後合併症：眼窩先端部症候群，晩期鼻出血（まれではあるが，後篩骨洞動脈からの再出血を数日後にみることがある），副鼻腔炎などがある．

カコモン読解　第18回 一般問題51

外傷性視神経症で正しいのはどれか．2つ選べ．
a 鼻根部の挫滅創が特徴的である．
b 受傷後数日間で視神経萎縮は進行する．
c 相対的瞳孔求心路障害（RAPD）を認める．
d CTで視神経管骨折を認めることで診断する．
e 早期に副腎皮質ステロイド薬の全身投与を行う．

[解説] aは×．眉毛外側部の挫創が特徴的である．
bは×．視神経乳頭の蒼白化は受傷後10日目頃から徐々にみられる．
cは○．視神経障害の陽性所見である．swinging flashlight test で検出する．
dは×．眼窩CTの骨条件で骨折線を検出できることもあるが，はっきりしないことが多い．
eは○．ステロイドパルス療法が第一選択．非改善例に対して早期手術を選択する．
[模範解答] c, e

カコモン読解 第20回 臨床実地問題6

25歳の男性．オートバイで転倒し，右眉毛外側部を強打した．その直後から右眼の視力障害を自覚して来院した．視力は右手動弁（矯正不能），左1.2（矯正不能）．眼圧は右16mmHg，左17mmHg．前眼部と中間透光体および眼底に異常はない．頭部CT写真を図に示す．適切な治療はどれか．3つ選べ．

a 眼窩減圧術
b 視神経管開放術
c 眼窩底骨折整復術
d 高浸透圧薬静脈内投与
e 副腎皮質ステロイド薬大量投与

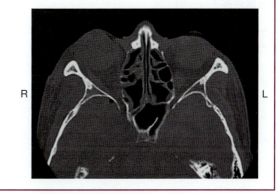

[解説] 現病歴から右外傷性視神経症を強く疑う．提示された図は，眼窩CT水平断の骨条件である．右眼窩内側壁を後方に見ていくと視神経管前方での骨のアライメントが途絶しており，骨折が示唆される．また，右視神経管周囲の内側と外側に空気像を認める．右視神経管骨折によって生じた右外傷性視神経症と診断できる．
aは×．甲状腺眼症で適応となる．
bは○．手術的に視神経管骨折部の管壁を除去し，視神経の減圧を図る．
cは×．眼窩底骨折は認めない．
dは○．視神経浮腫の軽減を図る．
eは○．まず，ステロイドパルス療法を行う．
[模範解答] b, d, e

カコモン読解 第23回 一般問題72

外傷性視神経症で正しいのはどれか．3つ選べ．
a 視神経管骨折の合併が多い．
b 早期から乳頭蒼白を呈する．
c 広範な視野欠損を生じやすい．
d 眉毛部外側の鈍的外傷で生じる．
e 早期に副腎皮質ステロイドの全身投与を行う．

解説 aは×．視神経管の骨折，変形によって生じうる視神経症であるが，画像や術中所見から，必ずしも骨折が多いとはいえない．
bは×．視神経乳頭の蒼白化は受傷後10日目頃から徐々にみられる．
cは△．広範囲視野欠損の定義があいまい．2象限以上の視野欠損が50％にみられる[4]．
dは○．眉毛外側部の鈍的外傷で生じる．
eは○．現在，ステロイドパルス療法が第一選択と考えられている．

模範解答 c, d, e

（恩田秀寿）

眼窩内異物除去

外傷性眼窩内異物の初期対応

　外傷性眼窩内異物では，受傷直後の主訴が眼部打撲や飛来物が当たったなど不確実で，明らかに異物が入ったと訴えない場合や自覚症状に乏しく患者本人が異物の存在に気づかない場合，視診でも刺入創が小さかったり治癒していたりすると見逃される場合があり，これらが診断を遅らせる要因となっている．そのため，受傷後しばらくしてから眼球運動障害や腫脹などの自覚症状が出現することで，または他疾患で画像撮影時に偶然発見されたりすることにより診断されることも少なくない．したがって，外傷症例では異物の可能性を常に念頭において対応しなければならない．患者本人に限らず目撃者へも問診し，受傷時の詳細な状況証拠や物的証拠を十分把握する必要がある．そして，必ず画像検査をオーダーしなければならない．眼窩内異物の診断，もしくは診断を補助するための主な画像検査としては，X線 computed tomography（CT），magnetic resonance imaging（MRI），単純X線，超音波断層検査などがある．これらの画像診断は，治療方針や術式を決定するためにも重要である．特に異物の種類が不明で，鉄片異物の可能性が否定できない場合，スクリーニング検査としてCTが有用である．

鉄片異物

　眼窩内鉄片異物はあまり汚染されていないことが多いため，感染症はまれであり，無症状の期間が長いことがある．しかし，放置した場合，鉄が酸化し，周囲組織へ浸透すると，色素沈着や変性を生ずる．場合によっては，眼球鉄症（鉄錆症）を引き起こし，異物の存在部位によっては全眼球炎から失明することもある．

　CTでは，鉄片は metal density に描出され，アーチファクトが生じる．MRIは禁忌であるが，万が一，施行した場合にはアーチファクトが生じる．

症例1：76歳，男性．

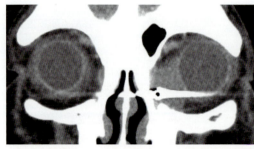
a.

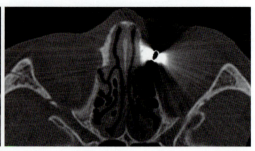
b.

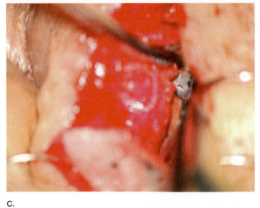
c.

図1 外傷性眼窩内鉄片異物（症例1）
a. 冠状断の眼窩CT（軟部条件）．左涙嚢付近にアーチファクトをひくmetal densityがみられ，周囲には炎症により腫大した軟部組織の存在も描出される．
b. 軸位断の眼窩CT（骨条件）．異物と骨とのCT値の差がはっきりとし，異物の局在が明瞭となる．
c. 術中写真．摘出した鉄片異物は草刈り機の回転刃の一部であった．
（笠井健一郎ら：眼窩内異物．眼科 2010；52：1600-1605．）

主訴：左下眼瞼腫脹および硬結．
現病歴：草刈り中に左下眼瞼内側に異物が飛入した．近医で3度の摘出手術を施行されたが，異物をとりきれず，紹介受診となった．
画像検査所見：眼窩CTでは，左涙嚢付近にアーチファクトをひくmetal densityがみられ，周囲には炎症により腫大した軟部組織の存在も描出された（**図1**）．外傷性眼窩内鉄片異物が疑われた．
治療経過：経眼窩縁内側アプローチにより涙嚢鼻側に存在した異物を摘出した．異物は鉄片で，草刈り機の回転刃の一部と推測された．

症例2：59歳，男性．
主訴：顔面外傷．
現病歴：喧嘩で顔面を複数回殴られ，植木にあった棒でも顔面を刺されたため，救急外来へ受診した．
画像検査所見：眼窩CTでは，左眼窩から細長いmetal densityが篩骨洞後部まで貫いて存在しており，篩骨洞および上顎洞内に液体貯留と眼瞼および頬部の浮腫が描出された（**図2**）．外傷性眼窩～篩骨洞内鉄片異物が疑われた．
治療経過：下眼瞼睫毛下切開の後，経眼窩縁アプローチにより，異物を摘出した．異物は鉄片で，園芸用ピンと推測され，表面は錆び

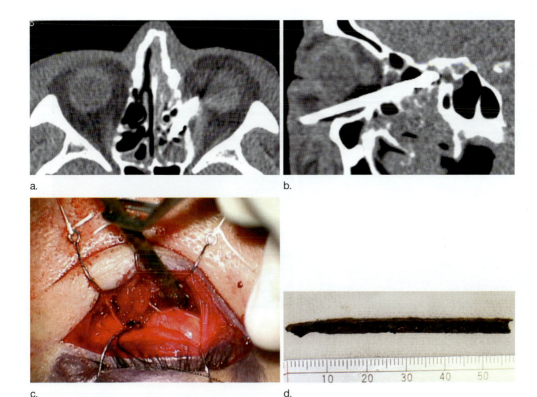

図2　外傷性眼窩〜篩骨洞内鉄片異物（症例2）
a. 軸位断の眼窩CT. b. 矢状断の眼窩CT. 左眼窩から細長いmetal densityが篩骨洞後部まで貫いて存在しており，篩骨洞および上顎洞内に液体貯留と眼瞼および頬部の浮腫が描出される．
c. 術中写真．
d. 摘出した鉄片異物．園芸用ピンであった．
（笠井健一郎ら：眼窩内異物．眼科 2010；52：1600-1605．）

ていた．

木片異物

　木片異物の種類には，箸や鉛筆，植物（茎，竹）などがある．植物性物質は感染の危険性が高く，創が化膿したり，肉芽反応を起こし，慢性炎症性肉芽腫を形成しやすい．

　CTでは，受傷直後や早期は木片が乾燥していることが多いため，低吸収域に描出されるが，経時的に水分を吸収し10日以上経ると高吸収域へ変化していく[1,2]．時期によっては異物のCT値が周囲肉芽組織などと等吸収域となると推測され，また異物の種類によっては描出されないものもあるので注意を要する．MRIでは，T1強調画像で木片は脂肪より低信号に描出される．T1強調画像は水分の影響が少ないのでCTのようなdensityの経時的変化もなく，受傷早期より木片そのものが描出されるため，局在診断上非常に有用であ

文献はp.420参照．

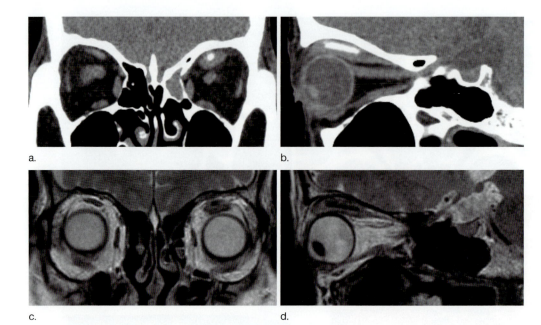

図3 外傷性眼窩内木片異物のCTおよびMRI所見（症例3）
a. 冠状断の眼窩CT, b. 矢状断の眼窩CT. 左眼窩上方に細長い高吸収域が描出される.
c. 軸位断の眼窩MRI T2強調画像, d. 矢状断の眼窩MRI T2強調画像. 腫脹した左上眼瞼挙筋と上直筋の間に細長い低信号領域が描出される.
（笠井健一郎ら：眼窩内異物. 眼科 2010；52：1600-1605.）

る. また，T2強調画像では木片が水分を吸収していくにつれ，経時的に高信号に描出される[3]. 木片が肉芽で覆われている場合は，造影MRIのT1強調画像が有用である.

症例3：64歳，女性.

主訴：左眼瞼下垂.

現病歴：台所の床掃除中に木製箸が左側の上眼瞼に刺さり，出血したが放置. その後，眼瞼下垂が進行したため，近医より紹介され受診となった.

画像検査所見：眼窩CTでは，左眼窩上方に細長い高吸収域が描出された. また，眼窩MRI T2強調画像では，腫脹した左上眼瞼挙筋と上直筋の間に細長い低信号領域が描出された（図3）. 外傷性眼窩内木片異物が疑われた.

治療経過：眉毛下切開の後，経眼窩縁上方アプローチにより異物を摘出した. 異物は木片で，木製箸の先端であり，患者が持参した箸と形状が一致した（図4）.

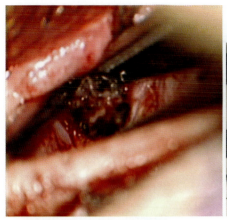
a. 術中写真

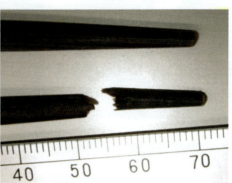
b. 摘出した木片異物

図4　外傷性眼窩内木片異物（症例3）
木製箸の先端で，持参した箸と形状が一致した．
（笠井健一郎ら：眼窩内異物．眼科 2010；52：1600-1605．）

症例4：26歳，男性．
主訴：左眼瞼裂傷および眼球運動障害．
現病歴：転倒し，垣根で顔面を受傷．左眼瞼裂傷および涙小管断裂と診断され，近医より紹介され，受診となった．
画像検査所見：眼窩CTでは，左眼窩下壁開放型骨折および左上顎洞内に液体貯留がみられるが，異物の存在は描出されなかった（**図5**）．
治療経過：眼窩下壁開放型骨折の加療目的で手術を施行した．下眼瞼睫毛下切開の後，経眼窩縁でアプローチすると下壁骨折部に異物がみられたため，摘出した．異物は植物片で，緑色の葉であった．

外傷性眼窩内異物除去術のコツ

　外傷性眼窩内異物除去術の時期は，組織の瘢痕や感染症が悪化する前の，受傷後なるべく早期が望ましい．
アプローチ：異物の存在部位により，経眼窩縁前方アプローチ，骨切り併用眼窩アプローチ，経頭蓋アプローチなどがある．異物の小さな刺入部からアプローチすると，異物が深部にあった場合，操作が困難となる場合があり，皺線やaesthetic unit（整容区画）を考慮し，術野は大きめにとることが望ましい．
麻酔：術前にはわからなかった想定外の出来事が生じる場合もあるため，全身麻酔で行うことが望ましい．また，止血効果を期待してエピネフリン入り局所麻酔薬を多量に注射すると，組織の腫脹を助

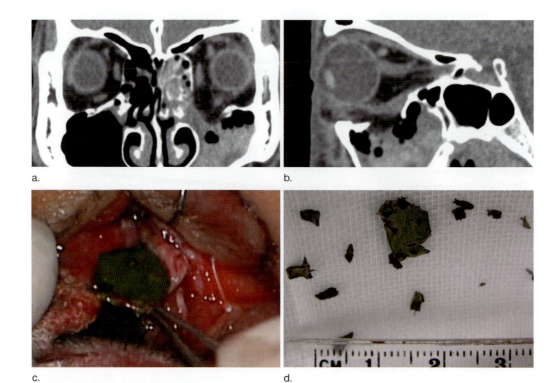

図5 外傷性眼窩内植物片異物（症例4）
a. 冠状断の眼窩CT．b. 矢状断の眼窩CT．左眼窩下壁開放型骨折および左上顎洞内に液体貯留がみられるが，異物の存在は描出されていない．
c. 術中写真．
d. 摘出した植物片異物．緑色の葉であった．
（笠井健一郎ら：眼窩内異物．眼科 2010；52：1600-1605．）

長し，異物が発見しにくくなるため，エピネフリンをガーゼや糸付き小綿に湿らせて術野に置き浸潤させる．こうすると不要な腫脹を起こさずに止血効果を得ることができる．

術野の展開と異物除去：術前の画像所見や出血を手掛かりに，中村氏釣針型開創鈎や制御糸を用い，組織をていねいに一つずつ展開し，少しずつ深部へ進んでいく．木片異物など術前の画像検査で描出されない異物は，術野で発見するしか方法はない．術中は鑷子など手術器具の先端で術野を適宜触診し，異物の存在を確認する習慣をつけるとよい．なお，鉄片異物は部位によってはマグネットを利用すると発見しやすい場合もある．また，異物を発見する前に過度に洗浄を行うと異物が迷入し，見失う場合があるので注意する．さらに，異物が複数存在する場合もあり，一つ除去できたからといって安心できない．手術を終了するまでは，くまなく術野に目を配り，一つずつ地道にシラミつぶしに探し出し，あきらめずに根気よく異物を発見次第除去していく姿勢が重要である．

カコモン読解　第 24 回　臨床実地問題 47

72 歳の男性．両眼複視と左眼眼瞼の腫瘤を主訴に来院した．10 年前に左眼の網膜剝離手術の既往がある．前眼部写真と頭部 MRI とを図 A，B に示す．考えられるのはどれか．

a　眼瞼腫瘍
b　眼窩腫瘍
c　眼窩内木片異物
d　シリコーンスポンジ脱臼
e　バックル材膨隆

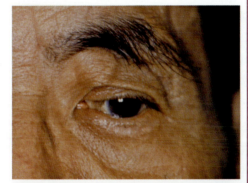
図 A

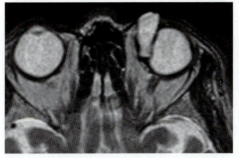
図 B

解説　自覚症状として，眼痛については記載がないため不明である．既往歴として，左眼の網膜剝離手術があるが，その術式は記載がないため不明である．網膜復位術ならば，バックル材の使用が推測される．また，10 年前に施行されたとあり，術後長期間を経ていることがわかる．外傷については記載がないため不明である．顔面写真（図 A）では，左上眼瞼に腫瘤がみられるが，その表層の皮膚には異常はみられない．また，左眼球の左下方偏位が推測されるが，この写真が正面視との記載がないため不明である．結膜充血や眼脂はみられない．MRI（図 B）では，T2 強調画像の軸位断で高信号の mass が眼瞼皮下から眼窩内側にかけて描出されている．水分が豊富な腫瘤が考えられる．なお，d のシリコーンスポンジは空気が豊富なため，図のようには描出されない．

模範解答　e

解説のつづき　2009 年にマイラゲル（MIRAgel）の長期使用に伴

う合併症についての注意喚起が，厚生労働省医薬食品局安全対策課から日本眼科学会に対し通達された[4,5]．アクリル酸2ヒドロキシエチルとアクリル酸メチルの共重合体を原材料とする"マイラゲル強膜スポンジ（マイラゲル）"は，網膜剥離手術用バックル材として，1985年にわが国で輸入承認され，1997年初め頃まで全国の医療施設で使用されていた（輸入先：米国MIRA, Inc）．現在は販売中止となっているが，術後10年以上を経過してから合併症を発生する事例も報告されており，下記の点に十分留意する必要がある．

1. 過去にマイラゲルを留置した患者においては，本品の膨張に伴う異物感，結膜充血，眼瞼腫脹，斜視，複視，異物の突出などといった合併症が発生する可能性がある．
2. 診断にはMRI（T2強調画像）が有効であり，自覚症状などが認められる場合には，早期に摘出することで複視の回復や膨張・変性に伴う強膜をはじめとする眼組織の障害を予防できる可能性が指摘されている．
3. 摘出術を施行する際には，当該製品が経年的な変化により脆くなっていることがあり，鑷子による除去では，断片化し，摘出が困難となる可能性があるため，術野を大きく広げ，斜視鈎などで少しずつ押し出すように除去することが有用である．
4. 摘出の際には，強膜と癒着している可能性があることから強膜傷害，穿孔や網膜剥離の再発には十分注意する必要がある．
5. 摘出などに際しては，大学病院や経験ある眼科専門医のいる施設への紹介を考慮することが望まれる．

（笠井健一郎，嘉鳥信忠）

5. 炎症性疾患

眼瞼炎症性疾患

眼瞼炎は瞼縁の睫毛周囲の炎症（眼瞼縁炎）や眼瞼皮膚の炎症（眼瞼皮膚炎）を指すが，本項では広義に眼瞼炎を扱い，眼瞼に炎症を引き起こす眼付属器疾患について幅広く解説する．

診断から治療への道すじ

徴候と症状：眼瞼に炎症の三徴である発赤，疼痛，腫脹を伴うことに加えて，高頻度に眼瞼下垂を伴う．一方，眼瞼炎の程度は個別の病態によりさまざまである．その際は炎症の三徴が明瞭でないことがあり，非炎症性のほかの疾患と症状や徴候が類似することがある．

炎症部位の特定：眼瞼炎を診断したら，次に炎症の局在を特定する．眼瞼はそれぞれの眼付属器に隣接するため，結膜，涙腺，眼球，眼窩脂肪，外眼筋，涙小管の炎症から続発性に眼瞼炎が生じる．涙小管や結膜が炎症の局在である場合，細隙灯顕微鏡検査所見によって診断できる．一方，そのほかの眼付属器は，CT 検査所見と脂肪抑制 T2 強調 MRI 画像検査所見を組み合わせて炎症の局在を特定する．

原因の特定：次に炎症を引き起こす原因を考慮する．炎症の原因は感染性，非感染性（特発性），そして疾患特有の眼瞼炎がある．感染性が原因の場合は抗生物質加療，非感染性（特発性）が原因の場合はステロイド加療となるため，両者を鑑別することが必要である[1]．感染性，非感染性（特発性）の鑑別のポイントは，第 1 に発症時の状態と炎症の経過の相違である．特発性が原因の炎症は，発症が突然（日あるいは時間帯まで，はっきりすることがある）あるいは急性である．さらに，発症時に炎症の状態が最大限で，その後あまり悪化しないことを特徴とする．一方，感染性が原因の炎症は，炎症所見が日ごとに悪化していく．第 2 に，炎症の部位によって原因が限定できる．たとえば，涙小管や副鼻腔に炎症の局在があるとき，高頻度に感染性が原因である一方，涙腺や外眼筋に炎症の局在があるとき，その炎症は高頻度に非感染性に起因する．

文献は p.421 参照.

眼付属器の炎症から続発する眼瞼炎

涙小管炎，眼瞼縁炎（図1）：涙小管炎は涙小管の感染によって引き起こされる．涙小管炎の炎症は涙小管周囲の炎症所見にとどまり，眼瞼全体に波及することはまれであるため，視診あるいは細隙灯顕微鏡検査所見によって診断される．

急性副鼻腔炎および眼窩蜂巣炎に続発する眼瞼炎（図2〜4）：急性副鼻腔炎は細菌感染が主な原因で，眼瞼炎や眼窩蜂巣炎が続発する．

特発性眼窩炎症に続発する眼瞼炎（図5,6）：特発性眼窩炎症は，成人に罹患する非感染性で原因不明の眼窩の炎症性疾患である．特発性眼窩炎症は突然の発症と個々の眼付属器（眼球周囲，視神経周囲，涙腺，外眼筋，眼窩先端部）に限局して炎症が起こることを特徴とする．特発性眼窩炎症の症状は片眼の眼瞼腫脹，眼瞼下垂，複視であり，それらの症状は病巣の局在や炎症の強さによって異なる．CT検査所見と脂肪抑制T2強調MRI画像検査により炎症の局在を決定する[2]．

眼内の疾患に続発する眼瞼炎（図7）：眼内炎や眼内の悪性腫瘍の眼外浸潤や毛様体浸潤による炎症によって，続発性に眼瞼炎が起こる．

眼瞼炎と鑑別を必要とする疾患

眼瞼炎に似た病変には，眼瞼結膜悪性腫瘍や疾患特有の眼瞼の病変がある．

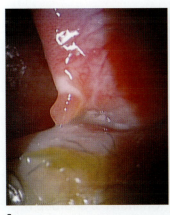
a.

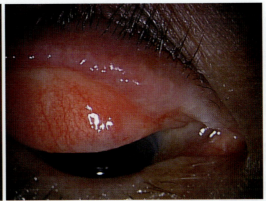
b.

図1　涙小管炎（a），眼瞼縁炎（b）
a. 81歳，女性．涙小管炎で，涙小管炎周囲の眼瞼が続発性に炎症を引き起こしている．涙小管に膿瘍が貯留していた．
b. 84歳，男性．眼瞼縁炎．

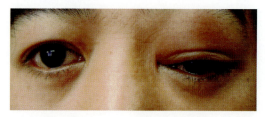

a.

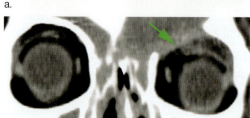

b.

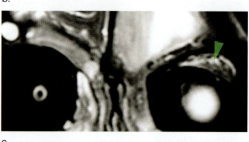

c.

図2 急性副鼻腔炎に続発した眼窩蜂巣炎（Chandler 分類 Group II）と眼瞼炎

症例は43歳，男性．理学的所見（a）では，左眼瞼は明瞭な炎症所見がみられ，眼瞼が下垂している．CT 検査所見（b）では，左前頭骨が欠損した所見（矢印）がみられ，T2 強調 MRI 画像所見（c）では，眼窩に高信号領域（矢頭）がみられる．前頭洞に細菌感染によって生じた膿瘍が眼瞼に波及し，眼瞼炎が続発した状態．

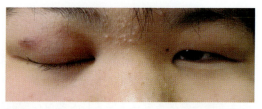

a.

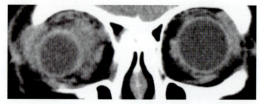

b.

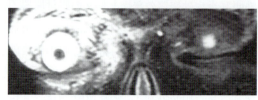

c.

図3 眼窩蜂巣炎（Chandler 分類 Group IV）

症例は15歳，男児で，副鼻腔から眼窩へ感染が波及した状態．写真は副鼻腔の病変の加療後状態である．理学的所見（a）では，右眼瞼は著明な炎症所見と眼瞼下垂がみられる．CT 検査所見（b）では，眼球周囲に不整形の陰影がみられ，T2 強調 MRI 画像所見（c）では，眼窩に高信号領域がみられる．眼瞼には膿瘍が蓄積していた．理学的所見と画像所見は，特発性眼窩炎症，眼球周囲型（図5）に類似している点に注目されたい．

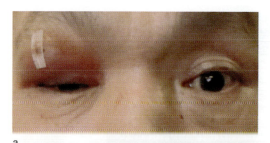

a.

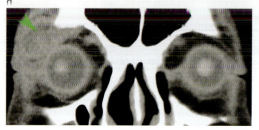

b.

図4 眼窩蜂巣炎（Chandler 分類 Group I），眼瞼膿瘍

63歳，男性．画像所見（b）は，特発性眼窩炎症，涙腺型（図6）に類似している点に注目されたい．眼瞼の自壊，弾性軟の触知，陰影の薄い所見（矢頭）から膿瘍が示唆される．

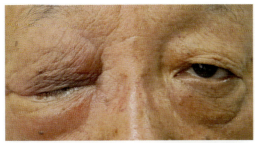

a.

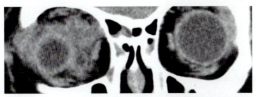

b.

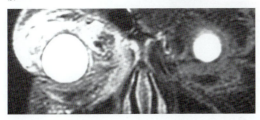

c.

図 5　特発性眼窩炎症，眼球周囲型に続発した眼瞼炎
66 歳，男性．突然に右眼瞼の腫脹を自覚し，その 5 日後の所見．理学的所見（a）では，右眼瞼下垂と軽度の眼瞼の炎症所見がみられる．眼窩 CT 検査所見（b）では毛羽立ち状の陰影病変がみられる．脂肪抑制 T2 強調 MRI 画像検査所見（c）では，眼球周囲に高信号領域がみられる．理学的所見と画像検査所見は眼窩蜂巣炎（図 3）に類似している点に注目されたい．

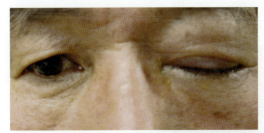

a.

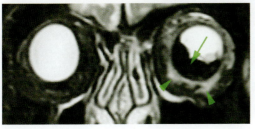

b.

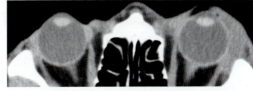

a.

b.

図 6　特発性眼窩炎症，涙腺型に続発した眼瞼炎
58 歳，男性．突然に左眼瞼の腫脹を自覚した．CT 検査所見（b）にて左涙腺の腫脹がみられる．

図 7　左脈絡膜悪性黒色腫に続発した眼瞼炎
57 歳，男性．理学的所見（a）では，軽度の眼瞼炎と眼瞼下垂がみられる．脂肪抑制 T2 強調冠状断 MRI 検査所見（b）では，眼球内の腫瘍（矢印）に加え，眼球外にコロナ状の高信号領域がみられる（矢頭）．炎症の局在が眼球周囲にあることが推測される．

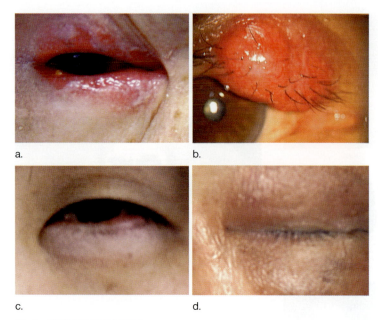

図8 眼瞼結膜悪性腫瘍
a. 79歳，女性．pagetoid型脂腺癌．睫毛が脱落しているのに加え，眼瞼縁の発赤が上眼瞼から下眼瞼にみられる．癌細胞が上眼瞼から下眼瞼まで全周に浸潤している状態．
b. 70歳，男性．メルケル（Merkel）細胞癌．眼瞼に赤い腫瘤性病変を示す．
c. 42歳，女性．悪性リンパ腫．下眼瞼に炎症を伴わない腫脹がみられる．
d. 59歳，男性．非典型例の特発性眼窩炎症．炎症を伴わない眼瞼の腫脹がみられる．

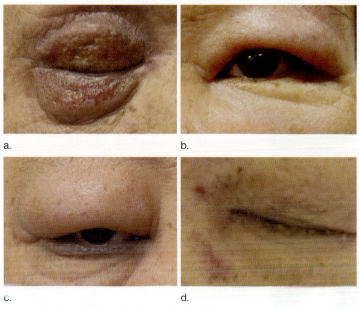

図9 眼瞼炎に類似した疾患に特有の病変
a. 79歳，男性．接触皮膚炎．
b. 58歳，男性．皮膚筋炎による眼瞼所見．発赤を伴った浮腫で，疼痛の症状はなかった．
c. 64歳，男性．眼瞼に生じたクインケ（Quincke）浮腫．眼瞼は浮腫様である点に注目．発赤や疼痛の症状はなかった．
d. 85歳，女性．眼瞼ヘルペス．

眼瞼結膜悪性腫瘍（図8）：脂腺癌は，眼瞼に発生する悪性腫瘍である．脂腺癌のなかで，pagetoid 型（眼が表皮に沿って浸潤するタイプ）は眼瞼縁が発赤様の所見を示す．メルケル（Merkel）細胞癌は，眼瞼に発生する悪性度の高い癌である．炎症に似た赤い腫瘤性病変を呈することが特徴である．悪性リンパ腫は眼瞼や眼窩に発生する比較的頻度の高い悪性腫瘍で，炎症所見を伴わない眼瞼腫脹を示す．

眼瞼炎に類似した疾患に特有の病変（図9）：接触皮膚炎は原因物質に触れると瘙痒を伴う湿疹が現れる．クインケ（Quincke）浮腫は毛細血管の透過性が突然亢進し，組織間に漏出液が出ることによる浮腫である．眼部や口唇の周囲が好発部位で，しばしば数日間から長期間続くことがある．皮膚筋炎は膠原病のひとつで，眼瞼に浮腫を伴う紫紅色の腫脹を示し，ヘリオトロープ疹として知られる．

カコモン読解 第20回 臨床実地問題7

77歳の女性．半年前から複視を自覚し，右眼の眼球突出も出現してきたため来院した．視力は右0.8（矯正不能），左0.7（矯正不能）．眼圧は両眼ともに正常．両眼に軽度の白内障を認める．眼球突出度は右18mm，左12mm（外眼角間距離110mm）．頭部MRI T_1, T_2強調画像を図A, Bに示す．考えられるのはどれか．2つ選べ．

a 髄膜腫　　b 血管腫　　c リンパ腫　　d 視神経膠腫　　e 眼窩炎性偽腫瘍

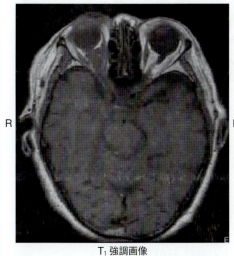

図A　T_1強調画像
図B　T_2強調画像

解説　答えは，リンパ腫と眼窩炎性偽腫瘍である．現在，炎症性偽腫瘍は特発性眼窩炎症と呼ばれることが推奨されている．また，眼窩炎性偽腫瘍はIgG4関連眼疾患が含まれる[3]．眼窩炎性偽腫瘍

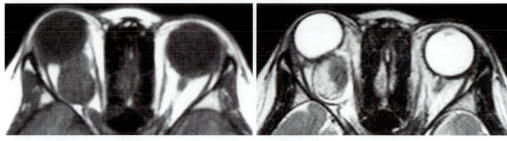

a. T1強調MRI　　　　　　　　　　　b. T2強調MRI

図10　視神経膠腫のMRI所見
T2強調MRIでは，腫瘍内部の信号が不均一である．

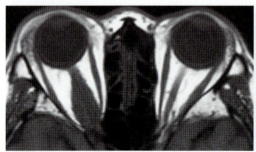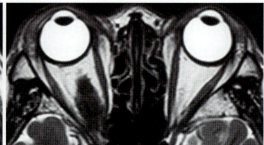

a. T1強調MRI　　　　　　　　　　　b. T2強調MRI

図11　視神経髄膜腫のMRI所見

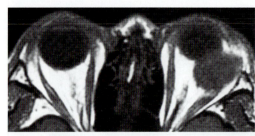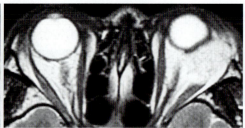

a. T1強調MRI　　　　　　　　　　　b. T2強調MRI

図12　血管腫のMRI所見

はあらゆる年代の成人が罹患し，炎症症状とびまん性占拠性病変を特徴とする．炎症症状が際立ったタイプ（図5, 6）と炎症所見に乏しく，びまん性占拠性病変が際立ったタイプがある（非典型例の特発性眼窩炎症，図8d）．一方，悪性リンパ腫はリンパ球様の細胞がびまん性に増殖した腫瘍性病変である．眼窩悪性リンパ腫はMALT型が多い．両者の類似点は画像検査所見では，びまん性の所見を示し，さらに，T1・T2強調MRI画像検査所見はともに病変が低信号を示す．悪性リンパ腫と非典型例の特発性眼窩炎症は，徴候と画像検査所見が類似する．

視神経膠腫は女児（4〜7歳）に好発する腫瘍である．視神経をとり巻くように境界明瞭な腫瘤性病変で，T1強調MRI画像検査所見では，腫瘍は低信号を示す一方，T2強調MRI画像検査所見では，内部の信号強度が均一を示したり，不均一（図10）を示したりする．

　視神経髄膜腫は中年女性に好発する良性腫瘍である．視神経をとり巻くように境界明瞭な腫瘤性病変で，T1強調MRI画像検査所見では，腫瘍は低信号を示し，T2強調MRI画像検査所見では，低信号から高信号まで，さまざまな信号強度を示す（図11）．

　血管腫は中年に好発する腫瘍である．T1強調MRI画像検査所見では，腫瘍は低信号を示し，T2強調MRI画像検査所見では高信号を示す（図12）．

[模範解答] c, e

（久保田敏信）

クリニカル・クエスチョン

霰粒腫と麦粒腫の違いについて教えてください

Answer いずれも炎症性疾患ですが，霰粒腫はマイボーム腺に生じる慢性肉芽腫性炎症であり，非感染症です．一方，麦粒腫は眼瞼に付属する腺組織の細菌感染症です．しかし，霰粒腫の炎症が眼瞼前葉に波及すると皮膚が発赤し，両者の鑑別に迷うことがあります．

病気の定義と病態が違う

霰粒腫の定義はマイボーム腺に生じる慢性肉芽腫性炎症であり，非感染症である．麦粒腫の定義は眼瞼に付属する腺組織の急性細菌感染症である．瞼板内のマイボーム腺が感染を起こすと内麦粒腫といい，睫毛に付属する Moll 腺や Zeis 腺が感染を起こすと外麦粒腫という．外麦粒腫は毛囊炎と同一であると考えている医師もいる．

典型例は臨床像が違う

霰粒腫は慢性炎症であり，典型例は病変が瞼板内に限局しており，発赤，疼痛・圧痛はない（図 1a）．霰粒腫の瞼結膜側は，充血を伴わないものが多いが，充血を伴うものもある．一方，麦粒腫は急性炎症であり，疼痛・圧痛，発赤，充血などがある．内麦粒腫は二つのタイプがあり，一つは瞼結膜から膿点がみえ，瞼結膜に充血を伴うもの（図 1b），もう一つは，マイボーム腺開口部に膿汁を認めるものである（図 1c）．外麦粒腫の典型例は，睫毛の根部に発赤，腫脹，膿点を認めるものである（図 1d）．麦粒腫の初期では，疼痛・圧痛，発赤，充血のみで膿点を伴わないことがある．

病理組織像が違う

霰粒腫の病理標本は，脂質に対する異物反応を本態とする慢性肉芽腫性炎症の像を呈する（図 2a）．一方，麦粒腫を切開し，排出された膿の病理標本を見ると，好中球ばかりであり，麦粒腫の本態は膿瘍であると考えられる（図 2b）．同じ標本にグラム染色を行うと，グラム陽性球菌が観察される（図 2c）．麦粒腫の膿を培養検査に出すと，黄色ブドウ球菌（methicillin-sensitive *Staphylococcus aureus*；

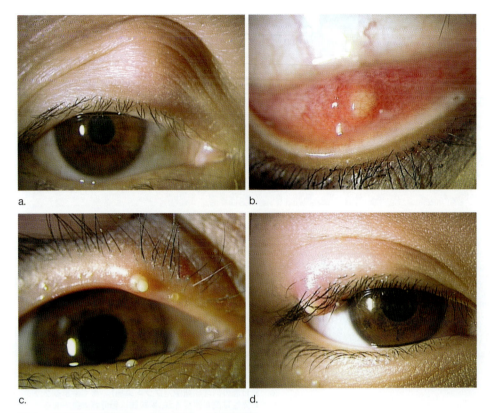

図1 典型的な霰粒腫，内麦粒腫，外麦粒腫
a. 霰粒腫．皮下に弾性硬の可動性のない腫瘤を触れる．皮膚の発赤や疼痛・圧痛はない．52歳，女性．
b. 内麦粒腫（瞼結膜型）．瞼結膜に充血と膿点が観察され，疼痛・圧痛がある．31歳，女性．
c. 内麦粒腫（マイボーム腺開口部型）．マイボーム腺開口部に膿汁がみられ，疼痛・圧痛がある．59歳，女性．
d. 外麦粒腫．睫毛に付属する腺組織に膿汁がみられ，疼痛・圧痛がある．14歳，女子．

MSSA）が検出されることが多い．

臨床像は類似することがある

　霰粒腫は，瞼板内に限局しているものと，進行して瞼板前面を破壊し眼瞼前葉（皮膚，眼輪筋）にまで炎症が及ぶものに大別される（図3）[1,2]．後者の霰粒腫は眼瞼皮膚が発赤し，急性炎症のようにみえる．すなわち，感染症である麦粒腫のようにみえることがある（図4）．このような症例に対し，麦粒腫と診断し，抗菌薬を投与しても反応はない．また，麦粒腫と診断し，切開して白濁した液体が飛び出すことがあるが，その奥に霰粒腫の本態である粥状物（＝肉芽腫性炎症）が存在し，霰粒腫であることがわかる．この白濁液の本態は好中球であるが，二次感染ではなく，霰粒腫が眼瞼前葉に及ぶと非感染性の好中球浸潤が伴うことがあると考えている．霰粒腫に二次感染が起こるか否か，真偽は不詳である．

文献はp.421参照．

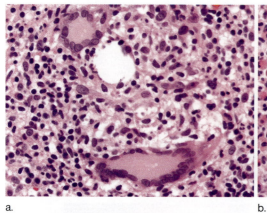
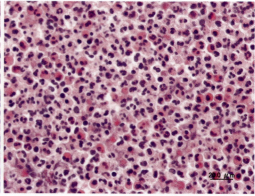

図2 霰粒腫と麦粒腫の病理組織像
a. 霰粒腫の病理組織像．脂肪滴の周囲に多核巨細胞，類上皮細胞，リンパ球が観察され，肉芽腫性の慢性炎症の像を呈する．
b. 麦粒腫の病理組織像（ヘマトキシリン-エオジン染色）．多数の好中球が観察され，麦粒腫の本態は膿瘍であることがわかる．
c. 麦粒腫の病理組織像（グラム染色）．青く染まるグラム陽性球菌が観察され，麦粒腫は細菌感染症であることがわかる．

図3 霰粒腫の二つのタイプ
a. 限局型．脂肪肉芽腫が瞼板内に限局している．
b. びまん型．脂肪肉芽腫が瞼板前面を破り，眼瞼前葉にまで及び皮膚が発赤している．
（小幡博人：霰粒腫の病理と臨床．眼科 2005；47：87-90.）

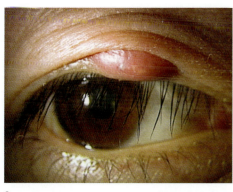 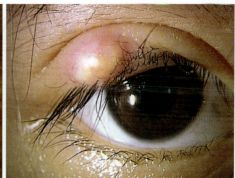

a.　　　　　　　　　　　　　　　b.

図4　麦粒腫のようにみえる霰粒腫
a．39歳，女性．b．5歳，女子．進行した霰粒腫は眼瞼皮膚が発赤し，白濁液を伴うことがあり，急性炎症，すなわち，麦粒腫のようにみえることがある．

迷ったら診断的治療

両者の鑑別が困難な症例にしばしば遭遇し，本来は霰粒腫であるのに抗菌薬が漫然と投与されていたりする．臨床所見が酷似し，診断に迷った場合，まず抗菌薬の局所ならびに全身投与を行って反応をみることはあるが，反応がなければ霰粒腫を考え，切開・掻爬を行う．

カコモン読解　第19回 一般問題26

外麦粒腫が生じるのはどれか．2つ選べ．
a Krause腺　　b Meibom腺　　c Moll腺　　d Wolfring腺
e Zeis腺

解説　内麦粒腫はマイボーム腺に生じる感染症，外麦粒腫は睫毛に付属するZeis腺やMoll腺の感染症である．Krause腺とWolfring腺は結膜下にある副涙腺のことである．眼瞼や結膜に付属する腺組織の名前を知っておく必要がある．

模範解答　c, e

（小幡博人）

眼窩炎症性疾患の診断（総論）

とらえるべき所見と徴候

　眼窩に生じる炎症性疾患を表1に示す．これらの疾患のなかで，本当に原因がわかっているものは感染性疾患，外傷，そして異物である．また，一番下に挙げてある特発性眼窩炎症は，ひとつの疾患単位とはいえず，除外診断として位置づけられるものであるから注意が必要である．

　炎症の三主徴は，腫脹，発赤，疼痛である．眼窩炎症の診療に際しては，特に以下に挙げる臨床所見に留意するべきである．

1. 自覚症状としての疼痛あるいは圧痛．
2. 肉眼所見として，眼瞼腫脹，眼瞼発赤，眼球突出，結膜浮腫を伴う充血．
3. 触診所見として硬結の有無．
4. 眼科的所見として，視力低下と眼球運動障害．
5. 全身所見として発熱，倦怠感．

表1　眼窩炎症性疾患

眼窩に肉芽腫性炎症を生じる疾患	サルコイド肉芽腫
	Wegener肉芽腫症
	眼窩異物
	感染性疾患（結核，梅毒，ハンセン病，一部の真菌症）
	原因不明の肉芽腫性炎症
眼窩に非肉芽腫性炎症を生じる疾患	甲状腺眼症
	感染性疾患（細菌，ウイルス，真菌，寄生虫）
	polyarteritis nodosa
	IgG4関連眼窩疾患
	反応性リンパ過形成
	木村氏病とangiolymphoid hyperplasia with eosinophilia
	特発性眼窩炎症（眼窩炎性偽腫瘍）

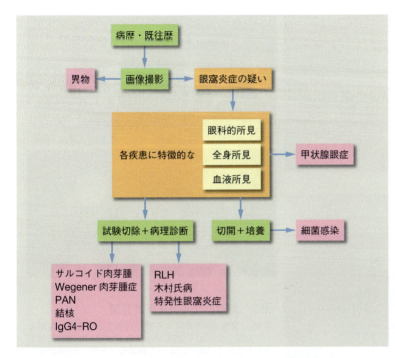

図1 診断のためのフローチャート

PAN：polyarteritis nodosa（結節性動脈周囲炎）
IgG4-RO：IgG4-related orbital disease（IgG4関連眼窩疾患）
RLH：reactive lymphoid hyperplasia（反応性リンパ過形成）

表2 スクリーニングのための検査項目と対象疾患

スクリーニングのための検査項目	対象疾患
血液一般，白血球分画，CRP	眼窩炎症全般
アンギオテンシン変換酵素（ACE），胸部CT	サルコイド肉芽腫
c-ANCA および p-ANCA	Wegener肉芽腫症または polyarteritis nodosa
胸部X線撮影，胸部CT，ツベルクリン反応，QuantiFERON®-TB Gold	結核
梅毒反応	梅毒
β-D-グルカン	真菌感染
freeT$_3$，freeT$_4$，TSH，TRAb，TSAb，TPOAb，TgAb	甲状腺眼症
血清IgG4，血清IgG	IgG4関連眼窩疾患

ACE：angiotensin converting enzyme
CRP：C-reactive protein（C-反応性蛋白）
TSH：thyroid-stimulating hormone（甲状腺刺激ホルモン）
TRAb：TSH receptor antibody（TSH受容体抗体）
TSAb：thyroid-stimulating antibody（甲状腺刺激抗体）
TPOAb：thyroid peroxidase antibody
TgAb：thyroglobulin antibody

　図1に診断のためのフローチャートを示す．表2に示す検査項目は，眼窩炎症を鑑別するうえで有用である．画像所見（MRI，CT）は，眼窩炎症とそれ以外の病態を区別し，さらに病変の存在部位を知り，治療効果を確かめるためにも有用である．

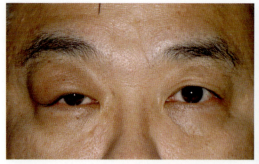

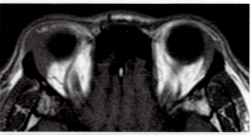

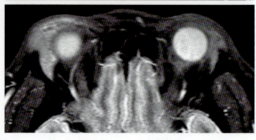

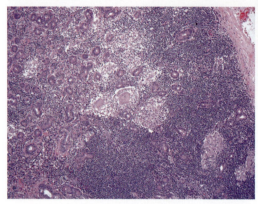

図2　涙腺のサルコイド肉芽腫

48歳, 男性. 2か月前から続く右側上眼瞼腫脹を主訴として来院した (a). 眼窩MRIで右涙腺部に不定形の異常陰影を認めた (b, 上図：T1強調像, 下図：T2強調像). 試験切除後の病理所見では, 涙腺の小葉構造が改変されていた. 本来の小葉は線維組織で隔てられていた. 腺房が消失し, 炎症細胞で置き換わっていたが, 導管は残っていた. さらにサルコイド結節や多核巨細胞が, 多数散在していた (c, ヘマトキシリン-エオジン染色).

眼窩に肉芽腫性炎症を生じる疾患 (1) サルコイド肉芽腫[1] (図2)

文献は p.421 参照.

　サルコイド肉芽腫は, 原因不明の肉芽腫性炎症である. 病理学的には類上皮細胞の増殖からなる肉芽腫で, Langhans 巨細胞を伴い, 肉芽腫の周囲にリンパ球が浸潤している. 肉芽腫の中心部に乾酪壊死を伴わないことが, 結核結節との鑑別点となる. 副腎皮質を除く全身のあらゆる部位に生じる可能性があり, 複数の部位に生じた場合にはサルコイドーシスと称される. 眼科領域では, ぶどう膜炎の形で発症することがよく知られているが, 涙腺など眼窩に生じることもある. この場合には, 慢性涙腺炎や涙腺腫瘍との鑑別を要する.

　血清アンギオテンシン変換酵素 (angiotensin converting enzyme, ACE) 値の上昇や, 胸部CTによる肺門あるいは縦隔リンパ節腫大などの臨床所見を参考に診断する. 確定診断には, 眼窩病変を生検してサルコイド肉芽腫を証明しなければならない. 肺野に結節があれば経気管支肺生検を, 縦隔リンパ節腫大があれば経気管支リンパ節穿刺を, 呼吸器科に依頼する.

眼窩に肉芽腫性炎症を生じる疾患（2）Wegener 肉芽腫症[1,2]

Wegener 肉芽腫症は，さまざまな臓器に壊死性肉芽腫性血管炎を生じる原因不明の疾患である．代表的な罹患臓器は，肺と腎臓（急速進行性糸球体腎炎）であるが，病像はバリエーションに富み，眼窩に肉芽腫を生じることもある．肉芽腫を生検し，病理学的に壊死性肉芽腫性血管炎を証明することができれば，診断が確定する．ただし現実には，多くの症例で肉芽腫性炎症を証明することはできても，壊死性血管炎を見つけることは困難である．c-ANCA および p-ANCA は診断に重要な指標であり，採血によりオーダーすることができる．しかし，Wegener 肉芽腫症の病初期や，治療が奏効した場合には陰性となる．

眼窩病変は眼窩全体に浸潤することが多いが，腫瘤を形成する場合もある．眼瞼腫脹，発赤，眼球突出，眼球偏位，眼球運動障害を生じ，疼痛を伴う．強膜壊死を生じることがあり，これにより特発性眼窩炎症，高悪性度リンパ腫，転移性悪性腫瘍と鑑別できる．

眼窩に肉芽腫性炎症を生じる疾患（3）眼窩異物（図3）[3]

植物性異物（箸など）や鉛筆の芯が事故により眼窩内に侵入し，炎症を生じることがある．多くの場合，患者または家族が外傷の既往を覚えているが，病歴が不明である場合には，臨床診断に迷うこともある．感染を伴わず，異物が眼窩深部にある間は軽度の炎症（眼瞼の腫脹・発赤，軽度の疼痛）が持続する．摘出手術を行わずに経過観察のみ行った場合には，時間の経過とともに，異物が眼窩前方さらには眼瞼皮下に移動する．異物が皮膚に近づくに従い炎症が強くなり，最終的に皮膚に瘻孔を形成して排出される．

異物とはいえないかもしれないが，眼窩皮様嚢腫の内容物が漏出して肉芽腫性炎症を生じることがある．皮様嚢腫の内容物は皮膚に由来する角質が主体であり，免疫系がこれを異物として認識するためである．

眼窩に肉芽腫性炎症を生じる疾患（4）結核，梅毒，ハンセン病，一部の真菌症などの感染性疾患[2]

結核による眼窩炎症：わが国では結核患者が減少したが，いまだ根絶されてはいない．ただし，結核による眼窩炎症はまれである．眼窩結核は，眼窩内に腫瘤を形成する場合と，鼻腔から眼窩内へ波及

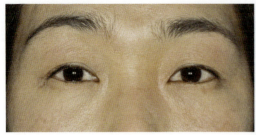
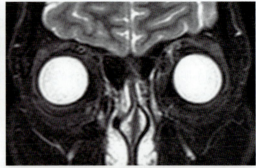
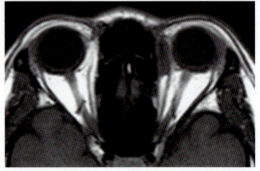

図3 眼窩異物
38歳，女性．14年前に，菜箸で左上眼瞼鼻側を突いた．その後，ときどき左側眼瞼腫脹を繰り返していた．初診時には，眼瞼腫脹や皮膚の傷は目立たなかった（a）．MRIで，左側眼窩内側壁に接する円筒形の異常陰影を認め，T1強調像（b，下図），STIR法（b，上図）ともに低信号を呈していた．STIR法で，低信号域の周囲に高信号域がみられた．菜箸の周囲に，線維血管性組織または限局性炎症が生じている可能性を考えた（b）．
STIR：short-TI inversion recovery

する場合がある．いずれの場合にも腫瘍との鑑別が必要である．非結核性抗酸菌症でも，結核と類似した病像を呈することがある．胸部X線撮影，胸部CT，ツベルクリン反応，QuantiFERON®-TB Goldなどの検査結果を参考に診断する．病巣を試験切除（もしくは針生検）することが可能であれば，病理診断を行う．

真菌性眼窩炎症[4]：肉芽腫性真菌性眼窩炎症の原因として，アスペルギルス（*Aspergillus*）が重要である．日和見感染によることが多い．臨床症状と病歴（抗生物質の長期投与，異物の存在，免疫機能低下など），β-D-グルカンの測定値などを参考に診断する．培養による検出は困難で，生検・剖検材料の病理検査を行い，菌体を証明することにより診断が確定する．

　*Aspergillus*は常在真菌で，通常は病原性を示さない．免疫機能が低下した患者，特に白血病や悪性リンパ腫の末期に発症することが多い．眼窩へは，鼻腔→副鼻腔→眼窩の経路で感染し，最後に中枢神経系へ至る．眼窩では，膿瘍や肉芽腫を形成する（侵襲性アスペルギルス症）．眼窩先端部に病変を形成した症例では，眼窩先端部症候群や特発性眼窩炎症との鑑別が重要である．病気の進行は緩徐で，数か月から数年の経過をとる．

表3 眼窩蜂巣炎の病型分類

Ⅰ型	眼瞼の炎症性浮腫
Ⅱ型	眼窩内（主に眼窩隔膜よりも後方）のびまん性炎症
Ⅲ型	眼窩骨膜下膿瘍
Ⅳ型	眼窩内膿瘍
Ⅴ型	海綿静脈洞血栓症（眼窩内の感染が海綿静脈洞へ波及）

眼窩に非肉芽腫性炎症を生じる疾患（1）甲状腺眼症

　甲状腺眼症は眼窩炎症性疾患に含まれる．詳しくは，本巻"甲状腺眼症の診断と保存的治療"の項（p.380）を参照されたい．

眼窩に非肉芽腫性炎症を生じる疾患（2）細菌・ウイルス・真菌・寄生虫などの感染性疾患

細菌性眼窩炎症（眼窩蜂巣炎）：

病態と臨床症状：眼窩蜂巣炎は眼窩内軟部組織の細菌感染であり，びまん性急性化膿性炎症である．経過中に膿瘍を形成したものを眼窩膿瘍という．突然に発症し，急速に悪化する．眼症状は，眼痛，眼球運動痛，眼球突出，眼瞼の発赤・腫脹・圧痛，球結膜充血・浮腫，眼球運動障害，視力低下などで，いずれも重篤である．全身症状としては，悪寒，発熱，悪心，嘔吐がみられ，CRP（C-reactive protein；C-反応性蛋白），白血球数が増加する．治療が遅れた場合には，炎症が頭蓋内へ波及して，髄膜炎，脳膿瘍などの重篤な合併症を生じ，あるいは敗血症となり生命が脅かされる．

病変部位による分類：Chandlerは病巣の部位に応じて，眼窩蜂巣炎を五つの病型に分類した（**表3**)[5]．病巣が眼窩隔膜の前方に限局している場合（Ⅰ型）には，眼瞼腫脹，発赤，疼痛，発熱などの症状を呈するが，有効な抗生物質を速やかに用いれば，予後良好である．病変が眼窩隔膜よりも後方に波及している場合（Ⅱ～Ⅴ型）には，注意を要する．眼球突出，高度な球結膜浮腫，眼球運動障害，視力低下を生じている場合には，炎症が眼窩隔膜よりも後方へ波及している可能性が高い．さらに，炎症が眼窩先端部から頭蓋腔内へ波及し，海綿静脈洞血栓症，髄膜炎，脳膿瘍などを生じ，後遺症を残す危険性もある．眼窩骨膜下膿瘍（Ⅲ型）では，膿瘍が骨膜下へ急速に広がり，眼窩先端部において視神経を障害し，視力低下をきたし

やすい．これは抗生物質が骨膜下へ浸透しにくいためである．
診断：上記の臨床所見に加えて，MRI（あるいはCTスキャン）が必須である．血液検査による白血球分画，CRPも参考になる．高熱が続く場合には血液培養を行い，菌血症の有無を検討するべきである．
発症機転と起炎菌：眼窩蜂巣炎の発症機転は，急性副鼻腔炎の波及，眼窩外傷および眼窩異物，他部位の感染巣（心内膜炎や髄膜炎など）からの血行性感染などである．また幼児・高齢者などのcompromised hostでは，麦粒腫などの外眼部感染症が悪化して，眼窩蜂巣炎に至ることがある．小児の場合，冬期に発症することが多い．急性上気道炎が副鼻腔に波及し，眼窩蜂巣炎に至る．起炎菌としてはインフルエンザ桿菌，肺炎球菌などが想定できる．成人では，発症機転，起炎菌ともに多様である．

真菌性眼窩炎症[4]：非肉芽腫性真菌性眼窩炎症の原因として，ムコール（*Mucor*）が重要である．日和見感染によることが多い．臨床症状と病歴（抗生物質の長期投与，異物の存在，免疫機能低下など），β-D-グルカンの測定値などを参考に診断する．*Mucor*を培養により検出することは困難で，生検・剖検材料の病理検査を行い，菌体を証明することにより診断が確定する．

　眼窩では，鼻脳型ムコール症の頻度が高い．鼻脳型ムコール症は，アスペルギルス症と同様に，鼻腔から始まり，副鼻腔炎，次いで眼窩内炎症へと進展し，中枢神経系へ至る．ムコール症に感染すると，特有の臭いのする漿液性分泌物をみる．重症糖尿病をはじめ，悪性腫瘍，ステロイドの長期投与など，免疫機能の低下した患者に発症する．*Mucor*は血管壁に浸潤し，血管閉塞や壊死を起こす．

寄生虫による眼窩炎症[4]：寄生虫による眼窩炎症はまれであるが，風土病として各地にみられる．寄生虫に感染している患者では，血液中の好酸球が増加する．

包虫症（エキノコックス症）：イヌ・オオカミ・キツネに寄生する条虫の虫卵を，ヒトが経口摂取して感染する．感染後，10年近い潜伏期を経て発症する．わが国では，北海道東部と東北地方に集中している．包虫症の1％に眼窩包虫嚢腫がみられる．臨床症状はゆっくりと進行する眼球突出で，MRIやCTで嚢腫状陰影をみる．

有鉤嚢虫症：豚肉の生食により感染する．嚢虫は好んで眼・眼窩・脳に寄生し，周囲に滲出性炎症を生じ，膿疱を形成することが多い．虫体が死ぬと石灰化が始まる．

眼窩に非肉芽腫性炎症を生じる疾患（3）polyarteritis nodosa（PAN）[1]

polyarteritis nodosa は，現在のところ classic form と microscopic polyangiitis（MPA）の2型に分類されている．患者数は MPA が優勢である．MPA は呼吸器の出血，糸球体腎炎を伴うことがあり，p-ANCA 陽性である．しかし眼窩腫瘤を形成するのは classic form であり，B 型肝炎，C 型肝炎あるいは HIV 感染を伴うことがあり，p-ANCA 陰性である．

画像上，眼窩腫瘤は不定形を呈する．腫瘤が増大すると，疼痛，眼球突出，眼球偏位，眼球運動障害を生じる．血管炎の範囲が拡大するに伴い，上強膜炎，強膜炎，強角膜壊死，網膜や視神経の虚血などを生じる．病変が全身に及べば，発熱，体重減少，倦怠感をきたす．眼窩病変の予後に関しては，自然寛解する症例もあるが，いかなる治療にも抵抗し，最終的に眼窩全体が瘢痕化し，強い疼痛が持続する症例もある．

眼窩に非肉芽腫性炎症を生じる疾患（4）IgG4 関連眼窩疾患（図4）

IgG4 関連眼窩疾患は，20 世紀にはまだ知られておらず，21 世紀になってから提唱された新しい疾患概念である．本疾患患者の炎症性病変内には多数の形質細胞が浸潤し，さらにこれらの形質細胞の多くが胞体内に免疫グロブリン G4 を有する．

本疾患が知られる以前には，MALT リンパ腫を代表とする非 Hodgkin リンパ腫，反応性リンパ過形成，特発性眼窩炎症は，病理所見こそ異なっていたが，臨床所見や画像所見に類似する点があったため，眼窩リンパ増殖性疾患と総称されていた．IgG4 関連眼窩疾患の概念が導入されるに伴い，特発性眼窩炎症と反応性リンパ過形成の一部が，IgG4 関連眼窩疾患に置き換わった．さらに眼窩 MALT リンパ腫の一部の症例は，IgG4 関連眼窩病変を伴っていることが明らかとなっている．このような症例では，IgG4 関連眼窩病変から MALT リンパ腫が発生するのではないかと考えられている．わが国における多施設共同研究によれば，IgG4 関連眼窩疾患は，眼窩リンパ増殖性疾患の約4分の1を占めていた[6]．また IgG4 関連眼窩疾患に罹患する部位としては，主涙腺が最も多く，続いて三叉神経第2枝，外眼筋，眼窩脂肪であった[7]．最近，IgG4 関連眼窩疾患の診断基準が提唱された[8]．これによれば，眼窩 MRI などの画像所見，

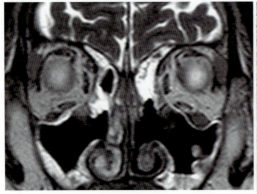
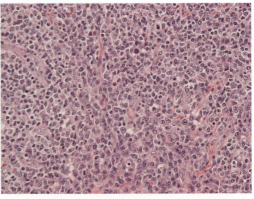
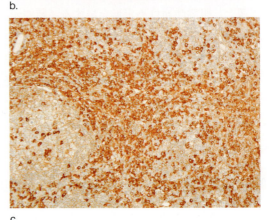

図 4　IgG4 関連眼窩疾患

両側涙腺部に，molding を示す不定形の病変を認めた．さらに両側眼窩下神経腫大を認め，特に左側で目立った．T1 強調像，T2 強調像（a）ともに低信号であった．大型のリンパ濾胞が形成され，リンパ球が密に集簇していた．硝子化した線維性隔壁が形成されていた（b，ヘマトキシリン-エオジン染色）．免疫染色では，CD20 陽性，CD3 陰性で，B 細胞性の細胞が主体であり，形質細胞へ分化を示す細胞が多くみられた．しかし，腫瘍細胞内の免疫グロブリン軽鎖は bitype であり，JH の PCR 法で，monoclonal band は得られず，リンパ腫ではなかった．病変内に形質細胞が多数浸潤しており，IgG4 陽性の形質細胞が 50％ 以上であった（c，IgG4 免疫染色）．さらに血清 IgG4 値は 1,220 mg/dL，血清 IgG4/血清 IgG は 1,220/2,825＝43.2％ と高値で，IgG4 関連眼窩疾患と診断した．
（大島浩一：眼窩におけるリンパ増殖性疾患．後藤　浩編．Monthly Book OCULISTA No.1 眼科 CT・MRI 診断実践マニュアル．東京：全日本病院出版会；2013．p. 37-43．）

試験切除標本の病理所見，そして血清 IgG4 値を根拠として診断がなされる．

眼窩に非肉芽腫性炎症を生じる疾患（5）反応性リンパ過形成（図5）

　反応性リンパ過形成は，前述の IgG4 関連眼窩疾患と同様に，眼窩リンパ増殖性疾患のひとつである．臨床所見，画像所見などに，IgG4 関連眼窩疾患と類似する点がある．IgG4 関連眼窩疾患や MALT リンパ腫と鑑別するためには，病理診断が必要である．

　病理所見では，成熟リンパ球がびまん性に集簇し，少数の形質細胞や組織球が散在している．病変内部の毛細血管増生や線維化は，さほど目立たない．典型的には，大きな胚中心を備えたリンパ濾胞が出現する．この胚中心では，分裂像が高頻度に認められる．しかし，濾胞間領域に分裂像はない．MALT リンパ腫との鑑別には，明瞭なリンパ濾胞の存在や，浸潤したリンパ球の異型性の程度が参考になる．サザンブロット法，PCR（polymerase chain reaction）法，免

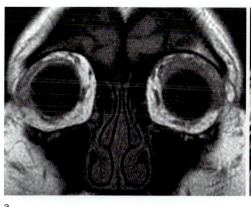
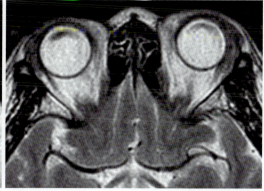
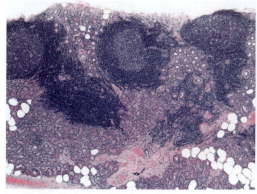
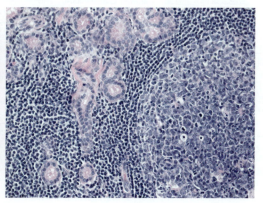

図5 反応性リンパ過形成

左側眼窩上方から耳側にかけて，眼窩骨と眼球の間に，molding を示す不定形の病変を認めた．T1 強調像（a，左図），T2 強調像（a，右図）ともにやや低信号であった．左眼球は，鼻下側へ軽度に圧排されていた．右側涙腺も軽度腫大していた（a）．涙腺内に明瞭な反応性リンパ濾胞が形成され，小型から中型のリンパ球が浸潤していた（b，ヘマトキシリン-エオジン染色）．形質細胞は少なく，IgG4 陽性形質細胞は認められなかった．一部では涙腺腺房が消失し，導管成分が残っていた（c，ヘマトキシリン-エオジン染色）．ケラチンに対する免疫染色を行ったが，lymphoepithelial lesion（LEL）の形成は認められなかった．
（大島浩一：眼窩におけるリンパ増殖性疾患．後藤　浩編．Monthly Book OCULISTA No.1 眼科 CT・MRI 診断実践マニュアル．東京：全日本病院出版会；2013. p. 37-43.）

疫染色，*in situ* hybridization 法などにより，病変を構成する細胞が単一クローンであると証明できれば，MALT リンパ腫と診断される．

眼窩に非肉芽腫性炎症を生じる疾患（6）木村氏病と angiolymphoid hyperplasia with eosinophilia[2]

木村氏病と angiolymphoid hyperplasia with eosinophilia は，ほぼ同一疾患と考えてよいであろう．臨床的な特徴は，皮膚病変（炎症と血管増生を伴う紅斑や結節が主として頭頸部に生じる），血中の好酸球数と IgE の増加，リンパ節腫大，気管支喘息などであり，眼窩に腫瘤を形成することがある．原因は不明である．

眼窩病変の病理像は，反応性リンパ過形成と類似しているが，リ

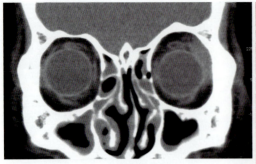

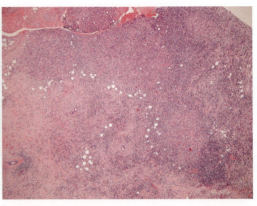

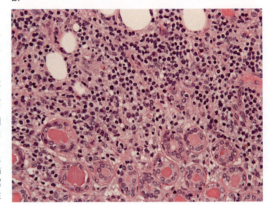

図 6　涙腺の特発性眼窩炎症

左側眼窩涙腺部（上耳側）で眼窩骨と眼球の間に，molding を示す不定形の病変を認めた．病変と眼窩脂肪との境界はやや不明瞭であった．左眼球は，鼻下側へ軽度に圧排されていた（a）．弱拡大では，炎症細胞浸潤，硝子化，線維芽細胞増生を示す涙腺組織であった．リンパ濾胞様構造は認められなかった．病変の内部に導管が残っていたが，腺房の大部分は消失していた（b，ヘマトキシリン-エオジン染色）．強拡大では，小型リンパ球を主体とし，形質細胞を含む炎症細胞浸潤であった．病変の辺縁部では腺房が残っていた（c，ヘマトキシリン-エオジン染色）．免疫染色で，CD20 陽性 B 細胞と CD3 陽性 T 細胞はすみ分けており，in situ hybridization で腫瘍細胞内の免疫グロブリン軽鎖は bitype であり，腫瘍の証拠はなかった．IgG4 陽性形質細胞は少数（50％ 以下）で，血清 IgG4 値は 56.4 mg/dL と低値，血清 IgG4 と血清 IgG の比率は，56.4/1,244＝4.5％ と低値で，IgG4 関連眼窩疾患は否定的だった．Sjögren 症候群の自己抗体は陰性で，特発性眼窩炎症と診断した．

（大島浩一：眼窩におけるリンパ増殖性疾患．後藤　浩編．Monthly Book OCULISTA No.1 眼科 CT・MRI 診断実践マニュアル．東京：全日本病院出版会；2013. p. 37-43.）

ンパ球とともに多数の好酸球が浸潤する点が異なる．特徴的な臨床所見と病理像により診断する．

眼窩に非肉芽腫性炎症を生じる疾患（7）特発性眼窩炎症（眼窩炎性偽腫瘍）（図 6）[1,2]

　特発性眼窩炎症[*1]は，原因が特定できない眼窩炎症の集合体である．単一の疾患単位ではなく，除外診断としてとらえられるべき呼び名である．将来，この一部が何らかの特徴を有する病態であることが明らかになれば，ある一定の疾患として独立するかもしれない．病理学的には，非肉芽腫性炎症の所見を示す．

（大島浩一）

[*1] 特発性眼窩炎症の呼称は，現在のところわが国では"特発性眼窩炎症"の名称が一般に通用している．少し前の論文では，眼窩炎性偽腫瘍などと記載されていた．英語圏では，idiopathic orbital inflammation のほかに nonspecific orbital inflammation, idiopathic nongranulomatous orbital inflammation などが提唱されている．

眼窩炎症性疾患の治療

本項では，眼窩炎症性疾患のうち，特発性眼窩炎症，IgG4 関連疾患の治療についてステロイド治療を中心に述べる．また，治療のために必要な最低限のステロイドの基礎知識についても触れる．

特発性眼窩炎症の治療

治療の基本はステロイド治療であるが，特発性眼窩炎症の炎症所見や症状は軽症のものから重篤なものまでさまざまであるため，ステロイドの投与量についてのエビデンスレベルの高い統一した治療プロトコルは存在しない．ステロイド治療が困難な場合や効果不十分な場合には，免疫抑制薬による治療や低線量の放射線照射を考慮する．また，海外の報告では非ステロイド性抗炎症薬（non-steroidal anti-inflammatory drugs；NSAIDs）の報告もあり，症状が軽度の場合は選択肢の一つになりうる．特発性眼窩炎症は特に重症度が高い場合には治療が遅れると，炎症の末に線維化・器質化が起こるため，予後が悪くなることが知られている．そのため診断がつき次第，早めの治療がよい．

ステロイド治療：特発性眼窩炎症のステロイド治療の奏効率は 50％ 程度とされる．個々の症例によって重症度が大きく異なるため，症例ごとの症状や全身状態にあわせたオーダーメイドの治療を行うことになる．通常は経口ステロイドのプレドニゾロン（prednisolone；PSL）を 0.6〜1 mg/kg/日で内服開始し，2〜4 週間継続したのち 10〜20％ ずつ漸減していく．15 mg/日程度から症状の増悪がないことを確認しながら，漸減量をゆっくり（1 mg/日程度）にして，維持量を決定する．

症状が重度の場合は，点滴ステロイド治療としてパルス療法を行うこともある．通常，メチルプレドニゾロンコハク酸エステルナトリウム（ソル・メドロール®）1 g を 1〜2 時間かけて点滴投与し，3 日間連続を 1 クールとして行う．また，副作用の軽減目的で投与量を 500 mg に減らして行うハーフパルス療法も行われているが，その有効性やパルス療法との比較については明らかではない．パルス

療法終了後は上記の経口ステロイド治療と同様に，症状に応じてPSL 0.6〜1 mg/kg/日程度の内服から開始し，漸減していく．

免疫抑制薬およびその他の薬剤：

1．メトトレキサート（メソトレキセート®，リウマトレックス®）：葉酸代謝拮抗薬であり，葉酸還元酵素である dihydrofolate reductase（DHFR）と強く結合することにより，葉酸代謝を阻害する．その結果として，DNAおよびRNAの合成あるいはアミノ酸代謝を阻害し，細胞性および液性免疫を抑制することで抗炎症作用を発揮すると考えられる．通常は，6〜12.5 mg/週で，週1〜3回，12時間間隔での投与を始める．副作用には粘膜障害，悪心，易感染性，肝機能障害，骨髄抑制などのほかに，間質性肺炎，リンパ腫などの重篤なものも含まれ，使用に際しては膠原病内科や血液内科などとの連携が必要と考えられる．

2．シクロスポリン（サンディミュン®，ネオーラル®）：T細胞内で細胞質内のシクロフィリンと結合し，カルシニューリンの活性化を阻害することで，IL-2, 4, 5, IFN-γなどの転写を特異的かつ可逆的に抑制し，さらにサイトカイン産生を抑制する．シクロホスファミドなどのアルキル化剤やメトトレキサートなどの葉酸代謝拮抗薬と異なり，DNA阻害作用が少ない．2〜5 mg/kgを1日2回に分けて投与する．月1回，血中トラフ値（投与12時間後の血中濃度）を測定し，50〜200 ng/mLに調節する．150 ng/mL以上で維持されると腎機能障害の頻度が高くなるとされる．副作用として腎機能障害のほかに血圧上昇，肝機能障害，胃腸障害，多毛などがある．

3．インフリキシマブ（レミケード®）：抗ヒトTNF-αモノクローナル抗体として，眼科領域ではBehçet病による難治性網膜ぶどう膜炎に対しての使用が2007年1月から承認されている．特発性眼窩炎症に対しての使用で，良好な治療経過を示した報告も多い．投与方法は3〜5 mg/kgを点滴で2時間以上かけて投与し，初回投与2週後，6週後と投与し，以降は8週ごとに投与する．副作用として重篤な infusion reaction[*1] に注意が必要である．その他，重篤なものとして感染症，間質性肺炎，脱髄性疾患，横紋筋融解症などがある．

放射線治療：ステロイドや免疫抑制薬による治療の効果が乏しい場合や全身状態的にこれらの治療が困難な場合には，放射線治療も選択肢の一つになる．通常，2 Gy/日程度の1回照射量で，15〜30 Gy照射する．

[*1] infusion reaction
投与中から投与開始24時間以内に多く現れる副作用のことをいう．主な症状は発熱，悪寒，頭痛，瘙痒，発疹，多汗，眩暈などであるが，アナフィラキシー様症状，肺障害，心疾患などの重篤な副作用もある．

IgG4 関連疾患の治療

治療の適応：治療の基本はステロイド治療となるため，特に病的骨折などのリスクの高い高齢女性などでは治療によるベネフィットとリスクを勘案し治療を計画するべきである．臓器障害を呈している場合には治療の絶対適応となるが，軽度の自覚症状や涙腺の腫脹のみでは相対的治療適応であり，また自然寛解例も存在するため，場合によっては注意深い経過観察も選択肢となる．

ステロイド治療：一般に副腎皮質ステロイドホルモンであるグルココルチコイドに対して非常に良好な治療反応性を示すため，ステロイド治療が第一選択となる．しかし，減量・中止後の再燃が高率に起こることが知られており，PSL 5〜10 mg/日程度の維持量での継続投与が必要なことが多い．標準的には PSL 換算で 0.6 mg/kg/日より投与開始し，2 週間ごとに 10％ずつ減量していき，10 mg/日を維持量として最低 3 か月は継続する．10 mg/日以降は 1 か月に 1 mg/日程度の減量にとどめ，維持量を調整していく．通常，4 週間以内に病変の縮小，血清 IgG4 値の低下などの症状の改善を認めることが多い．

免疫抑制薬およびその他の薬剤：ステロイド無効例や長期ステロイド治療による副作用が問題になる場合に，アザチオプリンやカルシニューリン阻害薬などの免疫抑制薬による治療が試みられているが，その有効性にはエビデンスはない．近年，特に米国において抗ヒト CD20 モノクローナル抗体であるリツキシマブの有用性の報告がなされ，注目されている．

1. アザチオプリン（イムラン®，アザニン®）：代謝拮抗薬の一つでプリン拮抗薬として核酸の合成を阻害し，作用を発揮する．そのため免疫担当細胞だけでなく非特異的な細胞毒性を発揮するため，骨髄抑制，消化器症状，肝障害，脱毛，皮疹などの副作用が出やすい．
2. リツキシマブ（リツキサン®）：抗ヒト CD20 モノクローナル抗体で CD20 陽性 B 細胞性非 Hodgkin リンパ腫に対して適応がある．米国から，ステロイド抵抗症例の IgG4 関連疾患に対する治療の有効性がいくつか報告されている．Carruthers らはステロイド治療抵抗症例の IgG4 関連疾患 30 例に対してリツキシマブの前向きオープンラベル治療研究を行い，97％に治療効果があり，47％は 6 か月で完全寛解，40％は 12 か月の時点でも完全寛解を維持していたと報告している[1]．

文献は p.422 参照．

表1 市販されているステロイドとその特徴

生物学的半減期（時間）	ステロイド	血中半減期（時間）	グルココルチコイド作用（抗炎症力価）	ミネラルコルチコイド作用（Na貯留力価）	等価投与量（mg）	商品名
短時間 8～12	コルチゾン	1.2～1.5	0.8	0.8	25	コートン®
	ヒドロコルチゾン		1	1	20	コートリル® ソル・コーテフ®注
中時間 12～36	プレドニゾロン	2.5～3.3	3.5～4	0.8	5	プレドニン®
	メチルプレドニゾロン	2.8～3.3	5	0.5	4	メドロール®錠 ソル・メドロール®注
	トリアムシノロン	—	4～5	0	4	レダコート®錠
長時間 36～54	デキサメタゾン	3.5～5.0	25～30	0	0.5～0.75	デカドロン®錠 オルガドロン®注
	ベタメタゾン	3.3～5.0				リンデロン®

（尾山徳秀：特発性眼窩炎症〈眼窩炎性偽腫瘍〉．眼窩・涙道．眼科薬物療法．眼科 2012；54：1476-1482．）

3．ボルテゾミブ（ベルケイド®）：細胞内蛋白の調整を司るプロテアソームを阻害することで，腫瘍のアポトーシスを促進し抗腫瘍活性を発揮するプロテアソーム阻害薬である．わが国では，多発性骨髄腫やマントル細胞リンパ腫に対して保険適応がある．Khan らは，ステロイド治療後に再燃した IgG4 関連疾患に対して多発性骨髄腫に対する治療に準じたボルテゾミブを含む多剤併用療法（CyBorD 療法）を行い，その有効性を報告している[2]．しかし，治療のプロトコル中にデキサメタゾンとシクロホスファミドも含まれており，ボルテゾミブ単剤での治療効果については議論の余地がある．

ステロイドの基礎知識

ステロイド治療において期待する作用は，① 強力な抗炎症作用と ② 免疫抑制作用の二つである．これらの作用点は種々の炎症性サイトカインの産生抑制，アラキドン酸代謝にかかわる種々の酵素の発現抑制によるプロスタグランジン産生抑制である．抗炎症作用は 5～10 mg/日の用量で効果が期待できるとされ，免疫抑制作用は 30 mg/日以上で発現するとされる．

ステロイド薬の選択：経口あるいは静注用に種々のステロイド薬が市販されているが，生物学的半減期から大きく分けて 3 種類の薬剤がある．それらの特徴を表1にまとめた[3]．それぞれの薬剤によって，作用時間（生物学的半減期，血漿中半減期），抗炎症作用の力

価，ミネラルコルチコイド作用の強さに特徴がある．通常はプレドニゾロン（点滴の場合はメチルプレドニゾロン）で治療を開始するが，ほかの薬剤を使う場合はその特徴を理解し，選択する必要がある．また，ほかの薬剤に変更する場合は，同等の抗炎症作用が期待できる量に変更することが必要である．また，高齢者の場合は半減期の長いデキサメタゾンやベタメタゾンの使用を避け，必要最小量のプレドニゾロンを使用するのが基本であり，有効性や副作用を注意深くモニタリングし，可能な限り早めの漸減，低維持量での治療を心掛ける．

ステロイドの副作用：大きく分けて，大量投与による早期（数時間〜数日）の副作用と長期投与による副作用がある．特にステロイドパルス療法の際に高血圧，高血糖，不整脈に注意が必要であり，これらをモニターすることが重要である．中等量以上では1〜2か月以上の使用，少量投与でも3か月以上の使用で，感染，無菌性骨壊死，骨粗鬆症，満月様顔貌，高血糖，消化性潰瘍，脂質異常症など多彩な副作用の可能性がある．そのため，治療前検査としてB型肝炎，C型肝炎，結核の既往について，HBs抗原，HBc抗体，HBs抗体，胸部X線，ツベルクリン反応，肝機能などの検査は必須である．さらに，胃・十二指腸潰瘍，糖尿病，高血圧，不眠や精神疾患，骨粗鬆症の既往については十分な注意と適切な対処が必要になる．特に高齢者の場合は，ステロイドの蛋白異化作用によるステロイド筋症をきたしやすく，下肢近位筋の筋力低下を起こすと転倒のリスクが高まり，さらに骨粗鬆症などとあわせて骨折のリスクが高まる．そのため，高齢者の場合は骨粗鬆症の既往がなくてもビスホスホネート製剤などによる予防策が必要である．なお，ステロイドによる骨粗鬆症やB型肝炎既往患者のステロイド治療については，それぞれの診療ガイドライン[*2]に予防策や対処法が明記されており，関連事項の一読を勧める．

（張　大行）

[*2]『ステロイド性骨粗鬆症の管理と治療ガイドライン：2014年改訂版』（日本骨代謝学会），『B型肝炎治療ガイドライン』（日本肝臓学会）などを参照されたい．

甲状腺眼症の診断と保存的治療

　甲状腺眼症（thyroid-associated ophthalmopathy, Graves' ophthalmopathy, Graves' orbitopathy）は，眼球突出，眼球運動障害，眼瞼異常，角結膜障害，視神経症など，多彩な眼所見を呈する．本項では，甲状腺眼症の診断およびステロイド治療や放射線治療など手術以外の保存的治療について現時点での最新の知見[*1]を踏まえながら，できる限り簡潔に述べる．

病態と甲状腺自己抗体

　甲状腺眼症は，甲状腺自己抗体に関連した自己免疫疾患であると考えられている．自己免疫の標的組織として，眼窩脂肪組織，外眼筋，上眼瞼挙筋，Müller筋，涙腺などが挙げられる．これらの組織に炎症が起きる結果として，甲状腺眼症は多彩な眼所見を呈する．しかし，甲状腺自己抗体には，TSH（thyroid stimulating hormone）受容体抗体（TRAb, TSAbなどがあり，それぞれ測定方法が異なる），抗サイログロブリン抗体，抗甲状腺ペルオキシダーゼ抗体などがあるが，これらの自己抗体がすべて陰性でも，臨床的に甲状腺眼症と診断される症例も多く存在する．長内らは，上記自己抗体の一つ以上が陽性であった症例は242例中74.3％だったと報告しており，すなわち1/4程度の症例では上記自己抗体のすべてが陰性であったことになる[3]．

　病態についての理解はまだ途上であるが，TSH受容体抗体やインスリン様成長因子1（IGF-1）が眼窩内線維芽細胞に作用し眼窩炎症が起きると考えられている．しかし，これらだけでは説明できないとも考えられており，すでに述べた甲状腺自己抗体が陰性でも臨床的に甲状腺眼症と診断される症例が多いこととも一致する[4]．病理組織学的には，眼窩内組織へのリンパ球の浸潤，眼窩内線維芽細胞の増加およびグリコサミノグリカン（glycosaminoglycan；GAG）の過剰産生とそれに伴う外眼筋や眼窩脂肪組織などの体積の増加，また，脂肪の侵入や増生などがみられる[5]．また，外眼筋は病初期には体積の増加がみられても筋線維自体には異常はないが，進行に

[*1] 近年の日本眼科学会雑誌の総説[1]，日本甲状腺学会のウェブサイトから入手できる『バセドウ病悪性眼球突出症（甲状腺眼症）の診断基準と治療指針（第1次案）』，European Group on Graves' Orbitopathy（EUGOGO）のconsensus statement[2] などが参考になる．

文献はp.422参照．

つれて筋線維も消失し外眼筋の線維化が起きるとされている[6]．

甲状腺眼症と診断された時点で，甲状腺ホルモン値が正常である euthyroid の症例も多く，甲状腺ホルモン値は甲状腺眼症とは相関しないと考えられているが，甲状腺機能異常（亢進も低下も）がコントロールされていない症例では甲状腺眼症の程度がより重症であるとされている[7]．速やかな甲状腺機能の正常化が甲状腺眼症にどのように影響するのかについては，EUGOGO は解決すべき課題の一つに挙げている．

臨床所見

眼球突出：日本人の Hertel 眼球突出計による眼球突出度の正常値は 8～22 mm と報告されており，値のばらつきの範囲は広いが，左右差が 1.5 mm 以上の症例はまれであるとされている[8]．三村は，日本人では 18 mm 以上を眼球突出と判断するとしている[1]．また，患者の頭部を上方から見下ろし，眼球突出の左右差を定性的に評価することも可能である．MRI で断層面を再現すれば，たとえば治療前後での眼球突出度の変化を評価することも可能である．また，重篤な角膜障害を伴う眼球突出は，甲状腺視神経症とともに，甲状腺眼症の最重症と考えられ，後述するように急性期のステロイド全身投与の適応となる．

眼球運動障害：甲状腺眼症では下直筋が最も障害されやすい．次いで内直筋が障害されやすいとされているが，上直筋とほぼ同程度とする報告もある[9]．眼球運動障害は罹患筋の伸展制限として生じる．下直筋が罹患筋であれば，上転制限がみられることになる．内上方よりも外上方で，より上転制限の程度は強くなる（図 1a～c）．また，甲状腺眼症の眼球運動障害は起床時に増悪することが多いとされている．臥位によって，眼窩内組織の浮腫が増悪するためと考えられている[9]．

眼瞼異常：甲状腺眼症では眼瞼異常がみられることが多く，眼瞼異常のみを主症状とする症例も多くみられる．

上眼瞼後退（lid retraction, Dalrymple 徴候）：正常では上眼瞼縁は角膜上方を覆うが（角膜反射から上眼瞼縁までは 3.5～5.5 mm），上眼瞼後退では角膜と上眼瞼縁との間に結膜が観察される．甲状腺眼症では，特に外側の後退の程度が強い（lateral flare，図 2a）．

上眼瞼下降不全（lid lag, Graefe 徴候）：正常では下方視でも上眼瞼縁は角膜上方を覆うが，上眼瞼下降不全では，やはり角膜と上眼瞼

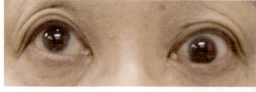
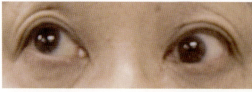
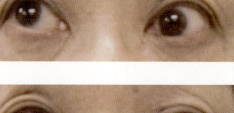
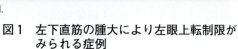

図1 左下直筋の腫大により左眼上転制限がみられる症例
a. 左眼上転制限.
b. 内上転制限.
c. 外上転制限. 内上転制限に比べて，より程度が強い.
d. 冠状断脂肪抑制T2強調MR画像. 左下直筋の腫大および高信号がみられる（矢印）.

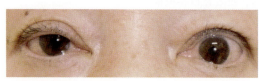
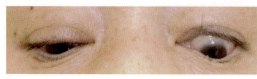

図2 甲状腺眼症でみられる眼瞼異常
a. 左上眼瞼後退（lid retraction, Dalrymple徴候）がみられる.
b. 左上眼瞼下降不全（lid lag, Graefe徴候）がみられる.

縁との間に結膜が観察される（図2b）.

また，眼瞼腫脹も多くみられるが，これは後述するclinical activity scoreに含まれる.

角結膜障害：甲状腺眼症では，瞬目減少や瞬目不全（Stellwag徴候）がみられる．また，ドライアイが多くみられる．Eckstein らは，甲状腺眼症では涙液分泌が減少すると報告している．彼らは，涙液分泌の減少はTSH受容体が多く発現されていることと関連するだろうと推測している[10]．また，眼球突出に伴い，角膜潰瘍など重篤な角膜障害がみられる症例もある．

甲状腺視神経症：甲状腺視神経症の頻度は低いが，重篤な角膜障害を伴う眼球突出とともに，甲状腺眼症の最重症と考えられ，後述す

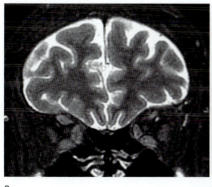 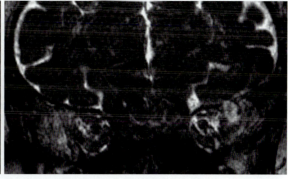

a. b.

図3　両眼の眼球運動制限のほかに右甲状腺視神経症を発症した症例
a．冠状断脂肪抑制T2強調MR画像．右眼の四直筋すべての著明な腫大がみられる．
b．冠状断FIESTA画像．aよりもさらに眼窩先端部寄りの断面．内直筋は視神経に接触している．
FIESTA：fast imaging employing steady-state acquisition

るようにステロイド全身投与の適応となる．甲状腺視神経症の病態機序はapical crowdingというキーワードで表現され，直接的な外眼筋の圧迫がある症例ではもちろんだが，直接的な圧迫がなくても，特に眼窩先端部で視神経をとり囲む四直筋がすべて著明に腫大しているような症例で，その部の循環障害などでも甲状腺視神経症は発症しうると考えられている（図3）[11]．

炎症の評価

clinical activity score：炎症の評価として，clinical activity scoreが有用である（表1）．

外眼筋の炎症の評価：clinial activity scoreは有用であるが，眼瞼や結膜の所見が主体であり，眼窩の炎症をすべて反映しているとはいいがたい．わが国ではMRIが普及していることから，MRIによる外眼筋の評価が比較的容易であるという利点がある．『バセドウ病悪性眼球突出症（甲状腺眼症）の診断基準と治療指針（第1次案）』もMRI撮像を推奨している．冠状断脂肪抑制T2強調MR画像，冠状断STIR（short-TI inversion recovery）画像での評価が望ましい（図1d）．これらの画像により，外眼筋の腫大の程度の評価もさることながら，外眼筋の信号強度から，組織のT2延長（≒組織の炎症）を評価することが可能である．治療前後の変化を定量的に把握することも可能であり，外眼筋の信号強度と大脳白質の信号強度比を測定する方法や，異なるTE（echo time）で撮像した画像における外眼筋の信号強度から横緩和時間としてのT2を測定する方法などが

表1　clinical activity score

1	眼窩痛
2	眼球運動時痛
3	眼瞼発赤
4	結膜充血
5	眼瞼腫脹
6	結膜浮腫
7	涙丘の炎症

3/7点以上で，"活動性あり（active）"と評価する．

表2 甲状腺眼症の炎症の重症度の評価

最重症 (sight-threatening)	甲状腺視神経症もしくは重篤な角膜障害を伴う眼球突出	
中等症から重症 (moderate to severe)	日常生活に影響を及ぼす症状および所見を有する.	（以下のうち，一つ以上を有する.） 2mm以上の上眼瞼後退 中等度以上の軟部組織の炎症 3mm以上の眼球突出 複視
軽症（mild）	日常生活にあまり影響を及ぼさない症状および所見を有する.	（以下のうち，一つ以上を有する.） 2mm未満の上眼瞼後退 軽度の軟部組織の炎症 3mm未満の眼球突出 点眼でコントロール可能な角膜障害

報告されている[12,13].

重症度の評価：重症度の評価は，EUGOGOのconsensus statementによると，表2のように行う[2].

自然経過

　甲状腺眼症には，自然経過で改善がみられる症例があることが知られている．Tandaらは，EUGOGOのcriteriaでmildでinactiveな甲状腺眼症の43例中25例（58.1％）で18か月後に完全寛解がみられたと報告している[14]．Perrosらは，59例中13例（22％）で改善がみられたと報告している[15]．この報告の図によると，改善は6か月以内程度でプラトーとなるようである．これらの報告からは，重症例でなければ，発症から数か月もしくは6か月以内くらいの期間は経過観察も有用である（発症時期の同定は，しばしば困難である）．

　経過観察中に重要な点は，喫煙者であれば禁煙を勧めることである．喫煙が甲状腺眼症増悪の危険因子であることはよく知られている[16]．Cawoodらは，ヒト線維芽細胞にタバコの煙を曝すことでGAGの産生が高まることを *in vitro* の実験で確認した[17]．

保存的治療

　ステロイド全身投与などの保存的治療は，甲状腺眼症の急性期における治療であると理解してよい．EUGOGOは，moderate to severeでactiveな甲状腺眼症はステロイド全身投与の適応であるとしている[2]．MRIでみられる外眼筋の高信号も参考になる．甲状腺視神経症や重篤な角膜障害を伴う眼球突出は，緊急性が高く，ステロイド全身投与の適応となる．これに対して，手術的治療は原則として慢

性期に行われるべきである*2.

ステロイドパルス療法などステロイド全身投与：甲状腺眼症の急性期に対して免疫抑制を目的にステロイドパルス療法などステロイド全身投与が行われる．ステロイド点滴投与＞内服投与＞結膜下注射の順で治療効果が高いとされている[2]．

投与量などプロトコルについては，日本国内の主要な施設でそれぞれ異なっていると，2006年の時点で高木らは述べた[18]．近年，BartalenaらはEUGOGOのcriteriaをもとに評価したmoderate to severeでactiveな甲状腺眼症に対するステロイド全身投与について，メチルプレドニゾロン総投与量を2.25g，4.98g，7.47gで割りつけ，効果を評価した[19]．メチルプレドニゾロン点滴は毎週1回12週（後半6回は前半の半量）行われ，7.47g投与群は12週の時点で他の群に比べてより改善が得られたが，ステロイドの副作用がより多くみられた．この報告は，今後の甲状腺眼症のステロイド全身投与のプロトコルを考えるうえで非常に参考になるものであり，国内の主要な施設の多くで（2006年の時点でも，おそらく現時点でも）行われている，メチルプレドニゾロンによるステロイドパルス療法3クールとの比較が重要となるであろう．

また，ステロイドパルス療法後のステロイド内服漸減投与は再燃予防のためにゆっくりと行う必要がある．Hartらは，重症甲状腺眼症18例に対してメチルプレドニゾロンによるステロイドパルス療法（500mg×3日間）の後に1か月間ステロイド内服漸減投与を行い，83％の症例で1週以内に改善がみられたが，効果を維持できた症例は66％だったと報告している[20]．前述のBartalenaらの報告でも，21〜40％の症例で再燃がみられた．Ohtsukaらは，メチルプレドニゾロンによるステロイドパルス療法3クール後に3か月間ステロイド内服漸減投与を行った41例で，1か月後と6か月後の時点で改善に統計学的な有意差はみられなかったと報告している[21]．

眼瞼へのトリアムシノロンアセトニド注射による局所的治療：上眼瞼後退が単独症状である症例では，トリアムシノロンアセトニド注射による局所的治療が効果がある．木村は，約6〜7割に有効であると報告している[22]．Leeらは診断から6か月未満の甲状腺眼症による眼瞼後退もしくは眼瞼腫脹の症例を無作為に治療群と無治療群に振り分け，トリアムシノロンアセトニド眼瞼結膜下注射の効果を評価した．トリアムシノロンアセトニド注射による局所的治療は有効だったが，重篤な上眼瞼後退では効果が低かった[23]．前述のMRI

*2 ステロイド全身投与を行っても改善が少ない甲状腺視神経症や重篤な角膜障害を伴う眼球突出に対する眼窩減圧術は，例外である．

による評価で上眼瞼挙筋に高信号がみられる症例はよい適応であると考えられる（上眼瞼挙筋の評価には，矢状断も有用である）．また，トリアムシノロンアセトニド注射による局所的治療は，眼瞼腫脹にも効果がある．

放射線治療：放射線治療も，ステロイド全身投与と同様に急性期の甲状腺眼症に対して行われるべき治療である．放射線治療は抗炎症効果が期待でき，また，リンパ球の放射線感受性が高いことから行われる[1]．

EUGOGO は moderate to severe で active な甲状腺眼症で複視や眼球運動障害がある症例では，放射線治療も考慮すべき治療であるとしている．Mouritis らは，放射線治療（累積線量 20 Gy）を 30 例に行い，眼球運動障害には効果がみられたが，眼球突出には効果がみられなかったとしている[24]．

国内の多くの施設では放射線治療は累積線量 20 Gy 程度で行われていると考えられるが，累積線量 10 Gy も効果には著変がないとされている．LINAC[*3]で発生させた高圧 X 線を左右対向 2 門より照射し，10 回に分けて 2 週間程度かけて行う方法が一般的である．放射線治療は 35 歳以下には原則として行わない．また，糖尿病網膜症や重篤な高血圧がある症例では禁忌である．

放射線治療やステロイド全身投与は，併用したほうがよりよい治療効果が得られると考えられるが，ランダム化比較試験による評価は行われていない．

[*3] LINAC
LINEAC とも呼ばれる線形加速器．

> **カコモン読解　第 20 回　一般問題 22**
>
> 甲状腺眼症で正しいのはどれか．2 つ選べ．
> a 放射線照射が著効する．
> b 原因は甲状腺の機能亢進である．
> c 侵されやすい外眼筋は下直筋である．
> d 視神経症の治療は緊急に減圧術を行う．
> e 上眼瞼後退症は Müller 筋の緊張亢進による．

解説　a は×．放射線治療は甲状腺眼症の治療の選択肢のひとつであるが，著効するとはいえない．

b は×．甲状腺眼症は甲状腺自己抗体に関連した自己免疫疾患であると考えられている．

c は○．甲状腺眼症では下直筋が最も障害されやすい．下直筋の

伸展制限により，上転制限がみられる．

dは×．甲状腺視神経症は早急な治療を要するが，ステロイド全身投与がまず考慮されるべきであると最近は考えられている．ステロイド全身投与によっても視機能が改善しない症例では，眼窩減圧術が考慮される．出題者は，この選択肢を正解と考えたかもしれない．

eは×．上眼瞼後退はMüller筋のみならず，上眼瞼挙筋の腫大も関与する．

模範解答 c（解答は一つしかないと考える．）

カコモン読解 第21回 臨床実地問題28

34歳の女性．数か月前から物が二重に見えるようになり，特に階段を降りるときに不安を感じることが多くなったため来院した．眼窩MRIを図に示す．みられる所見はどれか．2つ選べ．

a 上直筋の肥大
b 内直筋の肥大
c 下斜筋の肥大
d 涙腺の腫大
e 眼窩脂肪の増加

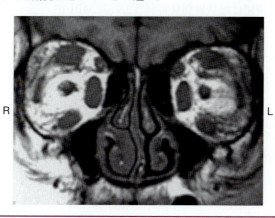

解説 aは○．上直筋の肥大が両側にみられる．
bは○．内直筋の肥大が両側にみられる．
cは×．この画像からは，下斜筋の同定は困難である．
dは×．この画像からは，涙腺の同定は困難である．
eは×．眼窩脂肪の増加は軸位断画像で眼球突出がみられるが，外眼筋の腫大が軽度であることなどによりわかる．この画像は冠状断画像である．

そのほかに，この画像では両側の下直筋の軽度腫大および両側の上斜筋の腫大がみられる．

模範解答 a，b

> **カコモン読解　第22回　一般問題24**
>
> 甲状腺眼症で正しいのはどれか．
> a 甲状腺機能異常が先行する．
> b 眼球運動障害は上転制限が主である．
> c 日中から夕方にかけて症状は増悪する．
> d 外眼筋の炎症の診断には MRI T_1 強調画像が有用である．
> e 下方視時に上眼瞼が下降しない症状を Dalrymple 徴候と呼ぶ．

解説　a は×．必ずしも甲状腺機能異常は先行しない．euthyroid と呼ばれる，甲状腺機能が正常な症例も多くみられる．

　b は○．甲状腺眼症では下直筋が最も障害されやすい．下直筋の伸展制限により上転制限がみられる．

　c は×．眼球運動障害は起床時に増悪することが多い．

　d は×．外眼筋の炎症の評価には冠状断脂肪抑制 T2 強調 MRI が有用である．

　e は×．上眼瞼下降不全は Graefe 徴候である．

模範解答　b

> **カコモン読解　第24回　一般問題20**
>
> 甲状腺眼症で正しいのはどれか．2つ選べ．
> a 瞬目過多となる．
> b 症状は夕方に悪化する．
> c 上転制限が下転制限より多い．
> d 下方視において上眼瞼が十分下降しない．
> e 血中トリヨードサイロニン値と症状が相関する．

解説　a は×．瞬目不全（Stellwag 徴候）がみられる．

　b は×．眼球運動障害は起床時に増悪することが多い．

　c は○．甲状腺眼症では，下直筋が最も障害されやすい．下直筋の伸展制限により上転制限がみられる．

　d は○．上眼瞼下降不全（lid lag, Graefe 徴候）がみられる．

　e は×．甲状腺眼症は，甲状腺自己抗体により引き起こされる．甲状腺ホルモン値と症状は相関しない．

模範解答　c, d

（植木智志，尾山德秀）

上眼瞼後退に対する手術（上眼瞼後葉延長術）

適応と術式の概略

　眼瞼後退症は，大多数が後天性であり，しかもそのほとんどは甲状腺眼症によるものである．先天性の眼瞼後退症も，もちろんあるが頻度はきわめてまれである．眼瞼後退の原因は瞼板筋や上眼瞼挙筋の緊張，もしくは拘縮と考えられ，眼瞼後葉が牽引された状態にある．後葉は本来，眼瞼を開大させるための組織，すなわち上眼瞼挙筋（以降，挙筋）と下眼瞼牽引組織（lower eyelid retractors；LERs）がついているので，眼瞼後退症でまず目につく所見は眼瞼の開大である．しかも甲状腺眼症では眼球突出も伴うので，余計に瞼裂開大が強調される．後葉が牽引されるのに伴い，前葉が過剰になって後葉にかぶさり内反症をきたしたり，さらに酷くなると兎眼となって，角膜障害をきたす．程度が軽く，兎眼や内反症がなければ三白眼（あるいは四白眼）として片づけられ，受診するのは整容上の問題になる．

　眼瞼後退の手術は，歴史的にはグレーブス（Graves）病（バセドウ〈Basedow〉病）による上眼瞼後退に対し，挙筋の切腱[1-3]（下眼瞼ではLLR）が行われてきた．しかし，この方法は定量性に乏しいうえ，下眼瞼ではまったくといってよいほど無効なので，挙筋を後転し，その間をraw surfaceにする方法[4]が試みられた．現在では後転したところに硬口蓋粘膜，鼻中隔軟骨つき粘膜，最近では眼窩隔膜といった自家移植材，あるいは保存強膜[5,6]や大腿広筋膜のような同種移植材，あるいはGORE-TEX®のような人工材料を移植する場合が多い．筆者は，慣れと簡便さから，保存強膜を使用している．

　手術の時期に関しては，兎眼などで重篤な角膜障害のある場合を除いて，原則としてeuthyroid（甲状腺機能正常）になってから手術をする．

文献はp.423参照．

眼瞼後退への手術

眼瞼後退に対する手術の原理は上眼瞼でも下眼瞼でも同じであるが，ここでは主に上眼瞼の場合について述べる．アプローチとしては，経結膜法と経皮法の二つの方法がある．どちらも眼瞼後葉を瞼板と挙筋の間で切離し，その間へ適当な大きさの，ある程度支持力のある移植材（保存強膜など）を移植する点では同じであり，瞼板を延長する方法と考えることができる．

手術方法（1）経結膜法

これには，眼瞼後葉を結膜ごと瞼板縁から切り離し，その間に移植材を置く方法（自家粘膜のある移植材では，必ずこの方法をとる）と，結膜を切開剥離し，上眼瞼挙筋とMüller筋を一緒に切離し移植材（保存強膜，大腿広筋膜[*1]，GORE-TEX®など）を置き，その上を剥離しておいた結膜で覆う方法の二つがある．

経結膜法は，皮膚を切らないので簡便であるが，眼瞼後退症の眼瞼では，反転が困難な症例があること，また二重瞼の患者では術後重瞼幅が広くなることがあるので，それを嫌う人には経皮法のほうがよい．

局所麻酔の後，図には描いてないが制御糸を掛け，デマル鈎で眼瞼を反転して瞼板端を出す．眼瞼後退症では瞼を反転しにくいケースが多いので，制御糸を浅く掛けると組織が切れて外れることがある．それで，制御糸は深く掛けないといけない．デマル鈎は眼瞼後葉を切るうえでのまな板にもなり，また出血を抑える働きもあるので必ず使うべきである．またエピネフリン入りリドカインを使用する場合，注射後必ず5分以上待ってから切開に入る．なぜならエピネフリンは遅効性で血管収縮はすぐには起こらないのに，リドカインは即効性で血管拡張作用があるからである（図1の①）．

反転したところで，上眼瞼瞼板縁で結膜ごと後葉を切る．この時0.5～1mmくらい，後葉組織を瞼板側に残したほうが移植材を縫着しやすい（図1の②）．

図1の③は，瞼板と切離した後葉の間へ適当な形に切った移植材を移植したところ．筆者は，この際の縫合糸は7-0の吸収糸を好む．ナイロン糸のような非吸収糸は糸の断端が結膜側に出て刺激することがあるので望ましくない．また縫合の際，必ずreverse knotで縫合する．さもないと，糸の結び目が出やすく，異物感や角膜障害を

[*1] 保存強膜と大腿広筋膜では，結膜で覆わなくても問題ない．時に，異物感を訴えることもあるが，その場合，ソフトコンタクトレンズを装用させる．約3か月ほどで移植材の上には上皮が張り，血管もできてくる．

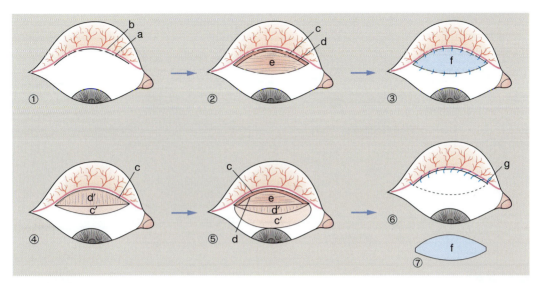

図1　経結膜法
a. 瞼板縁直下での結膜, Müller筋, 挙筋腱膜の切開線
b. 瞼板の下縁
c. 結膜の断端
c′. 切離剥離した結膜
d. 挙筋腱膜とMüller筋の断端
d′. Müller筋
e. 眼瞼前葉（眼輪筋）
f. 移植材
g. 結膜の連続縫合糸

きたすことがある．植えられた移植片は当然露出面をもつが，2週間から3か月の間に粘膜様上皮がその上を覆うので，問題はない．

　移植片の大きさは保存強膜や大腿広筋膜の場合，横幅は切開線と同じ長さでよいが，高さは，上眼瞼では延長予定の高さの約2.5倍が適当である．術後7〜10日は過矯正となることが多いが，それ以後は安定する（**図1の③**）．

　図1の④〜⑥は結膜で移植片を覆う経結膜法である．眼瞼を反転した後，まず結膜のみを瞼板縁から切離しMüller筋から剥離する．この時，生理食塩水を十分に注入すると，剥離しやすい（**図1の④**）．

　その後，Müller筋と挙筋腱膜を瞼板縁から切離して，さらに少し剥離する（**図1の⑤**）．瞼板縁と切り離したMüller筋と挙筋腱膜の間に移植材を縫合，さらにその上を，剥離しておいた結膜で覆い，8-0吸収糸で連続縫合する（**図1の⑥**）．移植片の横幅は，瞼板縁全長にわたる必要はなく，瞼の大きさに応じてだいたい22mmから16mmの間でよい．また，形は紡錘形につくるが，両端は1mmの幅をもたせるとよい（**図1の⑦**）．

　経結膜法は簡単であるので（特に結膜をかぶせない場合）短時間ですむのが利点だが，眼瞼の反転が困難な症例や重瞼幅が広くなることがあるため，整容面を重視する人には向かない．また，内反症

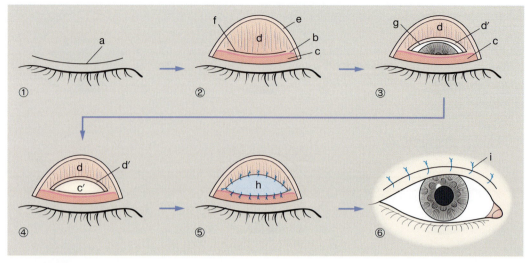

図2 経皮法
a. 眼瞼皮膚の切開線
b. 瞼板縁
c. 瞼板面
c′. 瞼結膜面
d. 挙筋腱膜面
d′. 腱膜とMüller筋の断端
e. 前葉断端(皮膚眼輪筋)
f. 挙筋腱膜切開線
g. 瞼結膜の断端
h. 移植材
i. 縫合糸

をきたしている症例では，内反矯正を確実にする目的から，筆者は原則として経結膜法を行わない．

手術方法（2）経皮法

　このアプローチは，どのような症例でも行える．特に内反症のある症例では経皮法のほうが，確実に内反を矯正できる．加えて重瞼ラインの幅が広くなる問題も，切開線の位置でコントロールできる．さらに強度の眼瞼後退のため，上眼瞼の反転が困難な場合でも，経皮法では無理なく行うことができる．また，高齢者で皮膚切除などを要したりする場合には，経皮法がよい．この方法にも結膜からMüller筋と挙筋腱膜を剥離して，移植片を直接角膜に触れないようにする方法と，後葉を結膜ごと瞼板から切り離し，その間へ移植片を直に植える方法がある．

　上眼瞼瞼縁に沿って，皮膚をほぼ全長にわたって切開する（図2の①）．次いで瞼板面を剥離し瞼板上端を出し，眼窩隔膜を切開して挙筋腱膜を出す（図2の②）．さらに，挙筋腱膜，Müller筋，結膜を一緒に瞼板上端で切り離す（図2の③）．

　移植片を結膜でカバーするなら，腱膜とMüller筋のみを切離し結膜から剥離する（図2の④）．

　切離した瞼板上縁と後葉組織の間に移植材（保存強膜など）を入

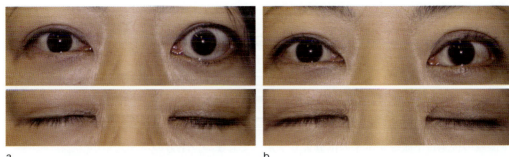

a.　　　　　　　　　　　　　b.

図3　甲状腺眼症治療後の兎眼矯正（48歳，女性）
a. 甲状腺眼症で大学病院において治療．euthyroid となったが，兎眼による KSD（＋）があり，兎眼矯正を希望して紹介される．
b. 術後約半年の状態．眼瞼後退は上下にあるので，保存強膜移植は上下に施行した．術後，兎眼は矯正され，KSD も消失．

KSD：keratitis superficialis diffusa（びまん性表層角膜炎）

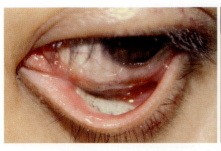

a.　　　　　　　　　　　　　b.

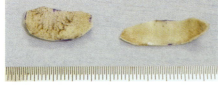

c.

図4　図3の症例の眼瞼所見
a. 術後約7日の移植片．上眼瞼は反転できなかったので，下瞼を示す．
b. 術後約半年の移植片．上には上皮が張り，血管も新生している．
c. 移植した保存強膜．左は下眼瞼への移植片，右は上眼瞼への移植片．

れ，縫合する．縫合糸は経結膜法の場合と同じである．縫合法はこの場合，普通の結節縫合でよい（**図2の⑤**）．

一重瞼の人なら，皮膚-皮膚と縫合する．重瞼にするなら皮膚-瞼板-皮膚と縫合し創を閉じる（**図2の⑥**）．なお，挿入する移植片の大きさは経結膜法の場合と同様である．

症例を図3，4に示す．

（田邉吉彦）

甲状腺眼症に伴う下眼瞼後退に対する手術

下眼瞼の後退は下眼瞼が本来の位置より下がってしまい，下方の強膜が露出してしまう病態である．主に甲状腺眼症，顔面神経麻痺，外傷，下直筋後転術後などにみられる．本項では，甲状腺眼症に伴う下眼瞼後退に対する手術について述べる．

下眼瞼後退の病態

甲状腺眼症の下眼瞼の病態には，下眼瞼後退と下眼瞼内反がある（図1）．下眼瞼後退や内反を引き起こす原因としては，多因子が関連している．眼球突出そのものにより眼瞼が上下に見開かれてしまうもの（図2），上眼瞼でみられるMüller筋の緊張による後退のように，アドレナリンのリトラクター刺激によるもの[1]，また解剖学的には，下眼瞼は下直筋，下斜筋と下眼瞼牽引筋腱膜を介してつながっているため[2]，下直筋の肥大やリトラクターの線維化も原因と考えられる．実際に下眼瞼後退は下直筋肥大を伴う症例に多くみられる（図3a）[3]．また，下直筋肥大による伸展障害に対する下直筋後転術後[4]の症例（図3b）にもみられ，後転量が増えると生じやすいといわれている．

文献はp.423参照．

下眼瞼後退の治療

下眼瞼後退や内反をきたすと，兎眼による角膜障害，下方の結膜充血，流涙などを引き起こす．治療法としては，下眼瞼牽引腱膜の

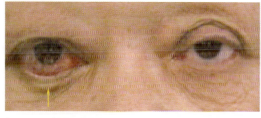
a.

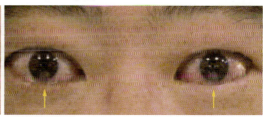
b.

図1　甲状腺眼症の下眼瞼
a. 右眼の下眼瞼後退を認め（矢印），結膜充血，角膜混濁をきたしている．
b. 両眼の下眼瞼内反を認め（矢印），結膜充血，角膜混濁をきたしている．

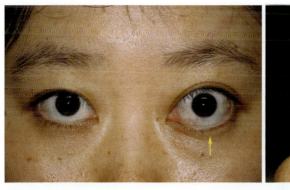
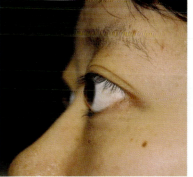
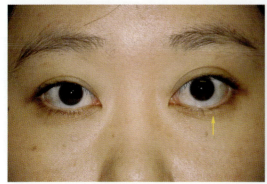
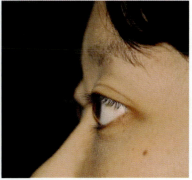

図2 眼球突出による眼瞼後退
a. 左眼．23mmの眼球突出がみられ，下眼瞼が後退している（矢印）．また，上眼瞼の後退もみられる．
b. 眼窩減圧術後1か月で眼球突出度は19mmに減少し，下眼瞼の後退も改善している（矢印）．上眼瞼の後退もあわせて改善がみられる．

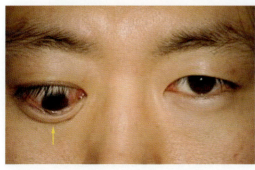
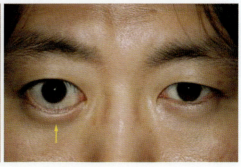

図3 下直筋肥大による下眼瞼後退
a. 右眼下直筋肥大により，左眼と比較して下眼瞼が後退している（矢印）．眼位が下転しているため，下方の強膜の露出はみられない．
b. ステロイド治療による消炎を図り，右眼下直筋後転術を施行．術後に下眼瞼後退がみられる（矢印）．

後転や切開，外側眼瞼短縮，スペーサーの挿入が行われている．下眼瞼の後退を挙上する必要があるため，下眼瞼牽引腱膜の後転や切開では，効果が不十分なことが多い．また，外側眼瞼短縮は眼瞼の

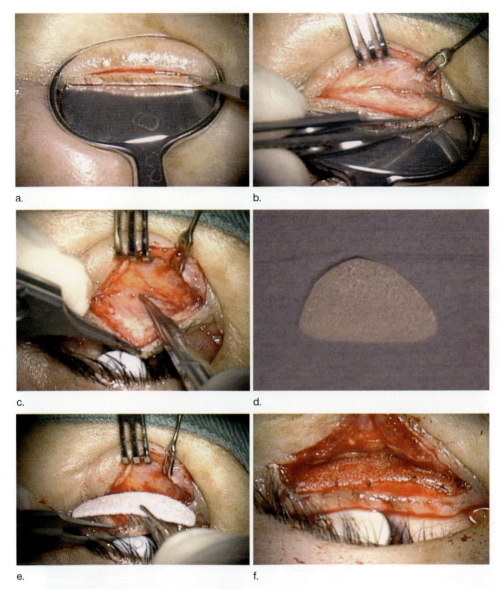

図4 下眼瞼後退に対するスペーサーの挿入
a. 挟瞼器で下眼瞼を挟み,睫毛下縁で下眼瞼縁から3mmの皮膚を切開する.
b. 下眼瞼牽引腱膜を皮下組織と一緒に剥離し,瞼板下方まで露出する.
c. 結膜側に剥離していき,結膜嚢の深さまで剥離を進める.
d. MEDPOR®の結膜嚢側は楕円に成形,瞼板側は角を丸く成形し,皮膚を刺激することによる術後のMEDPOR®露出を防ぐ.
e. 熱湯につけてMEDPOR®を軟用させ,瞼板下縁にMEDPOR®上端を置く.
f. 7-0ナイロン糸で瞼板下縁とMEDPOR®オクル開けど端々縫合する.

外観に変化をきたすため,やはり挙上効果が確実であるスペーサーの挿入が望ましい.スペーサーとしては,自家組織では耳介軟骨,人工物では多孔性ポリエチレン(MEDPOR®)などが使用されている.耳介軟骨の移植は眼科医にはなじみのない術式のため,筆者らの施設ではスペーサーとしてMEDPOR®を使用している.MEDPOR®

5. 炎症性疾患　397

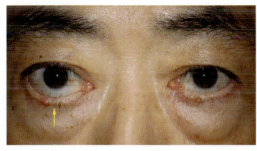
a.
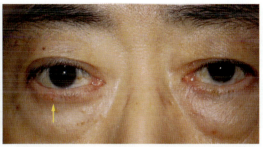
b.

図5　術前後の外眼部写真（後退例）
a. 右下眼瞼後退がみられ，下方強膜が露出（矢印）している．
b. 術後，下眼瞼後退は改善し，強膜の露出はみられない（矢印）．

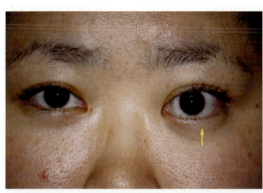
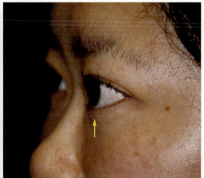
a.

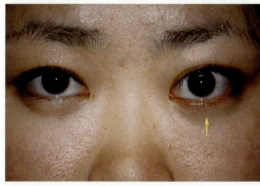
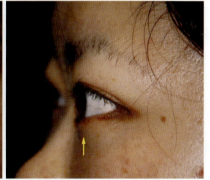
b.

図6　術前後の外眼部写真（内反例）
a. 左下眼瞼の内反がみられ，睫毛が角膜に触れている（矢印）．
b. 術後，内反は改善し，睫毛も角膜に触れない（矢印）．

は多孔性のため組織親和性がよく，形成外科領域では鼻，顎など，眼科領域では義眼台などに使用される素材である．

スペーサー挿入手術

術式：2％リドカイン（キシロカイン®）で皮下に麻酔をする．狭

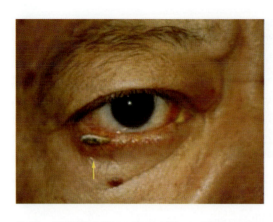

図7 合併症（MEDPOR®の露出）
挿入した MEDPOR® の角が皮膚から露出している.

瞼器で下眼瞼を挟み，睫毛下縁で下眼瞼縁から 3 mm の皮膚を切開する（**図 4a**）．切開幅は，眼瞼後退や眼瞼内反をきたしている幅で設定している．瞼板に達するまで，皮膚から垂直方向に切開を進める．瞼板に達したら，下眼瞼牽引腱膜を皮下組織と一緒に剥離し，瞼板下方まで露出する（**図 4b**）．その深さで結膜側に剥離していき，結膜囊の深さまで剥離を進める（**図 4c**）．MEDPOR® の厚さはさまざまなサイズがあるが，薄いものは挙上効果が弱く，厚いものは成形がしづらく，術後に異物感が出ることがあるため，0.35 mm の厚さのものを使用している．MEDPOR® のサイズは，横径は切開幅（平均 22 mm），縦径は結膜囊の幅（平均 11 mm）で用意し[3]，結膜囊側は楕円に成形，瞼板側は角が皮膚を刺激して術後の露出を防ぐために，丸く成形する（**図 4d**）．成形後，熱湯につけて MEDPOR® を弯曲させる．瞼板下縁に MEDPOR® 上端を置き（**図 4e**），7-0 ナイロン糸で瞼板下縁と MEDPOR® を 5 か所ほど端々縫合する（**図 4f**）．MEDPOR® の下端は脂肪組織に 1 針縫合する．皮下の脂肪組織が少ない症例では，術後に皮膚から MEDPOR® が露出するのを防ぐために，皮下組織を瞼板と縫合しておく．皮膚を 7-0 ナイロン糸で連続縫合する．

手術効果：瞼裂高は自験例[3]では術前 7〜15 mm（平均 10.7 mm）から術後 6〜13 mm（平均 9.1 mm）と改善（**図 5**）しており，内反は全例改善（**図 6**）している．

合併症：疼痛，下眼瞼の運動障害などの報告がある．MEDPOR® 下方を眼窩縁で支える方法は，下方視時の下眼瞼運動障害をきたす[1]ことがあり，筆者らは下方を脂肪組織周囲に縫合している．また，瞼板との縫合が外れて MEDPOR® が皮膚から露出し，再縫合を必要とした症例があり（**図 7**），現在は皮下組織と瞼板を縫合することにより，術後に MEDPOR® の露出はみられていない．

〔神前あい〕

眼窩減圧術

甲状腺眼症の眼球突出

　甲状腺眼症では，球後軟部組織の炎症性病変により外眼筋肥大や脂肪組織の増生が起こり，そのために眼球突出をきたす．日本人は欧米人より眼球突出は軽度であるが，15 mm 以上の眼球突出は甲状腺眼症患者の 74.2% でみられ，このうち 18〜20 mm の中等度の眼球突出は 25.9%，21 mm 以上の重度は 9.2% にみられる（図1）[1]．脂肪組織増生による眼球突出は若年者で多くみられ，外眼筋肥大による眼球突出は，男性，中高年で多い傾向がある．
　球後炎症がみられる活動期にはステロイド治療や放射線治療による消炎治療が行われるが，消炎治療後に残存する眼球突出を改善するには眼窩減圧術が必要となる．

文献は p.423 参照．

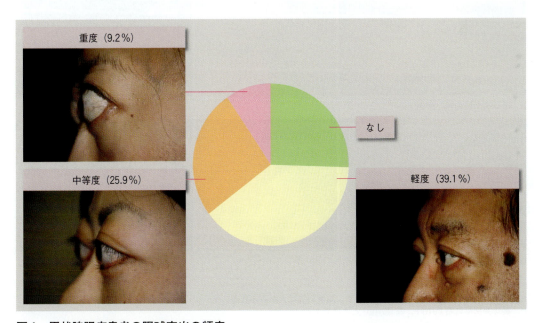

図1　甲状腺眼症患者の眼球突出の頻度
15〜17 mm の軽度の突出が 39.1%，18〜20 mm の中等度 25.9%，21 mm 以上の重度が 9.2% にみられる．

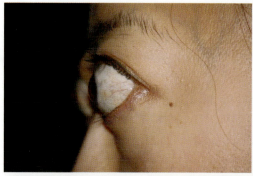
a. 眼球突出重度例

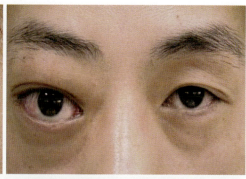
b. 片眼の眼球突出例

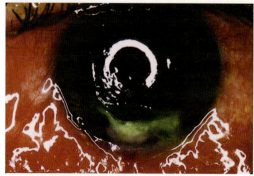
c. 兎眼性の角結膜障害

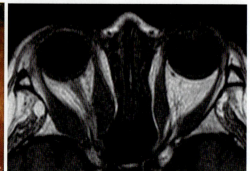
d. 甲状腺視神経症例

図2　眼窩減圧術の適応

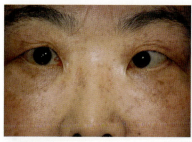
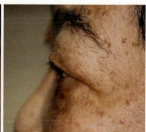

a. 眼球突出度の軽い症例

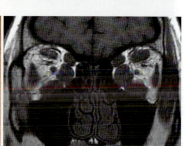

b. 眼球突出度の強い症例

図3　甲状腺視神経症例
a. 眼球突出度は両眼とも18mmであるが，高度の筋肥大がみられる．
b. 眼球突出度は右29mm，左30mmと高度である．

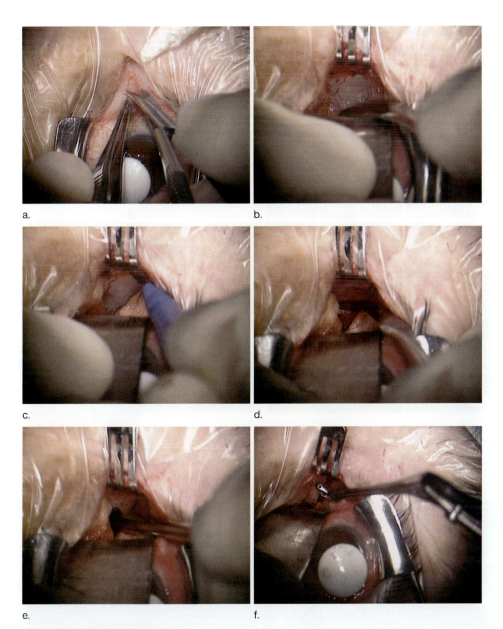

図4 涙丘切開眼窩減圧術
a. 涙丘を切開する.
b. 眼窩内壁へ向かって結膜を剝離し,眼窩内壁を露出する.
c. 骨膜をスリットナイフで水平に切開する.
d. 骨膜を内壁から剝離する.
e. 吸引管の先端で内壁を破砕する.
f. 骨片を除去する.

手術適応（図2）

重度の眼球突出,左右差のある眼球突出：外眼筋肥大を伴う眼球突出では,球後の炎症が鎮静化すると,肥大した外眼筋の体積が減少

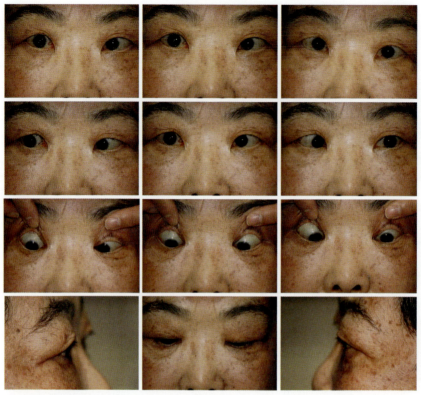

a. 術前

図5 視神経症例の減圧術前後の写真
眼球突出度は術前18 mm, 術後16 mmと変化量は少ない. 術前より両眼の外転・上転障害がみられ, 術後は左眼の内転が強くなり, 両眼の外転障害の悪化がみられる.

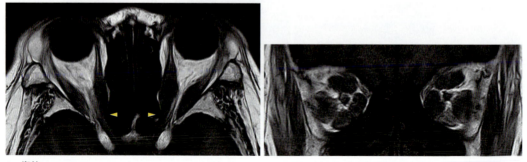

a. 術前

図6 視神経症例の減圧術前後のMRI画像（図5と同一症例）
a. 術前. 四直筋とも肥大が高度で, 視神経の圧迫所見（矢頭）がみられる.

するため, 眼球突出も改善が期待できる. しかし, 脂肪組織増生による眼球突出では消炎後も眼球突出度の改善はわずかであり, 重度の眼球突出が残存する場合もある. 筆者らの施設では, 21 mm以上の眼球突出が残存する場合には, 患者の希望により減圧術を施行し

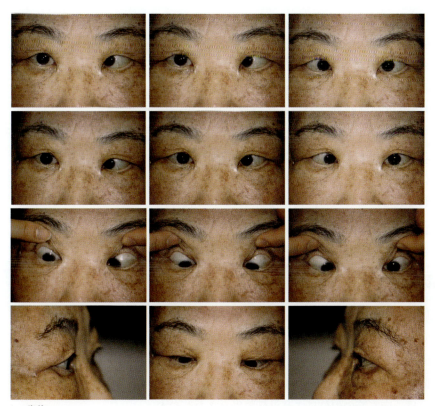

b. 術後

（図5のつづき）

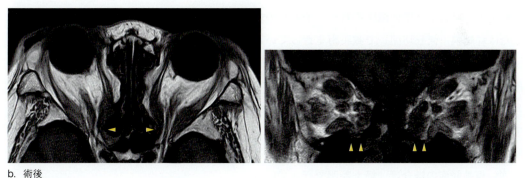

b. 術後

（図6のつづき）
b. 術後．内壁および下壁の後方内側が除去され，外眼筋が偏位し，視神経の圧迫が解除されている（矢頭）.

ている．また，中等度から軽度の眼球突出でも，左右差があるなどquality of lifeの面から問題となる場合にも手術適応となる．

兎眼性の角結膜障害：眼球突出や眼瞼異常による兎眼性の角結膜障害は，角膜混濁や角膜穿孔の危険性があるため，球後病変が鎮静化していない症例でも手術適応となることがある．

難治性の甲状腺視神経症：甲状腺視神経症は，10数年前には筆者らの施設を受診した甲状腺眼症の7.3%[1]でみられたが，現在は，重症化する前に受診する症例が増え，2%程度まで減っている．強い外眼筋肥大により視神経が圧迫され，視力障害，視野障害として発症する．日本人の甲状腺視神経症例における眼球突出度の平均は18.2mmと決して重度ではない[1]．日本人のように眼窩が小さい場合や高齢者では眼球突出が目立たないことも多い（図3a）．球後圧上昇が眼球突出で代償できないために，圧迫性視神経症を発症しやすくなると考えられている．このため，視神経症例においては球後の減圧が手術治療の目的となり，必ずしも眼球突出の改善が目的とはならない．

眼窩減圧術の術式

経上顎洞眼窩減圧術（下壁，内壁の減圧），経涙丘眼窩減圧術（内壁の減圧），眼窩外壁減圧術（外壁の減圧），balanced decompression[2]（外壁，内壁の減圧）が行われている．下壁の開放は減圧効果は強いが，特に片眼例では術後上転障害による複視がみられることが多い．内壁の開放は，内直筋の偏位により外転障害をきたしやすい．外壁の開放は，術後複視の頻度は少ないが髄液漏を起こすことがある．これらの各術式の利点欠点を考慮し，症例による術式の選択が必要となる．1壁の減圧で約3mmの減圧効果があり，高度な眼球突出の場合は2壁の減圧を行う．筆者らの施設では，経上顎洞または経結膜（涙丘切開）で減圧術を行っている．眼球突出の改善度は，経上顎洞による下壁と内壁の除去で5～7mm，経結膜による内壁除去で2～3mmである．

基本的に視神経症に対して涙丘切開，眼球突出に対して経上顎洞で手術を行うが，軽度の眼球突出または左右差2mm程度の片眼の眼球突出に対しては，涙丘切開で内壁を除去する．また，眼球突出の強い視神経症の場合は，経上顎洞で行っている．

涙丘切開眼窩減圧術（内壁の減圧）：

適応：①難治性の視神経症，②上顎洞発育不良例，③4mm以下の減圧効果を期待する症例．

術式：涙丘を切開し，上下方向に結膜切開を加える（図4a）．眼窩内壁へ向かって結膜を剥離し，眼窩内壁を露出する（図4b）．このとき，術野を確保するためには眼窩内脂肪の脱出を抑える必要があり，結膜下を鼻側へ向かって薄く剥離していく．露出した眼窩内壁

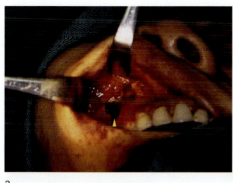
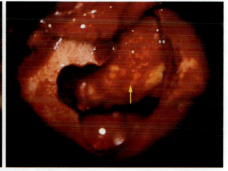

a.　　　　　　　　　　　　　　　　b.
図7　経上顎洞眼窩減圧術
a. 歯根部を切開し，上顎洞前壁に骨窓（矢頭）を作製する．
b. 眼窩骨膜を切開し，眼窩脂肪が脱出（矢印）している．

の骨膜をスリットナイフで水平に切開し（**図4c**），骨膜を骨壁から剥離する（**図4d**）．その際も，なるべく骨膜を温存したほうが眼窩内脂肪の脱出を防止できる．眼窩内壁は非常に薄い骨で，吸引管の先端で軽く押すと容易に穴があいて篩骨洞に入る（**図4e**）．篩骨洞内には篩骨蜂巣という薄い隔壁があり，これを内壁とともに除去していく（**図4f**）．進行方向はやや下側とし，頭蓋底のある上方へは向かわないよう注意する．篩骨洞の奥には蝶形骨洞があり，視神経症の場合はここまで開放する．蝶形骨は固い骨で，蝶形骨洞内は篩骨洞内のような粘膜はなく出血は少ない．蝶形骨洞に入った場合は，近くに内頸動脈の枝があるため，それ以上は内壁の除去を行わない．また，上下直筋の肥大が強い場合は下壁内側も除去する．下壁も内壁と同様に薄い骨で容易に上顎洞と交通する．そこから骨鉗子などで骨を除去し，篩骨洞との壁も除去する．

　図5, 6に視神経症症例の減圧術前後の9方向写真，MRIを示す．涙丘切開眼窩減圧術は手術侵襲が少なく，皮膚に瘢痕を残さず，上顎洞の発育異常で経上顎洞アプローチが困難な場合でも手術が可能である．

経上顎洞眼窩減圧術（下壁と内壁の減圧）：全身麻酔下で，耳鼻科医師と合同で手術を行っている．
適応：5mm以上の減圧効果を期待する眼球突出．
術式：歯根部を切開し，上顎洞前壁に骨窓を作製する．直視下で篩骨洞を開放し，眼窩内壁から下壁の内側を除去する．眼窩骨膜に切開を加え，眼窩脂肪を脱出させる（**図7**）．眼球突出は，脂肪組織の増生のみで起こる症例と外眼筋肥大を伴う症例がある．脂肪組織腫大

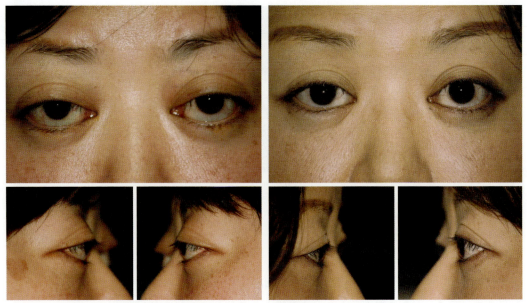

a. 術前　　　　　　　　　　　　　　　b. 術後

図8　経上顎洞眼窩減圧術前後の外眼部写真（脂肪組織腫大例）
a. 術前．両眼 25 mm の眼球突出がみられる．
b. 術後．右 17 mm，左 18 mm と眼球突出の改善がみられる．

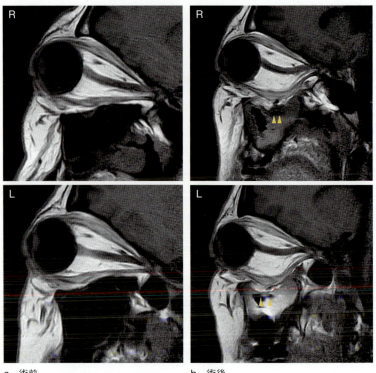

a. 術前　　　　　　　　　　　　　　　b. 術後

図9　経上顎洞眼窩減圧術前後の MRI 画像（図8と同一症例）
a. 術前．脂肪組織腫大による眼球突出がみられる．
b. 術後．下壁の開放に伴い，眼窩脂肪と下直筋が下方に偏位している．

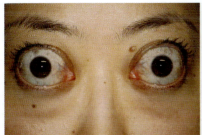
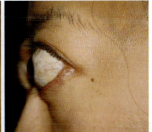
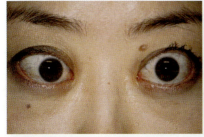
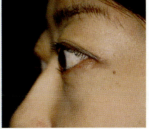

a. 術前

b. 術後

図10　経上顎洞眼窩減圧術前後の外眼部写真（視神経症例）
a. 術前．右29 mm，左30 mmの眼球突出がみられる．
b. 術後．右21 mm，左22 mmと眼球突出の改善がみられる．

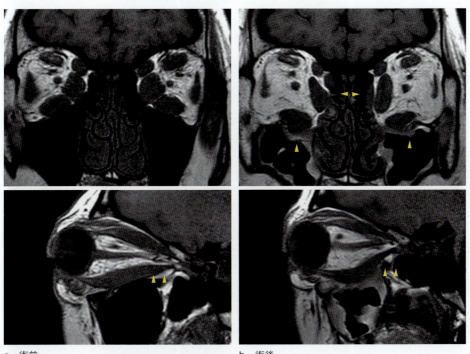

a. 術前　　　　　　　　　　　　b. 術後

図11　経上顎洞眼窩減圧術前後のMRI画像（図10と同一症例）
a. 術前．両眼とも複数の外眼筋の肥大を認める（上図）．下図は左眼．視神経が，肥大する上下直筋により圧迫されている（矢頭）．
b. 術後．眼窩内壁および下壁が除去されており（矢頭），内直筋，下直筋および眼窩脂肪が内下方へ偏位している（上図）．下図は左眼．下壁の開放（矢頭）に伴い，下直筋が下方に偏位し，視神経の圧迫が改善している．

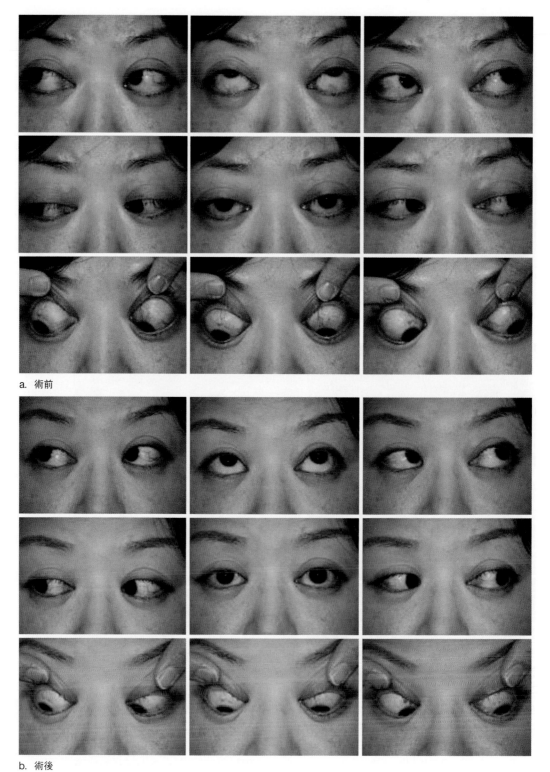

a. 術前

b. 術後

図 12 経上額洞眼窩減圧術前後の 9 方向写真
両眼の上転障害, 外転障害が軽度みられるが, 複視の訴えはない.

による眼球突出例と，眼球突出の強い視神経症例の術前後の外眼部写真，MRIを示す（図 8〜11）．外眼筋肥大が強い場合は，脂肪のみの症例に比べて減圧術による眼球突出度の改善率が悪い．

術後合併症

　視神経症を呈する症例は活動期の眼症であり，眼窩内炎症が鎮静化することで外眼筋肥大は改善する．このため，活動期の視神経症に対して行った眼窩減圧術では，術後に眼球偏位が進行し，複視が悪化することがある（図 5）．したがって，消炎後に必要に応じて眼位矯正手術を行う．

　眼窩減圧術の術後合併症として複視は約 15％でみられるが，術前より外眼筋肥大を認める症例がほとんどである．外眼筋肥大を伴わない脂肪組織の増生による眼球突出例では，術後複視の出現はわずかである（図 12）．筆者らの施設では眼窩内壁および下壁を除去するため，術後の眼位が内下方へ偏位すると複視を生じる．減圧後，3 か月程度経過観察し，日常生活に支障のある複視が残存する場合に外眼筋手術で眼位を矯正する．術後複視の防止策として，眼窩下壁の骨膜切開の際に前方の骨膜を切開せず温存することで眼球の下方偏位を抑えることができる．しかし，眼球突出の改善が少ないため症例によって使い分ける必要がある．

　現在は術後複視の発生を防止するために，下壁の減圧は避け，外壁の減圧が行われることが多くなっている．しかし，眼球突出度の改善には下壁の開放が最も効果的である．上記のように術式の工夫で，下壁，内壁を開放しても，外眼筋肥大のない眼球突出例では，残存する術後複視が問題になる症例はわずかである．経上額洞眼窩減圧術は，手術時間は約 90 分，外見上に切開創がなく，減圧効果が高いため，術翌日に眼帯を外した瞬間の患者の満足度が高い手術であり，今後も重度の眼球突出例に対しては選択肢の一つとなり続ける術式であると思っている．

（神前あい）

文献

項目起始頁	文献番号	文献
		■ 眼瞼の解剖
2	1	Kakizaki H, et al：Anatomical study of the lower-positioned transverse ligament. Br J Plast Surg 2004；57：370-372.
2	2	Yuzuriha S, et al：An anatomical structure which results in puffiness of the upper eyelid and a narrow palpebral fissure in Mongoloid eye. Br J Plast Surg 2000；53：466-472.
2	3	Kakizaki H, et al：The levator aponeurosis consists of two layers that include smooth muscle. Ophthal Plast Reconstr Surg 2005；21：379-382.
2	4	Anderson RL, et al：The role of Whitnall's ligament in ptosis surgery. Arch Ophthalmol 1979；97：705-707.
2	5	Kakizaki H, et al：The lower eyelid retractor consists of definite double layers. Ophthalmology 2006；113：2346-2350.
		■ 眼瞼の機能検査
12	1	Kakizaki H, et al：The levator aponeurosis consists of two layers that include smooth muscle. Ophthal Plast Reconstr Surg 2005；21：379-382.
12	2	柿崎裕彦：眼形成外科・虎の巻．東京：メディカル葵出版；2009．p.33-44.
12	3	Smith BC, et al：The management of involutional lower lid ectropion. adv Ophthal Plast Reconstr Surg 1983；2：287-298.
12	4	Noda S, et al：Epiblepharon with inverted eyelashes in Japanese children. I. Incidence and symptoms. Br J Ophtalmol 1989；73：126-127.
12	5	Hayasaka S, et al：Epiblepharon with inverted eyelashes in Japanese children. II. Surgical repairs. Br J Ophtalmol 1989；73：128-130.
12	6	Hwang SW, et al：Lid margin split in the surgical correction of epiblepharon. Acta Ophthalmol 2008；86：87-90.
12	7	板倉秀記ら：ES NOW 6 きれいな小児眼科手術．東京：メジカルビュー社；2011．p.34-41.
		■ 眼瞼の画像診断
17	1	兼森良和：磁気共鳴画像（MRI）による眼瞼下垂術前挙筋機能評価．あたらしい眼科 2006；23：555-558.
17	2	兼森良和：眼瞼下垂手術―術式の選択と手術治療の実際―．あたらしい眼科 2007；24：547-555.
17	3	井出　醇ら：日本人上眼瞼の眼窩隔膜と脂肪組織の MRI 所見．臨床眼科 1997；51：173-177.
17	4	Goldberg RA, et al：Eyelid anatomy revisited. Arch Ophthalmol 1992；110：1598-1600.
		■ 眼窩の解剖
23	1	Goldberg RA, et al：The medial orbital strut in the prevention of postdecompression dystopia in dysthyroid ophthalmopathy. Ophthal Plast Reconstr Surg 1992；8：32-34.
23	2	Dutton JJ：Atlas of Clinical and Surgical Orbital Anatomy. Philadelphia：Saunders；1994. p.22-23.
23	3	Koornneef L：New insights in the human orbital connective tissue. Result of a new anatomical approach. Arch Ophthalmol 1977；95：1269-1273.

文献番号：アラビア数字（1，2，3…）は本文中に参照位置のある文献，ローマ数字（i，ii，iii…）は項目全体についての参考文献であることを示します．

項目起始頁	文献番号	文献
23	4	Koornneef L: Details of the orbital connective tissue system in the adult. Acta Morphol Neerl Scand 1977; 15: 1-34.
		■ 眼窩の画像診断
34	i	増井孝之: CT と MRI の基本撮像法と特徴: PET/C を含めて. 眼科 2012; 54: 1107-1119.
		■ 瞬目検査について教えてください
38	1	平岡満里: 瞬目の生理と分析法. 神経眼科 1994; 11: 383-390.
38	2	Sforza C, et al: Spontaneous blinking in healthy persons: an optoelectronic study of eyelid motion. Ophthalmic Physiol Opt 2008; 28: 345-353.
38	3	Bentivoglio AR, et al: Analysis of blink rate patterns in normal subjects. Mov Disord 1997; 12: 1028-1034.
38	4	Casse G, et al: Videonystagmography to assess blinking. Graefes Arch Clin Exp Ophthalmol 2007; 245: 1789-1796.
38	5	中村芳子ら: 瞬目高速解析装置を用いた自発性瞬目の測定. 日本眼科学会雑誌 2008; 112: 1059-1067.
38	6	木村直子ら: 瞬目高速解析装置を用いた瞬目の加齢性変化の検討. 日本眼科学会雑誌 2012; 116: 862-868.
		■ 眼球突出, 眼球運動の検査
41	1	柿崎裕彦: 眼球突出. 日本眼科紀要 2005; 56: 703-709.
41	2	臼井千恵: シンポジウム「眼位検査とその評価」. Hess 赤緑試験. 日本視能訓練士協会誌 2000; 28: 81-92.
41	3	深井小久子: 両眼単一視野・注視野. 本田孔士編. 眼科診療プラクティス 28 視野のすべて. 東京: 文光堂; 1997. p.220-221.
41	4	大牟禮和代ら: 後天性眼球運動障害の複視によって起こる日常生活の不自由度について. 日本視能訓練士協会誌 2003; 32: 131-137.
41	5	Totsuka N, et al: Kinetic magnetic resonance imaging of orbital blow-out fracture with restricted ocular movement. Orbit 1997; 16: 75-83.
		■ 切開, 止血, 縫合の基本
56	1	Collin JRO: A Manual of Systematic Eyelid Surgery. 3rd ed. Philadelphia: Butterworth Heinemann; 2006.
		■ 眼瞼・眼窩の術後管理
65	1	van der Westhuijzen AJ, et al: A randomized observer blind comparison of bilateral facial ice pack therapy with no ice therapy following third molar surgery. Int J Oral Maxillofac Surg 2005; 34: 281-286.
65	2	夏井陸: これからの創傷治療. 東京: 医学書院; 2003.
		■ 眼瞼下垂とその近縁疾患の診断
70	1	根本裕次: 眼瞼下垂. 野田実香編. 専門医のための眼科診療クオリファイ 10 眼付属器疾患とその病理. 東京: 中山書店; 2012. p.61-74.
70	2	根本裕次: 眼瞼痙攣, 兎眼, 眼瞼異常運動. 大鹿哲郎編. 眼科学 第 2 版. 東京: 文光堂; 2011. p.21-26.

項目起始頁	文献番号	文献
		■ 先天眼瞼下垂の手術
86	1	Srinagesh V, et al：The association of refractive error, strabismus, and amblyopia with congenital ptosis. J AAPOS 2011；15：541-544.
86	2	Matsuo K, et al：Frontalis suspension with fascia lata for severe congenital blepharoptosis using enhanced involuntary reflex contraction of the frontalis muscle. J Plast Reconstr Aesthet Surg 2009；62：480-487.
86	3	林　憲吾ら：大腿筋膜による前頭筋吊り上げ術の合併症を来した3例の特徴と治療．日本眼科学会雑誌 2013；117：132-138.
86	4	Yoon JS, et al：Long-term functional and cosmetic outcomes after frontalis suspension using autogenous fascia lata for pediatric congenital ptosis. Ophthalmology 2009；116：1405-1414.
86	5	Ben Simon GJ, et al：Frontalis suspension for upper eyelid ptosis：evaluation of different surgical designs and suture material. Am J Ophthalmol 2005；140：877-885.
86	6	Hayashi K, et al：Comparison of nylon monofilament suture and polytetrafluoroethylene sheet for frontalis suspension surgery in eyes with congenital ptosis. Am J Ophthalmol 2013；155：654-663.
		■ 眼瞼挙筋短縮術（aponeurotic advancement）
102	i	木下　茂監修，渡辺彰英ら編著，嘉鳥信忠編集協力：顕微鏡下眼形成手術．東京：メジカルビュー社；2013.
102	ii	渡辺彰英：眼瞼下垂．IV 眼瞼手術．眼科外来処置・小手術クローズアップ．東京：メジカルビュー社；2014. p.114-117.
102	iii	渡辺彰英：特集　眼科小手術 Pearls and Pitfalls．眼瞼下垂手術．あたらしい眼科 2012；29：907-912.
		■ Müller tuck（ミュラータック）法：西條原法
107	1	Matuo K：Stretching of the Müller muscle result in involuntary contraction of the levator muscle. Ophthal Plast Reconstr Surg 2002；18：5-10.
107	2	杠　俊介：眼窩隔膜を利用した眼瞼下垂症手術．PEPARS 2011；51：33-41.
107	3	伴　緑也：眼瞼抵抗を処理する眼瞼下垂手術．PEPARS 2014；87：73-80.
107	4	Liu D：Ptosis repair by single suture aponeurotic tuck. Surgical technique and long-term results. Ophthalmology 1993；100：251-259.
107	5	西條正城：Müller tuck 法（原法）．超アトラス眼瞼手術―眼科・形成外科の考えるポイント．東京：全日本病院出版会；2014. p.155-162.
107	6	西條智博：眼瞼下垂手術のために必要な局所解剖についての検討．眼科手術 2005；18：443-447.
107	7	Nerad JA：Oculoplastic Surgery. The Requisites in Ophthalmology. St. Louis：Mosby；2001.
107	8	西條正城：創傷のケア．皮膚病診療 1999；21：247-254.
		■ 眼瞼下垂術後の修正法について教えてください
119	1	Matsuo K, et al：Frontalis suspension with fascia lata for severe congenital blepharoptosis using enhanced involuntary reflex contraction of the frontalis muscle. J Plast Reconstr Aesthet Surg 2009；62：480-487.
		■ 眼瞼皮膚弛緩症
123	1	Avisar I, et al：Upper-eyelid wick syndrome：association of upper-eyelid dermatochalasis and tearing. Arch Ophthalmol 2012；130：1007-1012.

項目起始頁	文献番号	文献
123 - 2		林　寛子ら：眉下皺取り術の効果. 日本美容外科学会会報 2003；25：28-32.
123 - 3		野平久仁彦ら：高齢者に適した上眼瞼形成術. 日本美容外科学会会報 2006；28：42-48.
123 - 4		新冨芳尚ら：重瞼術：切開法. 形成外科 1999；42：1029-1035.
■ 腫れぼったい瞼に対する手術のコツを教えてください		
132 - 1		Ichinose A, et al：Extended preseptal fat resection in Asian blepharoplasty. Ann Plast Surg 2008；60：121-126.
■ 内反症の診断		
138 - 1		Kakizaki H, et al：The lower eyelid retractor consists of definite double layers. Ophthalmology 2006；113：2346-2350.
■ 眼瞼内反症手術		
147 - i		Jones LT, et al：Senile entropion；a new concept for correction. Am J Ophthalmol 1972；74：327-329.
147 - ii		Kakizaki H, et al：Modified operation to correctly detect and fix the lower eyelid retractor in involutional entropion. Jpn J Opthalmol 2005；49：330-332.
147 - iii		Tyers AG, et al：Colour Atlas of Ophthalmic Plastic Surgery. 3rd edition. Oxford；Butterworth-Heinemann：2008. p.93-119.
147 - iv		渡辺彰英ら：顕微鏡下眼形成手術. 東京：メジカルビュー社；2013. p.48-55.
147 - v		渡辺彰英：眼瞼内反症. 野田実香編. 専門医のための眼科診療クオリファイ 10 眼付属器疾患とその病理. 東京：中山書店；2012. p.85-90.
147 - vi		出田真二ら：Jones変法. 眼手術学 2 眼瞼. 東京：文光堂；2013. p.405-410.
■ 睫毛内反症手術		
152 - 1		北川史子ら：睫毛内反症. 小児科医が知っておきたい子どもの目の病気. 小児科 2013；54：893-898.
152 - 2		Noda S, et al：Epibletharon with inverted eyelashes in Japanese children. I. Incidence and symptoms. Br J Ophthalmol 1989；73：126-127.
152 - 3		Quickert MH, et al：Nonincisional correction of epibletharon and congenital entropion. Arch Ophthalmol 1983；101：778-781.
152 - 4		Kim NM, et al：The effect of epibletharon surgery on visual acuity and with-the-rule astigmatism in children. Korean J Ophthalmol 2010；24：325-330.
152 - 5		Hayasaka S, et al：Epibletharon with inverted eyelashes in Japanese children. II. Surgical repairs. Br J Ophthalmol 1989；73：128-130.
152 - 6		Hwang SW, et al：Lid margin split in the surgical correction of epibletharon. Acta Ophthalmol 2008；86：87-90.
■ 睫毛乱生症手術		
156 - 1		木下慎介ら：大部分の睫毛根は瞼板に付着しているため、睫毛乱生手術において瞼板前組織を完全に切除すべきである. 日本眼科紀要 2006；57：10-13.
156 - 2		Wojno TH：Lid splitting with lash resection for cicatrical entropion and trichiasis. Ophthal Plast Reconstr Surg 1992；8：287-289.
156 - 3		八子恵子：睫毛乱生に対する睫毛列切除. 眼科手術 2009；22：345-348.

項目起始頁	文献番号	文献
		■ 内眥形成術
160	1	Kakizaki H, et al：Anatomy of the epicanthal fold. Plast Reconstr Surg 2012；130：494e-495e.
160	2	鹿嶋友敬ら：内眼角贅皮を伴った先天性睫毛内反症に対する内眥形成術と内反症手術の併用. 日本眼科学会雑誌 2010；114：105-109.
160	3	村上正洋ら：超アトラス 眼瞼手術―眼科・形成外科の考えるポイント. 東京：全日本病院出版会；2014.
160	4	Hwang SW, et al：Lid margin split in the surgical correction of epiblepharon. Acta Ophthalmol 2008；86：87-90.
160	5	Kim JH, et al：Characteristic ocular findings in Asian children with Down syndrome. Eye 2002；16：710-714.
160	6	内田準一：内外眥切開における三角弁法. 形成外科 1967；10：120-123.
160	7	Uchida J：A surgical procedure for blepharoptosis vera and for pseudo-blepharoptosis orientalis. Br J Plast Surg 1962；15：271-276.
		■ 眼瞼外反症手術
164	1	Smith B, et al：Modification of Kuhnt Szymanowski ectropion repair in oculoplastic surgery：a compendium of principles and techniques. St. Louis：CV Mosby；1970.
164	2	Anderson RL, et al：The tarsal strip procedure. Arch Ophthalmol 1979；97：2192-2196.
164	3	柿崎裕彦：下眼瞼外反症. 眼形成外科―虎の巻. 東京：メディカル葵出版；2009. p.71-79.
		■ 兎眼矯正術
169	1	Pereira MV, et al：Lagophthalmos. Seminars in ophthalmology 2010；25：72-78.
169	2	Melvin TA, et al：Overview of facial paralysis：current concepts. Facial Plast Surg 2008；24：155-163.
169	3	Sturrock GD：Nocturnal lagophthalmos and recurrent erosion. Br J Ophthalmol 1976；60：97-103.
169	4	Bron AJ, et al：Clinical staining of the ocular surface：Mechanisms and interpretations. Prog Retin Eye Res 2015；44C：36-61.
169	5	鹿嶋友敬ら：顔面神経麻痺形成術によって角膜混濁に対する角膜移植が施行できた1例. あたらしい眼科 2008；25：1577-1579.
169	6	湖崎　亮ら：瞼板縫合. 大橋裕一編. ES Now Illustrated No.13 外来小手術と処置. 東京：メジカルビュー社；1999. p.42-45.
169	7	Collin JRO：A manual of Systematic Eyelid Surgery. 3rd edition. Philadelphia：Elsevier；2006.
169	8	Tyers AG, et al：Colour Atlas of Ophthalmic Plastic Surgery. 3rd edition. Philadelphia：Elsevier；2008.
169	9	Hedin A：Eyelid surgery in dysthyroid ophthalmopathy. Eye (Lond) 1988；2：201-206.
		■ 眉毛挙上術
173	i	柿崎裕彦：眉毛下垂症. 眼形成手術―虎の巻. 東京：メディカル葵出版；2009.
173	ii	Booth AJ, et al：The direct brow lift：efficacy, complications, and patient satisfaction. Br J Ophthalmol 2004；88：688-691.
173	iii	曽束洋平：顔面神経麻痺に対する骨膜弁を用いた眉毛挙上術. Facial N Res Jpn 2012；32：146-149.

項目起始頁	文献番号	文献
173	iv	飯田拓也:顔面神経麻痺に対する眉毛挙上術の評価. Facial N Res Jpn 2003;23:127-129.
		■眼瞼の先天異常について教えてください
178	1	Jockin YM, et al:Congenital Craniofacial Deformities:Ophthalmologic Considerations. In:Katowitz JA, editor. Pediatric Oculoplastic Surgery. New York:Springer-Verlag;2002. p.533-558.
178	2	Jill AF, et al:Developmental Eyelid Abnormalities. In:Katowitz JA, editor. Pediatric Oculoplastic Surgery. New York:Springer-Verlag;2002. p.177-215.
178	3	Suzuki Y, et al:Eye lash line resection for cilial entropion in patients with Down's syndrome. Br J Ophthalmol 2014;98:1442-1447.
178	4	富田 香ら:ダウン症候群の小児304例の眼所見. 日本眼科学会雑誌 2013;117:749-760.
178	5	渡辺彰英ら編著:内眥形成術:内田法. 木下 茂監修. 顕微鏡下眼形成手術. 東京:メジカルビュー社;2013. p.134-139.
		■眼瞼けいれんの診断とボトックス®治療
183	1	若倉雅登:誤診だらけの眼瞼痙攣. 眼科 2003;45:1975-1981.
		■眼輪筋切除術
187	1	三村 治ら:眼瞼けいれん診療ガイドライン. 日本眼科学会雑誌 2011;115:617-628.
187	2	Gillum WN, et al:Blepharospasm surgery. An anatomical approach. Arch Ophthalmol 1981;99:1056-1062.
187	3	Mauriello JA Jr, et al:Treatment selections of 239 patients with blepharospasm and Meige syndrome over 11 years. Br J Ophthalmol 1996;80:1073-1076.
187	4	Anderson RL, et al:Blepharospasm:past, present, and future. Ophthal Plast Reconstr Surg 1998;14:305-317.
187	5	Georgescu D, et al:Upper eyelid myectomy in blepharospasm with associated apraxia of lid opening. Am J Ophthalmol 2008;145:541-547.
		■眼瞼悪性腫瘍の手術
212	i	上田幸典:眼手術学2. 眼瞼. 東京:文光堂;2013. p.194-199.
212	ii	嘉鳥信忠:眼瞼悪性腫瘍の治療―小さな腫瘍の場合. 眼科プラクティス24 見た目が大事!眼腫瘍. 東京:文光堂;2008. p.46-48.
212	iii	渡辺彰英:良性眼瞼腫瘍の治療―瞼縁から離れている場合. 眼科プラクティス24 見た目が大事!眼腫瘍. 東京:文光堂;2008. p.35-37.
212	iv	菅原康志:顔面・頚部に作成される局所皮弁. 波利井清紀編. 皮弁・筋皮弁実践マニュアル. 東京:全日本病院出版会;2002. p.79-84.
		■眼瞼再建に必要な皮弁,植皮について教えてください
222	1	添田周吾編著:形成外科手術手技シリーズ 眼の形成外科. 東京:克誠堂出版;1993.
222	2	Robert C, et al:Ophthalmic plastic surgery. New York:McGraw-Hill;2002. p.54.
222	3	Okdada E, et al:The V-Y advancement myotarsocutaneous flap for upper eyelid reconstruction. Plast Reconstr Surg 1997;100:996-998.
222	4	Mustarde JC:Major reconstruction of the eyelids. Functional and aesthetic considerations. Clin Plast Surg 1981;8:227-236.
222	5	Cutler NL, et al:A method for partial and total upper eyelid reconstruction. Am J Ophthalmol 1955;39:1-7.

項目起始頁	文献番号	文献
222 - 6		Ito O, et al：Eyelid reconstruction using a hard palate mucoperiosteal graft combined with a V-Y subcutaneously pedicled flap. Br J Plast Surg 2001；54：106-111.
222 - 7		Hashikawa K, et al：Total lower lid support with auricular cartilage graft. Plast Reconstr Surg 2005；115：880-884.
222 - 8		嘉鳥信忠：悪性眼瞼腫瘍の治療　小さな腫瘍の場合．後藤　浩編．眼科プラクティス24　見た目が大事！眼腫瘍．東京：文光堂；2008. p.46-48.
■ 眼窩腫瘍の診断（総論）		
228 - 1		尾山徳秀：海綿状血管腫．後藤　浩ら編．眼科プラクティス 24 見た目が大事！眼腫瘍．東京：文光堂；2008. p.110-111.
228 - 2		敷島敬悟：視神経鞘髄膜腫．中馬秀樹編．専門医のための眼科診療クオリファイ 7 視神経疾患のすべて．東京：中山書店；2011. p.92-97.
228 - 3		笠井健一郎ら：眼窩腫瘍．眼科手術 2010；23：35-45.
228 - 4		江口功一：リンパ管腫．後藤　浩ら編．眼科プラクティス 24 見た目が大事！眼腫瘍．東京：文光堂；2008. p.116-117.
■ 眼窩悪性リンパ腫の診断と治療について教えてください		
236 - 1		敷島敬悟：眼窩腫瘍の統計．眼科手術 1 総論・眼窩．東京：文光堂；2014. p.295-297.
236 - 2		Swerdlow SH, et al, editors：WHO Classification of Tumors of Haematopoietic and Lymphoid Tissues. 4th ed. Lyon：IARC Press；2008.
236 - 3		Niitsu N, et al：A high serum-soluble interleukin-2 receptor level is associated with a poor outcome of aggressive non-Hodgkin's lymphoma. Eur J Haematol 2001；66：24-30.
236 - 4		Annitage JO：Staging non-Hodgkin lymphoma. CA Cancer J Clin 2005；55：368-376.
236 - 5		Czuczman MS, et al：Treatment of patients with low-grade B-cell lymphoma with the combination of chimeric anti-CD20 monoclonal antibody and CHOP chemotherapy. J Clin Oncol 1999；17：268-276.
■ 眼窩腫瘍生検術		
242 - 1		Hamano H, et al：High serum IgG4 concentrations in patients with sclerosing pancreatitis. N Engl J Med 2001；344：732-738.
■ 浅在性眼窩腫瘍摘出術		
248 - 1		Shikishima K, et al：Pathological evaluation of orbital tumours in Japan：analysis of a large case series and 1379 cases reported in the Japanese literature. Clin Experiment Ophthalmol 2006；34：239-244.
248 - 2		Shields JA, et al：Survey of 1264 patients with orbital tumors and simulating lesions：The 2002 Montgomery Lecture. part 1. Ophthalmology 2004；111：997-1008.
248 - 3		Garrity JA, et al：Henderson's Orbital Tumors. 4th ed. Philadelphia：Lippincott Williams & Wilkins；2007. p. 23-32.
248 - 4		敷島敬悟：眼窩腫瘍摘出術のコツ．樋田哲夫ら編．眼科診療のコツと落とし穴②手術─後眼部・眼窩・付属器．東京：中山書店；2008. p.168-170.
248 - 5		Garrity JA, et al：Henderson's Orbital Tumors. 4th ed. Philadelphia：Lippincott Williams & Wilkins；2007. p. 371-379.
■ 深部眼窩腫瘍摘出術		
253 - 1		三戸秀哲：眼窩腫瘍の観血的および保存的治療にはどのようなものがあるか．あたらしい眼科 2002；19：573-577.

項目起始頁	文献番号	文献
253 - 2		中村泰久:眼窩手術に必要な基礎知識 眼科手術に必要な基本手技,器具,装置. 眼科手術 1994;7:201-204.
253 - 3		山田貴之:部位に応じた眼窩腫瘍の摘出方法. 眼科 2011;53:1372-1380.

■ 眼窩腫瘍に対する放射線治療について教えてください

260 - 1		尾山徳秀:眼窩にみられる悪性腫瘍. 眼科CT・MRI診断実践マニュアル. MB OCULISTA 2013;(1):55-64.
260 - 2		溝田 淳ら:眼科領域における重粒子線治療. 眼科 2010;52:415-422.
260 - 3		辻 英貴ら:眼腫瘍の展望—2005年〜2006年度. 眼科 2011;53:3-48.
260 - 4		Dieing A, et al:Orbital metastases in breast cancer:reports of two cases and review of the literature. J Cancer Res Clin Oncol 2004;130:745-774.
260 - 5		Paulsen F, et al:Fractionated stereotractic radiotherapy in patients with optic nerve sheath meningioma. Int J Radiat Oncol Biol Phys 2012;82:773-778.
260 - 6		鈴木茂伸:放射線治療や化学療法の腫瘍性疾患の適応を教えてください. 野田実香編. 専門医のための眼科診療クオリファイ 10 眼付属器疾患とその病理. 東京:中山書店;2012. p.290-294.

■ 義眼台挿入術

275 - 1		八子恵子ら:幼児期に施行された義眼台非埋入眼球摘出術後の眼窩の発育. 日本眼科学会雑誌 2001;105;374-378.
275 - 2		酒井成身:特集「眼窩腫瘍」眼窩腫瘍と形成外科. 臨床眼科 2002;56:1674-1680.
275 - 3		酒井成身ら:真皮脂肪による義眼床陥没の修正. 眼科 1994;36:909-915.
275 - 4		酒井成身ら:肋軟骨移植による眼窩・義眼床陥凹の修正. 眼科 1999;41:763-770.
275 - 5		酒井成身:「手術アトラス」義眼床再建術. 眼科ケア 2007;9:73-78.
275 - 6		酒井成身:結膜嚢形成術. 中川 喬編. 眼科手術書Vol.8. 東京:金原出版;1996. p.30-41.
275 - 7		酒井成身ら:義眼床形成術(1)結膜嚢拡大術. 日本医師会雑誌 1994;111:SS285-288.
275 - 8		酒井成身:特集「眼窩疾患」眼球摘出後の眼窩の再建. 眼科 1999;41:393-403
275 - 9		相原正記ら:遊離肩甲皮弁による義眼床再建の経験. 形成外科 1996;39:889-894.
275 - 10		斉藤典子ら:Eye socketの再建術. 形成外科 2006;49:1009-1015.

■ 網膜芽細胞腫の最新の治療について教えてください

280 - 1		Shields CL, et al:The International Classification of Retinoblastoma predicts chemoreduction success. Ophthalmology 2006;113:2276-2280.
280 - 2		Shields CL, et al:Thermotherapy for retinoblastoma. Arch Ophthalmol 1999;117:885-893.
280 - 3		Shields JA, et al:Treatment of retinoblastoma with cryotherapy. Trans Pa Acad Ophthalmol Otolaryngol 1990;42:977-980.
280 - 4		Schueler AO, et al:Beta-ray brachytherapy with [106]Ru plaques for retinoblastoma. Int J Radiat Oncol Biol Phys 2006;65:1212-1221.
280 - 5		Gombos DS, et al:Retinoblastoma treated with primary chemotherapy alone:the significance of tumour size, location, and age. Br J Ophthalmol 2002;86:80-83.
280 - 6		Suzuki S, et al:Selective ophthalmic arterial injection therapy for intraocular retinoblastoma:the long-term prognosis. Ophthalmology 2011;118:2081-2087.
280 - 7		Abramson DH, et al:A phase I/II study of direct intraarterial (ophthalmic artery) chemotherapy with melphalan for intraocular retinoblastoma initial results. Ophthalmology 2008;115:1398-1404.

項目起始頁	文献番号	文献
280	8	Shields CL, et al：Chemoreduction for group E retinoblastoma；comparison of chemoreduction alone versus chemoreduction plus low-dose external radiotherapy in 76 eyes. Ophthalmology 2009；116：544-551.
280	9	八子恵子ら：幼児期に施行された義眼台非埋入眼球摘出後の眼窩の発育．日本眼科学会雑誌 2001；105：374-378.
280	10	Broaddus E, et al：Incidence of retinoblastoma in the USA：1975-2004. Br J Ophthalmol 2009；93：21-23.
		■ 義眼床形成術
286	1	冨士森良輔：物理的力に対する早期瘢痕の反応．皮膚科紀要 1976；71：157-163,
286	2	一色信彦編：アトラス 眼の形成外科手術書．東京：金原出版；1988. p.228-229.
286	3	飯田真成ら：耳介軟骨移植と複合組織を用いた下眼瞼退縮変形の再建．日本形成外科学会会誌 1999；19：21-27.
286	4	藤森 靖ら：アパタイトセラミックスによる義眼床下眼瞼下垂の治療．形成外科 2002；45：51-56.
286	5	小川 豊：皮下茎皮弁による顔面の再建．波利井清紀監編．頭頸部再建外科：最近の進歩．東京：克誠堂出版；2002. p.39-49.
286	6	冨士森良輔：脂肪注入術．形成外科 1995；38：33-38.
286	7	冨士森良輔ら：我々の内眥形成術 贅皮皮弁（epicanthus flap）．日本形成外科学会会誌 2014；34：855.
286	8	土井秀明：Shark-Fin flap（仮称）による蒙古襞作成術．美容外科 2014；36：133.
286	9	Nakajima T, et al：One-stage repair of blepharophimosis. Plast Reconstr Surg 1991；87：24-31.
286	10	宮本純平ら：内眼角形成術．PEPARS 2008；20：33-37.
286	11	Andrews EB：Repair of lower lip defects by the Hagedorn's rectangular flap method. Plast Reconstr Surg 1964；34：27-33.
		■ 義眼には，どのようなものがあるのでしょうか？
296	i	厚沢弘陳ら：義眼．東京：書苑新社；1994.
296	ii	厚沢弘陳ら：義眼なんでも百科．東京：書苑新社；2000.
296	iii	厚沢弘陳ら：義眼の事典．東京：本の出版社；2009.
		■ 眼瞼裂傷の手術
300	1	柿崎裕彦：眼形成外科―虎の巻．東京：メディカル葵出版；2009. p.45-46.
300	2	Kurihashi K：Canalicular reconstruction for difficult cases：lacrimal stents and multiple traction sutures. Ophthalmologica 1995；209：27-36.
300	3	中村泰久：涙道疾患の病態と診断 外傷．眼科診療プラクティス 80 涙道疾患の診療．東京：文光堂；2002. p.22-23.
300	4	奥島健太郎ら：ピッグテールプローブが有用であった涙小管断裂の1例．眼科手術 2010；23：639-642.
		■ 眼窩骨折の診断
307	1	Antonyshyn O, et al：Blow-in fractures of the orbit. Plast Reconstr Surg 1989；84：10-20.
307	2	Dutton JJ：Atlas of Clinical and Surgical Orbital Anatomy. 2nd edition. Philadelphia：Saunders/Elsevier；2011.

項目起始頁	文献番号	文献
307	3	Parsons GS, et al：Orbital wall and volume relationships. Arch Otolaryngol Head Neck Surg 1988；114：743-747.
		■眼窩骨折の手術は，いつごろ施行するのがよいのでしょうか？
316	1	渡辺彰英：眼窩壁骨折．あたらしい眼科 2007；24：587-593.
316	2	粟屋　忍：両眼視の発達とその障害．視能矯正学 改訂第2版．東京：金原出版；1998．p.190-201.
		■眼窩内壁骨折整復術
320	1	板倉秀記ら：眼窩骨折の低侵襲手術法（3）顕微鏡下手術．形成外科 2012；55：367-378.
320	2	荒木美治ら：眼窩壁骨折，損傷．あたらしい眼科 2003；20：1653-1658.
320	3	渡辺彰英ら：眼窩壁骨折整復術後のシリコーンプレート抜去術施行症例の検討．聖隷浜松病院医学雑誌 2006；6：22-25.
		■眼窩下壁骨折整復術
326	1	矢部比呂夫ら：眼窩の解剖．眼科プラクティス 6 眼科臨床に必要な解剖生理．東京：文光堂；2015．p.8-13.
		■陳旧性眼窩骨折整復術
331	i	荒木美治ら：眼窩壁骨折，損傷．あたらしい眼科 2003；20：1653-1658.
331	ii	荒木美治：初期診療と治療への展開．あたらしい眼科 2004；21：1597-1602.
331	iii	渡辺彰英：眼窩壁骨折．あたらしい眼科 2007；24：587-593.
331	iv	上田幸典：眼窩吹き抜け骨折（眼窩壁骨折を含む）．眼科 2009；51：1201-1204.
331	v	上田幸典：眼窩吹き抜け骨折．眼科 2011；52：1183-1189.
331	vi	Kamisasanuki T, et al：Adhesiotomy with grafting of fat and perifascial areolar tissue for adhesions of extraocular muscles after trauma or surgery. Graefes Arch Clin Exp Ophthalmol 2014；252：829-836.
		■視神経管開放術，視神経減圧術
336	1	Duke-Elder S：System of Ophthalmology. Vol. XII：Neuro-Ophthalmology. London：Henry Kimpton；1971.
336	2	内海　隆：瞳孔運動観察のポイント．根木　昭ら編．眼科プラクティス 5 これならわかる神経眼科．東京：文光堂；2005．p.62-66.
336	3	藤澤邦見ら：外傷性視神経損傷の予後について―とくに視野について．眼科手術 1994；7：259-263.
336	4	稲富　誠：外傷性視神経症．柏井　聡編．臨床神経眼科学．第1版．東京：金原出版；2008．p.275-279.
336	5	深道義尚：外傷性視神経損傷．あたらしい眼科 1986；3：337-342.
336	6	Pringle JH：Monocular blindness following diffuse violence to the skull：Its caution and treatment. Br J Surg 1916；4：373-385.
336	7	Fukado Y：Results in 350 cases of surgical decompression of optic nerve. Trans Ophthalmol Soc N Z 1973；25：96-99.
		■眼窩内異物除去
343	1	八子恵子ら：眼窩内木片異物のCT所見．日本眼科紀要 1990；41：400-405.

項目起始頁	文献番号	文献
343 - 2		太谷悦子ら：眼窩木片異物の CT 値の経時的変化 in vitro での検討．日本眼科紀要 1991；42：1259-1262.
343 - 3		古川晶子ら：眼窩木片異物の MRI 像の経時的変化 in vitro での検討．日本眼科紀要 1993；44：736-740.
343 - 4		樋田哲夫ら：マイラゲルを用いた強膜バックリング術後長期の合併症について．日本眼科学会雑誌 2003；107：71-75.
343 - 5		目取真興道ら：マイラゲル（MIRAgel®）の長期経過後の合併症．あたらしい眼科 2008；25：255-258.
343 - i		笠井健一郎ら：眼窩内異物．眼科 2010；52：1600-1605.

■ 眼瞼炎症性疾患

352 - 1		久保田敏信：眼窩炎症疾患（眼窩蜂窩織炎を含む）．永井良三ら編．今日の臨床サポート．東京：エルゼビア・ジャパン；2013. http://clinicalsup.jp/jpoc/
352 - 2		Kubota T：Orbital Myositis. In：Gran JT, editor. Idiopathic Inflammatory Myopathies-Recent Developments. Rijeka：InTech；2011. p.123-142. http://www.intechopen.com/books/idiopathic-inflammatory-myopathies-recent-developments
352 - 3		Kubota T, et al：Ocular adnexal IgG4-related lymphoplasmacytic infiltrative disorder. Arch Ophthalmol 2010；128：577-584.

■ 霰粒腫と麦粒腫の違いについて教えてください

360 - 1		小幡博人：霰粒腫・麦粒腫．野田実香編．専門医のための眼科診療クオリファイ 10 眼付属器疾患とその病理．東京：中山書店；2012. p.46-51.
360 - 2		小幡博人：麦粒腫，霰粒腫．村田敏規編．専門医のための眼科診療クオリファイ 15 メディカルオフサルモロジー 眼薬物治療のすべて．東京：中山書店；2012. p.364-368.

■ 眼窩炎症性疾患の診断（総論）

364 - 1		Garrity JA, et al, editors：Henderson's Orbital Tumors. 4th ed. Philadelphia：Lippincott Williams & Wilkins；2007. p.274（サルコイド肉芽腫），p.343（特発性眼窩炎症），p.352（polyarteritis nodosa），p.354（Wegener 肉芽腫症）.
364 - 2		Shields JA, et al, editors：Eyelid, Conjunctival, and Orbital Tumors：Atlas and Textbook. 2nd ed. Philadelphia：Lippincott Williams & Wilkins；2008. p.456（特発性眼窩炎症），p.462（感染性疾患，p.470（Wegener 肉芽腫症），p.472（木村氏病と angiolymphoid hyperplasia with eosinophilia）.
364 - 3		Rootman J：Diseases of the Orbit：A Multidisciplinary Approach. 2nd ed. Philadelphia：Lippincott Williams & Wilkins；2003. p.491（眼窩異物）.
364 - 4		大島浩一：眼窩の炎症性疾患への神経眼科的アプローチ（治療と予後）．神経眼科 2000；17：173-179.
364 - 5		Chandler JR, et al：The pathogenesis of orbital complications in acute sinusitis. Laryngoscope 1970；80：1414-1428.
364 - 6		Japanese Study Group for IgG4-Related Ophthalmic Disease：A prevalence study of IgG4-related ophthalmic disease in Japan. Jpn J Ophthalmol 2013；57：573-579.
364 - 7		Sogabe Y, et al：Location and frequency of lesions in patients with IgG4-related ophthalmic diseases. Graefes Arch Clin Exp Ophthalmol 2014；252：531-538.
364 - 8		Goto H, et al (Japanese Study Group for IgG4-Related Ophthalmic Disease)：Diagnostic criteria for IgG4-related ophthalmic disease. Jpn J Ophthalmol 2015；59：1-7.

項目起始頁	文献番号	文献
364	i	大島浩一：眼窩におけるリンパ増殖性疾患．後藤　浩編．Monthly Book OCULISTA No.1 眼科CT・MRI 診断実践マニュアル．東京：全日本病院出版会；2013．p.37-43．

■ 眼窩炎症性疾患の治療

項目起始頁	文献番号	文献
375	1	Carruthers MN, et al：Rituximab for IgG4-related disease：a prospective, open-label trial. Ann Rheum Dis 2015；74：1171-1177.
375	2	Khan ML, et al：Treatment with bortezomib of a patient having hyper IgG4 disease. Clin Lymphoma Myeloma Leuk 2010；10：217-219.
375	3	尾山徳秀：特発性眼窩炎症（眼窩炎性偽腫瘍）．眼窩・涙道．眼科薬物療法．眼科 2012；54：1476-1482．
375	i	金子博行：眼窩炎症性疾患．野田実香編．専門医のための眼科診療クオリファイ 10 眼付属器疾患とその病理．東京：中山書店；2012．p.218-222．
375	ii	正木康史：IgG4 関連疾患の予後と治療．腎臓内科・泌尿器科 2015；2：292-297．

■ 甲状腺眼症の診断と保存的治療

項目起始頁	文献番号	文献
380	1	三村　治：甲状腺眼症．日本眼科学会雑誌 2009；113：1015-1030．
380	2	Bartalena L, et al：Consensus statement of the European Group on Graves' Orbitopathy (EUGOGO) on management of Graves' orbitopathy. Thyroid 2008；18：333-346.
380	3	長内　一ら：甲状腺眼症患者 242 例における臨床的血液学的検討．あたらしい眼科 1998；15：1043-1047．
380	4	Kuriyan AE, et al：The eye and thyroid disease. Curr Opin Ophthalmol 2008；19：499-506.
380	5	Orgiazzi J：Pathogenesis. In：Wiersinga WM, et al, editors. Graves' Orbitopathy：A multidisciplinary approach. 1st edition. Basel：Karger；2007. p.41-56.
380	6	Hoffman ON：Myopathies affecting the extraocular muscles. In：Miller NR, et al, editors. Walsh and Hoyt's Clinical Neuro-ophthalmology. 6th edition. Philadelphia：Lippincott Williams & Wilkins；2005. p.1085-1131.
380	7	Prummel MF, et al：Effect of abnormal thyroid function on the severity of Graves' ophthalmopathy. Arch Intern Med 1990；150：1098-1101.
380	8	中山智彦ら：今日の日本人の眼球突出度について．臨床眼科 1992；46：1031-1035．
380	9	三村　治ら：甲状腺眼症．神経内科 2009；70：29-35．
380	10	Eckstein AK, et al：Dry eye syndrome in thyroid associated ophthalmopathy：lacrimal expression of TSH receptor suggests involvement of TSHR-specific autoantibodies. Acta Ophthalmol Scand 2004；82：291-297.
380	11	Lane CM, et al：Management of very severe Graves' orbitopathy (Dysthyroid optic neuropathy). In：Wiersinga WM, et al, editors. Graves' Orbitopathy：A multidisciplinary approach. 1st edition. Basel：Karger；2007. p.153-159.
380	12	Hiromatsu Y, et al：Role of magnetic resonance imaging in thyroid-associated ophthalmopathy：its predictive value for therapeutic outcome of immunosuppressive therapy. Thyroid 1992；2：299-305.
380	13	Ohnishi T, et al：Extraocular muscles in Graves ophthalmopathy：usefulness of T2 relaxation time measurements. Radiology 1994；190：857-862.
380	14	Tanda ML, et al：Prevalence and natural history of Graves' orbitopathy in a large series of patients with newly diagnosed Graves' hyperthyroidism seen at a single center. J Clin Endocrinol Metab 2013；98：1443-1449.
380	15	Perros P, et al：Natural history of thyroid associated opthalmopathy. Clin Endocrinol 1995；42：45-50.

項目起始頁	文献番号	文献
380	16	Thornton J, et al：Cigarette smoking and thyroid eye disease：a systematic review. Eye 2007；21：1135-1145.
380	17	Cawood TJ, et al：Smoking and thyroid-associated ophthalmopathy：a novel explanation of the biological link. J Clin Endocrinol Metab 2007；92：59-64.
380	18	高木峰夫ら：甲状腺眼症治療のEBM．あたらしい眼科 2006；23：735-742.
380	19	Bartalena L, et al：Efficacy and safety of three different cumulative doses of intravenous methyl prednisolone for moderate to severe and active Graves' orbitopathy. J Clin Endocrinol Metab 2012；97：4454-4463.
380	20	Hart RH, et al：Early response to intravenous glucocorticoids for severe thyroid-associated ophthalmopathy predicts treatment outcome. J Ocul Pharmacol Ther 2005；21：328-336.
380	21	Ohtsuka K, et al：Effect of high-dose intravenous steroid pulse therapy followed by 3-month oral steroid therapy for Graves' ophthalmopathy. Jpn J Ophthalmol 2002；46：563-567.
380	22	木村亜紀子：甲状腺眼症と眼瞼．神経眼科 2009；26：126-132.
380	23	Lee SJ, et al：Treatment of upper eyelid retraction related to thyroid-associated ophthalmology using subconjunctival triamcinolone injections. Graefes Arch Clin Exp Ophthalmol 2013；251：261-270.
380	24	Mouritis MP, et al：Radiotherapy for Graves' orbitopathy：randomised placebo-controlled study. Lancet 2000；355：1505-1509.
		■ 上眼瞼後退に対する手術（上眼瞼後葉延長術）
389	1	Moran RE：Corrections of exophthamos and levator spasm. Plast Reconstr Surg 1956；18：411-426.
389	2	Henderson JW：Relief of eyelid retraction. Arch Ophtalmol 1965；74：205-216.
389	3	井上洋一ら：バセドー眼の上眼瞼後退に対する手術治療．臨床眼科 1975；29：111-114.
389	4	Schimek RA：Surgical management of ocular complications of Graves' disease. Arch Ophthalmol 1972；87：655-664.
389	5	Flanagan JC：Eye bank sclera in oculoplastic surgery. Ophthalmic Surg 1974；5：45-53.
389	6	田邉吉彦：眼瞼異常．神経眼科 1989；6：162-166.
		■ 甲状腺眼症に伴う下眼瞼後退に対する手術
394	1	Baldeschi L：Correction of lid retraction and exophthalmos. Dev Ophthalmol 2008；41：103-126.
394	2	Kakizaki H, et al：Lower eyelid anatomy：an update. Ann Plast Surg 2009；63：344-351.
394	3	神前あい，ら：甲状腺眼症の下眼瞼後退と内反に対する多孔性ポリエチレンの使用経験．臨床眼科 2012；66：991-995.
394	4	Liao SL, et al：A procedure to minimize lower lid retraction during large inferior rectus recession in Graves ophthalmopathy. Am J Ophthalmol 2006；141：340-345.
394	5	Tan J, et al：The use of porous polyethylene (Medpor) lower eyelid spacers in lid heightening and stabilisation. Br J Ophthalmol 2004；88：1197-1200.
		■ 眼窩減圧術
399	1	Kozaki A, et al：Proptosis in dysthyroid ophthalmopathy；A case series of 10,931 Japanese Cases. Optom Vis Sci 2010；87：200-204.
399	2	Shepard KG, et al：Balanced orbital decompression for Graves' ophthalmopathy. Laryngoscope 1998；108：1648-1653.

索引

あ 行

アイスパック	81, 113
アイス（パック）試験	85
アイバンク用義眼	297
悪性黒色腫	233, 235, 355
悪性腫瘍	212, 220, 245, 261, 353, 356, 357
悪性多形腺腫	228, 229
悪性リンパ腫	228, 229, 232, 236, 248, 260, 261, 357, 358
顎挙げ頭位	76
アザチオプリン	377
アザニン®	377
アスフレックス	103, 106, 323, 330
アスペルギルス	368
アセチルコリン受容体	73, 81
アセチルコリン放出抑制効果	185
アセトニド	385
圧迫眼帯	258, 324
圧迫性視神経症	404
アドレナリン（→エピネフリン）	301, 303, 394
アナーバー分類	237
アパタイト	284
アポクリン腺	192
アポトーシス	378
アミロイドーシス	169
アミロイドの沈着	140, 146
アレルギー性結膜炎	154
アンギオテンシン変換酵素	365, 366
鋳型状	229
医原性下垂	118
医原性眼瞼下垂	124, 127
異常輻湊様眼球運動	76
イソジン®	47, 51
イソプタ	337
一時的瞼板縫合術	170
イットリウム	240
遺伝子再構成	239, 241
糸付き小綿	50
異物感	153
イブリツモマブ	240
イムラン®	377
イリスコーダー	336
インスリン様成長因子1	380
インターロイキン2受容体	236
インテリジェントビジョンセンサ	39
インフリキシマブ	376
インフルエンザ桿菌	370
う歯	180
渦巻状細胞配列	247
内田法	181
内田法のデザイン	162
運動神経根	30
エアトーム	339, 340
永久的瞼板縫合術	170
エキノコックス症	370
エクソン	182
エクリン汗嚢腫	207
エステティックユニット	222, 226
エチゾラム	184
エチロン®	60
エックリン汗腺	192−194
エトポシド	282
エドロホニウム	74, 83
エピテーゼ	269, 271
エピネフリン（→アドレナリン）	339, 348, 390
エレバラスパ	339
円蓋部結膜	143
塩酸フェニレフリン	78, 81
炎症性腫瘤	192
円刃刀	103, 320, 323
黄色肉芽腫症	193
黄色ブドウ球菌	360
横転皮弁	224
嘔吐	310, 314, 316, 369
横紋筋肉腫	228, 233, 245, 262
横紋筋融解症	376
オープントリートメント	223
悪寒	369
悪心	310, 314, 316, 369
おでこのしわ	173
オフロキサシン	304
オルガドロン®	378

か 行

外眼角間距離	70
外眼角切開術	222
外眼筋	25, 352, 380
外眼筋肥大	399
外眼筋癒着	45
外眥靭帯	216
外眥水平切開	242
外耳道閉鎖	178
外眥翻転皮弁	293
外眥皮弁	294
外斜視	73, 94
外傷性眼窩先端部症候群	336
外傷性腱板裂傷	168
外傷性視神経症	314, 336
回旋偏位	43
外側壁骨折	308
外側眼瞼靭帯	2
外側眼瞼動脈	27
外側瞼板動脈弓	6
外直筋	25, 26
外転障害	404, 408
外転神経	24, 26, 29, 30
回転皮弁	178
灰白線	302
外麦粒腫	360
開放型骨折	308, 311, 317, 347, 348
海綿状血管腫	228, 229, 231, 234, 251, 258
海綿静脈洞	28, 29, 260
海綿静脈洞血栓症	369
外毛根鞘腫	193
眼輪筋	362
下横走靭帯	4
下顎神経	30
化学療法	282
下眼窩裂	23, 24
下眼瞼	8
下眼瞼牽引筋群	7, 8
下眼瞼牽引筋腱膜	394
下眼瞼牽引組織	389
下眼瞼後退	394
下眼瞼外反	222
下眼瞼内反（症）	12, 14, 168, 394
下眼静脈	24, 26, 28
過矯正	94, 96, 119, 177, 391
角化重層扁平上皮	252
角針	61, 176
拡大眼窩内容除去	268
拡張器	286
角膜炎	264
角膜潰瘍	170, 382
角膜混濁	140, 182, 394
角膜上皮障害	264
角膜反射	86
角膜びらん	153, 169
角膜乱視	178
下甲介剪刀	50
下斜筋	25, 300, 327, 328, 387, 394
下斜視	73
渦静脈	28

カストロビエホ氏角膜/縫合鑷子 48	眼窩上切痕 175, 254	眼瞼前葉 165
カストロビエホ氏持針器 102	眼窩上動脈 27	眼瞼前葉の厚みの評価 134
下直筋 25, 26, 300, 327, 334, 381, 386, 388, 394, 395	眼窩先端部 32, 230, 369	眼瞼内反症 138, 147
	眼窩先端部症候群 340, 368	眼瞼の置き去り現象 102
滑車 25, 332	眼窩中央脂肪組織 133	眼瞼のバイタルサイン 113
滑車下神経 29	眼窩底骨折整復術 341	眼瞼皮下脂肪ヘルニア 78
滑車上神経 29, 30	眼窩内悪性腫瘍 245	眼瞼皮膚炎 352
滑車上動脈 27	眼窩内気腫 317, 318	眼瞼皮膚弛緩（症） 78, 79, 81, 83, 123, 177
滑車神経 24, 26, 29	眼窩内脂肪 300	
滑車部 324	眼窩内腺癌 232	眼瞼皮膚切開 57
可動式ベッド 54, 55	眼窩内側脂肪組織 133	眼瞼ヘルペス 356
化膿性肉芽腫 200	眼窩内壁骨折整復術 320	瞼瞼縫合 267
下壁骨折 308, 318, 326	眼窩内容除去 266	眼瞼ミオキミア 186
渦紋配列 235	眼窩膿瘍 369	眼瞼余剰皮膚切除術 187
可溶性インターロイキン2受容体 236	眼窩皮様嚢腫 367	眼瞼良性腫瘍 205
可溶性IL-2受容体 233	眼窩吹き抜け骨折 308, 330	眼瞼裂傷 300
仮義眼 296	眼窩蜂巣炎 353, 354, 355, 369	眼脂 153, 180
カルシニューリン 376, 377	眼窩包虫嚢腫 370	眼・耳・脊椎形成異常症候群 178
カルボプラチン 282	眼球運動 41	間質性肺炎 376
加齢性下垂 77, 78, 81, 83	眼球運動時痛 316	眼振 180
眼窩壁骨折 315	眼球運動障害 310, 330, 331, 364, 367, 380, 381, 388	眼神経 29, 30
眼窩悪性リンパ腫 236, 265		感染性 352, 360
眼窩異物 367, 368	眼球運動制限 333	眼袋圧迫テスト 134
眼窩炎症性疾患 364	眼球運動痛 369	癌胎児性蛋白抗原 233
眼窩炎性偽腫瘍 228, 248, 357, 364, 374	眼球下垂抑止用埋入材 287	眼痛 369
	眼球陥凹 310, 317, 318, 330	眼動脈 26, 27
眼窩外側壁 308	眼球牽引試験 320, 327	眼動脈注入 283
眼窩外壁減圧術 404	眼球鉄症 343	眼パッチ 178
眼窩海綿状血管腫 42	眼球突出 41, 364, 367, 369, 380, 381, 389, 395, 399, 400, 406	眼部血管雑音 28
眼窩下縁 308		ガンマナイフ 263
眼窩隔膜 2, 3, 11, 17, 98, 99, 104, 123, 125-127, 148, 189, 243, 249, 300, 327, 332, 333, 389	眼球破裂 319	顔面けいれん 12, 83
	眼球偏位 367	顔面修復物 272
	観血的視神経減圧術 337	顔面神経切断術 187
眼窩隔膜翻転短縮 107	眼瞼悪性腫瘍 212	顔面神経麻痺 83, 84, 109, 164, 166, 168-170, 173, 174, 394
眼窩下孔 328	眼瞼異常 380, 381	
眼窩下溝 23, 315, 328	眼瞼炎 264, 352, 353, 354, 355	顔面神経麻痺後異常連合運動 80, 83
眼窩下静脈 28	眼瞼縁炎 352, 353	顔面審美修復物 272
眼窩下神経 7, 24, 30, 33, 311, 312	眼瞼外反症 164, 190	顔面損傷 336
眼窩下神経管 30, 308, 309	眼瞼下垂 6, 12, 13, 20, 70, 71, 75, 82, 86, 90, 96, 119, 123, 160, 171, 173, 330, 346, 352-354	顔面発汗低下 73
眼窩下神経溝 30, 315, 334		乾酪壊死 366
眼窩下壁開放型骨折 347, 348		眼輪筋 2, 17, 82, 97, 98, 135, 160, 173, 183, 184, 189, 206, 243, 300, 302, 327, 332, 333, 391
眼窩下壁骨折 45, 329, 332	眼瞼下垂手術 125, 134	
眼窩下壁骨折整復術 326	眼瞼下垂吊り上げ術 120	
眼科曲剪刀 52	眼瞼挙筋 5, 19, 107, 300	眼輪筋下脂肪組織 2, 3, 133
眼角隔離症 181	眼瞼挙筋延長術 171	眼輪筋切除術 187
眼角静脈 28	眼瞼挙筋機能 70	眼輪筋皮弁 209, 210, 213, 215, 222, 223
眼角動脈 339	眼瞼挙筋腱膜 17, 219, 300	
眼窩結核 367	眼瞼挙筋腱膜前転術 132	眼類天疱瘡 141, 145, 147
眼窩減圧術 341, 387, 399	眼瞼挙筋前転術 181	瞼裂斜上 180
眼窩口上縁 70	眼瞼挙筋短縮術 14, 97, 102, 188	偽下垂 71, 78 81, 83
眼窩骨折 44, 307, 316, 331	眼瞼形成術 132	義眼 296
眼窩骨折のimpure type 307	眼瞼けいれん 12, 80, 136, 183, 187	義眼陥凹 200
眼窩骨折のpure type 307	眼瞼欠損 178	偽眼瞼下垂 154, 330
眼窩脂肪 2, 4, 17, 19, 24, 132, 331, 334, 371, 380	眼瞼結膜悪性腫瘍 356, 357	義眼床 266, 275
	眼瞼後退 88, 171	義眼床形成術 286
眼窩脂肪組織 380	眼瞼後葉 141, 147	義眼台 275, 276, 284
眼窩手術 49	眼瞼脂腺癌 220	キシロカイン® 156, 205, 301, 303, 320, 339, 357
眼窩腫瘍 51, 228, 242, 248, 253, 260	眼瞼縮小症候群 75, 76, 83, 181	
眼窩上孔 23	眼瞼手術 48	喫煙者 384
眼窩上静脈 28	眼瞼腫脹 310, 350, 353, 357, 364, 367	基底細胞癌 194, 195, 212, 221, 224
眼窩上神経 3, 29, 30, 175	眼瞼腫瘍 192, 354	偽内斜視 76, 82

索引

ギムザ染色	203	経上顎洞眼窩減圧術	404-406	高血圧	379, 386
木村氏病	364, 373	痙性斜頸	185	高血糖	379
逆三角針	61	形態覚遮断弱視	86	高口蓋	178
逆内眼角贅皮	75, 181	頸動脈海綿静脈洞瘻	28	硬口蓋粘膜	141, 147, 215, 217, 223, 389
吸引管	50, 51	経皮膚-経眼窩隔膜法	249		
吸引嘴管	321, 332	経皮膚経篩骨洞・視神経減圧術	338	抗甲状腺ペルオキシダーゼ抗体	380
吸収糸	60	経皮膚法	242	抗サイログロブリン抗体	380
求心性神経線維	31	経皮法	392	好酸性細胞質	247
急性細菌感染症	360	経副鼻腔眼窩減圧術	408	後篩骨孔	309
急性副鼻腔炎	353, 354	経涙丘眼窩減圧術	404	後篩骨動静脈	309
頬骨	23, 255, 259, 307	けいれん発作	189	後篩骨動脈	24, 27
頬骨顔面動脈	27	結核	364, 367, 379	甲状腺眼症	44, 265, 341, 364, 369, 380, 386, 388, 393, 394, 399
頬骨弓	259, 308	結節性動脈周囲炎	365		
頬骨上顎骨複合骨折	308	血管腫	248, 263, 358	甲状腺機能低下症	84
頬骨神経	24, 30, 33	血腫の予防	65	甲状腺刺激抗体	365
頬骨側頭枝	30	血漿中半減期	378	甲状腺刺激ホルモン	365
強度変調放射線治療	260	結膜	101, 212, 327	甲状腺視神経症	382, 385, 400
強膜壊死	367	結膜炎	264	鉤状突起	329
強膜裂傷	319	結膜弛緩症	48	高浸透圧液	338
強彎	61	結膜充血	264, 265, 360, 364	高浸透圧薬	341
強彎角膜剪刀	52	結膜充血浮腫	28	抗精神病薬	183
挙筋延長術	171	結膜乳頭腫	197, 219	光線力学療法	265
挙筋腱膜	2, 4, 10, 98, 100, 101, 104, 107, 114, 125, 126, 171, 219, 391, 392	結膜囊	275	交代性温痛覚低下	73
		結膜囊拡張器	297, 298	交代性上斜位	73
挙筋腱膜前眼窩脂肪	70, 81	結膜浮腫	364	好中球	182, 361
局所ジストニア	183	結膜扁平上皮癌	197	抗パーキンソン病薬	183
局所皮弁	209, 212	結膜 Müller 筋短縮	108	広背筋皮弁	267, 269
虚血壊死	62	毛羽立ち状の陰影病変	355	広範囲眼輪筋切除術	187
キルシュナー鋼線	329	ケラチン	373	抗ヒト CD20 モノクローナル抗体	377
禁煙	384	牽引試験	313		
近視性乱視	180	瞼縁切開法	163	抗ヒト TNF-α モノクローナル抗体	376
筋電図	38, 85	献眼義眼	298		
クインケ浮腫	356	瞼結膜	143	後涙囊稜	31, 142, 324
クーパー剪刀	52	絹糸	61	高齢者の MRI	18
クーリング	66	瞼板	6, 17, 97, 98, 101, 111, 141, 157, 212, 300, 303, 327, 362	抗 ACh-R 抗体	81
駆血	59			抗 adipophilin 抗体	203
屈折異常	180	瞼板延長術	168	抗 perilipin 抗体	203
くぼみ	176	瞼板前組織	3, 133, 136	抗 VEGF 薬	265
くも膜下出血	72	瞼板縫合（術）	168, 170, 226	コートリル®	378
クラーレン®	60	腱膜性下垂	72, 81	コートン®	378
クラッチ眼鏡	187	腱膜性眼瞼下垂	20	骨鉗子	405
グラム陽性球菌	362	腱膜短縮	107	骨切り	51, 254
グリコサミノグリカン	380	腱膜前脂肪	4	骨条件	301
グリセオール®	338	腱膜 Müller 筋短縮	107	骨窓	340, 405
グリュンワルド截除鉗子	50	瞼裂狭小症候群	160, 163	骨窓作製	339
グルココルチコイド	377, 378	瞼裂垂直径	70	骨粗鬆症	379
グルコン酸クロルヘキシジン	47, 51	瞼裂水平径	70	骨肉腫	262
グレーライン	155, 158, 170	瞼裂の延長	288	骨ノミ	51, 256
クレセントメス	50	ゴアテックス®	89, 95, 97, 120	骨破壊像	230
グレーブス病	389	ゴアテックス® シート	87, 90, 93	コッヘル鉗子	52
クロマチン	203	高悪性度リンパ腫	367	骨膜	176, 339, 401, 405
クロルヘキシジン	47, 51, 66	抗炎症力価	378	骨膜下囊胞	249
経隔膜法	249	口蓋骨	23, 307	骨膜切開	328
経眼窩アプローチ法	338	口蓋骨眼窩突起	23	骨膜剝離	328, 339
経眼窩隔膜法	250	口蓋粘膜移植	222	骨膜剝離子	49, 50, 253, 255, 320
経気管支肺生検	366	口蓋裂	178	ゴマ塩状	182
経気管支リンパ節穿刺	366	口角	70	コメガーゼ	50
経結膜法	242, 249, 390	口角下垂	82, 173	コリンエステラーゼ薬	81
経篩骨洞視神経減圧術	338	交感神経	70	コルチゾン	378
形質細胞	238	交感神経麻痺	71, 73	コンゴーレッド染色陽性	146
経上顎洞	404	抗けいれん薬	184	コンタクトレンズ	71, 72, 78

コンタクトレンズ性下垂	78, 81, 83, 114, 116, 118	視神経剪刀	52	小顎症	178
		視神経乳頭	338	上顎神経	29, 30
コントラバス型顕微鏡	245	視神経乳頭ドルーゼン	235	上顎発育不全	178
コントラバス式顕微鏡	53	視神経浮腫	341	上眼窩裂	23, 26, 175
コントラバス式手術顕微鏡	320	ジストニア	183, 186	上眼窩裂症候群	73, 83
コンホーマー	287	脂腺	215	小眼球	182
コンポジットグラフト	226	脂腺癌	194, 196, 200, 201, 212, 215, 217, 218, 220, 356	小眼球症	182
				上眼瞼縁切開	242
さ 行		脂腺腫	192, 194, 196	上眼瞼下降不全	381
		自然素材糸	61	上眼瞼挙筋	17, 25, 26, 380, 387, 389
サージセル®	256	耳側結膜切開	242	上眼瞼挙筋延長術	171
サージセル®シート	322	膝状鑷子	50, 51	上眼瞼挙筋腱膜	97, 102
サーチコイル法	38	シネモード	18	上眼瞼挙筋前転術	181
細菌性眼窩炎症	369	自発性瞬目	38	上眼瞼後退	381, 389
再発率	96	しびれ	310, 315	上眼瞼溝の深化	22
細網線維	203	脂肪移植	334	上眼瞼後葉延長術	389
さかまつげ	138	脂肪浸潤	4	上眼瞼除皺術	123, 127
柵状終末	33	脂肪組織	133	上眼瞼皮膚弛緩	123, 188
柵状配列	247	脂肪組織腫	406	上眼瞼余剰皮膚	188
詐病	336	脂肪組織増生	402	上眼静脈	26, 28
サルコイド肉芽腫	364, 366	脂肪注入	288, 292	症候性眼瞼けいれん	183
サンディミュン®	376	脂肪肉芽腫	362	小耳症	178
散瞳	72, 83	脂肪変性	4	上斜筋	25, 26
霰粒腫	193, 196, 200, 201, 252, 360	脂肪類皮腫	178	小線源	281
三脚骨折	308	シミュレーション	126	小線源治療	282
三叉神経	30, 175, 312	シャーク-フィン皮弁	292, 293	上直筋	25, 26, 300, 381, 387
三叉神経第2枝	7, 24, 309, 312, 315, 330	弱彎	61	上転障害	408
		視野検査	337	消毒	47, 66
三白眼	389	斜視	180, 285, 317, 318, 350	小脳性運動失調	84
ジアゼパム	264	斜視弱視	86	紙様板	24, 308, 315
シース誘導チューブ挿入法	51	斜視手術	44	上壁骨折	308
耳介	274	遮閉弱視	178	上方視角膜露出度	113
耳介軟骨	148, 151, 223, 288, 289, 396	縦隔リンパ節腫大	366	正面視角膜露出度	113
色覚検査	336	充血	180, 360, 369	睫毛根切除術	158
磁気共鳴画像	17	重瞼形成	100, 106, 123	睫毛脂腺	192
シグマ反剪刀	49	重瞼術	134	睫毛内反(症)	12, 15, 89, 94, 138, 152, 160, 168, 180
シクロスポリン	376	重瞼線	77, 103, 109, 121		
シクロフィリン	376	重瞼線消失	72	睫毛内反予防	106
シクロホスファミド	239, 261, 376	重瞼線切開法	123, 124, 127	睫毛抜去	156
止血	56, 58, 98, 256	重瞼線皮膚切除	134	睫毛乱生(症)	138, 143, 156, 158
篩骨	23, 307	自由終末	33	睫毛列	145
篩骨紙様板	24	重症筋無力症	71–74, 81, 83, 85	植皮	212, 226, 287
篩骨洞	24, 27, 337, 340	皺線	347	植皮術	286
篩骨部	315	皺眉筋切除術	187	シリコーンスポンジ	349
篩骨蜂巣	405	羞明	153, 185	シリコーンバンド	89
四肢深部反射消失	84	重粒子線	260	シリコーンプレート	287, 323, 324, 326, 329, 330
脂質異常症	379	重粒子線治療	265		
持針器	49	腫脹	364	シリコーンボール	275
視神経	26, 29	術後複視	409	シリコーンロッド	89, 94
視神経管	23, 32, 308, 336, 340	術中定量	100	シルク	64
視神経管開放術	336, 341	瞬目解析ソフト	40	歯列異常	180
視神経管骨折	314	瞬目減少	382	脂漏性角化症	192–195, 199, 207, 209
視神経管内	314	瞬目高速解析装置	39	真菌性眼窩炎症	368, 370
視神経管隆起	339	瞬目最大速度	39	シングル義眼	296
視神経減圧術	336	瞬目検査	38	神経芽細胞腫	228, 245
視神経膠腫	229, 231, 233, 262, 358	瞬目試験	14	神経膠腫	228, 246
視神経腫瘍	246	瞬目テスト	184	神経鞘腫	228, 229, 248
視神経症	402	瞬目不全	382	神経線維腫	228, 233
視神経障害	264	上横走靭帯	87	神経特異的エノラーゼ	233
視神経鞘髄膜腫	37, 229, 231, 235, 263	上顎骨	23, 307, 315	人工骨	291, 329
視神経髄膜腫	358	上顎骨前突起	24	進行性核上性麻痺	183

人工内耳	36	先天白内障	180	単純縫縮	216
人工埋入材料	275	先天鼻涙管閉塞	180	単純X線	343
侵襲性アスペルギルス	368	先天風疹症候群	182	弾性テープ	65
尋常性疣贅	193	先天緑内障眼振	182	ダアミトール®	47, 51
心臓ペースメーカー	36	剪刀	49	知覚神経	175
真皮脂肪	275, 276, 277	前頭頰骨縫合	255	知覚神経根	30
真皮縫合	63, 130	前頭筋吊り上げ術	14, 21, 87, 88, 89,	チック	186
深部眼窩腫瘍摘出術	253		91, 94, 97, 163, 187	中悪性度リンパ腫	240
新WHO分類	236	前頭骨	23, 175, 176, 259, 307	中隔前脂肪	133, 135, 136
随意性瞬目	38	前頭骨骨膜	176	中根	31
髄液漏	308, 312, 339, 404	前頭筋の切開	176	中心暗点	337
垂直マットレス縫合	130	前頭神経	24, 26, 29, 30, 175	中心フリッカ検査	336
髄膜炎	369	前方到達法	250	中性子線治療	260
髄膜腫	228, 235, 247, 248	前毛様動脈	31	中鼻鏡	50
頭蓋底	24, 309	腺様囊胞癌	228, 229, 245, 261, 266	チュービング	180
ズダン染色法	203	前涙囊稜	142, 332	超音波生体顕微鏡	192
スタンツェ	50, 339	ゼヴァリン®	240	蝶形骨	23, 29, 307
頭痛	72, 83, 310	造血幹細胞移植	240	蝶形骨小翼	23, 24, 32
ステロイド	375, 377	総腱輪	25, 26	蝶形骨大翼	23, 325
ステロイドの副作用	379	相対的瞳孔求心路障害	314, 336	蝶形骨洞	337, 339, 340, 405
ステロイドパルス療法	338, 341,	創閉鎖	113	長後毛様動脈	27
	342, 375, 385	総涙小管	306	腸骨	277
スプライシング	284	側視鏡	245	長根	30
スプリング剪刀	98, 103, 104, 157, 251	側頭筋膜	88	聴神経腫瘍	169, 173
スプリングハンドル剪刀	48, 66	続発性転移性腫瘍	229	超選択的顔面神経切断術	187
スペーサー	396	側方眼窩壁切開法	249, 253	長毛様体神経	29
スペーサー挿入手術	397	側彎症	178	直接眉毛挙上術	173
生検	242	ソフラチュール®	288	陳旧性眼窩骨折整復術	331
成熟B細胞	238	ソル・コーテフ®	378	ツァイス腺	193, 200, 202, 360, 363
静の再建術	173	ソル・メドロール®	329, 375, 378	通糸埋没法	168
贅皮	154, 160, 161, 181			ツベルクリン反応	365
贅皮皮弁	292, 293	**た 行**		吊り上げ材料	88
生物学的効果	260			吊り上げ術	93, 181
生物学的半減期	378	タイオーバー	268	釣針型開創鉤	254, 348
整容区画	347	退行性下眼瞼内反症	147	釣針鉤	328
切開	56, 98, 244, 333	退行性下垂	115, 117	低悪性度リンパ腫	238
切開法	154	退行性眼瞼内反症	139, 141, 144	定位放射線治療	260, 263, 284
切開ライン	127	胎児血管遺残	284	低矯正	95, 96, 119
鑷子	49, 350	大腿筋膜	88, 94, 95	テーピング	165, 178
接触皮膚炎	356	大腿筋膜移植	223	テープ固定	67
切除量	125	大腿広筋膜	390	テガダーム™	164
セラミック	284	タイトジャンクション	169	デカドロン®	378
セラミック・アパタイト	275	ダイヤモンドバー	51	デキサメタゾン	378, 379
線維脂肪組織	17, 327	ダイレーター	286, 298	デザイン	125, 128, 129, 149, 162, 174,
前額部の皺襞	173	第1次硝子体過形成遺残	284		175, 189, 222, 224, 295, 320, 327,
前額部の知覚神経	175	第二鰓弓	182		332, 333
腺癌	228, 262	ダウン症候群	160, 162, 180	鉄鏽症	343
浅在性眼窩腫瘍摘出術	248	多核巨細胞	362, 366	鉄片異物	343
前篩骨孔	23, 309	多型腺癌	261	デパス®	184
前篩骨洞	339	多形腺癌	228	デブリードマン	302
前篩骨動静脈	309	多形腺腫	248	テベッツ	49, 50
前篩骨動脈	24, 27	多孔性ポリエチレン	284, 396	デマル鉤	390
線状陰影	37	脱髄性疾患	183, 376	デルモイド	178
前進皮弁	292	多発性骨髄腫	378	デルモイド手術	48
全層植皮	268	ダブル義眼	296	転移性悪性腫瘍	367
穿通枝	6, 70, 152	タリビッド®	304	転移性眼窩腫瘍	228
先天外眼筋線維化症候群	76, 83	単鋭鉤	49, 50	転移性腫瘍	263
先天下垂	116, 121	短後毛様動脈	27, 31	電気分解法	156, 157
先天眼瞼下垂	20, 86, 94, 181	短根	30	電車軌道状所見	37, 229
先天睫毛内反症	160, 162, 180	単純先天下垂	75	伝染性軟属腫	193
先天単純下垂	83	単純ヘルペスウイルス	169	電動ノコギリ	51

頭蓋底	24, 309
動眼神経	24, 26, 28, 29, 70
動眼神経麻痺	71, 72, 83, 84
瞳孔角膜反射	70
瞳孔括約筋	31
瞳孔間距離	70
瞳孔計	336
疼痛	364, 367
頭痛	72, 83, 310
動の再建術	173
糖尿病	180, 264
糖尿病網膜症	386
頭部傾斜試験	85
動脈	27
東洋人	18
ドーナツ型インプラント	291
ドーナツ型シリコーン・インプラント	275
兎眼	75, 80, 88, 93, 94, 121, 165, 178, 222, 389, 393, 394, 400, 403
兎眼矯正術	169
兎眼症	169
ドキソルビシン	239, 261
鍍銀法	203
特発性眼窩炎症	228, 236, 248, 263, 353−357, 364, 367, 368, 371, 374, 375
ドベーキー鑷子	49
ともむき筋	43
ドライアイ	183, 382
トラコーマ	145, 156
トリアムシノロン	378
トリアムシノロンアセトニド	385
トリヘキシフェニジル	184
トリヨードサイロニン値	388
ドレープ	48
ドレッシング	65, 164

な行

内眼角間距離	70
内眼角腱	142
内眼角靱帯	224, 306, 320, 322
内眼角贅皮	16, 160−163, 180
内眼術後下垂	83
内頸動脈	27
内眥	142
内眥形成	121, 155
内眥形成術	160, 292
内側眼角靱帯	339
内側眼瞼靱帯	2
内側眼瞼動脈	27
内側切開	242
内直筋	25, 26, 381, 387, 404
内麦粒腫	360
内反	398
内反症	138, 391
内反足	180
内壁骨折	308, 318, 320, 332
ナイロン	60, 64, 89
ナイロン糸	150, 167, 176, 328

中村（氏）式釣針鈎	48, 103
中村（氏）釣針型開創鈎	328, 348
難治性網膜ぶどう膜炎	376
難聴	178, 182
肉芽腫	345
肉芽腫性炎症	361, 364
西端鋭匙鉗子弱彎	50
二分脊椎	178
乳癌	245
乳頭腫	197
認知症	264
ヌンチャク型シリコーンチューブ	50
ネオーラル®	376
粘液嚢胞	228
脳幹梗塞	73
脳梗塞	183
脳出血	308
膿点	360
脳動脈瘤疑い	83
膿嚢胞	228
脳膿瘍	369
脳ベラ	49
嚢胞性腫瘍	192

は行

パーキンソン病	39, 117, 164, 183
ハードコンタクトレンズ	118
肺炎球菌	370
バイオペックス®	290
肺癌	228, 233, 245
バイクリル®	60, 162, 251, 302
敗血症	369
肺先端部腫瘍	73
梅毒	364, 367
ハイドロキシアパタイト	291
バイポーラ	58, 97, 98, 99, 103, 104, 150, 165, 253, 256, 321, 332
バイポーラ凝固	243
バイポーラ凝固鑷子	48
バイポーラ鑷子	113, 321, 322
白色瞳孔	285
拍動性眼球突出	28
白内障	180, 182, 264
白内障手術後下垂	117
麦粒腫	360
ハゲドーン四角皮弁	294
バセドウ病	389
バセドウ病悪性眼球突出症（甲状腺眼症）の診断基準と治療指針（第1次案）	380
白金のインプラント	172
白血病	180, 228, 234
抜糸	66
発熱	369
バヨネット型鑷子	58
バラッケ角膜縫合持針器	48
パラフィンブロック	203
針の彎曲	61
バルーンカテーテル法	283
腫れぼったい瞼	132

バンガータ・ナイロンメッシュ・インプラント	275
半減期	378
瘢痕拘縮	303
瘢痕性眼瞼内反症	139, 140, 147
瘢痕性兎眼	169
反射性瞬目	38
ハンセン病	364, 367
翻転	121
翻転皮弁	294
反応性リンパ過形成	364, 365, 371−373
ハンマー	51
半盲	337
ピオクタニン	48, 302
ピオクタニンエタノール	103
皮下出血	310
非感染性	352
非感染症	360
非吸収糸	60
非結核性抗酸菌症	368
鼻根部扁平	180
菱形皮弁	210, 213, 222
鼻汁	153
鼻出血	314
鼻唇溝	70, 80, 82, 173
非ステロイド性抗炎症薬	375
ビスホスホネート	379
鼻前頭静脈	28
鼻側結膜切開	242
肥大涙腺	137
鼻中隔軟骨	222, 225
鼻中隔軟骨つき粘膜	389
ヒトパピローマウイルス	219
ヒドロコルチゾン	378
非肉芽腫性炎症	371
非肉芽腫性真菌性眼窩炎症	370
鼻脳型ムコール症	370
皮膚割線	205, 213, 222, 254
皮膚眼輪筋	392
皮膚眼輪筋切除法	168
皮膚筋炎	356
皮膚枝	138
皮膚切開	244
皮膚縫合	101, 106, 177
皮弁	222, 291
びまん性大細胞型B細胞リンパ腫	236, 243, 244, 261, 262
びまん性表層角膜炎	393
びまん性リンパ管腫	266
眉毛	70
眉毛下降	132
眉毛下垂	79, 173
眉毛下切開	242
眉毛下切開法	124, 126, 128, 131
眉毛下皮膚切除術	137
眉毛挙上	87−89, 96, 121
眉毛挙上術	131, 173, 188
鼻毛様体神経	24, 26, 29
皮様嚢腫	228, 230, 233, 248, 251, 252
表皮縫合	62, 130

表皮様囊腫	228, 230, 233, 248, 252	ヘンレの陰窩	192−194	脈絡膜新生血管	265
類表皮嚢胞	248	縫合	56, 59, 101, 106, 177, 257	ミュラータック法	107
鼻梁	70	縫合糸	59, 391	無菌性骨壊死	379
ビンクリスチン	239, 261, 282	縫合針	61	無鈎反型止血鉗子	48
非 Hodgkin リンパ腫	371, 377	放射性小線源	281	ムコール	370
非 Hodgkin B 細胞リンパ腫	261	放射線治療	260, 284, 376, 386	メス	49, 57
風疹	182	包虫症	370	メソトレキセート®	376
プーリー	87	傍中心暗点	337	メチルプレドニゾロン	338, 378, 385
フェニレフリン	78, 81	ボスミン®	256, 301, 303	メチルプレドニゾロンコハク酸	
副交感神経節	30	保存強膜	390, 393	ナトリウム	375
複視	246, 310, 314, 315, 317, 330,	発赤	360, 362, 364, 367, 369	滅菌ベンシーツ®	256, 321, 322
	350, 353, 404, 409	ボツリヌス毒素	85	メトトレキサート	376
副腎皮質ステロイド	341, 377	ボトックス®	183	メドロール®	378
腹直筋	269	ボトックス®注射部位	184	メパッチ®	164
腹直筋皮弁	270	ボトックス®療法	12	メラニン細胞	182
副鼻腔	352	母斑	198	メルケル細胞	356
副鼻腔炎	340, 353, 354	ポビドンヨード	47, 51	メルファラン眼動脈注入	265
副鼻腔腫瘍浸潤	229	ポリエチレン	284, 396	眼を擦る	153
副鼻腔嚢胞	228	ポリグラチン 910	60	免疫グロブリン G4	371
ノリー	50, 125	ポリグリコール酸	60, 64	免疫抑制薬	376, 377
浮腫状間質	247	ポリジオキサン	60	蒙古ひだ	121, 160
不随意的閉瞼	185	ポリビニルアルコールヨウ素	47	毛細血管腫	228, 233, 234, 252, 258
不整脈	379	ポリプロピレン	60, 64, 89	毛嚢	192, 194
フック	50	ボルテゾミブ	378	毛嚢炎	193, 360
不同視弱視	86	本義眼	296	毛母細胞	156
ぶどう膜	319, 366	本態性眼瞼けいれん	183	網膜芽細胞腫	229, 265, 277, 280, 284
プラチナのインプラント	172			網膜症	182, 264
プリズムミラー	42	**ま行**		網膜中心動脈	27
プリン拮抗薬	377			網膜中心静脈	28
フレイザー吸引管	49	マイクロカテーテル法	283	網膜復位術	349
フレキシブルダイレーター	287	マイクロ切開剪刀	49	毛様体筋	31
プレドニゾロン	240, 261, 375, 378	マイクロ鑷子	51, 253	毛様体神経節	29, 30
プレドニン®	378	マイクロ剪刀	253	毛様体動脈	31
ブローアウト骨折	307, 310	マイクロポア™ スキントーンサー		木片異物	345, 346
ブローイン骨折	307, 310	ジカルテープ	67	モスキート鉗子	48, 52, 102, 130, 135
フローサイトメトリー	240	マイボーム腺	141, 145, 157,	モスキートペアン	324
プロスタグランジン	378		192−194, 200, 202, 212, 215, 220,	モノクローナル抗体	238
プロスタグランジン関連薬	22		302, 360, 363	モノフィラメント	60, 90
プロスタンディン®	227	埋没法	154	モノポーラ	58
プロテアソーム阻害薬	378	マイラゲル	349	もやもや組織	108
分層植皮	268	曲がり鉗子	52	モル腺	193, 194, 360, 363
ペアン鉗子	52	マクロファージ	238		
閉瞼完全型瞬目	39	マスキン®	47, 51	**や行**	
閉瞼不全	173	末梢性顔面神経麻痺	84, 174		
閉瞼不全型瞬目	39	まつわり距離	31, 33	夜間性兎眼	169
閉鎖型骨折	310, 312, 316, 330	麻痺後異常神経支配	72	夜間ダイレーター	286
閉創	177, 256, 330	麻痺性外斜視	82	薬物性眼瞼けいれん	183
ヘスチャート	311−313, 317, 318	麻痺性斜視	43, 72	有鈎鑷子	97, 103, 189
ベタメタゾン	378, 379	麻痺性兎眼	165, 169	有鈎嚢虫症	370
ヘッドアップ	55	まぶしさ	183	遊離皮弁	267, 270
ヘッドダウン	55	丸針	61	遊離複合組織移植	225
ヘマトキシリン-エオジン染色	203	マルチフィラメント	60	癒着解除（術）	137, 332
ヘラ型針	61	満月様顔貌	379	葉酸代謝拮抗薬	376
ヘリオトロープ疹	357	慢性炎症性肉芽腫	345	陽子線	260
ヘリカル CT	36	マントル細胞リンパ腫	236, 378	陽子線治療	284
ベルケイド®	378	マントル帯	238	抑肝散	184
ベルト皮弁	288, 290	ミオキミア	186	翼突筋静脈叢	28
ベンザルコニウム塩化物	47, 51	ミオパチー	72, 77, 78, 83	余剰皮膚	217
ベンゾジアゼピン系抗不安薬	184	未熟 B 細胞	238	四白眼	389
扁平上皮癌	197, 203, 228, 230, 233,	ミネラルコルチコイド	378, 379		
	245, 262	脈絡膜悪性黒色腫	229, 265		

ら行

リウマトレックス®	376
リツキサン®	238, 261, 377
リツキシマブ	238, 377
リドカイン	301, 303, 339, 390, 397
リトラクター	394
リポデルモイド	178
粒子線治療施設	261
流涙	123, 153, 180, 190, 394
リュエル鉗子	253, 255
両側眼瞼けいれん	83
両眼視機能	318
両眼単一視野	311
両眼単一視野検査	45
両眼単一視領域	313, 317
良性腫瘍	192, 205
両側性先天眼瞼下垂	181
両頭角膜鋭匙	49
緑色腫	228, 229, 233
緑内障	182
リン酸カルシウム骨ペースト	290
リンデロン®	378
リンパ管腫	228−230, 232, 233
リンパ球	362
リンパ腫	236, 357
リンパ増殖性疾患	228, 229, 248
リンパ浮腫	188, 190
涙丘	161
涙丘切開	404
涙丘切開眼窩減圧術	401, 404
涙骨	23, 307
涙小管	352
涙小管炎	353
涙小管断裂	300, 303, 304, 306, 347
類上皮細胞	202, 362
涙腺	230, 352, 380, 387
涙腺炎	366
涙腺癌	261
涙腺腫脹	243
涙腺腫瘍	366
涙腺上皮性良性腫瘍	248
涙腺神経	24, 26, 29, 30
涙腺生検	242
涙腺唾液腺炎	243
涙腺多形腺腫	228−230, 232
涙腺動脈	27
涙腺ヘルニア	137
涙点	304, 306
涙道手術	50, 51
涙道障害	204
涙道チューブ	304
涙道内視鏡	50
涙道内視鏡検査併用涙管チューブ挿入術	264
涙嚢	142, 261, 321
涙嚢窩	23, 24, 323
涙嚢癌	262
涙嚢鼻腔吻合術	51
涙嚢扁平上皮癌	264
涙嚢稜	321
類皮腫	178, 182
類表皮嚢胞	193
類皮嚢胞	248
ルテニウム	281
冷却試験	81
冷凍凝固	281
レーザー治療	281
レジン球	275, 284
レダコート®	378
レッセフェール法	205
レミケード®	376
ロールアップ	15
肋軟骨	277
ロゼット	284
濾胞性リンパ腫	236, 239, 261

数字

一重瞼	18
5-S-システイニルドーパ	233
5-S-CD	233
13q −症候群	284
^{90}Y	240

ギリシャ文字

α角	163
$β_2$MG	236
$β_2$ミクログロブリン	233, 236
β-D-グルカン	365, 368, 370
κ角	163

A−E

A型ボツリヌス毒素	184, 187
AC/A比	163
accommodative convergennce/accommodation	163
ACE	365, 366
acetylcholine receptor	73
ACh-R	73
adenocarcinoma	269
adipophilin	203
aesthetic unit	347
ANCA	367, 371
angiolymphoid hyperplasia with eosinophilia	364, 373
angiotensin converting enzyme	365, 366
angular artery	339
Ann Arbor 分類	237
anophthalmic enophthalmos	288
Antoni A	247
Antoni B	247
apical crowding	383
aponeurosis	2, 97, 102, 300
aponeurosis tuck	107
aponeurotic advancement	97, 102
aponeurotic repair	125
Aspergillus	368
B型肝炎	371, 379
B細胞性	236
B細胞(性)リンパ腫	236, 238, 239
Bagolini 線条ガラス	45
balanced decompression	404
Basedow 病	171, 389
Bcl-2	239
Behçet 病	376
Bell 現象	14, 88, 168
Bell 麻痺	80, 169, 173
belt flap	288
bilobed flap	213
binocular single vision	311, 313, 317
Bjerrum 領域	337
Blink Tracer	39, 40
blow-in fracture	307
blowout fracture	307
bolster suture 固定	277
bone saw	51
BSV	311, 313, 317
BTX	187
C型肝炎	371, 379
C-反応性蛋白	365, 369
Caldwell 法	34
c-ANCA	365, 367
capsulopalpebral fascia	8, 9, 147
capsulopalpebral head	8, 9, 139, 147
carcinoembryonic antigen	233
CD	238
CD10	239
CD5	238
CEA	233
central fat pad	7
Chandler 分類	354
Charcot 徴候	188
Chédiak-Higashi 症候群	182
cheek rotation flap	213, 214
chemoreduction	282
CHOP 療法	261
cicatricial entropion	140
cine mode MRI	42, 45, 46
clinical activity score	382, 383
CLL/SLL	238
cluster of differentiation	238
Coats 病	284
connective tissue septa	25, 308, 310, 331
corneal light reflex	86
CPF	8, 9, 147
CPH	8, 9, 139, 147
C-reactive protein	365, 369
crossfire effect	240
CRP	365, 369
CryoProbe®	51, 251, 257
CT	36, 301, 317, 329, 333, 340, 343, 353, 370
Cutler-Beard 法	222
CyBorD 療法	378
cyclin D1	238, 239
CYFRA	233
cytokeratin 19 fragment	233

Dalrymple 徴候	381, 382	
deepening of the upper eyelid sulcus		
	22	
dermal fat	275	
dermatochalasis	123	
DHFR	376	
diffuse large B-cell lymphoma	236, 243, 261	
dihydrofolate reductase	376	
dimple	176	
direct brow lift	173	
DLBCL	236, 238, 240, 241, 243, 261	
dog ear	175, 208	
double pentagon	91	
dry socket	287	
DUES	22	
dufourmental flap	210, 213	
dynamic MRI	231	
eccrine hidrocystoma	207	
Ehlers-Danlos 症候群	182	
entropion	138	
epiblepharon	138	
epicanthus flap	292, 293	
EUGOGO	380	
European Group on Graves' Orbitopathy	380	
euthyroid	381, 388, 389, 393	
Ewing 肉腫	228	
external shortening	117	
extranodal marginal zone lymphoma of mucosa-associated lymphoid tissue	236, 243	
Eyelid Vital Signs	113	

F-J

fast imaging employing steady-state acquisition	383	
fatty degeneration	4	
fatty infiltration	4	
FCM	240	
FDT	320	
FIESTA	383	
Fisher 症候群	73, 83, 84	
FL	236, 239	
floppy eyelid 症候群	164	
flow cytometry	240	
flow void	35, 37	
follicular lymphoma	236	
forced duction test	313, 320, 332, 333	
Fricke flap	225	
GAG	380, 384	
Giemsa 染色	203	
gliding tissue	137	
glycosaminoglycan	380	
Goldenhar 症候群	178, 182	
Goldmann 視野計	313, 317	
gold plate 移植	171	
GORE-TEX®	389, 390	
Graefe 徴候	381, 382, 388	
Graves 病	389	
Graves' ophthalmopathy	380	
Graves' orbitopathy	380	
gray line	141, 145, 302, 303	
Hagedorn's rectangular flap	294	
Half-Z	292	
H-E 染色	203	
Henle の陰窩	192-194	
Hering の法則	119	
Hertel 眼球突出計	41, 42, 381	
Hess 赤緑試験	42, 43	
Hess chart	311-313, 317, 318	
HIV	371	
Hodgkin リンパ腫	236, 237	
Horner 筋	142, 301, 305	
Horner 症候群	71-74, 81, 83, 109	
Hotz 変法	15, 140, 149, 154	
Hotz 法	168	
Hughes flap	215, 217, 218	
hump	141	
ICRB	280	
idiopathic nongranulomatous orbital inflammation	374	
idiopathic orbital inflammation	374	
IFN-γ	376	
IGF-1	380	
IgG4	372	
IgG4 関連眼窩疾患	364, 365, 371, 372	
IgG4 関連眼疾患	236, 263, 357	
IgG4 関連疾患	243, 377	
IgG4 関連涙腺炎	242, 244	
IgG4-related ophthalmic disease	263	
IgG4-related orbital disease	365	
IgG4-RO	365	
IgH	238	
IgL	238	
IL-2	233, 376	
IL-4	376	
IL-5	376	
IMRT	260	
intensity modulated radiation therapy	260	
internal shortening	118	
International Classification for Intraocular Retinoblastoma	280	
involutional entropion	141	
IVS	39	
Jones 変法	142, 145, 149	
Jones 変法（Kakizaki 法）	144, 149	
Jones 法	148	

K-O

Kakizaki 法	142, 144, 148, 149	
keratitis superficialis diffusa	393	
kinking	229, 230	
Krause 腺	363	
Krönlein 手術	259	
Krönlein 法	249, 253	
KSD	393	
Kuhnt-Szymanowski 法	168	
Kuhnt-Szymanowski Smith 変法	165	
lacrimal gland	142	
lactate dehydrogenase	233, 236	
laissez-faire 法	205	
lamina papyracea	308, 315	
Langerhans 組織球症	245	
Langhans 巨細胞	366	
lash ptosis	79, 81, 83	
lateral canthal tendon	142	
lateral canthotomy	222	
lateral distraction test	15	
lateral fat pad	7	
lateral flare	381	
lateral orbital flap	224, 291	
lateral tarsal strip	143-145, 148, 165, 167	
LDH	233, 236	
LEL	373	
LERs	7, 8, 14, 138, 147, 148, 300	
levator aponeurosis	2	
levator function	113	
levator muscle	5	
levator resection	97, 102	
lid lag	88, 102, 381, 382, 388	
lid retraction	381, 382	
lid split	147	
lid splitting	145	
lid splitting with lash resection	157, 158	
lid splitting without lash resection	157, 159	
Limberg flap	213	
LINAC	386	
LINEAC	386	
LLR	389	
Lockwood 靱帯	9, 31, 327	
Lowe 症候群	182	
lower eyelid retractors	7, 8, 14, 138, 147, 148, 300, 389	
lower positioned transverse ligament	4	
LPTL	4	
lymphoepithelial lesion	373	
Lynch's 切開	320	
Lynch's 切開のデザイン	322	
magnetic resonance imaging	17	
main transmitter	109	
MALT 型	358	
MALT リンパ腫	236, 238, 241, 243, 261, 262, 371, 373	
mantle cell lymphoma	236	
Marcus Gunn 現象	73, 83, 85, 109	
marginal entropion	145, 156	
margin reflex distance	13, 70, 86, 120	
Marin-Amat 症候群	80, 83	
MCL	236, 238, 240	
MCT	142, 306, 320, 322	
medial canthal tendon	142, 306, 320, 322	
medial distraction test	15	
medial fat pad	4, 7	

MEDPOR®		396
MEDPOR® の露出		398
Meige 症候群		80, 83, 186
Merkel 細胞		356
metal density		344, 345
methicillin-sensitive *Staphylococcus aureus*		360
microscopic polyangiitis		371
Mikulicz 病		243
MIRAgel		349
misdirection		123
missing rectus		312, 313, 316
mitosis		234
molding		229, 232
Moll 腺		193, 194, 360, 363
MPA		371
MRD		70, 95, 120
MRD-1		13, 86
MRD-2		13
MRI		17, 35, 36, 343, 353, 355, 358, 366, 368, 370, 371, 383, 402, 406, 407
MSSA		361
mucocutaneous junction		145
Mucor		370
Müller 筋		2, 6, 17, 18, 70, 97–100, 102, 104, 107, 112, 114, 171, 219, 300, 380, 387, 391, 392, 394
Müller 筋タッキング		21
Müller load		118
Müller tuck 法		107
multiple traction sutures		304
Mustarde の 5 flap 法		181
Mustarde 法		178
myotarsocutaneous flap		222
Na 貯留力価		378
nasal fat		133
neuron specific enolase		233
NK 細胞		238
No.11 メス		56
No.15 メス		56, 254
No.15c メス		48, 103, 320, 323
nonspecific orbital inflammation		374
non-steroidal anti-inflammatory drugs		375
NSAIDs		375
NSE		233
occlusive dressing technique		227
OCRL1（MIM300535）		182
oculo-auriculo-vertebral dysplasia		178
ODT		227
oil red O 染色		203
open treatment		205
optic canal decompression surgery		338
optic nerve kinking		231
orbital fat		4
orbital septum		3, 5
orbital strut		24

P–T

PA・ヨード®		48
pagetoid 型脂腺癌		356
pagetoid infiltration		196
palisade ending		33
palisading		221
PAN		365, 371
p-ANCA		365, 367, 371
PAS 染色		203
PAT		120, 334
PDS® II		60
PDT		265
"peeling away" tissue layer		108
pentagon shaped wedge		208
perifascial areolar tissue		120, 334, 335
perilipin		203
periodic acid-Schiff 反応		203
PF カテーテル		50
PG 関連薬		22
photo dynamic therapy		265
pigtail probe		305
pinch test		15, 134, 142, 164
polyarteritis nodosa		364, 365, 371
post-aponeurotic space		108, 110
preaponeurotic fat pad		4
Pre B 細胞		238
prednisolone		375
preseptal fat		133
pretarsal tissue		133
pretarsal tissue/epitarsal tissue		3
Pro B 細胞		238
PSL		375
pulley		87
quality of vision		119
Quickert 法		148
Quincke 浮腫		356
railroad track sign		37
Ramsay Hunt 症候群		84, 173
RAPD		314, 336
RB1 遺伝子		284
R-CHOP		239
reactive lymphoid hyperplasia		365
Reese-Ellsworth 分類		280
relative afferent pupillary defect		314, 336
reticulin		203
retro-orbicularis oculi fat		3
retro-orbicularis oculus fat		133
reverse knot		390
Rhese 法		34
rhomboid flap		213
RLH		365
roll up test		15
ROOF		3, 133, 135, 136
ROOF 眼瞼下垂手術		132
salmon pink mass		236, 241
scar contracture		303
scarless scar		128
SCC		233

Schlemm 管		182
scleral show		120
seborrheic keratosis		207
secondary intention healing		205
SGI		51
shark-fin flap		292, 293
sheath guided intubation		51
short-TI inversion recovery		368, 383
sIL-2R		236
single pentagon		91
single rhomboid		91
single rhomboid loop		91
Sjögren 症候群		374
Skin crease hight		113
snap back test		15
SONOPET		51
SOOF		7
squamous cell carcinoma		233
Stallard-Wright 法		254
Stellwag 徴候		382, 388
Steri-Strip™		165, 167
Stevens-Johnson 症候群		141, 145, 147
STIR		368, 383
subgaleal fat		133
sub-orbicularis oculi fat		7
subseptal fat		133
Super FIXSORB®		322, 323
surgical plane		108
suture mark		63
swinging flashlight test		336, 341
switch flap		215, 217, 218, 222
T1 強調 MRI		358
T1 強調画像		35
T1 強調画像		368, 372
T2 強調		353
T2 強調 MRI		358, 388
T2 強調 MR 画像		382
T2 強調画像		35
T2 強調画像		372
tarsal strip		165, 167
tarsorrhaphy		226
TgAb		365
thyroglobulin antibody		365
thyroid-associated ophthalmopathy		380
thyroid peroxidase antibody		365
thyroid-stimulating antibody		365
thyroid-stimulating hormone		365, 380
TNF-α		376
T/NK 細胞性		236
TNM 分類		281
TPOAb		365
TRAb		365, 380
tram-track sign		37, 231, 229
trapdoor fracture		310, 316
trichiasis		138, 143
Tripier flap		225, 226
tripod		308
TSAb		365, 380

TSH	365	VSORB®	60	Whitnall's sling	6, 87, 120
TSH 受容体抗体	365, 380	V-Y 形成術	181	whorl formation	235, 247
TSH receptor antibody	365	V-Y 前進（型）皮弁	213, 214, 222, 224, 226	Wies 法	148
		V-Y advanced flap	209	Wilms 腫瘍	228
		waning	85	Wolfring 腺	194, 363

U−Z

		waning 現象	81	X 線	260
UBM	192	Waters 法	34	X 線撮影	34
ultrasound biomicroscope	192	Wegener 肉芽腫症	364, 367	yoke muscles	43
upper eyelid wick syndrome	123	Wheeler 法	143, 145, 148	Z 形成術	161, 162, 294, 295
V_1	29	white line	4, 6, 108, 110, 111, 114, 150	Zeis 腺	193, 200, 202, 360, 363
V_2	29	Whitnall 結節	31, 167	ZMC	308
V_3	29	Whitnall 靱帯	2, 5, 87, 97, 98, 102, 300	zygomaticomaxillary complex	308
VEGF	265	whitnall's ligament	142		
von Recklinghausen 病	246, 266				

中山書店の出版物に関する情報は，小社サポートページをご覧ください．
http://www.nakayamashoten.co.jp/bookss/define/support/support.html

専門医のための眼科診療クオリファイ　29
眼形成手術

2016年4月20日　初版第1刷発行 © 〔検印省略〕

シリーズ総編集………大鹿哲郎
　　　　　　　　　　大橋裕一

編集………………嘉鳥信忠
　　　　　　　　　渡辺彰英

発行者……………平田　直

発行所……………株式会社 中山書店
　　　　　　　〒112-0006　東京都文京区小日向 4-2-6
　　　　　　　TEL 03-3813-1100（代表）　振替 00130-5-196565
　　　　　　　http://www.nakayamashoten.co.jp/

本文デザイン・装丁……藤岡雅史（プロジェクト・エス）

印刷・製本………中央印刷株式会社

ISBN978-4-521-73926-7
Published by Nakayama Shoten Co., Ltd.　　　　　　　　　Printed in Japan
落丁・乱丁の場合はお取り替えいたします

・本書の複製権・上映権・譲渡権・公衆送信権（送信可能化権を含む）は株式会社
　中山書店が保有します．

・ JCOPY ＜(社)出版者著作権管理機構　委託出版物＞
　本書の無断複写は著作権法上での例外を除き禁じられています．複写される
　場合は，そのつど事前に，（社）出版者著作権管理機構（電話 03-3513-6969,
　FAX 03-3513-6979, e-mail: info@jcopy.or.jp）の許諾を得てください．

本書をスキャン・デジタルデータ化するなどの複製を無許諾で行う行為は，
著作権法上での限られた例外（「私的使用のための複製」など）を除き著作権
法違反となります．なお，大学・病院・企業などにおいて，内部的に業務上
使用する目的で上記の行為を行うことは，私的使用には該当せず違法です．
また私的使用のためであっても，代行業者等の第三者に依頼して使用する本
人以外の者が上記の行為を行うことは違法です．

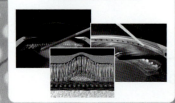